预防医学国家级教学团队教材

U0276861

营养与食品卫生学

Nutrition and Food Hygiene

主　编　厉曙光

编写者　厉曙光　复旦大学公共卫生学院

　　　　郭红卫　复旦大学公共卫生学院

　　　　何更生　复旦大学公共卫生学院

　　　　沈新南　复旦大学公共卫生学院

　　　　陈　波　复旦大学公共卫生学院

　　　　薛　琨　复旦大学公共卫生学院

　　　　蔡美琴　上海交通大学医学院

　　　　蔡东联　第二军医大学附属长海医院

　　　　顾振华　上海市食品药品监督所

　　　　王兰芳　同济大学医学院

　　　　孙桂菊　东南大学公共卫生学院

　　　　王　茵　浙江省医学科学研究院

　　　　王力强（兼秘书）上海健康职业技术学校

復旦大學 出版社

内 容 提 要

　　本书共分12章，内容覆盖营养学与食品卫生学两门学科。第一章为绪论。第二章的前三节分别对蛋白质、脂肪和碳水化合物进行了阐述，第四节则从能量的角度对三大产热营养素做了综合描述，第五、六节对矿物质和维生素作了全面重点的表达。第三章对植物化学物进行了重点和选择性的介绍。第四章描述了各类食品的营养价值。第四章讲述了所有不同年龄阶段健康人群的营养需求。第六章是临床营养的内容，介绍了肥胖、冠心病和高血压等与营养相关疾病。第七章的社区营养内容有很好的实用性。第八章和第九章分别介绍了食品污染及食品添加剂的内容。第十章叙述了各类食品卫生及其管理，包括保健食品。第十一章介绍了食源性疾病及其预防。最后一章的重点是食品安全及评价体系，结合《中华人民共和国食品安全法》的教学，强调了食品安全的重要性。

　　本书可供五年制预防医学专业及相关专业的学生使用。

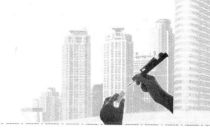

前　言

本书是复旦大学公共卫生学院为适应预防医学专业大学生的专业基础教育和创新能力培养,适应现代医学教学,以本院教师为主邀请部分国内知名专家共同撰写的教材,供预防医学专业五年制的学生教学使用。

本教材编写的指导思想是依据预防医学专业学生的培养目标和"三基"要求,充分考虑学科的宏观发展与微观深入的整体观念,密切联系国内外营养与食品卫生领域的最新动态以及我国营养与食品卫生发展趋势,根据五年制预防医学专业学生的教学需要,满足教学的要求、范围和目的,在分析和总结历年来我国的各类《营养与食品卫生学》教材的精华和经验,力求使本教材达到高质量、高水准、科学性和实用性,以适合五年制预防医学教学改革和教学的需要。在各位参编老师的共同努力下,顺利完成了本教材的撰写、审核、校对等各项工作,按时出版并交付使用。

本教材的主要特点为:①注重科学性、先进性和实用性相结合;②内容比较系统全面、减少篇幅、简练文字,以减轻学生的学习负担;③增加各章中的复习思考题,有利于培养学生的自主学习和思考能力;④结合当前社会的热点需求和学科的发展趋势,强化了食品安全方面的教学内容;⑤增加了食品安全的概念和食品风险评估等方面的相关内容。

本书的编写得到了国内多个医学相关院校及研究所专家的鼎力相助和复旦大学公共卫生学院领导的大力支持,在此表示衷心的感谢!

本书由于编写时间紧、参编人员少,编写任务重,难免会出现一些不妥之处,敬请谅解;也希望使用本书的广大同道、同学在使用过程中发现的问题以及建议或意见给予及时指正和反馈,以便我们能够弥补不足,更上一层楼。

厉曙光

2012 年 4 月

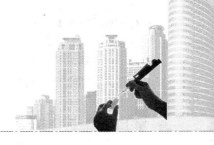

Contents

目 录

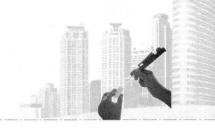

第一章

绪　　论

　　营养与食品卫生学是预防医学的重要组成部分,主要是研究饮食与营养对人体健康的影响,营养与健康的相互作用及其规律、作用机制,以及由此提出预防疾病、保护和促进健康的措施、政策和法规的科学依据等;因此,营养与食品卫生学不仅具有很强的科学性,而且还具有相当程度的社会性、宏观性和实用性。本学科的任务是介绍和传授营养与食品卫生学的基本科学概念和基础理论知识,保证人体能够获得合理营养和科学膳食,从而达到增进健康和预防疾病的目的。营养与食品卫生学实际上是包括既密切联系又相互区别的两门学科,即营养学与食品卫生学。

一、营养学的意义和内容

　　人体必须与环境保持平衡才能维持健康。在人类赖以生存的诸多环境因素中,影响人体健康的有空气、土壤、阳光、食品等因素,而食品则是重要的因素之一。人体需要不断从食物中获得营养以保持机体和外界环境的能量平衡和物质代谢的平衡,维持人体的健康水平。营养(nutrition)是指人体摄入、消化、吸收和利用食物中营养成分,维持生长发育、组织更新、满足生理功能、体力活动需要和必要的生物学动态过程。

　　食物中具有营养功能的物质称为营养素(nutrients),它通过食物获取并能在人体内被利用,这些物质具有供给能量、构成组织及调节生理等功能。但并非所有的营养素都同时具有上述 3 种功能,而是各有不同,如蛋白质以构成机体组织为主,脂肪和碳水化合物以供给能量为主,维生素、矿物质和水则以调节代谢为主。

　　营养学(nutriology)是研究人体营养过程、需要和来源,以及营养与健康关系的科学。随着科学的发展和社会的进步,营养学现已形成具有多分支的一门学科,主要包括人类营养学、公共营养学等。人类营养学主要研究营养素以及人体在不同生理状态下和特殊环境下的营养过程的营养需要。临床营养学主要是研究营养与疾病的关系,人体在病理状态下的营养需要以及如何满足这种需要,调整这些营养素的供应,调整人体的生理功能,促进疾病的治疗和康复。公共营养学主要是研究社区人群的营养状态与需求,食物的生产、供应、分配和社会保障体系。分子营养学是研究营养素与基因之间的相互作用(包括营养素与营养素之间、营养素与基因之间和基因与基因之间的相互作用)及其对机体健康影响的规律和机制。预防营养学是研究膳食营养与疾病,尤其是与非传染性慢性疾病的发生、发展与预防的关系。虽然目前尚未形成完整的体系,但其重要性越来越被重视,学科内容在不断发展。合理营养是指通过合理的膳食和科学的烹调加工,向机体提供足够的能量和各种营养素,并保持各营养素之间的平衡,以满足人体的正常生理需要、维持人体健康的营养。营养素摄入不足会导致营养缺乏病。目前,我国经济发达城市和地区严重威胁居民健康的是与营养过剩和营养不平衡所致的相关慢性疾病。因此,改善中国居民的膳食结构,提倡合理营养和膳食已成为预防和治疗疾病的重要措施之一。

二、营养学的发展史

我国对食物营养及其对人体健康影响的认识历史悠久,源远流长。《黄帝内经·素问》中就提出了"五谷为养、五果为助、五畜为益、五菜为充、气味合而服之,以补精益气"的原则,这是已知最早提出的膳食平衡理念。唐代孙思邈在饮食方面强调要避免"太过"和"不足"的危害,还明确提出"食疗"的概念和药食同疗的观点。明代李时珍在《本草纲目》中有关抗衰老的保健药物及药膳就达 253 种。国外最早关于营养方面的记载始见于公元前 400 多年的著作中。《圣经》中就曾描述将肝汁挤到眼睛中治疗一种病。古希腊名医希波克拉底认识到膳食营养对于健康的重要性,并提出"食物即药"的观点,这与中国古代关于"药食同源"的学说有异曲同工之妙。

随着时代的进步,有机化学、无机化学、分析化学、物理学、生物化学、微生物学、生理学、医学等学科突飞猛进的发展以及所取得的突破性成果,标志着现代营养学的良好开端和快速发展。这段时期营养学的显著成果是:在认识到食物与人体基本化学元素组成基础上,逐渐形成了营养学的基本概念和理论;建立了食物成分的化学分析方法和动物实验方法;明确了一些营养素缺乏与相关疾病的关系;1780 年,Lavoisier 首次提出"呼吸是氧化燃烧"的理论;1839 年,荷兰科学家 Mulder 首次提出"蛋白质"的概念;荷兰细菌学家 Eijkman 在 1926 年发现了维生素 B_1;1912 年,Funk 将抗脚气病、抗坏血病、抗癞皮病、抗佝偻病的 4 种物质统称为生命胺,1920 年命名为维生素(vitamin);1942 年,Rose 确认成人有 8 种必需氨基酸等。2005 年的德国《盖森宣言》(Giessen declaration)以及第十八届国际营养学大会上均提出了营养学的新定义,也称之为新营养学,其特别强调营养学是生物学、社会学和环境科学"三位一体"的综合性学科,提出"人人享有安全、营养食品的权利"。

新中国成立后我国的营养学科发展很快,在全国一些医学院校设立了公共卫生专业,开设了营养学课程并开展了富有成效的研究工作,先后进行了"粮食适宜碾磨度"、"军粮标准化"、"5410 豆制代乳粉"、"提高粗粮消化率"等研究工作。1952 年,我国的第一版《食物成分表》发行;1956 年,我国营养学界最具权威的《营养学报》创刊;1959 年,开展了中国历史上第一次全国性营养调查,此后分别在 1982 年、1992 年和 2002 年进行了 3 次全国性营养调查,2012 年将开展第五次全国性营养调查。1997 年和 2007 年,我国分别修订了膳食指南,并发布了《中国居民平衡膳食宝塔》;2000 年,发布了《中国居民膳食营养素参考摄入量》。我国在克山病、碘缺乏病、佝偻病及癞皮病等营养素缺乏病的防治研究和基础营养学研究领域已接近世界先进水平并取得了重要成果。

三、食品安全和卫生学的意义和内容

食品安全和卫生学是研究食品中可能存在危害人体健康的有害因素及其对机体的作用规律和机制,在此基础上提出具体、宏观的预防措施,以提高食品卫生质量,保护食用者安全的科学。

食品安全和卫生学的研究内容主要包括:①食品的污染,主要阐明食品中可能存在有害因素的来源、种类、性质、数量和污染食品的程度,对人体健康的影响以及防止食品污染的措施等;②食品及其加工技术的卫生问题,主要包括食品在生产、运输、贮存、销售等各个环节可能或容

易出现的卫生问题及预防管理措施，以及由于食品新技术的应用与形成的新型食品存在的卫生问题及管理；③食物中毒、食源性肠道传染病、人畜共患传染病、食源性寄生虫病等食源性疾病及食品安全评价体系的建立；④食品安全法律体系、食品安全标准、食品生产企业自身安全管理等食品安全的监督管理。

从 20 世纪 90 年代以来，食品安全又出现了一些亟待解决的新问题、新挑战：①在食品腐败变质等传统的食品卫生问题已基本得到解决的发达国家中出现了新的生物性污染物，同时一些传统的细菌性食物中毒又有上升的趋势。因此，食品安全和卫生学今后的一个发展方向或亟待解决的问题是：不断发现、认识和研究食品中新出现的生物性污染物；建立和执行生物性有害因素污染食品及引起食源性疾病的常规监测制度和监测网络；采用风险评估方法评价微生物性危害，通过定量微生物危险性评价和危害分析与关键控制点体系的建立，实现降低微生物性危害的最终目标。②食品卫生学今后的任务是继续发现、鉴定食品中新的化学性污染物，建立高效、灵敏、特异、高通量的检测方法，以便加强对化学性污染物的监督、监测和危险性分析，从而为国家和地方标准的建立、采取预防措施提供科学依据。此外，还需要研究多个化合物低剂量长期接触的累积和联合毒性。③食品新技术和新型食品的出现，带来了食品安全的新问题。因此，食品安全和卫生学要进一步密切注意并加强该领域的研究。④在食品安全监督和管理方面，加强食品污染与食源性疾病的实验室和流行病学监测，全面系统地评估食品污染物的危害性；建立"从农田（或养殖场）到餐桌"食品安全的全过程管理模式。建立全球性监测网络与信息平台，以便各国之间迅速交换信息，共同采取应对措施和建立国际标准。

四、食品安全和卫生学的发展史

文献记载约公元前 7000 年，古巴比伦尼亚首次酿造啤酒；约公元前 3000 年，阿拉伯半岛的游牧民族首次制作奶酪和黄油。18 世纪末，法国的"化学革命"为食物中化学污染物的发现与研究奠定了基础；1837 年，巴斯德第一次证明牛奶变酸是由微生物引起的；1860 年，他第一次用加热的方法杀死了葡萄酒和啤酒中的有害微生物（即"巴氏消毒法"），巴斯德为现代食品微生物的发展奠定了基础。科学家们逐渐了解食品中的化学性污染物（如汞、镉、砷、铅等）和生物性污染物（如伤寒沙门菌、肉毒梭菌等）的性质与结构，并建立了相应的分析、检测与鉴定方法，明确了微生物污染在食品腐败变质及食物中毒过程中的作用，开始尝试用高压灭菌消毒、防腐剂及各种科学方法来延长食品保存期。

史书记载我国早在周朝时就能制造出酒、醋、酱等发酵食品，出现了腌制、熏制、自然风干和冷冻等食品保存技术和食品添加剂的应用。随着农业的发展，在该历史时期也出现玉米、小麦被真菌污染而发生中毒等事件。食品卫生问题曾引起了当时统治阶层的高度重视，并制定了相应的法律。如周朝就已设置"凌人"的职位，专司食品冷藏防腐；唐朝制定的《唐律》规定了处理腐败食品的法律，如"脯肉有毒曾经病人，有余者速焚之，违者杖九十；若与人食，并出卖令人病者徒一年；以故致死者，绞"。

近代的科学技术快速发展带动了工农业和商业等的迅猛发展，促进了食品卫生学科的进一步发展与完善，并取得了令人瞩目的成就。如食品毒理学理论与食品安全性评价程序的建立及危险性分析方法的应用，为评价食品中各种有害因素的毒性及制定食品卫生标准提供了依据与保证；食品卫生监督管理概念及理论体系的提出，为确保食品卫生及安全提供了强有力的保障；高精度仪器的发明和在食品安全领域的广泛应用，使发现与鉴定食品中新的化学性污染物及检测食品中痕量污染物成为可能；生物技术及同位素示踪技术等的应用，进一步阐明了食品污染物在体内的代谢、毒性作用和机制，为进一步修订污染物的食品卫生标准奠定了基础。

五、营养学与食品卫生学的研究方法

营养学与食品卫生学虽然有密切联系，但在研究内容上又各不相同。从广义上讲，两者共同的研究对象为食物和人体，即研究食物(饮食)与健康的关系；从狭义上讲，两者区别在于其具体研究目标、研究目的、研究方法、理论体系等方面各不相同。营养学是研究食物中的有益成分与健康的关系，食品卫生学则是研究食物中有害成分与健康的关系。

1. 营养学的研究方法

(1) 营养流行病学方法：主要应用于人群营养状况的调查、制定膳食指南以及研究营养与疾病的关系。

(2) 营养代谢研究方法：包括能量代谢研究方法、营养素研究、放射性同位素示踪技术以及营养素代谢的动力学研究等。

(3) 营养状况评价方法：包括体格的各项物理指标与机体生化指标的测量以及各种营养素的营养状况评价等。

2. 食品安全和卫生学研究方法

(1) 食品化学分析方法：主要是应用各种先进的仪器检测食物中化学性污染物。目前发展的趋势是建立检测新污染物的快速、灵敏方法。

(2) 食品毒理学方法：主要采用细菌、果蝇、大鼠、小鼠等各种生物进行食品污染物的急性、慢性和致癌、致畸、致突变等毒性检测，也可进行体外实验的毒性检测。

(3) 食品微生物学方法：主要采用细菌、病毒和真菌等微生物培养的方法检测食品的微生物及其毒素的污染情况。

(4) 风险评估方法：是目前国际上食品安全评价中普遍使用的科学方法。其主要目的是评估在特定条件下，人或环境暴露于某危险因素后出现不良反应的可能性和严重程度。其内容包括危害识别、危害特征描述、暴露评估、风险特征描述等。

营养与食品卫生学可根据具体研究对象的不同，而采用实验研究和人群调查两种研究方式。前者可分为体外实验(in vitro)和体内实验(in vivo)。体外实验是研究传统营养素及植物化学物的生物活性、研究营养相关疾病的分子机制的常用手段。体内实验通常指动物实验，通过动物实验及建立的相关动物模型，可发现营养素及其功能并研究相关营养缺乏病等，还可了解并掌握食品及食品中有害物质的毒理学性质，其研究结果较体外实验更可靠和更有说服力。人群研究可分为：人群流行病学调查、突发食品安全事件的人群流行病学研究等。

3. 营养学与食品卫生学未来的发展趋势　进一步加强营养学的基础研究，重点从传统中药材、药食两用植物、食物中提取、分离和纯化的植物化学物；开展分子营养学基础工作研究，如营养基因组学、营养代谢组学以及基因多态性对营养素代谢的影响；从细胞、分子生物学水平探讨与营养素缺乏有关的生物标志物，重点研究膳食结构、膳食成分与慢性病的关系，从微观与宏观两方面探讨防治慢性病的有效措施；积极开展对转基因食品、新资源食品、保健食品等以及各种食品添加剂、食品包装材料的安全性评价和风险评估工作；加强与其他相关学科交叉融合形成新的交叉学科，如现代营养学与祖国传统医学的融合性研究。

(厉曙光)

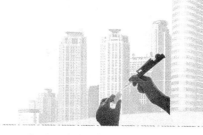

第二章

营养学基础

第一节 蛋 白 质

蛋白质(protein)是一切生命的物质基础,而一切生命的表现形式,本质上都是蛋白质功能的体现,蛋白质是生命存在的表现形式。人体内的蛋白质始终处于不断地分解和合成的动态平衡之中,从而达到组织蛋白更新和修复的目的。

一、氨基酸

蛋白质分子是生物大分子,其基本构成单位是氨基酸(amino acid),各种氨基酸按一定的排列顺序由肽键(酰胺键)连接。由于其排列顺序的不同,链的长短不一,以及其空间结构的千差万别,就构成了无数种功能各异的蛋白质。

(一) 氨基酸及其分类

蛋白质被分解后的次级结构称为肽(peptide)。含 10 个以上氨基酸残基的肽称为多肽(polypeptide),含 10 个以下氨基酸残基的肽称为寡肽(oligopeptide),如含 3 个或 2 个氨基酸残基的肽分别称为三肽(tripeptide)和二肽(dipeptide)。肽的最终分解产物是氨基酸。

构成人体蛋白质的氨基酸有 20 种(不包括胱氨酸,cystine),见表 2-1-1。

表 2-1-1　构成人体蛋白质的氨基酸

氨基酸	英文	氨基酸	英文
必需氨基酸		精氨酸	arginine (Arg)
异亮氨酸	isoleucine (Ile)	天门冬氨酸	aspartic acid (Asp)
亮氨酸	leucine (Leu)	天门冬酰胺	asparagine (Asn)
赖氨酸	lysine (Lys)	谷氨酸	glutamic acid (Glu)
蛋氨酸	methionine (Met)	谷胺酰胺	glutamine (Gln)
苯丙氨酸	phenylalanine (Phe)	甘氨酸	glycine (Gly)
苏氨酸	threonine (Thr)	脯氨酸	proline (Pro)
色氨酸	tryptophan (Trp)	丝氨酸	serine (Ser)
缬氨酸	valine (Val)	条件必需氨基酸	
组氨酸*	histidine (His)	半胱氨酸	cysteine (Cys)
非必需氨基酸		酪氨酸	tyrosine (Tyr)
丙氨酸	alanine (Ala)		

* 组氨酸为婴幼儿必需氨基酸,成人需要量相对较少。

1. **必需氨基酸**（essential amino acid）　必需氨基酸是指人体不能合成或合成速度不能满足机体需要，必须从食物中直接获得的氨基酸。构成人体蛋白质的氨基酸有 20 种，其中 9 种氨基酸为必需氨基酸，即异亮氨酸、亮氨酸、赖氨酸、蛋氨酸、苯丙氨酸、苏氨酸、色氨酸、缬氨酸和组氨酸。组氨酸是婴幼儿的必需氨基酸。

2. **条件必需氨基酸**（conditionally essential amino acid）　半胱氨酸和酪氨酸在体内分别由蛋氨酸和苯丙氨酸转变而成。如果膳食中能直接提供半胱氨酸和酪氨酸，则人体对蛋氨酸和苯丙氨酸的需要可分别减少 30% 和 50%。所以半胱氨酸和酪氨酸这类可减少人体对某些必需氨基酸需要量的氨基酸，称为条件必需氨基酸，或半必需氨基酸（semiessential amino acid）。因此，在计算食物必需氨基酸组成时，通常将半胱氨酸和蛋氨酸、丙氨酸和酪氨酸合并计算。

3. **非必需氨基酸**（nonessential amino acid）　非必需氨基酸是指人体可以自身合成，不一定需要从食物中直接供给的氨基酸。

（二）氨基酸模式和限制氨基酸

人体蛋白质以及各种食物蛋白质在必需氨基酸的种类和含量上存在着差异，在营养学上用氨基酸模式（amino acid pattern）来反映这种差异。所谓氨基酸模式，就是蛋白质中各种必需氨基酸的构成比例。其计算方法是将该种蛋白质中的色氨酸含量定为 1，分别计算出其他必需氨基酸的相应比值，这一系列的比值就是该种蛋白质的氨基酸模式（表 2-1-2）。

表 2-1-2　几种中国食物和人体蛋白质氨基酸模式

氨基酸	人体	全鸡蛋	鸡蛋白	牛奶	猪瘦肉	牛肉	大豆	面粉	大米
异亮氨酸	4.0	2.5	3.3	3.0	3.4	3.2	3.0	2.3	2.5
亮氨酸	7.0	4.0	5.6	6.4	6.3	5.6	5.1	4.4	5.1
赖氨酸	5.5	3.1	4.3	5.4	5.7	5.8	4.4	1.5	2.3
蛋氨酸＋半胱氨酸	3.5	2.3	3.9	2.4	2.5	2.8	1.7	2.7	2.4
苯丙氨酸＋酪氨酸	6.0	3.6	6.3	6.1	6.0	4.9	6.4	5.1	5.8
苏氨酸	4.0	2.1	2.7	2.7	3.5	3.0	2.7	1.8	2.3
缬氨酸	5.0	2.5	4.0	3.5	3.9	3.2	3.5	2.7	3.4
色氨酸	1.0	1.0	1.0	1.0	1.0	1.0	1.0	1.0	1.0

摘自《营养与食品卫生学》，第 6 版，人民卫生出版社，2007 年。

食物蛋白质氨基酸模式与人体蛋白质氨基酸模式越接近，必需氨基酸被机体利用的程度就越高，食物蛋白质的营养价值也相对越高。这类含必需氨基酸种类齐全，氨基酸模式与人体蛋白质氨基酸模式接近，营养价值较高，不仅可维持成人的健康，也可促进儿童生长、发育的蛋白质被称为优质蛋白质（或称完全蛋白），如动物性食物中的蛋、奶、肉、鱼蛋白质以及大豆蛋白等。其中，鸡蛋蛋白质与人体蛋白质氨基酸模式最接近，在实验中常以它作为参考蛋白（reference protein）。参考蛋白是指可用来评定其他蛋白质质量的标准蛋白。

有些食物蛋白质中虽然含有种类齐全的必需氨基酸，但是氨基酸模式与人体蛋白质氨基酸模式差异较大。其中一种或几种必需氨基酸相对含量较低，导致其他的必需氨基酸在体内不能被充分利用而浪费，造成其蛋白质营养价值降低，虽可维持生命，但不能促进生长发育，这类蛋白质被称为半完全蛋白。大多数植物蛋白都是半完全蛋白，而这些含量相对较低的必需氨基酸称为限制氨基酸（limiting amino acid），其中含量最低的称为第一限制氨基酸，余者以此类推。

植物性蛋白往往相对缺少下列必需氨基酸:赖氨酸、蛋氨酸、苏氨酸和色氨酸,所以其营养价值相对较低,如大米和面粉蛋白质中赖氨酸含量最少。为了提高植物性蛋白质的营养价值,往往将两种或两种以上的食物混合食用,从而达到以多补少、提高膳食蛋白质营养价值的目的。这种不同食物间相互补充其必需氨基酸不足的作用叫蛋白质互补作用(complementary action),如肉类和大豆蛋白可弥补米、面蛋白质中赖氨酸的不足。

那些含必需氨基酸种类不全、既不能维持生命又不能促进生长发育的食物蛋白质称为不完全蛋白,如玉米胶蛋白、动物结缔组织中的胶质蛋白等。

为更好地发挥蛋白质的互补作用,应遵循以下 3 个原则:①搭配的食物种类越多越好。因为搭配的食物种类越多,提供的氨基酸种类就越齐全,有利于发挥蛋白质的互补作用,所以在日常生活中提倡饮食多样化,同时也能提高食欲。②食物的种属越远越好。因为种属差别大,食物蛋白质的氨基酸模式差别大,所以动、植物之间搭配比单纯植物搭配更有利于提高蛋白质的营养价值。③各种食物进食时间间隔越短越好,此时各种不同种类食物的蛋白质之间才能相互取长补短,所以平日膳食质量差,节假日大吃大喝的做法并不能发挥蛋白质的互补作用。

二、蛋白质的功能

(一)构成和修复人体组织

人体的任何组织和器官都以蛋白质作为重要的组成成分,所以人体在生长过程中就包含蛋白质的不断增加。人体的瘦组织(lean tissue)中,如肌肉、心、肝、肾等器官含大量蛋白质;骨骼和牙齿中含有大量的胶原蛋白;指(趾)甲中含有角蛋白;细胞从细胞膜到细胞内的各种结构中均含有蛋白质。总之,蛋白质是人体不能缺少的构成成分。同时,机体衰老组织的更新、损伤后组织的修补都需要蛋白质,因此每天都应摄入一定量的蛋白质。

(二)构成体内各种重要的生理活性物质

蛋白质在体内构成酶、激素、抗体等多种重要生理活性物质。如酶能催化体内物质代谢;激素调节各种生理过程并维持内环境的稳定;抗体可以抵御外来微生物及其他有害物质的入侵;细胞膜和血液中的蛋白质担负着各类物质的运输和交换;在体内可分解为阴、阳离子的可溶性蛋白质,使体液的渗透压和酸碱度得以稳定;此外,血液的凝固、视觉的形成、人体的运动等都与蛋白质有关。

近来研究发现,许多蛋白质降解的肽也具有特殊的生理功能,如酪蛋白磷酸肽(casein phosphopeptide,CPP)能促进钙和铁的吸收;来自于酪蛋白和鱼贝类的某些肽类能起到降血压的作用;由谷氨酸、半胱氨酸和甘氨酸缩合而成的谷胱甘肽能够清除体内的自由基,保护细胞膜。某些外源性氨基酸的特有生理功能目前也受到关注和应用。如精氨酸具有利于婴儿生长发育、增强机体免疫功能、促进机体创伤的修复等作用;牛磺酸能促进中枢神经系统发育;谷氨酰胺对小肠具有保护作用等。

(三)供给能量

虽然蛋白质在体内的主要功能并非供能,但由于蛋白质中含碳、氢、氧元素,当机体需要时蛋白质可被代谢分解并释放出能量。1 g 食物蛋白质在体内约产生 16.7 kJ(4.0 kcal)的能量。

三、蛋白质的消化、吸收和代谢

(一)蛋白质的消化、吸收

膳食中的蛋白质消化从胃开始。胃酸先使蛋白质变性,破坏其空间结构以利于酶发挥作用,同时胃酸可激活胃蛋白酶分解蛋白质。但蛋白质消化吸收的主要场所在小肠,由胰腺分泌的胰蛋白酶(trypsin)和糜蛋白酶(chymotrypsin)使蛋白质在小肠中被首先分解为含 10 个以上氨基酸残基的多肽,然后分解为含 10 个以下氨基酸残基的寡肽(oligopeptide),进而分解为含 3 个或 2 个氨基酸残基的三肽和二肽,蛋白质的最终分解产物是氨基酸。氨基酸和部分二肽及三肽,再被小肠黏膜细胞吸收。在小肠黏膜刷状缘中肽酶的作用下,进入黏膜细胞中的肽进一步分解为氨基酸单体。被吸收的这些氨基酸通过黏膜细胞进入肝门静脉,然后被运送到肝脏和其他组织或器官被利用。近年也有报道,少数蛋白质大分子和多肽可被直接吸收。

氨基酸通过小肠黏膜细胞是由 3 种主动运输系统来进行的,它们分别转运中性、酸性和碱性氨基酸。具有相似结构的氨基酸在共同使用同一种转运系统时,相互间具有竞争机制。这种竞争的结果使含量高的氨基酸相应地被吸收多一些,从而保证了肠道能按食物中氨基酸的含量比例进行吸收。如果在膳食中过多地加入某一种氨基酸,由于这种竞争作用会造成同类型的其他氨基酸吸收减少。如亮氨酸、异亮氨酸和缬氨酸有共同的转运系统,若过多地在食物中加入亮氨酸,异亮氨酸和缬氨酸的吸收就会减少,从而造成食物蛋白质的营养价值下降。

肠道中被消化吸收的蛋白质,除了来自于食物外,还有来自于肠道脱落的黏膜细胞和消化液等,每天约有 70 g。其中大部分可被消化和吸收,未被吸收的由粪便排出体外,这种蛋白质中的氮元素称为内源性氮或粪代谢氮。

(二) 蛋白质代谢

吸收的氨基酸先储存于人体各组织、器官和体液中,存在于这些部位的游离氨基酸统称为氨基酸池(amino acid pool)。氨基酸池中的游离氨基酸除了来自食物外,大部分来自体内蛋白质的分解。

氨基酸出入细胞是靠氨基酸转运子即细胞膜结合蛋白质来实现的。细胞膜上有各种类型的氨基酸转运子,每种氨基酸载体(或转运子)可以识别不同氨基酸的构型和性质,载体对氨基酸的亲和力和转运机制决定了细胞内氨基酸水平。

进入细胞的氨基酸少数用于合成体内含氮化合物,大多数被用来重新合成人体蛋白质,以达到机体蛋白质的不断更新和修复。大约 30% 用于合成肌肉蛋白,50% 用于体液和器官的蛋白质合成,其余 20% 用于合成白蛋白、血红蛋白等其他机体蛋白质。未被利用的氨基酸则经代谢转变成尿素、氨、尿酸和肌酐等,由尿和其他途径排出体外或转化为糖原和脂肪。因此,由尿排出的氮也包括来自食物中的氮和内源性氮两种,尿氮占总排出氮的 80% 以上。

机体每天由于皮肤、毛发和黏膜的脱落、妇女月经期的失血及肠道菌体死亡的排出等损失约 20 g 以上的蛋白质,这种氮排出是机体不可避免的氮消耗,称为必要的氮损失(obligatory nitrogen losses,ONL)。当膳食中的碳水化合物和脂肪不能满足机体能量需要或蛋白质摄入过多时,蛋白质才分别被用来作为能源或转化为碳水化合物和脂肪。因此,理论上只要从膳食中获得相当于必要的氮损失量的蛋白质,即可满足人体对蛋白质的需要。

(三) 氮平衡

营养学上将摄入蛋白质的量和排出蛋白质的量之间的关系称为氮平衡(nitrogen balance)。氮平衡关系式如下:

$$B = I - (U + F + S)$$

式中,B 为氮平衡;I 为摄入氮;U 为尿氮;F 为粪氮;S 为皮肤等氮损失。

当摄入氮和排出氮相等时为零氮平衡(zero nitrogen balance),即 $B=0$。健康的成人应维持在零氮平衡并富裕 5%。如摄入氮多于排出氮则为正氮平衡(positive nitrogen balance),即 $B>0$。儿童处于生长发育阶段、妇女怀孕期间、疾病恢复时以及运动和劳动需要增加肌肉时等均应保证适当的正氮平衡,以满足机体对蛋白质额外的需要。而摄入氮少于排出氮时为负氮平衡(negative nitrogen balance),即 $B<0$。人在饥饿、疾病及老年时往往处于这种状况,应注意尽可能减轻或改变负氮平衡,以保持健康、促进疾病康复和延缓衰老。

四、食物蛋白质营养学评价

评价食物蛋白质的营养价值,对于食品品质的鉴定、新资源食品的研究与开发、指导人群膳食等许多方面都是十分必要的。各种食物的蛋白质含量、氨基酸模式等都不一样,人体对不同蛋白质的消化、吸收和利用程度也存在差异,所以营养学主要是从食物的蛋白质含量、消化吸收程度和被人体利用程度 3 个方面来全面地评价食品蛋白质的营养价值。

(一) 蛋白质的含量

虽然蛋白质的含量不等于质量,但是没有一定数量,再好的蛋白质其营养价值也有限,所以蛋白质含量是食物蛋白质营养价值的基础。食物中蛋白质含量测定一般使用微量凯氏(Kjeldahl)定氮法测定食物中的氮元素含量,再乘以由氮元素的重量换算成蛋白质重量的换算系数,就可得到食物蛋白质的含量。换算系数对同种食物来说,是根据氮元素重量占蛋白质的百分比而计算出来的。一般来说,食物中氮元素含量占蛋白质重量的 16%,其倒数即由氮元素重量计算蛋白质重量的换算系数,为 6.25。

(二) 蛋白质消化率

蛋白质消化率(digestibility)是反映蛋白质在消化道内被分解和吸收程度的指标,是指在消化道内被吸收的蛋白质占摄入蛋白质的百分数,是评价食物蛋白质营养价值的重要生物学指标之一。由于蛋白质在食物中存在形式、结构各不相同,食物中含有不利于蛋白质吸收的其他影响因素等,不同的食物,或同一种食物的不同加工方式,其蛋白质的消化率都有差异,如动物性食品中的蛋白质一般高于植物性食品(表 2-1-3)。大豆整粒食用时,消化率仅 60%,而加工成豆腐后,消化率提高到 90% 以上。这是因为加工后的制品中去除了大豆中的纤维素和其他不利于蛋白质消化吸收的影响因素。

表 2-1-3　几种食物蛋白质的消化率(%)

食物	真消化率	食物	真消化率	食物	真消化率
鸡蛋	97±3	大米	88±4	大豆粉	87±7
牛奶	95±3	面粉(精制)	96±4	菜豆	78
肉、鱼	94±3	燕麦	86±4	花生酱	88
玉米	85±6	小米	79	中国混合膳食	96

摘自 WHO Technical Report Series 724,1985 年。

测定蛋白质消化率时,无论以人或动物为实验对象,都必须检测实验期内摄入的食物氮、排出体外的粪氮和粪代谢氮,再用下列公式计算。粪代谢氮,是指肠道内源性氮,是在试验对象完全不摄入蛋白质时粪中的含氮量。成人 24 h 内粪代谢氮一般为 0.9~1.2 g。

$$蛋白质真消化率(\%) = \frac{食物氮 - (粪氮 - 粪代谢氮)}{食物氮} \times 100\%$$

上式计算结果是食物蛋白质的真消化率(true digestibility)。但在实际应用中通常不考虑粪代谢氮。这样不仅实验方法简便,而且因所测得的结果比真消化率要低,具有一定安全性,这种消化率为表观消化率(apparent digestibility)。

$$蛋白质表观消化率(\%) = \frac{食物氮 - 粪氮}{食物氮} \times 100\%$$

(三) 蛋白质利用率

蛋白质利用率是指蛋白质被消化吸收后在体内利用的程度,是食物蛋白质营养评价常用的重要生物学方法之一。衡量蛋白质利用率的指标有很多,它们分别从不同角度反映蛋白质被利用的程度。几种常用的指标如下。

1. 生物价(biological value,BV) 蛋白质生物价是反映食物蛋白质消化吸收后被机体利用程度的指标。生物价的值越高,表明其被机体利用程度越高,最大值为100。计算公式如下:

$$生物价 = \frac{储留氮}{吸收氮} \times 100$$

$$吸收氮 = 食物氮 - (粪氮 - 粪代谢氮)$$

$$储留氮 = 吸收氮 - (尿氮 - 尿内源性氮)$$

尿氮和尿内源性氮的检测原理和方法与粪氮、粪代谢氮一样。生物价对指导肝脏疾病、肾脏疾病病人的膳食具有很重要的意义。生物价高,表明食物蛋白质中氨基酸主要用来合成人体蛋白,极少有过多的氨基酸经肝、肾代谢而释放能量或由尿排出多余的氮,从而大大减少肝、肾的负担。

2. 蛋白质净利用率(net protein utilization,NPU) 蛋白质净利用率是反映食物蛋白质被利用的程度。它包括了食物蛋白质的消化和利用两个方面,因此可以更全面表达其结果。

$$蛋白质净利用率(\%) = 消化率 \times 生物价 = \frac{储留氮}{食物氮} \times 100\%$$

3. 蛋白质功效比值(protein efficiency ratio,PER) 蛋白质功效比值是用处于生长阶段中的幼年动物(一般为刚断奶的雄性大鼠),在28天实验期内,其体重增加(g)和摄入蛋白质的量(g)的比值来反映蛋白质营养价值的指标。显然,动物摄食持续时间、年龄、实验开始的体重和所用动物的种类都是很重要的变量。由于所测蛋白质主要用来提供生长之需要,所以该指标被广泛用来作为婴幼儿食品中蛋白质的评价。实验时饲料中被测蛋白质为10%,是唯一的蛋白质来源。

$$PER = \frac{动物体重增加(g)}{摄入食物蛋白质(g)}$$

同一种食物在不同的实验条件下,所测得的功效比值会有明显差异。为使实验结果具有可比性,实验期间用标化酪蛋白作为参考蛋白设对照组,将上面计算得到的 PER 与对照组的PER 相比,再用标准情况下酪蛋白的 PER(2.5)进行校正,得到被测 PER。

$$被测\ PER = \frac{实验组功效比值}{对照组功效比值} \times 2.5$$

4. 氨基酸评分(amino acid score,AAS)和经消化率修正的氨基酸评分(protein digestibility

corrected amino acid score，PDCAAS） 氨基酸评分即蛋白质化学评分（chemical score），是目前被广为采用的一种评价方法。该方法是用被测食物蛋白质的必需氨基酸评分模式（amino acid scoring pattern）与推荐的理想模式或参考蛋白模式进行比较，因此是反映蛋白质构成和利用率的关系。不同年龄的人群，其氨基酸评分模式不同；不同的食物，其氨基酸评分模式也不相同。婴幼儿的评分是用 PER。表 2-1-4 是几种食物和不同人群需要的氨基酸评分模式。氨基酸评分分值为食物蛋白质中的必需氨基酸和参考蛋白或理想模式中相应的必需氨基酸的比值。

$$氨基酸评分 = \frac{被测蛋白质每克氮（或蛋白质）中氨基酸量（mg）}{理想模式或参考蛋白质中每克氮（或蛋白质）中氨基酸量（mg）}$$

确定某一食物蛋白质氨基酸评分可分两步：首先计算被测蛋白质每种必需氨基酸的评分值；其次是在上述计算结果中找出最低的必需氨基酸（第一限制氨基酸）评分值，即为该蛋白质的氨基酸评分。

表 2-1-4　几种食物和不同人群需要的氨基酸评分模式

氨基酸	人群（mg/g 蛋白质）				食物（mg/g 蛋白质）		
	1 岁以下	2～5 岁	10～12 岁	成人	鸡蛋	牛奶	牛肉
组氨酸	26	19	19	16	22	27	34
异亮氨酸	46	28	28	13	54	47	48
亮氨酸	93	66	44	19	86	95	81
赖氨酸	66	58	44	16	70	78	89
蛋氨酸＋半胱氨酸	42	25	22	17	57	33	40
苯丙氨酸＋酪氨酸	72	63	22	19	93	102	80
苏氨酸	43	34	38	9	47	44	46
缬氨酸	55	35	25	13	66	64	50
色氨酸	17	11	9	5	17	14	12
总计	460	339	251	127	512	504	480

摘自 WHO Technical Report Series 724，1985 年。

氨基酸评分的方法比较简单，缺点是没有考虑食物蛋白质的消化率。为此，美国食品药品管理局通过了一种新的方法，即经消化率修正的氨基酸评分。这种方法可替代 PER，对除孕妇和 1 岁以下婴儿以外所有人群的食物蛋白质进行评价（表 2-1-5）。要得到 PDCAAS，需将 AAS 乘以食物蛋白质的真消化率。其计算公式：

$$经消化率修正的氨基酸评分 = 氨基酸评分 \times 真消化率$$

表 2-1-5　几种食物蛋白质经消化率修正的氨基酸评分

食物蛋白	PDCAAS	食物蛋白	PDCAAS
酪蛋白	1.00	菜豆	0.68
鸡蛋蛋白	1.00	燕麦粉	0.57
大豆分离蛋白	0.99	花生粉	0.52
牛肉	0.92	小扁豆	0.52
豌豆粉	0.69	全麦	0.40

摘自 Undestanding Nutrition，第 8 版，Appendix J，1999 年。

除上述方法和指标外,还有一些蛋白质营养评价方法和指标,如相对蛋白质值(relative protein value,RPV)、净蛋白质比值(net protein ratio,NPR)、氮平衡指数(nitrogen balance index,NBI)等,一般使用较少。几种常见食物蛋白质质量见表2-1-6。

表2-1-6　几种常见食物蛋白质质量

食　物	BV	NPU(%)	PER	AAS
全鸡蛋	94	84	3.92	1.06
全牛奶	87	82	3.09	0.98
鱼	83	81	4.55	1.00
牛肉	74	73	2.30	1.00
大豆	73	66	2.32	0.63
精制面粉	52	51	0.60	0.34
大米	63	63	2.16	0.59
土豆	67	60	—	0.48

摘自《营养与食品卫生学》,第3版,人民卫生出版社,1992年。

五、蛋白质营养不良及营养状况评价

蛋白质缺乏在成人和儿童中都有发生,但对处于生长阶段的儿童更为敏感。据WHO估计,目前世界上大约有500万儿童患蛋白质-热能营养不良(protein-energy malnutrition,PEM),其中大多数是因为贫穷和饥饿引起的,主要分布在非洲,中、南美洲,中东,东亚和南亚地区。在蛋白质缺乏的国家,人体的蛋白质摄入不足,而蛋白质的质量在很大程度上决定了儿童的生长情况和成人的健康。PEM有两种:一种称Kwashiorker,来自加纳语,指能量摄入基本满足而蛋白质严重不足的儿童营养性疾病。主要表现为易患其他疾病、腹腿部水肿、虚弱、表情淡漠、生长滞缓、头发变色、变脆和易脱落、易感染其他疾病等;另一种叫Marasmus,原意即为"消瘦",指蛋白质和能量摄入均严重不足的儿童营养性疾病。患儿消瘦无力,因易感染其他疾病而死亡。这两种情况可以单独存在,也可合并罹患。也有人认为此两种营养不良症是PEM的两种不同阶段。对成人来说,蛋白质摄入不足,同样可引起体力下降、水肿、抵抗力减弱等症状。

蛋白质,尤其是动物性蛋白摄入过多对人体同样有害。首先过多的动物性蛋白质摄入,必然摄入较多的脂肪和胆固醇。其次蛋白质过多本身对机体也会产生有害影响。正常情况下,人体不贮存蛋白质,所以必须将过多的蛋白质脱氨分解,氮则由尿排出体外。这一过程需要大量水分,从而加重了肾脏的负荷。若肾功能本来不好,则危害就更大。过多的动物性蛋白摄入,也造成含硫氨基酸摄入过多,这样可加速骨骼中钙的丢失,易产生骨质疏松(osteoporosis)。最近的研究表明,同型半胱氨酸可能是心脏疾病的危险因素。摄入较多同型半胱氨酸的男性,发生心脏疾患的风险是对照组的3倍。研究表明,摄入蛋白质过多与一些癌症相关,如结肠癌、乳腺癌、肾癌、胰腺癌和前列腺癌。

评价蛋白质营养状况的指标主要有以下几种。

(一) 血清蛋白质

血清蛋白质常用于评估人体营养水平,主要的指标见表2-1-7。

表 2-1-7　评价蛋白质营养状况的主要指标

评价方法	判断标准	优点	缺点
白蛋白	>35 g/L 正常,28~34 g/L 轻度缺乏,21~27 g/L 中度缺乏,<21 g/L 严重缺乏。当白蛋白浓度<28 g/L 时,会出现水肿	是群体调查时常用的指标。白蛋白测定样品易采集,方法简易	白蛋白的生物半衰期长,早期缺乏时不易测出
运铁蛋白	2 500~3 000 mg/L 正常,1 500~2 000 mg/L 轻度缺乏,1 000~1 500 mg/L 中度缺乏,<1 000 mg/L 严重缺乏	能及时反映脏器蛋白质急剧的变化	受铁的影响,当蛋白质和铁的摄取量都低时,其血浆浓度出现代偿性增高
前白蛋白	157~296 mg/L 正常,100~150 mg/L 轻度缺乏,50~100 mg/L 中度缺乏,<50 mg/L 严重缺乏	体内贮存很少,生物半衰期仅 1.9 天,较敏感	在任何急需合成蛋白质的情况下,如创伤、急性感染,血清前白蛋白都迅速下降
视黄醇结合蛋白	2~76 mg/L 为正常	高度敏感	在很小的应激情况下也有变化。肾脏有病变时,浓度升高
血清总蛋白	65~80 g/L 为正常	样品易采集,方法简易	特异性差

(二) 上臂肌围和上臂肌区

上臂肌围(arm muscle circumference,AMC)和上臂肌区(arm muscle area,AMA)是评价总体蛋白储存较可靠的指标。测量上臂中点处的围长(arm circumference,AC)和三头肌部皮褶厚度(triceps skin-fold thickness,TSF),用下列公式计算上臂肌围和上臂肌区。

$$AMC(mm) = AC(mm) - 3.14 \times TSF(mm)$$

$$AMA(mm^2) = \frac{[AC(mm) - 3.14 \times TSF(mm)]^2}{4 \times 3.14}$$

AMC 评价标准:国际标准 25.3 cm(男)、23.2 cm(女)。测定值>90%标准值为正常。

上臂肌围测算简便,评价结果和其他蛋白质营养状况评价的结果有显著相关。由于上臂是纺锤形的,即使同一人操作测量也易产生误差,上臂围和皮褶厚度两处合计测量误差约达 10%。

六、蛋白质的参考摄入量及食物来源

理论上成人每天摄入约 30 g 蛋白质就可满足零氮平衡,但从安全性和消化吸收等其他因素考虑,成人按 0.8 g/(kg·d)摄入蛋白质为宜。我国由于以植物性食物为主,所以成人蛋白质推荐摄入量为 1.16 g/(kg·d)。孕妇和乳母另外加 5~20 g/d。按能量计算,我国成人蛋白质摄入占膳食总能量的 10%~12%,儿童青少年为 12%~14%。为改善蛋白质质量,在膳食中应保证有一定数量的优质蛋白质,一般要求动物性蛋白质和大豆蛋白质应占膳食蛋白质总量的 30%~50%。

蛋白质广泛存在于动、植物食物之中,通常动物性食物中蛋白质含量高于植物性食物。动物性蛋白质质量好、利用率高,但同时富含饱和脂肪酸和胆固醇,而植物性蛋白利用率较低。因此,注意蛋白质互补,适当进行搭配是非常重要的。大豆可提供丰富的优质蛋白质,其保健功能也越来越被世界所认识。牛奶也是优质蛋白质的重要食物来源,我国人均牛奶的年消费量尚很

低,应大力提倡我国各类人群增加牛奶和大豆及其制品的消费。

(王力强　厉曙光)

第二节　脂　　类

脂类(lipids)是生物组织中可用非极性溶剂提取的物质。它们作为生命或细胞的构成成分,具有重要的生物学作用。人类膳食中不能完全没有脂类,但摄入过多可能与肥胖、动脉粥样硬化、胆石症以及某些肿瘤的发生有关。

一、三酰甘油及其功能

营养学所称脂肪有广义和狭义之分。广义的脂肪即指脂类,包括中性脂肪和类脂。狭义的脂肪仅指中性脂肪(neutral fat),即三酰甘油(又称甘油三脂),由三分子脂肪酸和一分子甘油组成。三酰甘油含碳、氢、氧 3 种元素。

三酰甘油的主要生理功能是氧化释放能量,供机体利用。1 g 三酰甘油在体内完全氧化所产生的能量约为 37.6 kJ(9 kcal),比等量糖类和蛋白质产生的能量多出 1 倍以上。脂肪乳剂在肠外营养制剂中占有一定地位,因为脂肪在代谢时可产生大量能量,能满足成人每日能量需要的 20%～50%。给婴儿输注脂肪乳剂尤为有益,因其所需能量的一半通常由脂肪代谢来满足。此外,长期以葡萄糖和氨基酸提供营养容易发生必需脂肪酸缺乏。补给脂肪乳剂,必需脂肪酸的缺乏可得到纠正。

三酰甘油尚可协助脂溶性维生素和类胡萝卜素的吸收。患有肝、胆系统疾病的病人发生脂肪消化吸收功能障碍时,可伴有脂溶性维生素吸收障碍而造成的缺乏症。脂肪在胃中停留时间较长,因此,富含脂肪的食物具有较强的饱腹感。脂肪还能增加膳食的美味,促进食欲。

二、脂肪酸的分类及其功能

(一) 饱和脂肪酸、单不饱和脂肪酸和多不饱和脂肪酸

脂肪酸是构成三酰甘油的基本成分。动、植物中脂肪酸的种类很多,但绝大多数是由 4～24 个偶数碳原子组成的直链脂肪酸。根据碳原子数的不同,可将脂肪酸分成短链(含 4～6 个碳原子)、中链(含 8～12 个碳原子)和长链(含 14 个或更多的碳原子)脂肪酸。根据碳链上双键的数量,又可将脂肪酸分成饱和脂肪酸(不含双键)、单不饱和脂肪酸(含 1 个双键)和多不饱和脂肪酸(含 2～6 个双键)。脂肪酸的不饱和双键可与游离的碘结合,每 100 g 脂肪吸收碘的克数称为碘价(IV),用此法可测知脂肪的不饱和程度。如椰子油主要含饱和脂肪酸,其 IV 仅为 8～10,奶油为 26～38,牛、羊油为 35～45,猪油为 50～65。大多数植物油主要含不饱和脂肪酸,花生油的 IV 为 85～100,大豆油为 130～138,而亚麻仁油高达 177～209。

(二) n-3 与 n-6 脂肪酸

不饱和脂肪酸根据其碳链上双键的位置,还可分成 n-3、n-6、n-9(或 ω-3、ω-6、ω-9)等系列。直链脂肪酸中距离羧基最远的一个碳原子被称为 ω 碳原子。若从 ω 碳原子数起第三个碳原子上出现第一个双键,这种脂肪酸就称为 ω-3 或 n-3 系列;若第六个碳原子上出现第一个双键,则称为 ω-6 或 n-6 系列。以此类推。其中 n-3 与 n-6 脂肪酸具有重要的营养学意义。

为了简化表达脂肪酸的分子结构,通常可以 Cx:y n−z 来表示。x 代表脂肪酸的碳原子数,y 代表双键的数量,z 表示双键的位置。例如 $C_{18:2 \, n-6}$ 表示十八碳二烯酸,距离 ω 碳原子第六个碳原子上出现第一个双键,这个脂肪酸就是亚油酸。同样,$C_{18:0}$ 为硬脂酸,$C_{16:0}$ 为棕榈酸(又名软脂酸),$C_{14:0}$ 为豆蔻酸,$C_{18:3 \, n-3}$ 为 α-亚麻酸,$C_{20:4 \, n-6}$ 为花生四烯酸。常见脂肪酸见表 2-2-1和表 2-2-2。

表 2-2-1 常见饱和脂肪酸

结构简式	系统名称	俗 名	食物来源
C4:0	丁酸(butanoic acid)	酪酸(butyric acid)	黄油
C6:0	己酸(hcxanoic acid)	羊油酸(caproic acid)	黄油
C8:0	辛酸(octanoic acid)	羊脂酸(caprylic acid)	椰子油
C10:0	癸酸(decanoic acid)	羊蜡酸(capric acid)	椰子油
C12:0	十二烷酸(dedecanoic acid)	月桂酸(lauric acid)	椰子油
C14:0	十四烷酸(tetradecanoic acid)	豆蔻酸(myristic acid)	椰子油、黄油
C16:0	十六烷酸(hexadecanoic acid)	棕榈酸(palmitic acid)	多数油脂
C18:0	十八烷酸(octadecanoic acid)	硬脂酸(stearic acid)	多数油脂
C20:0	二十烷酸(eicosanoic acid)	花生酸(arachidic acid)	多数油脂
C22:0	二十二酸(docosanoic acid)	山嵛酸(behenic acid)	猪油、花生油
C24:0	二十四酸(tetracosanoic acid)	樵油酸(lignoceric acid)	花生油

表 2-2-2 常见不饱和脂肪酸

结构简式	系统名称	俗 名	食物来源
C14:1 n−5	十四碳烯-9-酸(tetradecenoic acid)	豆蔻酸(myristoleic acid)	黄油
C16:1 n−7	十六碳烯-9-酸(hexadecenoic acid)	棕榈酸(palmitoleic acid)	棕榈油
C16:1 n−7	十六碳烯-9-酸(transhexadecenoic acid)	反棕榈酸(palmitelaidic acid)	氢化植物油
C18:1 n−9	十八碳烯-9-酸(octadecenoic acid)	油酸(oleic acid)	多数油脂
C18:1 n−9	十八碳烯-9-酸(transoctadecenoic acid)	反油酸(elaidic acid)	黄油、牛油
C18:2 n−6	十八碳二烯-9,12 酸(octadecadienoic acid)	亚油酸(linoleic acid)	植物油
C18:3 n−6	十八碳三烯-6,9,12 酸(octadecatrienoic acid)	γ-亚麻酸(γ-linolenic acid)	月见草油
C18:3 n−3	十八碳三烯-9,12,15 酸(octadecatrienoic acid)	α-亚麻酸(α-linolenic acid)	亚麻籽油、大豆油、菜籽油
C20:1 n−11	二十碳烯-9-酸(eicosanoic acid)	鳕鱼酸(gadolenic acid)	鱼油
C20:4 n−6	二十碳四烯-5,8,11,14 酸(eicosatetraenoic acid)	花生四烯酸(arachidonic acid)	植物油

续 表

结构简式	系统名称	俗 名	食物来源
C20:5 n−3	二十碳五烯−5，8，11，14，17酸 (eicosapentaenoic acid)	EPA	鱼油
C22:1 n−9	二十二碳烯−13−酸 (docosenoic acid)	芥酸 (erucic acid)	菜籽油
C22:6 n−3	二十二碳六烯−4，7，10，13，16，19酸 (docosahexaenoic acid)	DHA	鱼油

（三）必需脂肪酸

1. 概念和种类　必需脂肪酸(essential fatty acid，EFA)是指那些在人体内不能合成，必须由食物供给，而又是正常生长所必需的多不饱和脂肪酸。过去认为必需脂肪酸是含有两个以上双键、顺式构型的 n−6 系列脂肪酸。亚油酸($C_{18:2\ n-6}$)符合上述结构特点，是公认的必需脂肪酸。随着对 n−3 系列脂肪酸的深入研究，现在已知 α-亚麻酸($C_{18:3,n-3}$)也是人类必需脂肪酸。在实际应用中，花生四烯酸($C_{20:4\ n-6}$)、二十碳五烯酸（EPA，$C_{20:5\ n-3}$)和二十二碳六烯酸（DHA，$C_{22:6\ n-3}$)等都是人体不可缺少的脂肪酸，可避免发生必需脂肪酸缺乏症，但它们亦可由膳食亚油酸和 α-亚麻酸在人体内合成。

2. 生理功能　n−6 必需脂肪酸是组织细胞的组成成分，对线粒体和细胞膜的结构特别重要。膳食中缺乏亚油酸等 n−6 必需脂肪酸可影响细胞膜的功能，如红细胞的脆性增加易于溶血，线粒体也可因渗透性改变而发生肿胀现象。

n−3 必需脂肪酸对中枢神经系统的作用是 n−6 必需脂肪酸所不能替代的。如给予生长期实验动物 α-亚麻酸含量很低的饲料后，发现动物的视网膜和视觉功能受损。n−3 必需脂肪酸与行为发育、脂类代谢也有一定关系。

n−6 和 n−3 多不饱和脂肪酸是体内合成类二十烷酸(eicosanosis)的前体，而类二十烷酸是一组比较复杂的化合物，广泛存在于各组织中，对机体的正常生理过程和某些疾病状态有多方面的影响。膳食中必需脂肪酸的种类和数量直接影响类二十烷酸的生物学作用。

（四）反式脂肪酸

由于不饱和脂肪酸含有双键，而双键的构象有顺式和反式两种类型，故含有双键的不饱和脂肪酸也有顺式和反式之分。天然动、植物中的不饱和脂肪酸大多是顺式构型，但牛奶脂肪中所含反式不饱和脂肪酸可占不饱和脂肪酸总量的 1/5。在植物油加工过程中，可形成反式脂肪酸。如氢化植物油及人造黄油中所含反式不饱和脂肪酸较多，可占不饱和脂肪酸总量的 2/5。新近的研究表明，摄入过多的反式脂肪酸可升高血液中胆固醇的含量，有促进动脉粥样硬化和冠心病发生的危险性。

三、类脂及其功能

类脂(lipoids)的种类较多，主要有：①磷脂，含有磷酸、脂肪酸、甘油和氮的化合物，例如卵磷脂。②鞘脂类，含有磷酸、脂肪酸、胆碱和氨基醇的化合物。③糖脂，含有碳水化合物、脂肪酸和氨基醇的化合物。④类固醇及固醇，类固醇是含有环戊烷多氢菲环的化合物。类固醇中含自由羟基者，可视为高分子醇，称为固醇。常见的固醇有动物组织中的胆固醇(cholesterol)和植物组织中的谷固醇。⑤脂蛋白类,脂类与蛋白质的结合物。

类脂是组成细胞膜、大脑和外周神经组织的重要成分,其在体内的含量一般不随人体的营养状况而改变,故又称为"固定脂"。而中性脂肪主要构成机体的储存脂肪如皮下脂肪等,在机体需要时可被动用,参加脂肪代谢和供给能量。其体内含量随膳食摄入能量和活动消耗能量的不同而变化较大,又称为"可变脂"。

磷脂可与蛋白质结合形成脂蛋白,并以这种形式参与细胞膜、核膜、线粒体膜的构成等,维持细胞和细胞器的正常形态和功能。由于磷脂内的不饱和脂肪酸分子中存有双键,使得生物膜具有良好的流动性与特殊的通透性。这些膜在体内新陈代谢中起着重要作用,如细胞膜只允许细胞与外界发生有选择性的物质交换,摄取营养素,排出代谢产物。酶类可以有规律地排列在膜上,使物质代谢能顺利地进行,保证细胞的正常生理功能。磷脂还是血浆脂蛋白的重要组成成分,具有稳定脂蛋白的作用。组织中脂类如脂肪和胆固醇在血液中运输时,需要有足够的磷脂。

胆固醇也是细胞膜和细胞器膜的重要结构成分,它关系到膜的通透性,有助于细胞内物质代谢的酶促反应顺利进行。胆固醇还是体内合成维生素 D_3 和胆汁酸的原料。胆汁酸的主要功能是乳化脂类,帮助脂类的消化与吸收,缺乏时还会引起脂溶性维生素缺乏症。胆固醇在体内可转变成各种肾上腺皮质激素,如影响蛋白质、糖和脂类代谢的皮质醇,能促进水和电解质在体内保留的醛固酮。胆固醇还是性激素睾酮、雌二醇的前体。

四、脂类的消化、吸收及转运

人类膳食中的脂类主要是三酰甘油,约占 95%,类脂的含量较少。三酰甘油和磷脂的消化主要在小肠内进行。胃液中虽有少量脂肪酶,但因胃中酸度太高,不利于脂肪乳化。食糜通过胃肠时可刺激胰液和胆汁分泌,并进入小肠。胆汁中的胆汁酸是强有力的乳化剂,能使脂肪分散为细小的脂肪微粒,有利与胰液中的脂肪酶充分接触。胰脂肪酶、磷脂酶等能将三酰甘油和磷脂水解为游离脂肪酸、甘油单酯、溶血磷脂等,这些水解产物进入肠黏膜细胞后,可重新合成与体内脂肪组成成分相近的三酰甘油和磷脂;然后与胆固醇、蛋白质形成乳糜微粒,经肠绒毛的中央乳糜管汇合入淋巴管,通过淋巴系统进入血液循环。但奶油和椰子油所含的中短链脂肪酸经水解进入肠黏膜细胞后不需要再酯化,而可以与白蛋白结合,直接通过门静脉进入肝脏。水解产物甘油因水溶性大,亦通过小肠黏膜经门静脉而吸收入血液。正常人膳食中脂肪的吸收率可达 90% 以上。

食物中的胆固醇在肠道被吸收,一般情况下胆固醇的吸收率约为 30%。随着胆固醇摄入量的增加,其吸收率相对降低,但吸收总量增高。膳食脂肪有促进胆固醇吸收的作用,可能与膳食脂肪使胆汁分泌增加,同时也增加胆固醇在肠道中的可溶解性有关。而食物中的植物固醇,如豆固醇、谷固醇以及膳食纤维则可减少胆固醇的吸收。

膳食脂类被人体吸收后通过血液循环分布全身。血液中运送胆固醇及三酰甘油的载体是脂蛋白。按其所含蛋白质和脂类的相对比例,可分为乳糜微粒(CM)、极低密度脂蛋白(VLDL)、低密度脂蛋白(LDL)和高密度脂蛋白(HDL)。CM 是密度最低、颗粒最大的脂蛋白,来自小肠黏膜细胞,主要运送被吸收的膳食脂类,约含 90% 三酰甘油。VLDL 由肝脏合成,主要运送内源性脂肪,约含 65% 三酰甘油。糖类是合成这些脂肪的主要原料,故膳食中摄入糖类过多易使 VLDL 含量增高。LDL 是由 VLDL 转化而来,一般含有 65% 胆固醇,主要供肝外组织利用,占血浆脂蛋白总量的 2/3。因此高胆固醇血症主要是 LDL 含量升高。HDL 由肝脏合成,约含 50% 蛋白质,密度最高,主要把肝外组织中的游离胆固醇运送至肝脏代谢,故具有清除血中胆固醇的作用。

吸收后的大部分脂肪酸经过一些必要的调整转变为人体脂肪储存于脂肪组织中,吸收进入体内的甘油则迅速氧化分解供能。在脂肪酸的代谢中最具重要性的是亚油酸和 α-亚麻酸。它们不仅和其他脂肪酸一样可以再合成组织中的三酰甘油和磷脂或氧化分解供能,而且可在肝脏、肠黏膜、脑和视网膜的内质网中经 Δ-6 去饱和酶、碳链延长酶和 Δ-5 去饱和酶等的相继作用,转变成具有生物活性的花生四烯酸、EPA 和 DHA。花生四烯酸和 EPA 又可经环氧化酶和脂氧合酶的代谢生成一系列生物活性物质,如前列腺素、血栓素、前列环素、脂质素、白三烯等。人体还可在肝脏中利用葡萄糖合成少量非必需脂肪酸,但脂肪组织合成脂肪酸的能力很有限,储存脂肪主要还是来源于膳食脂肪。

磷脂经代谢可转变为人体细胞膜结构的成分,也可经磷脂酶水解为甘油、脂肪酸和胆碱。胆碱可被人体再利用或排泄。约 1/2 的胆固醇可转变为胆汁酸,分泌入肠道乳化食物脂类,并经肠肝循环重新吸收利用。肠道中的胆固醇也可经细菌的作用生成粪固醇排泄。少量胆固醇转变为类固醇激素。

五、脂类的营养学评价

(一) 膳食脂类营养价值的评价

一般认为,膳食脂肪的营养价值可从脂肪的消化率、脂肪中必需脂肪酸含量以及脂肪中脂溶性维生素含量 3 个方面进行评价。食物脂肪的消化率与脂肪的熔点有关,碳链较短、不饱和双链较多的脂肪熔点较低,消化率较高。植物油熔点较低,其消化率为 91%～98%,略高于动物脂肪。多数植物油中亚油酸含量较高,如棉籽油、大豆油、麦胚油、玉米油、芝麻油、花生油。鱼油、大豆油和菜籽油中 n-3 脂肪酸含量较高,它们的营养价值均优于陆生动物脂肪。但椰子油例外,它的不饱和脂肪酸包括亚油酸含量均低。麦胚油、大豆油等植物油还富含维生素 E,海水鱼肝脏脂肪以及奶类和蛋类的脂肪中富含维生素 A、D,这些脂溶性维生素含量较高的脂肪营养价值也较高。

另一方面,考虑到饱和脂肪酸和胆固醇摄入过多可能带来的负面影响,在评价膳食脂类营养价值时也应当注意饱和脂肪酸和胆固醇的含量。在一些发达国家,含饱和脂肪酸和胆固醇较多的食物不能进入营养价值较高的健康食品之列。

此外,有人认为动物或人体脂肪组织中的脂肪酸组成也是评价膳食脂肪组成的良好指标。

(二) 人体脂类营养状况的评价

由于碳水化合物可以取代脂肪提供能量,过量摄入碳水化合物也可转化为体脂并造成肥胖,故人体脂类营养状况与膳食脂类的关系不甚密切,其评价远不如蛋白质营养状况的评价明确易行,通常主要是评价人体必需脂肪酸的营养状况。

膳食中亚油酸摄入不足或吸收不良时,吸收进入血液循环的亚油酸含量少而油酸相对较多。由于 α-亚油酸和油酸在去饱和代谢中竞争 Δ-6 去饱和酶,其结果是由亚油酸经去饱和酶作用生成的二十碳四烯酸($C_{20:4, n-6}$)减少,而由油酸经去饱和酶作用后产生的二十碳三烯酸($C_{20:3, n-9}$)增多,后者没有必需脂肪酸活性。因此,可以通过检测血液中二十碳三烯酸与二十碳四烯酸的比值作为人体必需脂肪酸营养状况的评价指标。当比值>0.2 时,可认为必需脂肪酸不足;比值>0.4 时,为必需脂肪酸缺乏,并可能出现临床症状。

六、脂类的参考摄入量及食物来源

膳食中脂肪的适宜摄入量不如蛋白质明确,主要原因是根据目前的资料很难确定人体脂肪的最低需要量。因为能满足人体需要的脂肪量是非常低的,即使为了供给脂溶性维生素、必需脂肪酸以及保证脂溶性维生素的吸收等作用,所需的脂肪亦并不太多,一般每日膳食中有 50 g 脂肪即能满足。关于人体必需脂肪酸的需要量,是一个尚在研究中的问题。FAO/WHO 专家报告(1993 年)推荐膳食中亚油酸摄入量应占总能量的 3%~5%。研究表明,亚油酸摄入量占总能量 2.4% 时,啮齿类动物组织中花生四烯酸含量可达最高值,并可预防婴儿和成人出现 n-6 必需脂肪酸缺乏症。而人体对 n-3 脂肪酸的需要量可能是很低的,膳食中 α-亚麻酸的摄入量占总能量 0.5%~1% 时,即可使组织中 DHA 含量达最高值,并避免出现任何明显的缺乏症。

随着生活水平的不断提高,我国人民膳食中动物性食品的数量不断增多,脂肪摄入量亦随之增加。由于脂肪过高易引起肥胖、高脂血症、冠心病及癌症,甚至影响寿命,因此脂肪摄入量应限制在占总能量的 30% 以下,其中饱和脂肪酸不超过总能量的 10%。n-3 脂肪酸与 n-6 脂肪酸的比例以 1:4~1:6 较为合理。中国营养学会 2000 年制定的脂肪适宜摄入量(AI)为成人的膳食脂肪占总能量的 20%~30%,5~17 岁儿童、青少年占总能量的 25%~30%。胆固醇的摄入量亦不应过高,平均每日≤300 mg 为宜。

膳食中的脂肪主要来自植物油、动物油脂和肉类,大豆、花生、核桃、松子、葵花子、杏仁等脂肪含量也很高。动物性食物的脂肪含量因种类、部位不同而异。陆生动物脂肪如猪油、奶油中饱和脂肪酸含量多,尤以长链饱和脂肪酸较多,如豆蔻酸、软脂酸(又称棕榈酸)和硬脂酸,它们对人体健康的影响表现在摄入量过高时与高脂血症及某些恶性肿瘤的发生有关。

大多数植物油中主要含不饱和脂肪酸,可降低血液胆固醇含量,对预防高脂血症和冠心病有一定的益处。而椰子油则主要含饱和脂肪酸。近年来的研究表明,ω-6 多不饱和脂肪酸虽能降低 LDL-胆固醇含量,但同时也能使 HDL-胆固醇含量下降;而单不饱和脂肪酸仅降低 LDL-胆固醇,对 HDL-胆固醇无降低作用。此外,多不饱和脂肪酸摄入量过多可引起体内脂质过氧化反应增强。

鱼油中含有 EPA 和 DHA,具有降低血液胆固醇和三酰甘油的作用,同时还有抗血小板凝集和扩张血管的作用,因此有利于防治冠心病。而长链饱和脂肪酸能诱发血小板凝集,加速血栓形成。

胆固醇只存在于动物性食物中(表 2-2-3),畜肉中胆固醇含量大致相近,肥肉比瘦肉高,内脏又比肥肉高,脑中含量最高。一般鱼类的胆固醇含量和瘦肉差不多,但少数鱼如凤尾鱼、墨鱼的胆固醇含量不低。一个鸡蛋约含 300 mg 胆固醇。海蜇的胆固醇含量很少,而海参则根本没有。所有的动、植物均含有卵磷脂,但在脑、心、肾、骨髓、肝、卵黄、大豆中含量较丰富。

表 2-2-3　食物中胆固醇含量(mg/100 g)

食物名称	含量	食物名称	含量	食物名称	含量
猪肉(瘦)	77	牛肉(瘦)	63	脱脂牛奶	28
猪肉(肥)	107	牛肉(肥)	194	全脂牛奶	104
猪心	158	羊肉(瘦)	65	鸭蛋	634
猪肚	159	羊肉(肥)	173	松花蛋	649
猪肝	368	鸭肉	101	鸡蛋	680
猪肾	405	鸡肉	117	鲳鱼	68
猪脑	3 100	牛奶	13	大黄鱼	79

续　表

食物名称	含量	食物名称	含量	食物名称	含量
草鱼	81	凤尾鱼(罐头)	330	海参	0
鲤鱼	83	墨斗鱼	275	海蜇头	5
麻哈鱼	86	小白虾	54	海蜇皮	16
鲫鱼	93	对虾	150	猪油	85
带鱼	97	青虾	158	牛油	89
梭鱼	128	虾皮	608	奶油	168
鳗鲡	186	小虾米	738	黄油	295

（沈新南）

第三节　碳水化合物

一、碳水化合物的分类、食物来源

碳水化合物(carbohydrate)也称糖类,是由碳、氢、氧3种元素组成的一类化合物,主要存在于植物性食物中,是人体最主要和最廉价的能量来源。营养学上一般将其分为4类:单糖(monosaccharide)、双糖(disaccharide)、寡糖(oligosaccharide)和多糖(polysaccharide)。

(一) 单糖

单糖是在体内不能被水解的结构最简单的碳水化合物,食物中的单糖主要为葡萄糖(glucose)、果糖(fructose)和半乳糖(galactose)。

1. 葡萄糖　葡萄糖是人体组织和细胞可以直接利用的单糖,也是构成食物中各种糖类的最基本单位。有些糖类完全由葡萄糖构成,如淀粉;有些则是由葡萄糖与其他糖化合而成,如蔗糖(sucrose)。葡萄糖以单糖的形式存在于天然食品中是比较少的。葡萄糖有D型和L型,人体只能代谢D型葡萄糖,而不能利用L型,所以可用L型葡萄糖作为甜味剂。

2. 果糖　果糖主要存在于蜂蜜和水果中。果糖吸收后,经肝脏转变成葡萄糖被人体利用,也有一部分转变为糖原、乳酸和脂肪。

3. 半乳糖　半乳糖很少以单糖形式存在于食品之中,而是作为乳糖的重要组成成分。半乳糖在人体中也是先转变成葡萄糖后才被利用。母乳中的半乳糖是在体内重新合成的,而不是从食物中直接获得的。

4. 其他单糖　除了上述3种重要的单糖外,食物中还有少量的戊糖,如核糖(ribose)、脱氧核糖(deoxyribose)、阿拉伯糖(arabinose)和木糖(xylose)。前两种糖可在动物体内合成,后几种糖主要存在于水果和根、茎类蔬菜之中。

在天然的水果、蔬菜之中还存在有少量的糖醇类物质,因其在体内消化、吸收速度慢,提供能量较葡萄糖少且可以通过还原相应的单糖而制得,因此作为甜味剂和润湿剂广泛用于食品加工业。目前常使用的糖醇有山梨醇(sorbitol)、甘露醇(mannitol)、木糖醇(xylitol)和麦芽糖醇(maltitol)等。

（二）双糖

双糖是由两分子单糖缩合而成。常见的天然存在于食品中的双糖有蔗糖、乳糖（1actose）和麦芽糖（maltose）等。

1. **蔗糖** 俗称白糖、砂糖或红糖，是由一分子葡萄糖和一分子果糖以 α-键连接而成，甘蔗、甜菜和蜂蜜中含量较多。

2. **麦芽糖** 麦芽糖是由两分子葡萄糖以 α-键连接而成，大量存在于发芽的谷粒，特别是麦芽中。淀粉在酶的作用下也可分解成大量的麦芽糖。

3. **乳糖** 乳糖是由一分子葡萄糖和一分子半乳糖以 β-键连接而成，主要存在于奶及奶制品中。乳糖在鲜奶中的含量仅为 5%，但提供的能量占总能量的 30%～50%。母体内合成的乳糖是乳汁中主要的碳水化合物。

4. **海藻糖（trehalose）** 海藻糖是由两分子葡萄糖组成，存在于真菌及细菌之中，如食用蘑菇中含量较多。

（三）寡糖

寡糖又称低聚糖，是指由 3～9 个单糖构成的一类小分子碳水化合物。由于其中的化学键不能被人体消化酶所分解，故通常不易在唾液及胃液中被消化分解，部分可被结肠中的细菌分解。比较重要的寡糖有以下几种。

1. **棉子糖（raffinose）和水苏糖（stachyose）** 前者是由葡萄糖、果糖和半乳糖构成的三糖，后者是在前者的基础上再加上一个半乳糖的四糖。主要存在于豆类食品中。这两种糖都不能被肠道消化酶分解而消化吸收，但在大肠中可被肠道细菌代谢，产生气体和其他产物，造成胀气，因此必须进行适当加工以减小其不良影响。

2. **低聚果糖（fructooligosaccharide）** 是由一个葡萄糖和多个果糖结合形成的寡糖，主要存在于水果、蔬菜中，尤以洋葱、芦笋中含量较高，难以被人体消化吸收，被认为是一种水溶性膳食纤维，易被大肠双歧杆菌利用，是双歧杆菌的增殖因子。

3. **异麦芽低聚糖（isomaltooligosaccharide）** 是指葡萄糖经 α-1,6 糖苷键或 α-1,4 糖苷键连接而成的单糖数不等的一类低聚糖。游离状态的异麦芽低聚糖在天然食物中极少，主要存在于某些发酵食品如酒、酱油中，含量很少，但有甜味。

寡糖可被肠道有益菌（双歧杆菌等）所利用，促进这类菌群的增加。其发酵产物如前所述的短链脂肪酸有重要生理功能，与膳食纤维等一起对肠道的结构与功能有重要的保护和促进作用，但也不可过多食用。

（四）多糖

多糖是由 10 个以上单糖组成的一类大分子碳水化合物的总称。营养学上具有重要作用的多糖有 3 种，即糖原、淀粉和非淀粉多糖。

1. **糖原（glycogen）** 是由 3 000～60 000 个葡萄糖分子构成的，也称动物淀粉。在肝脏和肌肉中合成并储存。由于其水溶性和多分支的特点，在体内可迅速分解提供能量。肝糖原可维持正常的血糖水平，肌糖原提供运动所需能量。食物中糖原含量较少，贝类含量较多，如牡蛎含糖原可达其湿重的 6%，但糖原并非是有意义的碳水化合物食物来源。

2. **淀粉（starch）** 是由许多葡萄糖组成的、能被人体消化吸收的植物多糖，是人类碳水化合物的主要食物来源，也是最丰富、最重要、最廉价的能量营养素，主要存在于植物的根、茎和种子细胞中。

（1）可吸收淀粉：是一类由数量不等的葡萄糖以 α-1,4（直链）和 α-1,6（支链）糖苷键连接的大分子植物多糖。根据其结构可分为直链淀粉(amylose)和支链淀粉(amylopectin)。前者在食物中含量较少,易使食物老化,不易被消化吸收;后者在食物中含量较多,易使食物糊化,容易被消化吸收。其水解产物是含葡萄糖数量相对较少的糊精(dextrin)。

(2) 抗性淀粉(resistant starch, RS):是指健康者小肠中不能被消化吸收的淀粉及其降解产物。近年的研究证明,抗性淀粉不能在小肠消化吸收,但在结肠可被生理性细菌发酵。研究表明,抗性淀粉发酵产物是短链脂肪酸和气体,主要是丁酸和CO_2,CO_2可调节肠道有益菌群和降低粪便的 pH 值。

3. 非淀粉多糖(non-starch polysaccharide, NSP)　是指存在于植物体中不能被人体消化吸收的多糖,包括纤维素、半纤维素、果胶、树胶等。由于纤维中的葡萄糖分子是以 β-1,4 键连接,不能被体内淀粉酶水解,人体无法消化,但仍然有重要的营养学价值。食物中的非淀粉多糖和木质素又称为膳食纤维(dietary fiber, DF),详见本节第五部分。

二、碳水化合物的功能

(一) 体内碳水化合物的功能

人体内碳水化合物有 3 种存在形式:葡萄糖、糖原和含糖的复合物,其功能与其存在形式有关。

1. 贮存和提供能量　碳水化合物的来源广泛,在体内消化、吸收、利用较其他供能营养素迅速、完全并且安全。1 g 葡萄糖可为人体提供 16.7 kJ(4.0 kcal),是人体能量的最主要来源。糖原是肌肉和肝脏内碳水化合物的贮存形式,肝脏约贮存机体内 1/3 的糖原。一旦机体需要,肝脏中的糖原分解为葡萄糖进入血液循环,提供机体尤其是红细胞、脑和神经组织对能量的需要,对维持其正常功能、增强耐力、提高工作效率等具有极其重要的意义。肌肉中的糖原仅供肌肉自身的能量需要。体内的糖原贮存仅能维持数小时,必须从膳食中不断得到补充。

2. 机体的构成成分　碳水化合物同样也是机体重要的构成成分之一,如结缔组织中的黏蛋白、神经组织中的糖脂及细胞膜表面具有信息传递功能的糖蛋白,它们都是一些寡糖复合物。此外,DNA 和 RNA 中也含有大量的核糖,在生物遗传中起着重要的作用。

3. 节约蛋白质作用　当体内碳水化合物供给不足时,机体为了满足自身对葡萄糖的需要,则通过糖原异生作用(gluconeogenesis)产生葡萄糖。由于脂肪一般不能转变成葡萄糖,所以主要动用体内蛋白质,甚至是器官中的蛋白质,如肌肉、肝、肾、心脏中的蛋白质,对人体及各器官造成损害。不当节食减肥的危害性也与此有关。即便不动用机体内蛋白质,而动用食物中消化吸收的蛋白质来转变成能量,也是不合理的。当摄入足够的碳水化合物时,可以防止体内和膳食中的蛋白质转变为葡萄糖,这就是所谓的节约蛋白质作用(sparing protein action)。

4. 解毒作用　碳水化合物在体内代谢可生成葡萄糖醛酸,在肝脏中能与许多有害物质如细菌毒素、乙醇(酒精)、砷等结合,以消除或减轻这些物质的毒性或生物活性,从而起到解毒作用。当体内肝糖原丰富时对有害物质的解毒作用增强,而当肝糖原不足时,机体对有害物质的解毒作用显著下降。

5. 抗生酮作用　脂肪在体内被完全代谢分解需要葡萄糖的协同作用。脂肪酸分解所产生的乙酰基需与草酰乙酸结合进入三羧酸循环而最终被彻底氧化,产生能量。若碳水化合物摄入不足,则草酰乙酸生成不足,脂肪酸不能被彻底氧化而产生酮体。尽管肌肉和其他组织可利用酮体产生能量,但过多的酮体则可引起酮血症(ketosis),影响机体的酸碱平衡。而体内充足的碳水化合物就可以起到抗生酮作用(antiketogenesis)。人体每天至少需要 50～100 g 碳水化合物才可防止酮血症的产生。

(二) 食物中碳水化合物的功能

1. 提供能量 膳食中的碳水化合物是世界上来源最广、使用最多、价格最便宜的能量营养素。1 g 碳水化合物可提供约 16.7 kJ(4.0 kcal)的能量。中国人以米面为主食,60%以上的能量来源于碳水化合物。这种膳食结构不仅经济、科学,而且有利于健康。

2. 改善食物感官性状 利用碳水化合物的各种性质可加工出色、香、味、形各异的多种食品。如碳水化合物和氨基化合物(氨基酸、肽和蛋白质)可以发生美拉德反应,可使食品具有特殊的色泽和香味;利用直链淀粉的特点可生产各种粉条;利用纤维水溶解性与温度有关的特点可生产果冻等;而食糖的甜味更是食品烹调加工中不可缺少的原料。表 2-3-1 列出了几种糖及糖醇的相对甜度。

表 2-3-1 食用糖及糖醇的相对甜度

名称	相对甜度	名称	相对甜度
乳糖	0.2	麦芽糖	0.4
果糖	1.2～1.8	山梨醇	0.6
葡萄糖	0.7	甘露醇	0.7
蔗糖	1.0	木糖醇	0.9

摘自《营养与食品卫生学》,第 5 版,人民卫生出版社,2003 年。

3. 提供膳食纤维 膳食纤维不能被人体小肠消化和吸收,但对人体有重要的健康意义。它的最好来源不是精制的纤维素相关产品,而是天然食物如豆类、谷类、新鲜的蔬菜等。

三、碳水化合物的消化、吸收

(一) 碳水化合物的消化、吸收

膳食中的碳水化合物在消化道经酶逐步水解为单糖而被吸收。消化过程从口腔开始,食物进入口腔后,通过咀嚼促进唾液的分泌,唾液中的淀粉酶可将淀粉水解为短链多糖和麦芽糖。由于食物在口腔停留时间很短,这种水解程度很有限。食物进入胃后因胃酸的作用使淀粉酶失活,但胃酸本身也有一定降解淀粉的作用。小肠是碳水化合物分解和吸收的主要场所。胰腺分泌的胰淀粉酶进入小肠,将淀粉等多糖分解为双糖,在小肠黏膜细胞刷状缘上,分别由麦芽糖酶、蔗糖酶和乳糖酶将相应的双糖分解为单糖,并通过主动运输进入小肠细胞,被吸收进血液,运送到肝脏,再进行相应的代谢或运送到其他器官直接被利用。果糖在小肠中的吸收是被动扩散式吸收,其吸收率相对较低,不到葡萄糖和乳糖的一半。在肠道中一些膳食纤维被肠道细菌作用,产生水分、气体和短链脂肪酸,这些短链脂肪酸被吸收后也可产生能量。

(二) 乳糖不耐受

部分人有不同程度的乳糖不耐受(lactose intolerance),他们不能或仅能少量地分解吸收乳糖,大量的乳糖因未被吸收而进入大肠,在肠道细菌作用下产酸、产气,引起胃肠不适、胀气、痉挛和腹泻等。造成乳糖不耐受的原因主要有:①先天性缺少或不能分泌乳糖酶;②某些药物如抗癌药物或肠道感染而使乳糖酶分泌减少;③更多的人是由于年龄增加,乳糖酶水平不断降低,一般自 2 岁以后到青年时期,乳糖酶水平可降到出生时的 5%～10%。为了克服乳糖不耐受性,可选用经发酵的乳制品如酸奶,也有厂家将乳糖经乳糖酶分解后进行销售。另外,用逐步增加摄入量和坚持不断摄入牛奶及其制品也是很好克服和减低乳糖不耐受的办法。世界上完全没有乳糖不耐受的人仅有 30% 左右。

(三) 血糖指数

1. 血糖指数(glycemic index,GI)定义　FAO/WHO 专家委员会于 1997 年对血糖指数的定义是:50 g 含碳水化合物的食物血糖应答曲线下面积与同一个体摄入含 50 g 碳水化合物的标准食物(葡萄糖或面包)血糖应答曲线下面积之比。食物碳水化合物经消化吸收后,使血糖明显升高。餐后血糖升高速度的快慢对不同健康水平和不同生理需要的人有着重要的意义。食物血糖指数不同主要与其含碳水化合物的种类、数量、烹调方式等有关(表 2-3-2)。

表 2-3-2　常见食物的血糖指数

食物名称	血糖指数	食物名称	血糖指数	食物名称	血糖指数
葡萄糖	100	小米	71.0	四季豆	27.0
蔗糖	65.0±6.3	胡萝卜	71.0	扁豆	38.0
果糖	23.0±4.6	玉米粉	68.0	绿豆	27.2
乳糖	46.0±3.2	大麦粉	66.0	大豆	18.0
麦芽糖	105.0±5.7	油条	74.0	豌豆	33.0
白糖	83.8±12.1	饼干	47.1	鲜桃	28.0
蜂蜜	73.5±13.3	荞麦	54.0	香蕉	52.0
巧克力	49.0±8.0	糯米	66.0	苹果	36.0
馒头	88.1	面包	87.9	猕猴桃	52.0
熟甘薯	76.7	藕粉	32.6	菠萝	66.0
熟土豆	66.4	可乐	40.3	柑	43.0
面条	81.6	酸奶	48.0	葡萄	43.0
大米	83.2	牛奶	27.6	柚子	25.0
烙饼	79.6	花生	14.0	梨	36.0
苕粉	34.5	山药	51.0	西瓜	72.0
荞麦面条	59.3	南瓜	75.0		

摘自《中国营养科学全书》,人民卫生出版社,2004 年。

2. 食物血糖指数的应用

(1)指导合理膳食有效控制血糖:不同的人对血糖的控制水平要求不同,可选择相应的含血糖指数不同的食物。一般认为,血糖指数值<55 为低血糖指数食物,血糖指数值为 55～75 为中血糖指数食物,>75 为高血糖指数食物。如糖尿病病人应多选择中或低血糖指数的食物,可有效控制餐后胰岛素和血糖异常,有利血糖的稳定;而运动员在运动量大的训练和比赛前补充低血糖指数食物有利于改善运动耐力,而运动后选用高血糖指数的食物较好,有利于运动后减轻疲劳和体力恢复。

(2)帮助控制血糖等功能:低血糖指数的食物在调节能量代谢、控制食物摄入量等方面优于血糖指数高的食物,选择低血糖指数的食物有助于对血糖、血脂、体重及血压的控制。

(3)改善胃肠功能:高血糖指数的食物易于消化吸收,对消化吸收功能差的人群有益;而低血糖指数的食物因含抗性淀粉或淀粉多糖较多,故有利于肠道益生菌的生长繁殖,可改善肠道功能。

四、碳水化合物的参考摄入量和食物来源

人体对碳水化合物的需要量常以其可提供的能量占每日总能量的百分比来表示。根据目前我国碳水化合物的实际摄入量和 FAO/WHO 的建议,除 2 岁以下的婴幼儿外,中国营养学会推荐我国居民碳水化合物的膳食推荐摄入量占总能量的 55%~65%(AI)较为适宜,是指来自不同种类的食物,包括谷类、薯类、豆类、蔬菜和水果等植物性食物的多种形式。目前许多营养学家认为:为了长期维持人体健康,碳水化合物摄入应占总能量的 55%~60%,其中精制糖占总能量 10%以下。

碳水化合物的主要食物来源为谷类(含量 70%~80%)、薯类(含量 15%~30%)、豆类(含量 25%~60%)等植物性食物。

五、膳食纤维

1970 年前,营养学中尚无"膳食纤维"这个名词,而仅有"粗纤维"——一种被认为无营养作用的非营养成分。但经过 20 多年的调查和研究,发现并认识到膳食纤维在防治某些疾病方面发挥着重要作用,是膳食中不可缺少的成分。

(一) 膳食纤维分类

膳食纤维是指存在于植物体中不能被人体消化道分泌的消化酶所消化的,且不被人体吸收利用的多糖和木质素。根据其水溶性不同分为以下两类。

1. 不溶性纤维(insoluble fiber)　不溶性纤维有以下几种。

(1) 纤维素(cellulose):纤维素是植物细胞壁的主要成分,一般不能被肠道微生物分解。

(2) 半纤维素(hemicellulose):半纤维素是谷类纤维的主要成分,包括戊聚糖(pentosan)、木聚糖(xylan)、阿拉伯木聚糖(araboxylan)和半乳聚糖(galactosan),以及一类酸性半纤维素如半乳糖醛酸(galacturonic acid)、葡萄糖醛酸(glucuronic acid)等。纤维素和半纤维素在麸皮中含量较多。有些半纤维素也是可溶的。

(3) 木质素(xylogen):木质素是植物木质化过程中形成的非碳水化合物,是由苯丙烷单体聚合而成,不能被人体消化吸收。食物中木质素含量较少,主要存在于蔬菜的木质化部分和种子中,如草莓籽、老化的胡萝卜和花茎甘蓝之中。

2. 可溶性纤维(soluble fiber)　可溶性纤维指既可溶解于水,又可以吸水膨胀并能被大肠中微生物酵解的一类纤维,常存在于植物细胞液和细胞间质中,有以下几类。

(1) 果胶(pectin):果胶是被甲酯化至一定程度的半乳糖醛酸多聚体(β- 1, 4 - D - galacturonic acid polyrners)。果胶通常存在于水果和蔬菜之中,尤其是柑橘类和苹果中含量较多。果胶分解后产生甲醇和果胶酸,这就是过熟或腐烂的水果中及各类果酒中甲醇含量较多的原因。在食品加工中常用果胶作为增稠剂制作果冻、色拉调料、冰淇淋和果酱等。

(2) 树胶(gum)和黏胶(mucilage):树胶和黏胶是由不同的单糖及其衍生物组成,存在于海藻、植物渗出液和种子中。阿拉伯胶(arabic gum)、瓜拉胶(guar gum)属于这类物质,在食品加工中可作为稳定剂。

(二) 膳食纤维的主要特征

1. 吸水作用　膳食纤维有很强的吸水能力或与水结合的能力,此作用可增强饱腹感,也可使肠道中粪便的体积增大,加快其转运速度,减少其中有害物质接触肠壁的时间。

2. 结合有机化合物作用　膳食纤维具有结合胆酸和胆固醇的作用。

3. 阳离子交换作用　该作用与其结构中羧基、醛酸基及羟基类侧链基团有关,可在胃肠内结合无机盐,如钙、铁、镁等阳离子结合形成膳食纤维复合物,而影响其吸收。

4. 细菌发酵作用　可溶性膳食纤维可完全被细菌所酵解,而不溶性膳食纤维则不易被酵解。酵解后产生的短链脂肪酸如乙酯酸、丙酯酸和丁酯酸均可作为肠道细胞和细菌的能量来源,可改变肠道中寄生菌群的组成。

（三）膳食纤维的生理功能

膳食纤维的最好来源是天然的植物性食物,如豆类、谷类、新鲜的水果和蔬菜等。膳食纤维因其重要的生理功能,日渐受到人们的重视。

1. 增强肠道功能,有利粪便排出　大多数纤维素具有促进肠道蠕动和吸水膨胀的特性。一方面可使肠道平滑肌保持健康和张力,另一方面粪便因含水分较多而体积增加和变软,这样非常有利于粪便的排出。反之,肠道蠕动缓慢,粪便少而硬,造成便秘。排便时因便秘而使肠压增加,时间一长,肠道会产生许多小的憩室而患肠憩室病(diverticulosis)和痔疮。据报道西方国家肠憩室病患者高达50%。

2. 控制体重和减肥　膳食纤维特别是可溶性纤维可以减缓食物由胃进入肠道的速度并有吸水作用,从而产生饱腹感而减少能量摄入,达到控制体重和减肥的作用。

3. 降低血糖和血胆固醇　膳食纤维可以减少小肠对糖的吸收,使血糖不致因进食而快速升高,因此也可减少体内胰岛素的释放,而胰岛素可刺激肝脏合成胆固醇,所以胰岛素释放的减少可以使血浆胆固醇水平受到影响。高胆固醇是诱发各类心血管疾病的重要因素,各种纤维因可吸附胆汁酸,使脂肪、胆固醇等吸收率下降,具有降血脂的作用,从而达到防治心血管疾病的目的。此外,膳食纤维在大肠中被肠道细菌代谢分解产生一些短链脂肪酸,如乙酸、丁酸、丙酸等,这些短链脂肪酸一旦进入肝脏,可减弱肝内胆固醇合成,并能预防胆结石的发生。

4. 膳食纤维具有预防结直肠癌的作用　肠道厌氧菌大量繁殖会使中性或酸性粪胆固醇,特别是胆酸、胆固醇及其代谢产物降解,产生的代谢产物可能是致癌物。膳食纤维可抑制厌氧菌,促进嗜氧菌的生长,使具有致癌性的代谢产物减少;同时膳食纤维能促进粪便排出体外,减少致癌物与肠黏膜的接触时间,从而减少癌变的可能性。

（四）膳食纤维的需要量及食物来源

中国居民膳食纤维的适宜摄入量(AI)值是根据《平衡膳食宝塔》推算出来的,即低能量(1 800 kcal)膳食为25 g/d,中等能量(2 400 kcal)膳食为30 g/d,高能量(28 800 kcal)膳食为35 g/d。此数值这与美国FDA推荐健康成人膳食纤维摄入量(20～35 g/d)相似。

膳食纤维主要存在于谷、薯、豆类及蔬菜等植物性食物中,植物成熟度越高其纤维含量也就越多,谷类加工越细则所含膳食纤维就越少。随着居民生活水平的逐渐提高,膳食结构发生较大变化,植物性食物所占比例逐年下降,因此应该注意到膳食纤维对人类健康的重要性。

第四节　能　　量

自然界中的能量(energy)以机械能、化学能、光能、电能、核能等多种形式存在,但人体唯一能利用的能量是由食物提供。虽然在体内氧化过程中,产能营养素分子结构中的碳氢键发生断裂,在生成CO_2和H_2O的同时,释放出化学能,机体将部分化学能转移到ATP内,为各种细胞合成生命所需的物质成分、生物活性物质和离子泵等所利用,以完成各种生理活动。其他部分则转为热能,用于维持体温等。

一、人体的能量消耗

我国人民长期以来的膳食结构都以粮食类为主,动物性食物为辅,人体所需的热能都来自食物中的碳水化合物、脂肪、蛋白质三大产热营养素。目前国际上通用的热能单位为千焦耳(kiloujoule,kJ)或千卡(kcal),两者的换算关系为 1 cal=4.184 J,1 kJ=0.239 kcal。如果采用体外燃烧试验推算体内氧化产生的能量值,1 g 碳水化合物、脂肪和蛋白质在体内氧化代谢后平均产生能量分别为 4.1 kcal(17.15 kJ)、9.45 kcal(39.54 kJ)和 4.35 kcal(18.2 kJ)的能量。此外,乙醇也能提供较高的热量,1 g 乙醇产生能量为 7.0 kcal(29.3 kJ)。

我国现行的热能需求标准按不同职业人群、年龄、性别有所不同,孕妇、乳母则相应增加。

人体的热能需求取决于 3 个方面,即基础代谢、体力活动和食物特殊动力作用,对某些人群则有特殊要求,如孕妇和乳母应包括胎儿生长和分泌乳汁的能量需求,对青少年、儿童则应考虑到生长发育所需的能量

1. 基础代谢(basal metabolism) 基础代谢是指维持人体最基本生命活动所必需的能量代谢。测量时应空腹 12~14 h,清醒静卧,室温 25~30℃,无任何体力活动和紧张思维,全身肌肉放松,仅用于维持体温、心跳、呼吸、各器官组织和细胞基本功能生命活动的能量消耗,一般在清晨醒后空腹时测定。单位时间内人体基础代谢所消耗的能量称为基础代谢率(BMR),一般来说每人每天的 BMR 占全天能量消耗的 60%~70%。

一般情况下,影响 BMR 的因素很多,如年龄、性别、体型、内分泌疾病等。此外,女性的 BMR 比男性低,儿童比成年人要多,成人比老人多,寒冷气候地区的人比炎热地区多,发热时比正常多。在实际工作中可根据个体的身高体重,求出体表面积,再计算出基础代谢总量。

(1)体表面积计算法:较适合中国人的体表面积计算公式为:

$$体表面积(m^2) = 0.00659 \times 身高(cm) + 0.0126 \times 体重(kg) - 0.1603$$

按此公式先计算体表面积,再按照年龄、性别在人体基础代谢率表(表 2-4-1)中查出相应的 BMR,然后通过以下公式计算 24 h 的基础代谢水平。

$$基础代谢 = 体表面积(m^2) \times 基础代谢率[kJ/(m^2 \cdot h)] \times 24 h$$

表 2-4-1 人体基础代谢率[kJ/(m² · h)]

年龄(岁)	男	女	年龄(岁)	男	女	年龄(岁)	男	女
1~	221.8	221.8	17	170.7	151.9	50	149.8	139.7
3~	214.6	214.2	19	164.0	148.5	55	148.1	139.3
5~	206.3	202.5	20	161.5	147.7	60	146.0	136.8
7~	197.9	200.0	25	156.9	147.3	65	143.9	134.7
9~	189.1	179.1	30	154.0	146.9	70	141.4	132.6
11~	179.9	175.7	35	152.7	146.4	75	138.9	131.0
13~	177.0	168.6	40	151.9	146.0	80	138.1	129.3
15~	174.9	158.8	45	151.5	144.3			

摘自葛可佑主编《中国营养科学全书》,人民卫生出版社,2004 年。

(2) 直接计算法：实际应用中可以根据体重、身高和年龄直接计算基础代谢的能量消耗（BEE）。

男：BEE = 66.47 + 13.57 × 体重(kg) + 5.00 × 身高(cm) − 6.76 × 年龄(岁)

女：BEE = 65.50 + 9.46 × 体重(kg) + 1.85 × 身高(cm) − 4.68 × 年龄(岁)

(3) 体重计算法：根据中国营养学会推荐，儿童和青少年的基础代谢参考值按表2-4-2公式计算；18～59岁人群按该公式计算的结果减去5%，作为该人群的基础代谢参考值。

表2-4-2　按体重计算基础代谢的公式

年龄(岁)	男		女	
	kcal/d	MJ/d	kcal/d	MJ/d
0～	60.9W−54	0.2550W−0.226	61.0W−51	0.2550W−0.214
3～	22.7W+495	0.0949W+2.07	22.5W+499	0.9410W+2.09
10～	17.5W+651	0.0732W+2.72	12.2W+746	0.0510W+3.12
18～	15.3W+679	0.0640W+2.84	14.7W+496	0.0615W+2.08
30～	11.6W+879	0.0485W+3.67	8.7W+829	0.0364W+3.47
>60	13.5W+487	0.056W+2.04	10.5W+596	0.0439W+2.49

注：W = 体重(kg)。

摘自荫士安，汪之顼主译《现代营养学》，第8版，化学工业出版社，2004年。

BMR在个体间的差异大于个体内差异，其变异系数约8%，可能主要与机体的构成、内分泌和遗传等因素有关。影响人体基础代谢的因素如下。

(1) 体表面积：基础代谢的大小与体表面积成正比。体表面积越大，向外环境散热越快，基础代谢亦越高。因此，同等体重情况下瘦高体型者基础代谢高于矮胖体型者。人体瘦组织（包括肌肉、心脏、肝和肾脏等）消耗的能量占基础代谢的70%～80%，所以瘦体质者质量（lean body mass）大、肌肉发达者，其基础代谢水平高。

(2) 生理、病理状况和激素水平：婴儿和青少年的基础代谢相对较高。成年后随年龄增长，其基础代谢水平不断下降，30岁后每10年降低约2%，更年期后下降较多，能量消耗减少。孕妇的子宫、胎盘、胎儿的发育及体脂贮备以及乳母合成乳汁均需要额外的能量补充，孕妇和乳母的基础代谢也较高。年龄和体表面积相同的情况下，男性的基础代谢水平比女性高5%～10%。甲状腺激素、肾上腺素和去甲肾上腺素等分泌异常能使能量代谢增强，直接或间接影响人体基础代谢的消耗。

(3) 生活和作业环境：高温、寒冷、大量摄食、体力过度消耗以及精神紧张等都可提高基础代谢水平，有学者把这一部分能量消耗称为适应性生热作用（adaptive thermogenesis）。另外，在禁食、饥饿或少食时，其基础代谢水平也相应降低。

2. 体力活动　体力活动包括职业活动、社会活动、家务活动、娱乐活动等。其能量消耗占总需要量的大部分，但其消耗的量同劳动强度、持续时间、熟练程度、环境气候等因素有关。影响体力活动所消耗能量的因素包括：①肌肉越发达者其活动时消耗能量越多；②体重越重者做相同的运动所消耗的能量也越多；③劳动强度越大、持续活动时间越长、工作越不熟练，其消耗能量就越多。

3. 食物特殊动力作用（specifi dynamic action，SDA）　是指人体由于摄食而引起的一种能量消耗。这是指摄食后的一系列消化、吸收、合成活动及营养素在人体内代谢和转化过程中消耗的能量。3 种产热营养素的 SDA 所耗能量不同,蛋白质、脂肪和碳水化合物分别为其所产热能的 16%~30%、4%~5%、5%~6%,摄入混合食物后其 SDA 约为总摄入量的 10%。产生这种差异的主要原因是:①各种产能营养素 ATP 最高转化率不同,脂肪和碳水化合物能量的最高转化率为 38%~40%,蛋白质为 32%~34%,而其余则将转变成热量;②由食物脂肪经消化吸收后变成脂肪组织的脂肪,其消耗的能量最少,由碳水化合物消化吸收的葡萄糖转变成糖原或脂肪所消耗的能量略高,而由食物蛋白质中的氨基酸合成人体蛋白质或代谢转化为脂肪时,其消耗能量最多。

此外,摄食越多能量消耗也越多;进食快者比进食慢者食物热效应高,进食快时中枢神经系统更活跃,激素和酶的分泌速度快、数量多,吸收和贮存的速率更高,其能量消耗也相对更多。

4. 生长发育　青少年生长发育需要能量,包括机体内生长发育和新组织的新陈代谢所需的能量。如孕妇的子宫、乳房、胎盘、乳母合成乳汁等都需要额外的能量补充。婴幼儿和儿童阶段生长发育需要的能量应该包括机体生长发育中形成新的组织所需的能量以及进行新陈代谢所需的能量。如新生儿按千克体重计算,相比成人消耗多 2~3 倍的能量,幼儿和儿童发育阶段的能量消耗也将增加。

5. 与三大产热营养素的关系　蛋白质、脂肪、碳水化合物三大产热营养素之间的关系十分密切。碳水化合物的供给对蛋白质和脂肪的代谢有较大影响。餐后血糖升高,胰岛素分泌增加,胰高血糖素下降,更多的葡萄糖进入肝脏、肌肉和脂肪组织同时加速了葡萄糖的氧化和肝糖原、肌糖原的合成,如超过糖原的储存量,则肝可把葡萄糖经磷酸二羟丙酮还原成甘油-3磷酸,并与乙酰辅酶 A 合成脂肪酸,再以极低密度脂蛋白形式入血运输到脂肪组织贮存。

餐后 4 h 血糖降低,此时胰岛素下降,胰高血糖素升高,肝糖原动员使血糖升高,保持血糖水平的稳定。由于肝糖原储量有限,因此在 8 h 后脂肪开始动员并提供热能。脂肪在代谢过程中会产生过多的酮体。如没有足够的碳水化合物供给,则可导致酮血症和酮尿症。从能量的角度来看,丙氨酸和谷氨酸可作为葡萄糖的来源。肝脏能把丙氨酸经转氨作用成为丙酮酸并生成葡萄糖,肾脏使谷氨酸去氨后得到 α-酮戊二酸,最后生成葡萄糖,或经三羧酸循环形成苹果酸后成为葡萄糖。

二、人体一日能量需要量的确定

能量需要量(energy requirement)是维持人体正常生理功能所需要的能量,长期低于或高于这个数量都将会对机体健康产生不利的影响。确定人群或个体的能量需要量,对指导人们合理膳食、提高生活质量是非常重要的。常用的方法如下。

(一) 计算法

1. 能量消耗的计算　由于基础代谢占总能量消耗的 60%~70%,人们习惯上将其作为估计成人能量需要量的重要基础。WHO(1985 年)在修订成年人能量推荐摄入量时,将基础代谢能耗(按每人每天计算的数值)和体力活动水平(physical activity level, PAL)的乘积作为估算成年人能量需要量。

人体活动水平或劳动强度的大小直接影响着机体能量需要量。2001 年中国营养学会专家委员会在制定《中国居民膳食营养素参考摄入量》时,将中国居民劳动强度分为 3 级,即轻、中和重体力活动水平(表 2-4-3)。

表 2-4-3　中国营养学会建议中国成年人活动水平分级

活动水平	职业工作分配时间	工作内容	PAL 男	PAL 女
轻	75%时间坐或站立 25%时间站着活动	办公室工作、修理电器钟表、售货员、酒店服务生、化学实验操作以及教师讲课等	1.55	1.56
中	25%时间坐或站立 75%时间特殊职业活动	学生日常活动、机动车驾驶、电工安装、车床操作、精工切割等	1.78	1.64
重	40%时间坐或站立 60%时间特殊职业活动	非机械化劳动、炼钢、舞蹈、体育运动、装卸和采矿等	2.10	1.82

摘自中国营养学会编著《中国居民膳食营养素参考摄入量》,中国轻工业出版社,2002 年。

按 WHO 成年人能量推荐摄入量的计算方法,可推算中国居民成年人膳食能量需要量(表 2-4-4)。

表 2-4-4　中国 18~59 岁居民能量推荐摄入量估算

年龄 18~49 岁	RNI(kcal/d) 男	RNI(kcal/d) 女	年龄 50~59 岁	RNI(kcal/d) 男	RNI(kcal/d) 女
参考体重(kg)	63	56	参考体重(kg)	65	58
BMR	1 561	1 253	BMR	1 551	1 267
轻	2 420	1 955	轻	2 404	1 976
中	2 779	2 055	中	2 761	2 079
重	3 278	2 280	重	3 257	2 306

注:$18 \sim 49$,男 $= (15.3W + 679) \times 95\%$;女 $= (14.7W + 496) \times 95\%$。

　　$50 \sim 59$,男 $= (11.6W + 879) \times 95\%$;女 $= (8.7W + 829) \times 95\%$;$W =$ 体重(kg)。

摘自葛可佑主编《中国营养科学全书》,人民卫生出版社,2004 年。

2. **膳食调查**　健康者在食物供应充足、体重不发生明显变化时,其能量摄入量基本上可反映出能量需要量。因此,要根据研究的需要确定一定数量的调查对象,详细记录其在一段时间(一般可以是 5~7 天)中摄入食物的种类和数量,借助《食物成分表》或食物成分分析软件等工具计算出调查对象平均每日摄入食物的总能量,结合调查对象的营养状况,间接估算出人群的能量需要量。

(二) 测量法

1. **直接测热法(direct calorimetry)**　该方法的原理是在直接测热装置中,通过收集机体在一定时间内散发的所有能量求得其消耗量,进而求出机体的能量需要。测定时,将受试者关闭在四周被水包围的小室中,在室内进行不同体力活动水平的运动所释放的热量可全部被水吸收而使水温升高,根据水温的变化和水量,即可计算释放的总热量。直接测热法测定原理简单,数据准确,但测定装置昂贵,实际中很少采用。目前常用于肥胖和内分泌系统紊乱的研究。

2. **间接测热法(indirect calorimetry)**　在营养素氧化供能的反应中,一定时间内人体中氧化分解的产能营养素量与其相应的耗氧量、产生的 CO_2 以及释放的能量之间呈一定的比例关系。因此,通过计算相应的呼吸商[respiratory quotient,RQ;RQ = CO_2 产量(mol)/耗氧量 (mol)],就可得到产能营养素在体内氧化量。由于产能营养素所含元素的比例不同,在体内氧化时所产生的耗氧量和 CO_2 不同,因此呼吸商也各不相同。一般人体摄取的是混合膳食,呼吸商平均为 0.85 左右。食物中各种营养物质在细胞内氧化时,消耗 1 L 氧所产生的能量称为食物氧热价(thermal equivalent of oxygen)。

3. 生活观察法 调查员对受试者进行 24 h 跟踪观察,详细记录受试者生活和工作中各种活动及其时间,然后查日常活动能量消耗表(表 2-4-5),根据受试者的体表面积计算出 24 h 的能量消耗。

表 2-4-5 日常活动能量消耗率

动作名称	kJ/(m^2·min)	动作名称	kJ/(m^2·min)	动作名称	kJ/(m^2·min)
睡眠	2.736	整理床铺	8.841	跑步	28.602
午睡	3.192	脱穿衣物	7.012	洗衣服	26.967
坐位休息	3.628	看报	3.481	洗手	5.777
站位休息	3.690	上下楼	18.518	拖地板	11.698
集体站队	5.268	上下坡	26.966	室内上课	3.770
乘坐汽车	4.820	走路	11.234	扫院子	11.820

摘自葛可佑主编《中国营养科学全书》,人民卫生出版社,2004 年。

4. 能量平衡法 在普通工作和生活条件下,健康成年人摄食量与能量需要相适宜时,即能量消耗量(MJ) = 能量摄入量(MJ),体重保持相对稳定,此时为能量平衡。当能量摄入超过能量消耗时,多余能量以脂肪的形式贮存,表现为体重增加。每增加 1 kg 体重,机体将贮存 25~33 MJ 的能量(平均 29 MJ),为能量正平衡;当能量摄入低于机体能量消耗时,机体动员储备脂肪,体重减少,为能量负平衡。实际工作时,可按以下两公式计算日能量消耗:

(1)体重增加:

能量消耗量(MJ) = 能量摄入量(MJ) − 平均体重增加量(kg)×29 MJ/调查天数(d)

(2)体重减少:

能量消耗量(MJ) = 能量摄入量(MJ) + 平均体重减少量(kg)×29 MJ/调查天数(d)

三、能量供给与摄入的调节

机体长期大量摄入能量并超过能量消耗(energy expenditure)时,过剩的碳水化合物以糖原的形式贮存在肝脏和肌肉或转化为脂肪,并与过剩的脂肪一起以三酰甘油的形式贮存于脂肪组织中。当摄入能量低于消耗能量时,机体将动员贮存的能源如肝糖原、肌糖原和脂肪。因此,人体主要是通过能量的摄入与消耗调节机制来维持能量平衡(energy balance)。目前认为,能量摄入和能量平衡调节机制主要涉及生理、生化、内分泌、神经、体液因素以及环境与社会因素等诸因素的复杂过程。

(王力强 厉曙光)

第五节　矿　物　质

一、概述

（一）常量元素与微量元素

人体是由多种元素组成的,除碳、氢、氧、氮主要构成蛋白质、脂类、碳水化合物等有机化合物及水外,其余元素统称为矿物质(mineral)。矿物质又可分为 2 类,其中体内含量大于 0.01% 的各种元素称为常量元素,有钙、镁、钾、钠、磷、硫、氯 7 种;含量小于 0.01% 的称为微量元素。1995 年 FAO/WHO/IAEA 专家会议(FAO/WHO/IAEA expert consultation)将微量元素重新进行归类,共分成 3 类:第一类为目前已知的人体必需微量元素,包括铁(Fe)、锌(Zn)、碘(I)、硒(Se)、氟(F)、铜(Cu)、钼(Mo)、锰(Mn)、铬(Cr)、钴(Co) 10 种;第二类为人体可能必需的微量元素,包括硅(Si)、镍(Ni)、硼(B)、钒(V);第三类为具有潜在毒性,但在低剂量时对人体可能具有必需功能的微量元素,包括铅(Pb)、镉(Cd)、汞(Hg)、砷(As)、铝(Al)、锂(Li)、锡(Sn)等。

（二）矿物质的生理功能

矿物质是构成机体组织和维持正常生理功能所必需的,但不能提供能量,其生理功能有以下几点。

1. **构成机体组织**　如钙、磷、镁是骨骼和牙齿的重要成分,磷、硫是构成体内某些蛋白质的成分,铁是血红蛋白、肌红蛋白的组成成分。

2. **维持渗透压**　如钠、钾、氯等与蛋白质共同维持各种组织的渗透压,在体液移动和储留过程中起着重要作用。

3. **维持机体的酸碱平衡**　硫、磷、氯等酸性离子与钙、镁、钾、钠等碱性离子的适当配合,以及重碳酸盐和蛋白质的缓冲作用,调节体内的酸碱平衡。

4. **维持神经和肌肉的兴奋性以及细胞膜的通透性**　各种无机离子,特别是保持一定比例的钾、钠、钙、镁离子的适当配合,是维持神经、肌肉具有一定兴奋性和细胞膜具有一定通透性的必要条件。

5. **构成体内生理活性物质**　如细胞色素氧化酶中的铁、甲状腺素中的碘、单胺氧化酶中的铜以及谷胱甘肽过氧化物酶中的硒等。

6. **构成酶系统的活化剂**　如氯离子对唾液淀粉酶、盐酸对胃蛋白酶、镁离子对氧化磷酸化酶类等。

由于人体的新陈代谢,每天都有一定数量的矿物质通过各种途径如泌尿道、肠道、汗腺、皮肤、脱落细胞以及头发、指甲等排出体外,因而必须通过膳食予以补充。从人体对矿物质的吸收率、需要量以及矿物质在食物中的分布考虑,比较容易缺乏的元素有钙、铁、锌、碘、硒等。

二、钙

（一）体内分布

钙(calcium)是人体内含量最多的一种矿物质,占成人体重的 1.5%～2%。其中 99% 集中在骨骼和牙齿中,主要以羟磷灰石结晶 $3Ca_3(PO_4)_2 \cdot Ca(OH)_2$ 形式存在,在婴幼儿骨骼中尚有部分是无定形的磷酸钙,以后随着年龄增长而逐渐减少。其余 1% 中一半与柠檬酸螯合或与蛋白质结合,另一半则以离子状态存在于软组织、细胞外液和血液中,称为混溶钙池(miscible calcium pool)。骨骼钙与混溶钙池之间维持着动态平衡。离子钙具有重要的生理活性,而与血浆蛋白结合的钙则可作为离子钙的储备形式。

(二) 吸收与代谢

钙主要在酸性较高的小肠上段,特别是十二指肠内被吸收。维生素 D 是促进钙吸收的主要因素。某些氨基酸如赖氨酸、色氨酸、精氨酸等可与钙形成可溶性钙盐,乳糖可与钙螯合成低分子可溶性物质,均有利于钙的吸收。人体对钙的需要量大时,钙的吸收率也较高,如婴儿对钙的吸收率超过 50%,儿童约为 40%,成年人仅 20% 左右,但在妊娠和哺乳期钙的吸收率又增高。

另一方面,谷物中的植酸,某些蔬菜如菠菜、蕹菜、竹笋中的草酸可在肠腔内与钙结合成不溶解的钙盐;脂肪消化不良时未被吸收的脂肪酸与钙结合形成脂肪酸钙;膳食纤维中的糖醛酸残基与钙结合,均能影响钙的吸收。抗酸药、肝素等也不利于钙的吸收。磷酸盐对钙吸收的影响尚无一致意见,许多研究表明大量磷酸盐对成人体内的钙平衡并无影响。

骨骼中的钙可在破骨细胞作用下不断释放进入混溶钙池,同时混溶钙池中的钙也可不断沉积于成骨细胞中,如此使骨骼不断代谢和更新。幼儿的骨骼每 1～2 年更新一次,以后随年龄增长更新速度减慢,成年人每 10～12 年更新一次。40～50 岁以后,骨吸收活动大于生成,骨中钙的含量逐渐下降,一般女性早于男性。代谢后的钙主要通过泌尿道、肠道、汗腺排出。正常膳食时,钙从尿中排出量约为摄入量的 20%。膳食中蛋白质摄入过多,可增加肾小球滤过率,降低肾小管对钙的重吸收,使尿钙排出增多。对泌尿道结石患者而言,减少蛋白质摄入量有时比减少钙摄入量更能降低尿钙的排出。此外,哺乳期妇女每日可通过乳汁排出 100～300 mg 钙,高温作业者每日可从汗中排出数百毫克钙。

已知有 3 种激素类物质对维持体内钙平衡有重要意义。维生素 D 经肝肾的羟化作用生成 $1,25-(OH)_2-D_3$,可促进钙的吸收,提高血钙水平,有利于成骨作用。甲状旁腺素可作用于破骨细胞,并促进肾小管对钙的再吸收,使血钙上升。降钙素加强成骨细胞的活性,使血钙降低。此外,钙调蛋白(calmodulin)还可调节细胞内钙离子水平,维持其正常生理作用。

(三) 生理功能

1. **构成骨骼和牙齿** 骨骼组织由骨细胞和钙化的骨基质组成,骨基质中 65% 为矿物质,其中钙约占骨矿物质的 40%。牙齿的化学组成与骨类似。

2. **维持神经肌肉的正常活动** 钙与钾、钠、镁等离子共同维持着神经、肌肉兴奋性的传导,肌肉的收缩以及心脏的正常搏动,钙离子能降低神经肌肉的兴奋性,若血清钙下降,则使神经肌肉的兴奋性增高,可发生抽搐。

3. **促进某些酶的活性** 钙离子能直接参与体内三磷酸腺苷酶、脂肪酶等的活性调节,还能激活一些酶系统如腺苷酸环化酶、鸟苷酸环化酶等。

4. **参与血凝过程** 在可溶性纤维蛋白原转变成纤维蛋白的过程中需要某些钙结合蛋白。

(四) 缺乏症

婴幼儿缺钙可影响骨骼和牙齿的发育,表现为佝偻病。成年人缺钙可发生骨质软化症,多见于生育次数多、授乳时间长的妇女。老年人缺钙易患骨质疏松症。

(五) 参考摄入量与食物来源

中国居民每日膳食中钙的适宜摄入量(AI)为:成人 800 mg,50 岁以上 1 000 mg,孕妇(4～6 个月)1 000 mg,孕妇(7～9 个月)1 200 mg,乳母 1 200 mg,初生～6 个月婴儿 400 mg,6 个月～4 岁以内 600 mg,4～10 岁 800 mg,11～17 岁 1 000 mg。1997 年 8 月,美国科学院营养与食品委员会提出 51 岁以上成人钙的推荐摄入量为每日 1 200 mg,比过去增加了 50%。

　　食物中钙的最好来源是奶和奶制品,不但含量丰富,而且吸收率高。豆类、绿色蔬菜、各种瓜子也是钙的较好来源,少数食物如虾皮、海带、发菜、芝麻酱等含钙量特别高。常见食物的钙含量见表2-5-1。

表 2-5-1　常见食物中的钙含量(mg/100 g)

名称	含量	名称	含量	名称	含量
母乳	30	鲍鱼	266	小麦粉	27～31
牛奶	77～140	猪肉(瘦)	6	大米	13
奶酪	799	牛肉(瘦)	9	黑豆	224
牛乳粉	676～998	羊肉(瘦)	9	青豆	200
虾皮	991	鸡	9	黄豆	191
大黄鱼	53	鸡蛋黄	112	豆腐	116～164
小黄鱼	78	甘蓝	128	豆腐干	308
带鱼	28	大白菜	69	赤豆	74
凤鲚	114	油菜	108	豌豆	97
鲫鱼	79	芹菜	159	绿豆	81
青鱼	31	黄花菜	301	腐竹	77
鳝丝	57	发菜	875	花生仁(炒)	284
海虾	146	黑木耳	247	西瓜子	392
海蟹	208	海带(浸)	241	山核桃	113
螺蛳	539	紫菜	264	芝麻酱	1 170

引自中国预防医学科学院营养与食品卫生研究所《食物成分表》,人民卫生出版社,1999 年。

三、磷

(一) 体内分布

　　人体磷的含量约为体重的 1%,成人体内含磷 400～800 g,其中 85% 存在于骨骼和牙齿中,15% 分布于软组织及体液中。

(二) 吸收和代谢

　　食物中的磷主要与蛋白质、脂肪结合,形成核蛋白、磷蛋白和磷脂等,也有其他形式的有机磷和无机磷。磷的吸收与钙相似,也需要维生素 D。谷类所含植酸磷较难被吸收利用,食物中钙、镁、铁和铝过多时可与磷酸形成难溶性磷酸盐而影响磷的吸收。摄入混合膳食时,有 60%～70% 的磷可被小肠吸收。一般年龄愈小,磷的吸收率愈高。婴儿对牛奶中磷的吸收率为65%～75%,对母乳中磷的吸收率>85%。磷主要通过肾脏排泄。甲状旁腺素、降钙素均能降低肾小管对磷的重吸收,使尿磷排出增加,而维生素 D 则增加其对磷的重吸收,从而调节血磷浓度。

(三) 生理功能

　　1. 构成骨骼、牙齿和软组织成分　骨骼和牙齿中的羟磷灰石是由钙和磷共同构成的,钙磷比例约为 2∶1。磷也是软组织结构的重要成分,如 RNA、DNA、细胞膜及某些结构蛋白质均含有磷,这一点与钙不同。

　　2. 参与能量的储存和释放　磷以磷酸的形式参与构成三磷酸腺苷(ATP)、磷酸肌酸(CP)

等储能和供能物质,在能量的产生、转移、释放过程中发挥重要作用。

3. **参与酶的组成** 体内许多酶系统的辅酶如硫胺素焦磷酸酯(TPP)、磷酸吡哆醛、黄素腺嘌呤二核苷酸(FAD)、尼克酰胺腺嘌呤二核苷酸(NAD)等都需磷参与。

4. **参与物质代谢** 碳水化合物和脂肪的代谢,需先经磷酸化成为含磷中间产物(如葡萄糖转变为葡萄糖-6-磷酸)后才能继续进行反应。

5. **调节酸碱平衡** 磷酸盐可组成缓冲系统,并通过从尿中排出不同形式和数量的磷酸盐,参与维持体液的酸碱平衡。

(四)参考摄入量与食物来源

磷在食物中分布很广。瘦肉、蛋、鱼、鱼子、干酪、蛤蜊、动物的肝、肾中磷的含量都很高,海带、芝麻酱、花生、干豆类、坚果、粗粮含磷也很高。但粮谷中的磷多为植酸磷,吸收和利用率较低。由于磷的食物来源广泛,一般膳食中不易缺乏。中国成人每日膳食中磷的适宜摄入量(AI)为 700 mg。儿童、孕妇、乳母钙磷比例保持 1:1,成人钙磷比例保持在 1:1.2～1:1.5 为宜。

四、镁

(一)体内分布

成人体内含镁 20～30 g,是必需常量元素中含量最少的。60%以上的镁集中在骨骼和牙齿中,25%分布在肌肉组织中,主要与蛋白质形成络合物。

(二)吸收与代谢

镁主要在小肠被吸收入血。膳食中镁含量高时吸收率约为 40%,而膳食中镁含量低时吸收率可达 70%以上。膳食成分也影响镁的吸收。如乳糖和某些氨基酸有利于镁的吸收,而较多的草酸、植酸和钙盐则可妨碍镁的吸收。镁主要由尿液排出,肾脏对体内镁含量有调节作用。肠道和汗液也排出少量的镁。

(三)生理功能

镁与钙、磷一起参与骨骼和牙齿的组成,但三者在骨骼中的代谢关系至今仍不十分清楚。镁与钙似乎既协同又拮抗,当体内镁不足时,在不稳定的骨矿物质界面上就不能进行正常的钙、镁离子交换(heterionic exchange),这被认为是引起低钙血症的原因之一。但镁摄入过多时,又可阻碍骨骼的正常钙化。镁在细胞内主要浓集于线粒体中,对氧化磷酸化、糖酵解、脂肪酸的 β-氧化等多种代谢有关的酶系统的生物活性有重要影响。细胞外液中的镁虽然只占体内镁总量的 1%,却与钙、钾、钠离子共同维持神经肌肉的兴奋性。镁还是维持心肌的正常结构和功能以及心脏正常节律所必需的。临床上,镁盐对缺血性心脏病有一定疗效。

(四)缺乏症

食物中镁的分布较广,一般膳食不致引起缺乏。但长期慢性腹泻引起镁大量排出时可出现血清镁含量下降和镁缺乏症状,如抑郁、不安、厌食、眩晕、肌肉无力等。血清镁浓度降低可导致神经肌肉兴奋性异常、心律不齐等,幼儿还可发生惊厥。

(五)参考摄入量

中国居民每日膳食中镁的适宜摄入量(AI)为:成人 350 mg,孕妇、乳母 400 mg,婴儿 30～70 mg,1～3 岁儿童 100 mg,4～6 岁 150 mg,7～10 岁 250 mg,11 岁以上同成年人。美国科学院营养与食品委员会于 1997 年提出 51 岁以上人群每日镁的参考摄入量男性为 420 mg,女性为 320 mg。患有急慢性肾脏疾病,肠功能紊乱,长期服用泻药、利尿剂或避孕药,以及甲状旁腺手术后,宜适当增加镁的摄入量。

(六) 食物来源

镁主要来源于植物性食物,玉米、小麦、小米、大米、干豆、坚果、绿叶蔬菜中含量都较丰富,动物性食物一般含镁较少,精制食品和油脂含镁最少。

五、铁

(一) 体内分布

铁是人体内含量最多的一种必需微量元素,总量为 $4\sim5$ g。其中 $60\%\sim75\%$ 存在于血红蛋白中,3% 在肌红蛋白中,1% 在各种含铁酶类(细胞色素、细胞色素氧化酶、过氧化物酶与过氧化氢酶等)中,以上均为功能性铁。此外还有储存铁,以铁蛋白(ferritin)和含铁血黄素(hemosiderin)的形式存在于肝、脾和骨髓中,约占铁总量的 25%。在人体器官组织中铁的含量以肝、脾为最高,其次为肾、心、骨骼肌和脑。

血红蛋白含有 4 个血红素和 1 个球蛋白链的结构,使铁稳定在亚铁状态,能与氧结合而不被氧化,在从肺输送氧到组织的过程中起关键作用。人体内血红蛋白含量随年龄、性别、营养状态、妊娠与哺乳以及疾病等因素而不同。一般情况下血液中血红蛋白含量,出生 6 个月至 6 岁为 110 g/L,$6\sim14$ 岁为 120 g/L,成年男性 130 g/L,成年女性为 120 g/L,孕妇为 110 g/L。低于此含量为缺铁性贫血。

肌红蛋白是由一个血红素和一个球蛋白链组成,仅存在于肌肉组织内。基本功能是在肌肉中转运和储存氧,在肌肉收缩时释放氧以满足代谢的需要。

细胞色素是以血红素为活性中心的含铁蛋白,卟啉环上侧链不同时可形成不同的血红素,血红素中的铁可在 Fe^{2+} 与 Fe^{3+} 间相互转变。通过其在线粒体中的电子传导作用,对呼吸和能量代谢有非常重要的影响。

铁蛋白(ferritin)是体内铁储存的主要场所,几乎存在于每个细胞,但以肝实质细胞中含量最多,其余大部分存在于肌肉组织及网状内皮细胞中。肝脏内铁蛋白的基本作用是摄取铁,防止铁水解、聚合、沉淀,以及铁的动员、移出和被利用。因而铁蛋白主要是作为合成血红蛋白及其他生理功能所需铁的储备库,并将铁储存在蛋白质外壳内,使细胞内"游离"铁浓度不至于过高而产生有害作用。铁蛋白的摄铁作用还可防止红细胞破坏产生过多的铁所造成的氧化性损伤。此外,铁蛋白对免疫系统还有调节作用,对某些肿瘤细胞的生长有抑制作用。

(二) 吸收与代谢

食物中的铁有血红素铁和非血红素铁两种类型。非血红素铁主要以 $Fe(OH)_3$ 络合物的形式存在于食物中,与其结合的有机分子有蛋白质、氨基酸和其他有机酸等。此型铁必须先与有机部分分离,并还原成为亚铁离子后才能被吸收。

膳食中存在的磷酸盐、植酸、草酸、多酚类化合物等可与非血红素铁形成不溶性的铁盐而妨碍铁的吸收,此为谷类和某些蔬菜中铁吸收率低,浓茶可减少膳食中非血红素铁吸收的主要原因。蛋类中因存在一种磷酸糖蛋白——卵黄高磷蛋白(phosvitin)的干扰,铁吸收率也仅 3%。碱或碱性药物可使非血红素铁形成难溶的氢氧化铁,阻碍铁的吸收。萎缩性胃炎以及胃大部分切除时胃酸分泌减少,也可影响铁的吸收。

维生素 C 可将三价铁还原为亚铁离子,并可与其形成可溶性螯合物,故有利于非血红素铁的吸收。有研究表明,当铁与维生素 C 重量比为 1∶5 至 1∶10 时,铁吸收率可提高 $3\sim6$ 倍。某些有机酸和单双糖如乳酸、柠檬酸、琥珀酸、乳糖等也有促进非血红素铁吸收的作用。肉、鱼、禽类中含有肉因子(meat factor),可促进植物性食品中铁的吸收,但肉因子的化学本质目前尚不清楚。近年的研究还发现核黄素对铁的吸收、转运与储存也具有一定作用。当核黄素缺乏时,铁的吸收、转运以及肝、脾储铁均受阻。

血红素铁是血红蛋白及肌红蛋白中与卟啉结合的铁,可以卟啉铁的形式直接被肠黏膜上皮细胞吸收,在细胞内分离出铁并与脱铁铁蛋白结合,此型铁既不受植酸等抑制因素的影响,也不受维生素 C 等促进因素的影响,但胃黏膜分泌的内因子可促进其吸收。

血红素铁和非血红素铁的吸收均受小肠黏膜细胞的调节。被吸收入肠黏膜的铁与脱铁铁蛋白结合,形成铁蛋白储存在黏膜细胞中。当机体需要铁时,铁从铁蛋白中释出,随血液循环运往需铁组织。失去铁的脱铁铁蛋白又与新吸收的铁结合。当黏膜细胞中铁蛋白量逐渐达到饱和时,机体对铁的吸收量也逐渐减少。因此,当体内铁的需要量增大时,吸收也增加,反之则减少。

运铁蛋白(transferrin)或称铁传递蛋白是一类能可逆地结合 Fe^{3+} 的糖蛋白,在肝脏合成。运铁蛋白的主要功能是从小肠、肝脏和网状细胞等处转运铁到需铁的组织,血清含量约 2.5 g/L,半衰期为 7 天,可在肝脏和肠道降解。运铁蛋白与铁结合,使铁成为可溶而适合于细胞摄取。结合铁的运铁蛋白与细胞表面专一受体结合并进入细胞,将铁留在细胞内,失去铁的运铁蛋白返回细胞表面,并从受体上解离下来,回到循环中再与铁结合。正常成人仅 30%～40% 的运铁蛋白携带铁,不携带铁的运铁蛋白又称为潜在的铁结合力。此外,运铁蛋白还有促进生长的作用,并与肿瘤的发生和发展有关。

成年人能吸收的铁相当于机体的丢失量。铁的丢失主要通过肠黏膜及皮肤脱落的细胞,其次是随汗和尿排出,其丢失量与体表面积成正比。体内衰老的红细胞被破坏后每日可释放20～25 mg 铁,绝大部分在代谢过程中可反复被利用或储存,因而一般情况下铁的绝对丢失量很少。成年男子每日铁的丢失量约 1 mg,女子约为 1.4 mg。

(三)生理功能

铁是组成血红蛋白的原料,也是肌红蛋白、细胞色素氧化酶、过氧化物酶、过氧化氢酶的组成成分,在体内氧和二氧化碳的转运、交换以及组织呼吸、生物氧化过程中起着重要作用。

(四)缺乏症和过量危害

膳食中可利用铁长期不足可导致缺铁和缺铁性贫血,多见于婴幼儿、孕妇和乳母。临床表现为食欲减退、烦躁、乏力、面色苍白、心悸、头晕、眼花、指甲脆薄、反甲、免疫功能下降。儿童还可出现虚胖、肝、脾轻度肿大、精神不能集中而影响学习等。

正常情况下通过膳食途径不会引起铁过量。消化道吸收过多的铁主要为超量摄食含铁补剂及铁强化食品所致,如儿童过量误服铁剂。当一次摄入铁量达到或超过 20 mg/kg 体重时即可出现急性铁中毒,最明显的表现是呕吐和血性腹泻,主要是铁局部作用引起胃肠道出血性坏死的结果。

铁在人体内储存过多而引致潜在的有害作用已受到越来越多的关注。过量的铁可引起细胞成分如脂肪酸、蛋白质和核酸等的明显损伤,已知体内许多氧化还原反应都有铁化合物参与,如铁催化的 Fenton 反应产生活跃的羟自由基,后者可引起过氧化作用或细胞膜脂质和细胞内化合物的交联反应,导致细胞老化或死亡。近年来的许多流行病学和动物实验研究显示,体内铁储存过多可能与心脏、肝脏疾病、糖尿病以及某些肿瘤有关。如铁通过催化自由基的生成、促进脂蛋白的脂质和蛋白质部分的过氧化反应形成氧化 LDL 等作用,参与动脉粥样硬化的形成。肝脏是铁储存的主要部位,铁过载可诱导脂质过氧化反应增强,导致机体氧化和抗氧化系统失衡,直接损伤 DNA。此外,含大量铁的肝细胞更易于被 HBV 感染,引致肝纤维化及肝硬化。

(五) 营养状况评价

机体缺铁可分为以下 3 个阶段。

1. 铁减少期(ID)　此时储存铁耗竭,血清铁蛋白(serum ferritin)浓度下降。血清铁蛋白是反映机体铁储存的指标,体内铁缺乏时血清铁蛋白降低。目前 WHO 及我国均以血清铁蛋白<12 µg/L 为标准,但有研究认为诊断缺铁的标准可适当提高至<30 µg/L。血清铁蛋白易受一些病理因素干扰而升高,如感染、炎症、结核病、肿瘤和肝病等。

2. 红细胞生成缺铁期(IDE)　此时不仅血清铁蛋白下降,血清铁(serum iron)也下降,总铁结合力(TIBC)上升,同时红细胞游离原卟啉(FEP)上升。血清铁和总铁结合力的阳性率较高,但影响因素较多。正常人血清铁水平在一天中有很大变化,不同时间测定的结果变异极大。而且炎症、妊娠、口服避孕药均可影响血清铁的含量,因此不宜单独应用作为诊断缺铁的指标。总铁结合力较血清铁稳定,血清运铁蛋白饱和度<15%可作为红细胞生成缺铁期的判定指标之一应用于临床,而不宜用于缺铁的早期诊断。红细胞游离原卟啉是幼红细胞和网织红细胞合成血红蛋白过程中未能与铁结合的非血红素原卟啉而残留在新生的红细胞内,绝大多数非血红素原卟啉是和锌离子络合成锌原卟啉而并非"游离",只有 5%的原卟啉未与金属离子络合。作为红细胞生成缺铁期的指标,采用 FEP/Hb 要优于 FEP。FEP 值可能受一些因素的影响,如铅接触、慢性病贫血、铁粒幼细胞贫血、珠蛋白生成障碍性贫血和严重溶血性贫血等。

3. 缺铁性贫血期(IDA)　除上述指标变化外,血细胞比容(hematocrite)和血红蛋白下降。在评价人体铁营养状况时,仅检测血红蛋白及血细胞比容不能早期发现铁缺乏,故可同时选用上述几项指标(表 2-5-2)。

表 2-5-2　人体铁营养状况评价

检测指标		正常	ID	IDE	IDA
血清铁蛋白(µg/L)		60	<12	<12	<12
运铁蛋白饱和度		0.35	0.30	<0.15	<0.10
血清铁(µmol/L)		20	20	<10	<7
红细胞游离原卟啉(µmol/LRBC)		0.54	0.54	1.8	3.6
血红蛋白(g/L)					
	成年女性	≥120	≥120	≥120	<120
	成年男性	≥130	≥130	≥130	<130
	孕妇	≥110	≥110	≥110	<110

(六) 需要量与参考摄入量

成人铁的需要量按平均每日失铁量计算。妇女尚需加上月经失血损失的铁量,婴儿和儿童可根据平均体重增长来估算生长所需的额外的铁量。而铁的参考摄入量不仅包括生长所需要的铁和补偿丢失的铁,还应考虑不同食物中铁的吸收率。多数动物性食品中的铁吸收率较高,如鱼为 11%,血红蛋白为 25%,动物肌肉、肝脏为 22%,但蛋类为 3%。植物性食品中铁吸收率较低,如大米为 1%,玉米、黑豆为 3%,生菜为 4%,大豆为 7%。故联合国粮农组织(FAO)和世界卫生组织(WHO)提出以膳食中动物性食品占总能量的比例来制定铁的参考摄入量,见表 2-5-3。

表 2-5-3 FAO/WHO 专家组推荐的每日铁摄入量

	每日需要吸收的铁 (mg)	每日铁摄入量(mg)		
		动物性食品占总能量<10%	动物性食品占总能量 10%~25%	动物性食品占总能量>25%
婴儿 0~4 个月	0.5	*	*	*
5~12 个月	1.0	10	7	5
儿童 1~12 岁	1.0	10	7	5
男 13~16 岁	1.8	18	12	9
女 13~16 岁	2.4	24	18	12
月经期女子**	2.8	28	19	14
成年男子	0.9	9	6	5

* 母乳喂养是适宜的；** 无月经妇女摄入量同成年男子。

中国居民每日膳食中铁的适宜摄入量（AI）为：1~10 岁 12 mg；11~13 岁男性 16 mg，女性 18 mg；14~17 岁男性 20 mg，女性 25 mg；成年男性 15 mg，女性 20 mg。孕妇（4~6 个月）25 mg，孕妇（7~9 个月）35 mg，乳母 25 mg。在缺氧、受辐射、手术、创伤、失血、贫血、溶血以及口服避孕药、抗酸药时，铁的参考摄入量要相应增加。

（七）食物来源

膳食中铁的良好来源为动物肝脏、全血、肉鱼禽类等，其次是绿色蔬菜和豆类，少数食物如黑木耳、海带、芝麻酱等含铁较丰富。常见食物中铁的含量见表 2-5-4。

表 2-5-4 常见食物中的铁含量(mg/100 g)

名称	含量	名称	含量	名称	含量
稻米（大米）	2.3	黑木耳	97.4	带鱼	1.2
小麦粉（标准粉）	3.5	发菜	99.3	鲫鱼	1.3
小麦粉（富强粉）	2.7	苔菜	283.7	水芹菜	6.9
小米	5.1	猪肉（瘦）	3.0	苋菜	5.4
玉米（黄）	2.4	猪肝	22.6	菠菜	2.9
黄豆	8.2	猪血	8.7	大白菜	0.9
豇豆	7.1	牛肝	6.6	干红枣	2.3
赤小豆	7.4	羊肝	7.5	葡萄干	9.1
绿豆	6.5	鸡肝	12.0	核桃仁	2.7
豆腐干	4.9	鸡蛋	2.3	西瓜子（炒）	8.2
腐乳（红）	11.5	鸡蛋黄	6.5	南瓜子（炒）	6.5
芝麻酱	9.8	蚌肉	50.0	花生仁（炒）	6.9

引自中国预防医学科学院营养与食品卫生研究所《食物成分表》，人民卫生出版社，1999 年。

六、锌

（一）体内分布

成人体内含锌 2~2.5 g，主要分布于肌肉、骨骼和皮肤。眼组织的视网膜、脉络膜，前列腺以及精液中锌浓度较高。血液中的锌 $75\%\sim85\%$ 存在于红细胞中，3% 在白细胞中，$12\%\sim22\%$ 在血浆中。红细胞锌主要以碳酸酐酶和其他含锌金属酶类形式存在，血浆锌 $30\%\sim40\%$ 与 α-巨球蛋白结合，$60\%\sim70\%$ 与白蛋白结合，游离锌的含量很低。

（二）吸收与代谢

食物中约 30% 的锌在小肠内被吸收，一部分通过肠黏膜后与血浆白蛋白结合，随血流分布于各组织器官，另一部分则储存在黏膜细胞中。肠黏膜细胞含锌量有调节锌吸收的作用。

膳食因素可影响锌的吸收。植酸、膳食纤维以及过多的铜、镉、钙和亚铁离子可妨碍锌的吸收，而维生素 D、柠檬酸盐等则有利于锌的吸收。锌主要从肠道排出，尿中锌的排出量每日 $300\sim700\ \mu g$，汗液排出约 $500\ \mu g$。

（三）生理功能

1. 参与酶的组成　锌是很多金属酶的组成成分或酶的激活剂，如碱性磷酸酶、碳酸酐酶、乙醇脱氢酶、乳酸脱氢酶、谷氨酸脱氢酶、胸腺嘧啶核苷激酶、羧肽酶等，已知的含锌酶或含锌蛋白超过 200 种。这些酶对维持人体的正常代谢有重要作用。

2. 促进生长发育和组织再生　研究表明，锌是 RNA 聚合酶和 DNA 聚合酶呈现活性所必需的，与 DNA、RNA 和蛋白质的生物合成有关。因此，人体的生长发育、伤口的愈合都需要锌的参与。锌对于促进性器官和性功能的正常发育也是必需的。

3. 其他功能　锌能维持正常味觉，促进食欲；可影响体内维生素 A 的代谢，如肝脏储存维生素 A 的释放，视黄醛的形成和构型转化；参与机体的免疫功能等。

（四）缺乏症

人体缺锌时可出现生长发育迟缓、食欲不振、味觉减退或有异食癖、性成熟推迟、第二性征发育不全、性功能低下、创伤不易愈合、免疫功能降低、易于感染等。孕妇缺锌还可导致胎儿畸形。此外，肠原性肢端皮炎（一种发生于婴儿的遗传性疾病）与锌吸收和代谢异常引起的缺锌有关。

（五）需要量与参考摄入量

人体代谢研究表明，成年人每日需锌 12.5 mg。同位素研究发现每日锌的更新量为 $3\sim4$ mg。混合膳食中平均锌吸收率若按 25% 计算，则成人每日锌参考摄入量为 15 mg。中国居民膳食锌的推荐摄入量（RNI）为成人男性 15.5 mg/d，女性 11.5 mg/d；孕妇 16.5 mg/d，乳母 21.5 mg/d；14 岁以上青少年男性为 19 mg/d，女性为 15.5 mg/d。

（六）食物来源

动物性食物是锌的主要来源。牛、猪、羊肉中锌含量为 $2\sim6$ mg/100 g，蛋类为 $1.3\sim2.5$ mg/100 g，牛奶及奶制品为 $0.3\sim1.5$ mg/100 g，鱼及其他海产品约为 1.5 mg/100 g，牡蛎含锌量最高可达 100 mg/100 g 以上。豆类与谷类中为 $1.5\sim2.0$ mg/100 g，蔬菜、水果中锌含量很低，一般在 1 mg/100 g 以下。此外，食物经过精制，锌的含量大为减少，如小麦磨成精白粉，去除胚芽和麦麸，锌含量约减少了 4/5（由 3.5 mg/100 g 减少到 0.8 mg/100 g）。

七、硒

（一）体内分布

人体内硒总量约为 13 mg，指甲、肝、肾、牙釉质中含量较高，血硒和发硒可反映体内硒的营养状况。

（二）吸收与代谢

硒主要在十二指肠被吸收，无机硒和有机硒的吸收率都在50％以上。人体似乎不是通过控制吸收，而是通过调节硒的排出量来维持体内硒含量的稳定。

吸收后的硒与血浆白蛋白结合，转运至各器官和组织。代谢后的硒大部分通过尿液排出，为摄入量的20％～50％，少量由肠道和汗中排出。当硒摄入量较高时，还可从肺部排出具有挥发性的三甲基硒化合物。

（三）生理功能

1. 抗氧化作用　硒是谷胱甘肽过氧化物酶(GSH-Px)的重要组成成分，每摩尔GSH-Px含有4克原子硒。GSH-Px能催化还原型谷胱甘肽(GSH)和过氧化物的氧化还原反应，使有害的过氧化物还原为无害的羟基化合物，从而保护细胞和组织免受损害。GSH-Px与维生素E抗氧化的机制不同，但两者可以互相补充，具有协同作用。

2. 维护心肌结构和功能　动物实验发现硒对心肌纤维、小动脉及微血管的结构及功能有重要作用。中国学者发现缺硒是克山病的一个重要致病因素，而克山病的主要特征是心肌损害。

3. 其他　硒参与辅酶Q的合成；可增加血中抗体含量，起免疫佐剂作用；硒与金属有很强亲和力，在体内可与汞、甲基汞、镉及铅等结合形成金属硒蛋白复合物而解毒，并使金属排出体外；硒对某些化学致癌物有阻断作用；白内障患者补充硒后，视觉功能有改善。

（四）缺乏与过多

1935年在中国黑龙江省克山县首先发现的克山病已被证实与硒缺乏有关。2～6岁儿童和育龄妇女为易感人群，临床上可见心脏扩大，心功能不全和各种类型的心律失常。生化检查可见血浆硒含量和红细胞GSH-Px活性下降。服用亚硒酸钠对减少克山病的发病有明显的效果。

硒摄入过多可致中毒。中国湖北省恩施县、陕西省紫阳县由于水土中硒含量过高，造成粮食、蔬菜中硒含量过高，以致发生地方性硒中毒。主要表现为头发变干、变脆、断裂，眉毛、胡须、腋毛、阴毛脱落，肢端麻木、抽搐，甚至偏瘫。

（五）参考摄入量

中国居民每日硒的推荐摄入量(RNI)为：成人50 μg，1～3岁20 μg，4～6岁40 μg，7～10岁35 μg，11～13岁45 μg，14岁以上与成人相同。成年人硒的可耐受最高摄入量(UL)为每日400 μg。

（六）食物来源

食物中硒的含量因地区而异。海产品、肝、肾、肉类为硒的良好来源，谷类含硒量随各地区土壤含硒量而异，蔬菜、水果中含量较低，精制食品的含硒量减少。此外，烹调加热使硒挥发可造成一定的损失。

八、铬

（一）体内分布

铬广泛存在于人体各组织中，但含量甚微。成年人体内含铬总量约为6 mg，且随年龄的增长铬含量逐渐降低。

（二）吸收与代谢

肠道对三价铬的吸收率较低，为1％～2％，而食物中以葡萄糖耐量因子(glucose tolerance factor，GTF)形式存在的活性铬其吸收率可提高至10％～25％。膳食因素可影响铬的吸收。

研究表明,维生素 C 能促进铬在人体内的吸收,给实验大鼠口服草酸盐或阿司匹林亦可增加铬的吸收。但膳食中的植酸和过多的锌则减少铬的吸收。

吸收后的铬主要储存在人的肝、脾、软组织和骨骼中,但即使在这些组织中铬的含量也仅为 $10 \mu g/kg$ 左右。铬代谢后主要通过肾脏排出,少量经胆汁从肠道排出体外,皮肤、汗腺也可有少量排泄。

(三) 生理功能

铬是体内 GTF 的重要组成成分。GTF 是由三价铬、尼克酸、谷氨酸、甘氨酸和含硫氨基酸组成的活性化合物,它能增强胰岛素的生物学作用,可通过活化葡萄糖磷酸变位酶而加快体内葡萄糖的利用,并能促使葡萄糖转化为脂肪。一些临床研究表明,补充铬或 GTF 能改善非胰岛素依赖型糖尿病患者的葡萄糖耐量,降低血糖,增强周围组织对胰岛素的敏感性。

铬还影响脂类代谢,能抑制胆固醇的生物合成,降低血清总胆固醇和三酰甘油含量以及升高高密度脂蛋白胆固醇含量。老年人缺铬时易患糖尿病和动脉粥样硬化。

铬在核蛋白中含量较高,研究发现它能促进 RNA 的合成。铬还影响氨基酸在体内的转运。铬摄入不足时,实验动物可出现生长迟缓。

(四) 参考摄入量

美国营养标准推荐委员会于 1989 年建议铬的安全和适宜摄入量成人为每日 $50 \sim 200 \mu g$。中国 2000 年制定的成人每日铬的适宜摄入量(AI)为 $50 \mu g$,可耐受最高摄入量(UL)为 $500 \mu g$。

(五) 食物来源

铬的主要食物来源为粗粮、肉类和豆类。某些食物如黑胡椒、可可粉、深色巧克力等含有较多的铬,但因平时食用量较少而意义不大。而奶类、蔬菜水果中铬的含量较少。食物中铬的生物利用率也应考虑,如啤酒酵母和牲畜肝脏中的铬以 GTF 等活性形式存在,能比其他食物中的铬更多地被人体吸收和利用。此外,食品加工也会影响铬的含量,如粮食和食糖经过精制加工后,其中铬的含量大大降低。

九、碘

(一) 体内分布

成人体内含碘 $20 \sim 50 mg$,其中 50% 分布在肌肉,20% 在甲状腺,10% 在皮肤,6% 在骨骼中,其余存于其他内分泌腺及中枢神经系统。血液中的碘主要为蛋白结合碘(PBI),含量为 $40 \sim 80 \mu g/L$。

(二) 吸收与代谢

人体的碘有 80%～90% 来自食物,10%～20% 来自饮水。饮食中的碘多为无机碘化物,在胃肠道可被迅速吸收,随血流送至全身组织。甲状腺摄碘能力最强,甲状腺碘含量为血浆的 25 倍以上,可用于合成甲状腺素(T4)和三碘甲状腺原氨酸(T3),并与甲状腺球蛋白结合而储存。

甲状腺素分解代谢后,部分碘被重新利用,其余主要经肾脏(80%～85%)排出体外,每日尿碘为 $50 \sim 100 \mu g$,10% 的碘经粪便排出。

(三) 生理功能

碘在体内主要参与甲状腺素的合成。甲状腺素的生理功能是维持和调节机体的代谢,促进生长发育,尤其是早期神经系统的发育。它能促进生物氧化,协调氧化磷酸化过程,调节能量的转化。对蛋白质、碳水化合物、脂肪的代谢以及水盐代谢都有重要影响。

(四) 缺乏与过多

饮食中长期摄入不足或生理需要量增加可引起碘缺乏。缺碘使甲状腺素分泌不足,生物氧化过程受抑制,基础代谢率降低。并可引起甲状腺代偿性增生、肥大,出现甲状腺肿,多见于青春期、妊娠期和哺乳期。胎儿期和新生儿期缺碘还可引起克汀病,又称呆小症。患儿表现为生长停滞、发育不全、智力低下、聋哑,形似侏儒。

碘缺乏常具有地区性特点,称为地方性甲状腺肿。内陆山区的土壤和水中含碘较少,食物碘的含量不高。有些食物还含有致甲状腺肿物质,可影响碘的吸收和利用,如洋白菜、菜花、萝卜、木薯等。长期食用这些食物,可增加缺碘地区甲状腺肿的发生率。20 世纪 80 年代确认碘缺乏不仅会引起甲状腺肿和少数克汀病的发生,还可引起更多的亚临床克汀病和儿童智力低下的发生,故 1983 年提出了用"碘缺乏病"(iodine deficiency disorders,IDD)代替过去的"地方性甲状腺肿"的提法。

缺碘地区可采用碘化食盐的方法预防碘缺乏病,即在食盐中加入碘化物或碘酸盐,加入量以 10 万份食盐加入 1 份碘化钾较为适宜。也可采用碘化油,即将含碘 30%～35% 的碘化油用食用油稀释至 6 万～30 万倍供食用。对高发病区,应优先供应海鱼、海带等富含碘的食物。

长期大量摄入含碘高的食物,以及摄入过量的碘剂,可致高碘性甲状腺肿。一般认为每日碘摄入量大于 2 000 μg 是有害的。

(五) 参考摄入量与食物来源

中国居民每日膳食中碘的推荐摄入量(RNI)为成人 150 μg,孕妇、乳母 200 μg。美国科学院提出碘摄入量的安全范围为每人每日 50～1 000 μg。海产食物如海带、紫菜、发菜、淡菜、海参、干贝、海鱼、海虾、蚶等含碘丰富。

十、其他(铜、锰、氟、钴、钼、镍)

(一) 铜

1. 体内分布　成人体内含铜总量为 100～150 mg,分布于各种组织器官。其中以肝和脑中含量最高,肾和心次之,在骨骼和肌肉中也有一定含量。肝和脾是铜的储存器官,胎儿肝中铜含量最高,出生后随年龄的增长而降低,儿童肝中铜含量约为成年人的 3 倍。

2. 吸收和代谢　铜在胃和小肠上部吸收,吸收率约为 30%。食物中的锌影响铜的吸收,锌、铜之间的拮抗作用可能是由于竞争肠黏膜细胞中相同的载体蛋白所致。吸收后的铜 95% 形成铜蓝蛋白,5% 与白蛋白结合,在血液中转运。代谢后的铜 80% 经胆汁、16% 经肠黏膜排至肠道,4% 从尿液排出。遗传性缺陷如 Menke 综合征和肝豆状核变性(Wilson 病)属铜代谢障碍。前者补铜有良好疗效,后者由于铜吸收异常增加,必须减少铜的摄入量并增强铜的排泄。

3. 生理功能　铜在人体内主要以含铜金属酶的形式发挥作用,如细胞色素氧化酶(cytochrome oxidase)、超氧化物歧化酶(superoxide dismutase,SOD)、铜蓝蛋白、赖氨酰氧化酶、酪氨酸酶、多巴-β-羟化酶等。

(1) 促进铁的吸收和转运:铜蓝蛋白可催化 Fe^{2+} 氧化为 Fe^{3+},从而有利于肠黏膜细胞中储存铁的转运和食物铁的吸收。铜蓝蛋白还可能与细胞色素氧化酶一起促进血红蛋白的合成。膳食中缺铜时,铁的吸收转运和储存常减少,血红蛋白合成量下降。

(2) 清除氧自由基:铜是 SOD 的成分,红细胞、大脑和肝脏中的 SOD 能催化超氧阴离子成为氧和过氧化氢,从而保护细胞免受毒性很强的超氧阴离子的侵害。

（3）促进胶原蛋白形成：含铜的赖氨酰氧化酶所催化的胶原肽链上赖氨酸残基的氧化脱氨反应是胶原发生交联所必需的。缺铜时，胶原蛋白和弹性蛋白的交联难以形成，影响胶原结构，导致骨骼脆性增加，血管损伤，皮肤弹性减弱。

（4）其他：缺铜动物可出现共济失调，可能与多巴-β-羟化酶活性下降有关。酪氨酸酶能催化酪氨酸转化为黑色素，缺铜时皮肤、毛发颜色变浅。此外，铜还与胆固醇及葡萄糖的代谢有关。

4. **缺乏症**　长期缺铜可发生低色素小细胞性贫血、中性粒细胞减少、高胆固醇血症等。曾见于营养不良的婴幼儿和接受胃肠外营养的病人。铜缺乏症用铜剂治疗有效。

5. **参考摄入量**　人体代谢试验表明，铜摄入量为 1.24 mg/d 时可达平衡状态，故一般认为成人每日铜参考摄入量为 2～3 mg。中国居民膳食铜的适宜摄入量（AI）为成人 2.0 mg，儿童 6 个月以内 0.4 mg，6 个月～1 岁 0.6 mg，1～3 岁 0.8 mg，4～6 岁 1.0 mg，7～10 岁 1.2 mg，11～13 岁 1.8 mg，14 岁以上同成年人。

6. **食物来源**　铜存在于各种天然食物中，人体一般不易缺乏。含铜较多的食物有牡蛎、肝、肾、猪肉、干豆类、龙虾、蟹肉、核桃、葡萄干等。牛奶中铜含量远低于母乳。

（二）锰

1913 年已经知道锰是动物组织的成分之一，但从 1931 年才陆续在多种实验动物中发现缺锰的作用，从而确认锰是动物的必需微量元素之一。锰在人体内含量甚微，迄今尚未发现人类在正常膳食条件下发生锰缺乏的报道。这可能是由于人类对锰的需要量较小，同时植物性食物中含锰较丰富的缘故。近 10 年来，有人发现某些疾病如癫痫、苯丙酮尿症的患者血锰浓度或组织锰浓度低于正常，因而认为这些疾病可能与锰代谢紊乱有关。此外，锰缺乏也被认为是髋关节异常、骨质疏松、先天畸形等疾患的潜在致病因素。

1. **体内分布**　成年人体内锰的总量为 200～400 μmol，分布在人体各种组织和体液中。骨、肝、胰、肾中锰浓度较高为 20～50 nmol/g，脑、心、肺和肌肉中锰的浓度低于 20 nmol/g；全血和血清中的锰浓度分别为 200 nmol/L 和 20 nmol/L。锰在线粒体中的浓度高于在细胞质或其他细胞器中的浓度。

2. **吸收与代谢**　全部小肠都能吸收锰。一些研究显示，膳食锰摄入量高时吸收率下降，体内锰不足时吸收率升高。用 ^{54}Mn 标记的实验餐得出成人锰吸收率为 1‰～15‰。膳食中植酸盐、膳食纤维、铁、钙、磷对锰的吸收有不良影响，如长时间补充铁（60 mg/d，持续 124 天）可导致血清锰水平及淋巴细胞的锰超氧化物歧化酶（MnSOD）活性下降。

锰进入肝脏后，至少进入 5 个代谢池：溶酶体、线粒体、细胞核、新合成的锰蛋白、细胞内游离的 Mn^{2+}，其中以存在于线粒体中者最多。因此，富含线粒体的器官如肝、肾、胰中锰浓度较高。细胞内游离的 Mn^{2+} 在细胞代谢的调控机制中起重要作用。人类血浆中锰浓度较低，锰几乎完全经肠道排泄，仅有微量经尿排泄。

3. **生理功能**　锰在体内可作为金属酶的组成成分或酶的激活剂而起作用。含锰酶包括精氨酸酶、丙酮酸羧化酶和 MnSOD。精氨酸酶是细胞质中催化尿素合成的酶，每摩尔精氨酸酶含 4 mol Mn^{2+}，锰缺乏大鼠体内精氨酸酶活性可降低 50%。丙酮酸羧化酶催化丙酮酸盐合成碳水化合物的第一步反应。MnSOD 的催化作用是使过多的超氧阴离子（O_2^-）转化为 H_2O_2 和 O_2。

在由锰激活的酶反应中，锰通过与作用底物（ATP）结合或直接与蛋白质结合而起作用，引起分子构象的改变。由锰激活的酶很多，包括氧化还原酶、裂解酶、联结酶、水解酶、激酶、脱羧酶和转移酶。

4. 缺乏与过多　已知锰缺乏可引起动物多种生物化学方面和组织结构方面的缺陷,包括生长障碍、骨骼畸形、生殖功能障碍、新生动物共济失调及脂肪和碳水化合物代谢紊乱。关于人类锰缺乏的表现报道很少。

口服锰的毒性较小,很少见到经口摄入锰而发生中毒的报道。文献中锰中毒病例大多是在矿山、钢铁厂或化工厂长期大量吸入悬浮在空气中的锰所致。锰中毒损害的器官主要是脑,可引起不同程度的神经系统异常,严重锰中毒时可发生重度精神病症状,包括高激惹性、暴力行为和幻觉,被称为锰狂症。病情进一步发展可引起锥体外系永久性损害,其神经系统的形态学改变与帕金森病类似。

5. 参考摄入量　美国青年男性锰摄入量为 3.5 mg/d,中国 1992 年总膳食研究中成年男性锰摄入量有两个值,分别为 3.3 mg/d 和 3.9 mg/d。据此我国成年男女锰的适宜摄入量(AI)定为 3.5 mg/d,借用国外资料将可耐受最高摄入量(UL)定为 10 mg/d。目前还没有足够的资料制定婴儿、儿童、青少年、孕妇和乳母锰的膳食参考摄入量(DRI)。

6. 食物来源　锰广泛存在于各种食物中,未精制的谷类、坚果、叶菜类富含锰,茶叶中锰含量最为丰富。精制的谷类、肉、鱼、奶类中锰含量较少。动物性食物锰含量不高,但吸收率较高。无论是 1990 年还是 1992 年,中国成年男性居民的锰摄入量都高于美国成年男性居民的 2.7 mg/d。这种差异的主要原因是由于两国人民的膳食模式不同,美国膳食中多动物性食物,中国膳食中多植物性食物,而植物性食物锰含量常高于动物性食物。

(三) 氟

1. 体内分布　氟是骨骼和牙齿中的正常成分,人体随着年龄的增长,不断吸收和储存氟。骨中氟含量可因食物和饮水中氟含量不同而有较大差异。

2. 吸收与代谢　氟在胃肠道容易被吸收,食物中氟的吸收率为 50%～80%,饮水中的可溶性氟几乎完全被吸收。高脂肪膳食有利于氟的吸收,而钙、镁、铝等可与氟结合成难溶性物质,因而阻碍其吸收。氟主要通过肾脏排出,约占排出总量的 80%,肠道排出量占 6%～11%。

3. 生理功能　氟对骨组织和牙齿珐琅质的构成有重要作用。氟可部分取代羟磷灰石晶体中的羟基,形成溶解度更低、晶体颗粒较大和更加稳定的化合物氟磷灰石,可使牙齿光滑、坚硬、耐酸、耐磨,因而有防龋齿作用。

4. 缺乏与过多　人体缺氟可增加龋齿的发病率,还可能与骨质疏松有关。适量的氟可减少尿钙排出,增加骨密度,有利于预防老年性骨质疏松症。

但长期摄入过量氟可致氟中毒。如骨中氟含量达到 0.6% 时,骨骼表面可呈现白垩样粗糙和变形,并造成韧带钙化,称为氟骨症。过量氟亦可使牙釉发生异常,如牙质变脆,牙表面粗糙,出现棕黄色或褐色斑块,称为氟斑牙。

5. 参考摄入量与食物来源　人体氟主要来源于饮水,饮水中氟的适宜量为 1 mg/L。食物如海产品中也含氟,茶叶中含氟较多。中国成人每日膳食氟的适宜摄入量(AI)为 1.5 mg,可耐受最高摄入量(UL)为 3.0 mg。

(四) 钴

迄今为止,对钴的生理、生化功能尚未完全了解,除构成维生素 B_{12} 外,近年来研究钴对血清同型半胱氨酸含量的影响引起了关注。

1. 体内分布　钴可经消化道和呼吸道进入人体,一般成年人体内钴含量为 1.1～1.5 mg,其中 14% 分布于骨骼,43% 分布于肌肉组织,43% 分布于其他软组织中。血清钴平均含量为

1.83 nmol/L,正常值上限为30.54 nmol/L。心脏钴含量为7 μg/100 g,肝脏钴含量为1 μg/100 g。在血浆中无机钴与白蛋白结合,最初贮存于肝和肾,然后贮存于骨、脾、胰、小肠以及其他组织。

2. 吸收代谢 经口摄入的钴在小肠上部被吸收,吸收率可达63%～93%,铁缺乏时可促进钴的吸收。钴主要通过尿液排出,少部分由肠、汗、头发等途径排出,一般不在体内蓄积。尿钴含量为16.6 nmol/L。由于钴在体内的生物半衰期较短,因此测定尿中钴含量可以了解当前钴的营养状况。

3. 生理功能 钴是维生素 B_{12} 的组成部分,反刍动物可以在肠道内将摄入的钴合成为维生素 B_{12},而人类与单胃动物不能用钴在体内合成维生素 B_{12}。现在还不能确定钴的其他功能,但体内的钴仅有约10%是维生素 B_{12} 的形式。已观察到无机钴对刺激红细胞生成有重要作用,而这不是通过维生素 B_{12} 起的作用。用叶酸、铁、维生素 B_{12} 治疗皆无效的贫血,有人用大剂量(通常为20～30 mg)的二氯化钴治疗取得疗效。钴对红细胞生成的作用机制是影响肾释放促红细胞生成素。动物实验结果显示,甲状腺素的合成可能需要钴,钴能拮抗碘缺乏产生的影响。近来有人用猪做实验,发现缺乏维生素 B_{12} 的猪血清同型半胱氨酸含量明显增高,而饲料中加了钴后血清同型半胱氨酸含量明显减少。

4. 缺乏与过多 从膳食中每天可能摄入钴5～20 μg,目前尚无钴缺乏症的病例报道。经常暴露于过量的钴环境中可引起钴中毒。曾有人将钴盐用于增加啤酒泡沫,导致喝啤酒成瘾的人死亡,被认为是钴的毒性作用。儿童对钴的毒性敏感,应避免使用每千克体重超过1 mg的剂量。在缺乏维生素 B_{12} 和蛋白质以及摄入酒精时钴的毒性会增加,这在酗酒者中常见。

5. 食物来源 钴含量较高的(20 μg/100 g)食物有甜菜、卷心菜、洋葱、萝卜、菠菜、西红柿、无花果、荞麦和谷类等,蘑菇中钴含量可达61 μg/100 g。

(五) 钼

钼广泛存在于动植物组织中。1953 年开始陆续发现钼是黄嘌呤氧化酶、醛氧化酶和亚硫酸盐氧化酶的组成成分,从而确定为人体必需微量元素。

1. 体内分布 成人体内钼的总量约为9 mg,其中肝、肾中含量最高。肝脏中的钼与蝶呤构成一种非蛋白辅基存在于酶的活性部位,其中约60%结合于亚硫酸氧化酶和黄嘌呤氧化酶,其余40%与线粒体外膜结合,需要时释放出来与亚硫酸氧化酶和黄嘌呤氧化酶的酶蛋白结合,形成有活性的亚硫酸氧化酶和黄嘌呤氧化酶。钼在体内的另一种存在形式是钼酸根,血液及尿液中钼的化学形式主要是钼酸根离子(MoO_4^{2-})。

2. 吸收与代谢 经口摄入的可溶性钼酸铵有88%～93%可被吸收。在另一研究中发现,大豆和羽衣甘蓝内标钼的吸收率分别为57%和88%。膳食中各种含硫化合物对钼的吸收有相当强的阻抑作用,硫化钼口服后只能吸收5%左右。

钼酸盐被吸收后仍以钼酸根的形式与血液中的巨球蛋白结合,血液中的钼大部分被肝、肾摄取。在肝脏中的钼酸根一部分转化为含钼酶,其余部分与蝶呤结合形成含钼的辅基储存在肝脏中。

人体主要以钼酸盐形式通过肾脏排泄钼,膳食钼摄入增多时肾脏排泄钼也增多。因此,人体主要是通过肾脏排泄而不是通过控制吸收来保持体内钼平衡。此外,也有一定数量的钼随胆汁排泄。

3. 生理功能 钼作为3种钼金属酶的辅基而发挥其生理功能。钼酶催化一些底物的羟化反应。黄嘌呤氧化酶催化次黄嘌呤转化为黄嘌呤,然后转化成尿酸。醛氧化酶催化各种嘧啶、嘌呤、蝶呤及有关化合物的氧化和解毒。亚硫酸盐氧化酶催化亚硫酸盐向硫酸盐的转化。研究者在体外实验中发现,钼酸盐还可保护肾上腺皮质激素受体(如糖皮质激素受体),使之保留活性。

4. **缺乏症** 无论是人类还是动物,在正常膳食条件下都不会发生钼缺乏或钼中毒问题,因而钼缺乏的临床意义不大。但接受全胃肠外营养的患者及对亚硫酸盐氧化酶的需要量增大的患者有可能出现钼缺乏问题。

5. **参考摄入量** 2000 年,中国营养学会根据国外资料初步制定了中国居民膳食钼参考摄入量,其中成人 AI 为 $60\ \mu g/d$,UL 为 $350\ \mu g/d$。

6. **食物来源** 钼广泛存在于各种食物中。动物肝、肾中含量最丰富,谷类、奶制品和干豆类是钼的良好来源。蔬菜、水果和鱼类中钼含量较低。

(六) 镍

1. **体内分布** 人体内含镍约 $10\ mg$,其中皮肤中含量占 18%,骨髓含量为 $0.1\sim0.3\ \mu g/g$,肝和肌肉含量为 $0.08\sim0.10\ \mu g/g$,淋巴结、睾丸和头发中含量$>0.5\ \mu g/g$。

2. **吸收代谢** 膳食中的镍经肠道铁运转系统通过肠黏膜,吸收率为 $3\%\sim10\%$。奶类、咖啡、茶、橘子汁、维生素 C 等食物及食物成分可使镍的吸收率下降,铁缺乏或怀孕和哺乳时镍的吸收率可增加。吸收入血的镍与血清白蛋白结合运送到全身,其中约有 60% 由尿排出,胆汁也可排出镍,汗液中亦有少量排出。

3. **生理功能** 镍在人体内的生化功能尚未明确,体外实验显示了镍与硫胺素焦磷酸酯(TPP)、磷酸吡哆醛、卟啉、蛋白质和肽的亲和力,并证明镍也与 RNA 和 DNA 结合。在白蛋白 N 端结合位置和游离的组氨酸有高度亲和性。镍缺乏时肝细胞和线粒体结构有变化,特别是内网质不规整,线粒体氧化能力降低,肝内 6 种脱氢酶减少,包括葡萄糖-6-磷酸脱氢酶、乳酸脱氢酶、异柠檬酸脱氢酶、苹果酸脱氢酶和谷氨酸脱氢酶等,这些酶参与生成还原型辅酶 I (NADH)、无氧糖酵解、三羧酸循环和由氨基酸释放氮。贫血患者血镍含量减少,人和动物补充镍后红细胞、血红蛋白及白细胞增加,提示镍有刺激造血功能的作用。在高等动物中,维生素 B_{12} 和叶酸的代谢及发挥生物学作用需要镍。

4. **缺乏与过多** 动物实验显示缺乏镍可出现生长缓慢,生殖力减弱。在山羊饲料中镍含量低于 $100\ \mu g/kg$ 时可导致山羊摄取饲料减少,母羊怀孕率较低,小羊出生体重较轻,死亡率较高,母羊乳中乳脂和乳蛋白降低,母羊死亡率也较高。绵羊缺镍时,除生长抑制外,血清总蛋白、红细胞计数都减少,并改变组织中铜和铁的分布。大鼠喂饲缺镍饲料($13\ \mu g/kg$),可引起三酰甘油在肝脏蓄积,并影响肝脂肪、卵磷脂和脑磷脂的脂肪酸组成。镍缺乏可使大鼠血浆葡萄糖浓度下降,也影响铁和维生素 B_{12} 的分布。

由动物研究资料推测,人每天摄入可溶性镍 $250\ mg$ 会引起中毒。但有些比较敏感的人摄入 $600\ \mu g/d$ 即可引起中毒。依据动物实验,长期过量摄取镍可导致心肌、脑、肺、肝和肾的退行性变。

5. **参考摄入量** 中国目前尚无镍的参考摄入量,根据动物实验结果推算,成人镍的需要量为 $25\sim35\ \mu g/d$。由于植物性食物含镍量较高,一般从膳食中每日可摄入镍 $100\sim200\ \mu g$。

6. **食物来源** 含镍丰富的食物有巧克力、果仁、干豆和谷类等。

(沈新南)

第六节　维　生　素

一、概述

维生素(vitamin)是维持机体生命活动过程中所必需的一类微量的有机化合物。维生素种类很多，化学结构与生理功能各不相同，它们既不供应热能，也不构成机体组织；只需少量即能满足需要；一般不能在人体内经自身的同化作用合成；其中有的以辅酶或辅酶前体的形式参与酶系统的作用。

维生素的分类，根据溶解性可分为脂溶性维生素和水溶性维生素两大类。脂溶性维生素有维生素 A、D、E 和 K4 类。这些维生素因结构的差异又各自有两种或数种的异构体，如维生素 A 存有 A_1 和 A_2 两种；维生素 D 有 D_2、D_3、D_4 和 D_5 4 种；维生素 E 又名生育酚，有 α、β、γ、δ 等数种；维生素 K 有 K_1 和 K_2 两种。

脂溶性维生素是指不溶于水但溶于脂肪及有机溶剂的维生素，包括维生素 A、D、E、K。在食物中它们常与脂类共存；其吸收与肠道中的脂类密切相关；易储存于体内(主要在肝脏)，且不易排出体外(除维生素 K 外)；当摄取过多时易在体内蓄积而导致毒性作用，如长期摄入大剂量维生素 A 和维生素 D(超出人体需要量 3 倍)，易出现中毒症状；若摄入过少则可缓慢地出现缺乏症状。

水溶性维生素有维生素 B 族和维生素 C 两大类。维生素 B_1(硫胺素)、维生素 B_2(核黄素)、烟酸(维生素 PP)、维生素 B_6(吡哆素)、维生素 B_{12}(钴胺素)、叶酸、泛酸(维生素 B_3)和生物素(维生素 H)等 8 种都属 B 族维生素。

水溶性维生素均可溶于水。它们之间的共同特点是：①溶于水，不溶于脂肪及有机溶剂。②它们进入消化道后经血液吸收，摄入过量时很快从尿中排出，因此必须每天通过食物供给。由于排出较快且体内储备量较少，当供给不足时，就易出现缺乏症。这类维生素几乎无毒性，但摄入极大量，如 10 倍于 RDA 以上时例外。③绝大多数是以辅酶或酶基的形式参与各种酶系统工作，在物质代谢过程的很多重要环节如呼吸、羧化、一碳单位转移等中起着重要的作用。④它们的营养水平多数都可在血和(或)尿中反映出来，它们主要以生理活性形式存在于各种组织的细胞中。血浆中的维生素虽然只能代表运输途中的维生素，但一般也可间接反映组织的丰竭程度，特别是浓度大量下降时，说明组织中的维生素已告枯竭。尿中的维生素含量仅能反映血液中维生素超过肾阈值的程度，不能准确地反映营养水平。但若采用负荷试验，即可反映营养水平。由于受尿量多少的影响，故主张对收集某段时间或任意一次尿时，将测得值换算为 1 g 尿肌酐的相对含量来表示(维生素 mg 或 μg/肌酐 g)。由于这类维生素是溶于水的，故容易在烹饪加工中流失。

人体维生素不足或缺乏是一个渐进过程，当膳食中长期缺乏某种维生素，最初表现为组织中维生素的储备量下降，继则出现生化指标异常，进而引起组织学上(即结构上)的改变及最后出现各种临床症状。

维生素缺乏的原因有原发性和继发性两种。膳食中摄入量不足属于原发性的，由于机体对维生素的吸收和储备发生障碍，或在体内破坏加速及病理或生理上的对维生素的需要量升高而导致的维生素缺乏，属于继发性的。长期轻度缺乏，或称边缘缺乏(marginal deficiency)维生素，不会出现临床症状，但可使劳动(包括脑力劳动)效率下降，引起不适的主观感觉及对疾病的抵抗力下降等。所以,不仅要预防缺乏症的发生,更要关注边缘缺乏状态,使机体处于健康水平。

二、维生素 A

(一) 理化性质

维生素 A(vitamin A)又称视黄醇(retinol)。天然存在的维生素 A 有两种类型:维生素 A_1(视黄醇)与 A_2(3-脱氢视黄醇)。前者主要存在于海产鱼肝脏中,后者主要存在于淡水鱼中,但其生物活性仅为前者的 40%。植物中的胡萝卜素具有与维生素 A 相似的化学结构,能在体内转化为维生素 A。已知至少有 10 种以上胡萝卜素类异构体可转化为维生素 A,故又称之为维生素 A 原(provitamin A),其中主要有 α-胡萝卜素、β-胡萝卜素、γ-胡萝卜素和隐黄素 4种,以 β-胡萝卜素的活性最高。

(二) 吸收与代谢

维生素 A 和胡萝卜素摄入人体后,即在小肠中与胆汁和脂肪消化的产物一起被乳化后由肠黏膜吸收。因此,小肠中有足够量的胆汁和脂肪是其吸收良好的重要条件。

维生素 A 为主动吸收,需要能量,速率比胡萝卜素要快 7～30 倍,摄取维生素 A 后 3～5 h,吸收达到高峰。维生素 A 渗入乳糜微粒经淋巴系统输送到肝,由肝实质细胞摄取,一部分维生素 A 由实质细胞转入脂肪细胞(lipocyte)储存。高蛋白膳食可以增加维生素 A 的利用。肾脏内也能储存维生素 A,但其量仅为肝脏的 1%。影响肝脏储存的因素很多,主要包括摄入量、机体的储存效率以及被储存的维生素 A 释放的效率。此外,它也受膳食构成与内分泌的影响。当靶组织需要维生素 A 时,维生素 A 从肝中释放出来,运输至靶组织。这个过程首先是将肝内储存的维生素 A 酯经酯酶水解为醇的形式,即与视黄醇结合蛋白(retinol binding protein,RBP)结合,再与前白蛋白(pre-albumin,PA)结合,形成维生素 A-RBP-PA 复合体后离开肝脏,经血液进入靶组织。靶组织的细胞膜上有 RBP 的特殊受体,可与 RBP 结合,并将维生素 A 释放及进入细胞内。游离的 RBP 由肾皮质细胞的溶酶体分解为氨基酸。

肝内储存的及摄入的维生素 A 都可补充到需要维生素 A 的靶组织中去。因此,肝内维生素 A 储存量能影响维生素 A 的代谢率,摄入量和储存量增加,代谢率也将升高。

(三) 生理功能

1. 与正常视觉有密切关系 眼视网膜的杆状细胞和锥状细胞中存在着对光敏感的色素,这些色素的形成和生理功能均有赖于适量维生素 A。如杆状细胞中的视紫红质(rhodopsin)就是一种糖蛋白与 11-顺式视黄醛所组成的复合蛋白质。这种在视网膜内对光敏感的色素如果合成不足,则可产生夜盲症,以致最终全盲。维生素 A 的缺乏还可引起角膜混浊。在人类,夜盲(即在暗处不能看到物体)是维生素 A 缺乏的早期症状之一,轻度缺乏表现为暗适应时间延长。

暗适应即为人体进入暗处,因缺乏足够量的视紫红质,故不能见物,但若有充足的全反式视黄醛,则可被存在于色素上皮细胞中的视黄醇异构酶(retinol isomerase)异构化为 11-顺式视黄醛,再与视蛋白结合,使视紫红质再生,恢复对光的敏感性,从而能在一定照度的暗处见物。暗适应的快慢决定于进入暗处前照射光的波长、强度和照射的时间,同时也决定于机体内维生素 A 的充足程度。检查人群的暗适应时间,可大致了解机体维生素 A 的营养状况。

2. 与上皮细胞的正常形成有关 维生素 A 影响黏膜细胞中糖蛋白的生物合成,从而影响黏膜的正常结构。机体的上皮组织广泛分布在各处,其中包括表皮及呼吸、消化、泌尿系统和腺体等组织。在维生素 A 缺乏时,可引起上皮组织的改变。如腺体分泌减少,可导致上皮干燥、角化以及增生,最终造成相应组织器官功能障碍。

3. 促进动物生长及骨骼发育 其机制可能是促进蛋白质的生物合成及骨细胞的分化。维生素 A 缺乏对骨生长影响的主要表现是骨骼中的骨质向外增生,从而干扰邻近器官尤其是神经组织。正常骨的生长需要成骨细胞和破骨细胞之间的平衡,当维生素 A 缺乏时这种平衡被破坏,成骨活动过盛而出现上述病变。

4. 影响动物的生殖功能 维生素 A 缺乏时可以影响雄性动物的精索上皮产生精母细胞和雌性动物的胎盘上皮,以至于影响胎儿的形成。

(四) 需要量与供给量

维生素 A 过去以国际单位(IU)表示,现在以视黄醇当量(RE)表示:1 μg 视黄醇当量(RE)＝1 μg 维生素 A,1 000 IU 的维生素 A 相当于 300 μg 的视黄醇。

人体对维生素 A 的需要量取决于人的体重和生理状况。儿童生长发育时期及乳母的特殊生理状况均需要较高的维生素 A。中国居民维生素 A 推荐摄入量(RNI),男性为 800 μgRE,女性为 800 μgRE。

维生素 A 的安全摄入量范围较小,为了确保绝大多数人维生素 A 的摄入量不会产生毒副作用,中国营养学会初步推荐维生素 A(不包括胡萝卜素)的可耐受最高摄入量(UL):成年人为 3 000 μgRE,孕妇为 2 400 μgRE,儿童为 2 000 μgRE。

(五) 食物来源

维生素 A 的食物来源,一是动物性食物,尤以肝、未脱脂乳和乳制品以及蛋类的含量较高;二是植物性食物中的胡萝卜素,以绿色、黄色蔬菜的含量为最多,如菠菜、草头、豌豆苗、韭菜、红心甘薯、胡萝卜、青椒和南瓜等。β-胡萝卜素在人体内平均吸收率为摄入量的 1/3,在体内转化为维生素 A 的转换率为吸收量的 1/2,因此,β-胡萝卜素在体内的生物活性系数为 1/6。其计算公式如下:

$$膳食或食物中总视黄醇当量(μgRE)＝视黄醇(μg)＋β\text{-}胡萝卜素(μg)×0.167$$
$$＋其他维生素 A 原(μg)×0.084$$

$$1 μg β\text{-}胡萝卜素＝0.167 μgRE$$

考虑到胡萝卜素的利用率不很稳定,因此建议供给量中至少应有 1/3 来自视黄醇,其余 2/3 为胡萝卜素。

(六) 机体营养状况评价

个体维生素 A 的营养状况可分为 5 个等级:①缺乏;②边缘状态;③充足;④过量;⑤中毒。除了缺乏和中毒以外,其余 3 种均无临床症状。在临界状态,机体不显示缺乏体征,但可能有一些下降的生理反应,如免疫反应降低。膳食中维生素 A 长期缺乏或不足,临床上首先出现暗适应能力降低及夜盲症。然后出现一系列上皮组织异常的症状,如皮肤干燥、形成鳞片,皮肤出现棘状丘疹、异常粗糙等,称为毛囊角化过度症。这些症状多出现在上、下肢的伸侧面、肩部、背部、下腹部及臀部的皮肤。上皮细胞的角化不仅出现在皮肤,还可发生在呼吸道、消化道、泌尿生殖器官的黏膜,以及眼的角膜和结膜上。其中最显著的是眼部,因角膜和结膜上皮组织的退变,泪液分泌减少而引起的眼干燥症。此病进一步发展,则可形成角膜软化及角膜溃疡,还可出现角膜皱褶和毕脱(Bitot's)斑。

常用的评价维生素 A 营养状况的指标如下。

（1）血清维生素 A 水平：成人血清维生素 A 参考值含量为 $30\sim90\ \mu g/100\ ml$。若 $<12\ \mu g/100\ ml$，即可出现缺乏维生素 A 的临床症状。

（2）视觉暗适应功能测定：现场调查时可采用该方法。

（3）血浆视黄醇结合蛋白测定：近年来认为血浆视黄醇结合蛋白含量与血浆视黄醇水平呈良好的正相关关系，可较好地反映人体的维生素 A 营养水平。

三、维生素 D

（一）理化性质

维生素 D 是环戊烷多氢菲类化合物，它是钙磷代谢的最重要调节因子之一，可由维生素 D 原（provitamin D）经紫外线（$270\sim300\ nm$）激活形成。动物皮下 7-脱氢胆固醇、酵母细胞中的麦角固醇都是维生素 D 原，经紫外线激活分别转化为维生素 D_3（cholecalciferol）及维生素 D_2（ergocalciferol）。人和许多动物的皮肤和脂肪中都含 7-脱氢胆固醇，故皮肤经紫外线照射后，即可产生维生素 D_3，然后被运往肝、肾，转化为具有生理活性的形式后再发挥其生理作用。由于活性维生素 D_3 是在体内的一定部位产生，经血液运往一定的器官、组织中才能发挥生理作用，以及对细胞作用的方式与类固醇激素作用方式相似，故有人建议将维生素 D_3 作为激素看待。

维生素 D 溶于脂肪与脂溶剂，不溶于水，对酸碱及氧的作用较稳定，对热也稳定，但在酸性环境中加热则逐渐分解，故通常的烹调加工不会引起维生素 D 的损失，但脂肪酸败可引起维生素 D 的破坏。

（二）吸收与代谢

人体可从两个途径获得维生素 D，即经口摄取和经皮肤内转化形成。膳食中的维生素 D_3 在胆汁的协助下，在小肠中乳化后被吸收入血浆，与内源性维生素 D_3 一起并与 α 球蛋白结合并运送至肝脏。维生素 D_3 在肝内经 D_3-25-羟化酶催化氧化成 $25\text{-}(OH)\text{-}D_3$，后者又被转运至肾脏，在 $25\text{-}(OH)\text{-}D_3\text{-}1$-羟化酶催化下，进一步被氧化成 $1,25\text{-}(OH)_2\text{-}D_3$，最后由血液循环输送到有关的组织器官中发挥生理作用。肾脏还可羟化 $25\text{-}(OH)\text{-}D_3$ 为 $24,25\text{-}(OH)_2\text{-}D_3$，但两者形成的作用恰好相反。$1,25\text{-}(OH)_2\text{-}D_3$ 是受低血钙引起的甲状旁腺激素上升刺激而产生的，而 $24,25\text{-}(OH)_2\text{-}D_3$ 则是受高血钙引起的甲状旁腺激素下降的刺激而产生的，它们的形成分别有利于纠正血钙过低和过高，两者在调节钙的代谢上都有重要的作用。

转运至小肠组织的 $1,25\text{-}(OH)_2\text{-}D_3$ 先进入黏膜上皮细胞，与胞质中的特异受体形成复合物，作用于核内染色质，诱发一种特异性钙结合蛋白的合成。这种蛋白质的作用是把钙从肠腔面的刷状缘处透过黏膜细胞进入血液循环，引起血钙增高，促进骨中钙的沉积。$1,25\text{-}(OH)_2\text{-}D_3$ 对肾脏也具有直接作用，能促进肾小管对磷酸盐的重吸收，以减少磷的损失。

维生素 D_3 主要储存于脂肪组织，其次为肝脏，储存量比维生素 A 少。在肝中首先转化成为活性较强的代谢产物，再与葡萄糖醛酸结合形成葡萄糖醛酸苷（glucuronide）后，随同胆汁排入肠中，通过粪便排出体外。仅占摄入量的 $2\%\sim4\%$ 的维生素 D 由尿排出。

（三）生理功能

维生素 D_3 对骨骼形成极为重要，促使骨和软骨骨化及正常生长，与甲状旁腺激素一起防止低钙性手足抽搐症和骨质疏松症，维持血钙的正常水平。当维生素 D 在体内通过肝脏、肾脏转化为活性形式，并被运输至肠、骨、肾脏时，可通过不同的作用机制，增加钙、磷在肠内的吸收和肾脏对钙、磷的重吸收，增加骨中钙和磷向血液的释放，从而维持血钙正常水平。维生素 D 还可防止氨基酸在通过肾脏时的丢失,缺少维生素 D 时,尿中的氨基酸排泄量就增加。

(四)需要量与供给量

日光照射皮肤可激活维生素 D 原形成维生素 D,故应予补充维生素 D 的量受日光照射的影响。同时,维生素 D 的供给量还与钙、磷的供给量有关。一般成年人如果在容易接触日光的地方生活和工作,则很易通过太阳光的照射获得充足的维生素 D,而不必考虑由膳食供给维生素 D。当妇女怀孕或哺乳期,由于对钙、磷的需要量增加,此时必须通过膳食补充维生素 D_3。

中国营养学会推荐维生素 D 摄入量为 10 岁以下儿童,50 岁以上成人,孕中、晚期妇女和乳母为 10 μg/d (100 IU=2.5 μg)。

婴儿最容易发生维生素 D 中毒,已有报道每日摄入 50 μg 维生素 D 可引起高维生素 D 血症。由于过量摄入维生素 D 有潜在的毒性,中国营养学会建议维生素 D 的 UL 值为 20 μg/d。

(五)食物来源

含维生素 D 较丰富的食物有动物肝脏、鱼肝油、禽蛋类等。奶类也含有少量的维生素 D,每 100 g 奶含维生素 D 在 1 μg 以下。故 6 岁以下儿童,补充适量的鱼肝油对其生长发育有利,经常接受日照是维生素 D_3 良好的来源。

(六)机体营养状况评价

血浆中 25 -(OH)- D_3 的浓度:近来发现 25 -(OH)- D_3 是维生素 D_3 在血液循环中的主要运输形式,它的浓度高低可特异性地反映机体维生素 D_3 的储存量情况,从而可用作直接鉴定维生素 D_3 营养状况的指标。

四、维生素 E

(一)理化性质

维生素 E 是所有具有 α -生育酚活性的生育酚(tocopherol)和生育三烯酚(tocotrienol)及其衍生物的总称,又名生育酚。已知有 4 种生育酚,即 α -生育酚、β -生育酚、γ -生育酚、δ -生育酚;生育三烯酚也有 4 种,即 α -生育三烯酚、β -生育三烯酚、γ -生育三烯酚、δ -生育三烯酚,它们具有维生素 E 的生物活性。

各种生育酚都可被氧化而成为氧化生育酚、生育酚氢醌及生育醌。这种氧化可受光的照射、热、碱以及一些微量元素如铁及铜的存在而加速。但各种生育酚在酸性环境中较碱性环境中稳定。在无氧的条件下,它们对热与光以及对碱性环境也相对较为稳定。在有氧条件下,游离酚羟基的酯是稳定的,故市场上的生育酚常以它的醋酸酯的形式提供。

(二)吸收与代谢

维生素 E 及其酯的体内吸收率仅占摄入量的 20%~40%。酯在消化道内一部分水解为游离形式,另一部分仍为酯式。当维生素 E 摄入量大时(以 mg 计),其吸收率低。生育酚酯被吸收之前在肠道中先被水解释出维生素 E 及其同类物,与脂类一起消化吸收。三酰甘油,尤以中链的三酰甘油能帮助吸收;相反,亚油酸却降低维生素 E 的吸收。

维生素 E 在血浆内的运载主要由 β -脂蛋白携带,组织对维生素 E 的摄取量与食入量成比例。在各种组织中,以肾上腺、脑下垂体、睾丸及血小板等的浓度最高。脂肪组织、肝脏及肌肉为维生素 E 最大的储存场所。在细胞内,线粒体则是含量最高的细胞器。当膳食中维生素 E 缺乏时,机体先动用血浆及肝脏的维生素 E,其次为骨骼肌与心肌,脂肪组织的消耗最慢。

维生素 E 以非酯化的形式存在于组织内。维生素 E 主要通过粪便排出,少量由尿排出。当人体大量摄入时,先转变成生育醌的内酯,并以葡萄糖醛酸苷的形式从尿中排出。

（三）生理功能

维生素 E 有抗氧化作用,防止不饱和脂肪酸受到过氧化作用的损伤,从而维持含不饱和脂肪酸较多的细胞膜的完整和正常功能。如维生素 E 能保持红细胞的完整性;维生素 E 也能防止维生素 A、维生素 C 的氧化,保证它们在体内的营养功能。维生素 E 可以调节体内一些物质的合成。维生素 E 通过调节嘧啶碱基而参与 DNA 的生物合成过程。维生素 E 是辅酶 Q 合成的辅助因子,也与血红蛋白的合成有关。维生素 E 与精子的生成和繁殖能力有关,但与性激素分泌无关。人的衰老过程是自由基对 DNA 以及蛋白质破坏的积累所致,因此,维生素 E 等抗氧化剂可能使衰老过程减慢。但尚未有确切的证据证明维生素 E 可以延长寿命。

维生素 E 还可抑制含硒蛋白、含铁蛋白等的氧化,保护脱氢酶中的巯基不被氧化,或不与重金属离子发生化学反应而失去作用。许多环境因素可产生自由基,维生素 E 可减少其毒性。城市空气中二氧化氮及臭氧易使肺损伤,补充维生素 E 者,肺组织中维生素 E 水平上升,而缺乏维生素 E 者则无多余维生素 E 可输送至肺,必须依靠其他清除自由基的酶系统。大剂量维生素 E 可以减少高压氧对机体的损害,减轻眼晶状体纤维化。

（四）需要量与供给量

人体对维生素 E 的需要量受膳食中其他成分影响。多不饱和脂肪酸因含有较多易被氧化的双键,故膳食中多不饱和脂肪酸摄入增多,作为抗氧化剂的维生素 E 的需要量就增加。维生素 E 与维生素 C 两者都有抗氧化作用,但维生素 E 为脂溶性,其防止生物膜的脂类过氧化作用更有效。两者有协同作用,给缺维生素 E 者补充维生素 C,可使血浆维生素 E 水平升高,但不能减少脂类过氧化、红细胞溶血及氧化型谷胱甘肽(GSSG)水平。维生素 C 可以节约维生素 E,但大剂量维生素 C 作用与之相反,可以降低维生素 E 抗氧化能力,相应地提高维生素 E 需要量。硒与蛋氨酸可以节约维生素 E。女性服用避孕药及长期口服阿司匹林者都增加维生素 E 的需要量。

一般认为 1 岁以下婴儿的需要量为 2～3 mg/d,牛乳中的含量仅为母乳的 1/10～1/2,因此对人工喂养儿必须注意另行补充。此外,婴儿食品中常添加富含多不饱和脂肪酸的植物油,也需适量增加维生素 E。维生素 E 可以遏制脂肪酸的氧化,从而减少脂褐质的形成以及保护细胞免受自由基损害,故老年人需要增加维生素 E 的供给量,但每日总摄入量宜在 300 mg 以下。中国营养学会推荐 14 岁以上人群以及孕妇、乳母适宜摄入量(AI)均为 14 mg。

（五）食物来源

维生素 E 主要存在于各种油料作物种子及植物油中,某些谷类、坚果类和绿叶菜中也含有一定数量,肉、奶油、乳、蛋及鱼肝油中也存在。许多因素可影响食物中的维生素 E 含量,因而每一种食物都有相当大的含量变化或差异。如奶中的 α-生育酚的含量上下波动可达 5 倍,且随着季节的变动而改变。天然的维生素 E 是不稳定的,在储存与烹调加工中可发生明显的破坏,植物油中的维生素 E 含量可因加热而明显降低。

（六）机体营养状况评价

1. **血清维生素 E 水平** 血清 α-生育酚浓度可直接反映机体维生素 E 的储存情况。

2. **红细胞溶血试验** 用过氧化氢作红细胞的体外溶血试验。红细胞与 2%～2.4% H_2O_2 保温后,溶血释放的血红蛋白的量与蒸馏水保温所溶出者相比较,用百分数来表示,其值与血浆维生素 E 水平有一定的关系。这是一种显示功能受损的指标,溶血释放血红蛋白的量与蒸馏水所溶出者比值>20% 为缺乏,10%～20% 为低水平,<10% 为可接受的水平。

五、维生素 B_1

(一) 理化性质

维生素 B_1 又名硫胺素(thiamine)，抗神经炎因子或抗脚气病因子。维生素 B_1 溶于水，不溶于脂肪和有机溶剂，在酸性溶液中很稳定，加热至120℃仍不分解，在碱性或中性环境中易被氧化而失去活性。一般烹调温度下破坏较少，但在碱性条件下不耐高热。具有还原性的化学物质，如二氧化硫、亚硫酸盐等在中性及碱性介质中能加速维生素 B_1 的分解破坏，故含维生素 B_1 多的食物，如谷类、豆类以及肉类不宜使用二氧化硫或亚硫酸盐等化学物质，以防维生素 B_1 破坏。维生素 B_1 在常温下暴露于空气中储藏时损失不大，但在煮粥、煮豆或蒸馒头时，若加入过量的碱，则会造成维生素 B_1 的大量损失。

(二) 吸收与代谢

维生素 B_1 在小肠上部可被迅速吸收，但若有乙醇存在且缺乏叶酸盐时，其吸收将受影响。维生素 B_1 浓度高时在小肠以被动扩散方式吸收，而在低浓度时则为一种主动的吸收方式。吸收后的维生素 B_1 经血液运送至肝脏及其他细胞，经焦磷酸激酶催化成为焦磷酸硫胺素(thiamine pyrophosphate，TPP)，这是它具有生理功能的活性形式。

体内维生素 B_1 的总量约80%为TPP，有10%为三磷酸硫胺素(thiamin triphosphate，TTP)，还有少量单磷酸硫胺素(thiamin monophosphate，TMP)和维生素 B_1。成人体内有维生素 B_1 25~30 mg，以心脏、肝脏、肾脏和脑中的含量较高，总量的50%存于肌肉中。

(三) 生理功能

TPP是羧化酶(carboxylase)和转酮醇酶(transketolase)的辅酶。在羧化酶系统中催化 α-酮酸的氧化脱羧反应，从而使来自糖酵解和氨基酸代谢产生的 α-酮酸进入三羧酸循环。若机体内维生素 B_1 不足，不仅丙酮酸不能继续代谢，而且还影响氨基酸、核酸和脂肪酸的合成代谢。此外，维生素 B_1 尚可抑制胆碱酯酶，对于促进食欲、胃肠道的正常蠕动和消化液的分泌等也有重要作用。

(四) 需要量与供给量

维生素 B_1 与整个物质和能量代谢关系密切，故它的需要量应与机体热能总摄入量成正比。一般都主张维生素 B_1 的供给量应以4.18 MJ(1 000 kcal)热能供给多少来表示。WHO的资料表明，膳食中维生素 B_1 含量每1 000 kcal<0.3 mg即可出现脚气病。以0.5 mg较为安全，可使组织维生素 B_1 达到饱和。故目前多数国家包括中国在内，维生素 B_1 的推荐摄入量(RNI)都定为0.5 mg/1 000 kcal。

维生素 B_1 摄入过量产生毒性作用未见报道，根据国内外研究及国内治疗维生素 B_1 缺乏的经验，维生素 B_1 的UL值定为50 mg/d。

(五) 食物来源

维生素 B_1 广泛存在于天然食物中，但含量随食物种类而异，且受收获、储藏、烹调等条件的影响。含量较丰富的有动物内脏(肝、心、肾)、瘦肉类、豆类、酵母、干果及硬果，以及不过度碾磨的粮谷类。蔬菜较水果含有较多的维生素 B_1，但都不是膳食维生素 B_1 的主要来源。芹菜叶及莴苣叶含量较为丰富，有些调味品及干菜中虽然含维生素 B_1 也很高，但在膳食中使用量少。

一些食物中存在有抗维生素 B_1 因子，如某些生的鱼或海产品(鲤鱼、鲱鱼、青蛤和虾)含有的硫胺素酶，能分解维生素 B_1，但这种酶在烹调加热时会被破坏，故不要生食鱼类和软体动物。茶叶中含有一种对热稳定的维生素 B_1 分解酶，故大量饮茶或咀嚼茶叶时，会影响维生素 B_1 的利用率。

(六) 机体营养状况评价

1. 尿中维生素 B_1 的排出量测定 常用尿负荷试验,即以口服 5 mg(儿童减半)维生素 B_1 后,4 h 内排出维生素 $B_1 > 200 \mu g$ 者为正常,$< 100 \mu g$ 者为缺乏。也可测定空腹一次尿中维生素 B_1 与肌酐含量,计算出维生素 B_1(μg)/肌酐(g)之比值,并用它来评定维生素 B_1 的营养状况。一般大规模调查时可以采用此法。

2. 红细胞转酮醇酶活力系数(erythrocyte transketolase action coefficient,ETK - AC)或 TPP 效应 血液中维生素 B_1 绝大多数以 TPP 形式存在于红细胞中,并作为转酮醇酶辅酶而发挥作用,该酶活性的大小与血液中维生素 B_1 的浓度密切相关。维生素 B_1 缺乏时,该酶活性降低,因此通过体外试验测定加入 TPP 前后红细胞中转酮醇酶活性的变化来反映营养状态,可早期灵敏地测知维生素 B_1 的营养状况。通常用两者活性之差占基础活性的百分率即 ETK - AC 或用 TPP 效应来表示,ETK - AC 愈高表明维生素 B_1 缺乏愈严重。一般认为 ETK - AC > 16% 为不足,> 25% 为缺乏。

六、维生素 B_2

(一) 理化性质

维生素 B_2 又称核黄素(riboflavin)。维生素 B_2 是 7,8 -二甲基异咯嗪与核糖醇的缩合物,呈黄色针状结晶,熔点为 275~282℃,在酸性溶液中稳定,碱性中不稳定,在日光或紫外光照射下降解生成光黄素(lumiflavin)和光色素(lumichrome)等,这些降解产物失去维生素 B_2 性质并可促进脂质过氧化,故储存维生素 B_2 必须避光。

(二) 吸收与代谢

大多数食物中的维生素 B_2 主要以辅酶形式与蛋白质形成复合物存在,在消化酶作用下水解释出维生素 B_2,在小肠近端吸收。以主动吸收为主,乙醇、咖啡因、铜、锌、铁离子可干扰吸收,未吸收的则被肠道细菌分解。哺乳动物肠道中的微生物可以合成维生素 B_2 并被吸收,但其量甚微。维生素 B_2 在小肠黏膜、肝等组织细胞内,经核黄素激酶作用,其核糖醇 5 位磷酸化成核黄素 5′磷酸(FMP),也称黄素单核苷酸(FMN)。后者可在核黄素腺嘌呤二核苷酸合成酶催化下与三磷酸腺苷(ATP)作用生成黄素腺嘌呤二核苷酸(FAD)。FMP 与 FAD 经共价或非共价键与酶蛋白结合,发挥辅酶作用。

体内的维生素 B_2 主要以 FAD 的形式存在于组织细胞内,如肝组织中 FAD 约占 74%,骨骼肌中 FAD 约占 85%,游离核黄素仅占 3%,其余为 FMP。血液中维生素 B_2 含量低,且主要是游离核黄素。组织中的核黄素辅酶几乎全部与酶蛋白结合。游离的 FMP 与 FAD 可迅速被焦磷酸核苷酶和磷酸酶催化水解释出游离核黄素。

维生素 B_2 及其代谢产物主要经尿排出。尿中 60%~70% 为原形及其糖苷衍生物,其他还有黄素- 8 - α -组氨酸(或半胱氨酸),它是与酶蛋白共价结合的辅酶代谢产物,以及肠道细菌分解产物、光照分解产物。

(三) 生理功能

维生素 B_2 的生理功能主要是以黄素单核苷(FMN)和黄素腺嘌呤二核苷酸辅酶(FAD)形式参与许多物质代谢的氧化还原反应:①参与体内生物氧化与能量代谢;②参与维生素 B_6 和烟酸的代谢;③参与体内抗氧化防御系统,FAD 作为谷胱甘肽还原酶的辅酶,维持还原性谷胱甘肽的浓度等。

（四）需要量与供给量

维生素 B_2 推荐摄入量（RNI），成人男性为 1.4 mg/d，女性为 1.2 mg/d，孕妇和乳母为 1.7 mg/d。

（五）食物来源

蛋、瘦肉、乳类是维生素 B_2 的主要食物来源，如膳食结构中其比例过低，则以谷类、豆类为重要来源。谷类食物的维生素 B_2 含量随加工与烹调方法而异。精白米中维生素 B_2 的留存量仅为糙米的 59%，小麦标准粉的维生素 B_2 仅留下原有量的 39%，精白粉中则更少。麦面制品加工中用碱可使所含的维生素 B_2 在加热时被破坏。此外，淘米、煮面去汤均可使食物中的维生素 B_2 丢失。

（六）机体营养状况评价

一般维生素 B_2 缺乏的早期表现为全身疲倦、乏力、眼睛瘙痒，继而口腔、阴囊发生病变，以及口角炎、舌炎、眼睑炎、角膜血管增生、头面部脂溢性皮炎等。

常用的实验室指标如下。

1. 尿维生素 B_2 排出量　合理膳食条件下，正常成年人 24 h 尿中维生素 B_2 排出总量超过 200 μg 或任意一次尿中维生素 B_2/肌酐比值 $\geqslant$ 80 μg/g 肌酐。如 $<$ 27 μg/g 肌酐，则表示缺乏。负氮平衡或服用抗生素及某些治疗精神病的药物等时可见尿中维生素 B_2 排出量增高。

2. 尿负荷试验　口服维生素 B_2 5 mg，4 h 内尿中排出 $<$ 400 μg 表示缺乏，800～1 300 μg 为正常，400～800 μg 为不足，$>$ 1 300 μg 为充裕。

3. 红细胞维生素 B_2 含量　红细胞维生素 B_2 含量 $>$ 400 nmol/L 或 150 μg/L 为正常，低于 270 nmol/L 或 100 μg/L 为缺乏。

4. 红细胞 FAD 依赖的 GSH 还原酶活性系数　测定加入与未加入 FAD 的红细胞 GSH 还原酶活性，求出活性系数（activity coefficient，AC）。AC $<$ 1.2 属正常，1.2～1.4 为低水平，$>$ 1.4 为缺乏。此指标不宜用于 6-磷酸葡萄糖脱氢酶（G_6PD）缺陷患者，因该病患者 GSH 还原酶活性高于正常人。

七、泛酸

（一）理化性质

泛酸（pantothenic acid）因在食物中分布广泛而得名。其结构为丙氨酸经肽键与 α、γ-二羟-β、β-二甲基丁酸缩合而成。酸、碱和干热可使其分解为 β-丙氨酸及其他氧化物。常用制剂为泛酸钙。在体内泛酸经磷酸化，并与半胱氨酸结合成磷酸泛酰巯基乙胺。

（二）吸收与代谢

食物中的泛酸由小肠主动吸收，高浓度时则通过被动扩散，由血液运输经载体转运进入细胞，然后经磷酸化并与半胱氨酸结合，生成磷酸泛酰巯基乙胺。

（三）生理功能

成为酰基载体蛋白的辅基，例如在脂肪酸合成中的脂酰载体蛋白（ACP），它与 7 种脂肪酸合成酶相连，自身处于复合体的中心，作用时磷酸泛酰巯基乙胺侧链似一长臂，通过巯基将酰基从一个酶分子转移到另一个酶分子，与腺嘌呤核苷酸结合并再磷酸化成为辅酶 A（CoA），辅酶 A 参与糖、脂及蛋白质代谢。

（四）需要量与供给量

泛酸适宜摄入量（AI），11 岁起至成年人为 5.0 mg/d，孕妇为 6.0 mg/d，乳母为 7.0 mg/d。

（五）食物来源

食物中普遍存在,尤以动物性食物、整粒谷类及豆类含量丰富。单纯泛酸缺乏很少见,但多种营养素不足时可伴有。

（六）机体营养状况评价

实验室评价方法有血浆泛酸含量测定、泛酸尿负荷试验等。

八、维生素 B_6

（一）理化性质

维生素 B_6 的化学本质是 2 -甲基- 3 -羟基- 5 -羟甲基吡啶,4 位可以是甲羟基、醛基或甲氨基,故可有 3 种存在形式,即吡哆醇(pyridoxing, PN)、吡哆醛(pyridoxal, PL)与吡哆胺(pyridoxamine,PM)。在动物组织内多以吡哆醛和吡哆胺形式存在,植物中则以吡哆醇为多。磷酸吡哆醛(PLP)与磷酸吡哆胺(PMP)是维生素 B_6 的体内活性辅酶形式。

游离的 B_6 在酸性溶液中对光、热均比较稳定,在碱性中易受光、热破坏。氯化吡哆醇为常用的药剂或食物强化剂。

PLP 与酶蛋白中的赖氨酸残基的 ϵ -氨基形成希夫碱而共价结合,此结构对有关酶发挥催化作用有重要意义。

（二）吸收与代谢

食物中的维生素 B_6 主要以 PLP、PMP 及 PN 存在。PLP 与 PMP 需经消化酶作用水解脱磷酸后才能为小肠被动吸收。

血浆与红细胞均参与维生素 B_6 运输。血浆中 PLP 与 PL 占 $75\% \sim 80\%$,其次为 PN,均与白蛋白结合运输,在红细胞中则与血红蛋白结合。肝、脑、肾及红细胞等均可摄取维生素 B_6,并将非磷酸化形式维生素 B_6 经磷酸激酶催化磷酸化,但 PN 与 PMP 仅在肝中才能氧化成 PLP。由肝供给其他组织 PLP,肝内并有醛氧化酶将过多的 PL 转变成吡哆酸,然后入血经尿液排出。

PLP 易与蛋白质形成希夫碱,是细胞内含量多、活性高的维生素 B_6 形式。维生素 B_6 缺乏的大鼠,肝 PL 激酶活性降低 50%,而脑中该酶活性仅下降 14%,表明维生素 B_6 对神经系统的重要性。

人体的维生素 B_6 代谢库估计有 1 000 μmol,其中 $800 \sim 900 \mu mol$ 存在于肌肉,大多与糖原磷酸化酶结合。

（三）生理功能

已知体内有 60 余种酶需要维生素 B_6 作为辅酶,所催化的反应与相关的生理功能主要表现在:参与氨基酸代谢,如转氨、脱氨、脱羟、转硫和色氨酸转化等作用。作为氨基酸脱羧酶的辅酶,催化酪氨酸、组氨酸、多巴、色氨酸的脱羧反应,生成相应的酪胺、组胺、多巴胺与 5 -羟色胺,这些胺类都具有特殊活性,对神经、血管及腺体活动有重要调节作用。作为某些氨基酸转羟甲基酶的辅酶,丝氨酸转羟甲基酶催化丝氨酸及苏氨酸分解,生成一碳基团。后者是体内嘌呤、嘧啶、肾上腺素、胆碱等的合成原料,涉及细胞增殖、磷脂代谢、免疫等多种功能。参与脂肪的代谢,促进体内烟酸合成。参与造血,促进体内抗体合成,促进维生素 B_{12}、铁和锌的吸收。

20 世纪 90 年代以来,流行病学研究发现血中同型半胱氨酸水平与颈动脉狭窄发生率呈正相关,认为高同型半胱氨酸血症是诱发动脉粥样硬化的一个独立危险因素,并发现高同型半胱氨酸血症的发生率与维生素 B_6、维生素 B_{12} 以及叶酸的营养状况呈负相关。

（四）需要量与供给量

人体对维生素 B_6 的需要量随体力活动及代谢增强而提高,孕妇、乳母需要量增多。老年随增龄 PLP 磷酸酶活性增强,血浆与肝 PLP 含量降低,故需要量增多。其他情况如服用异烟肼对维生素 B_6 有拮抗作用,需给予补充。

维生素 B_6 适宜入量（AI）成年人为 1.2 mg/d,>50 岁人为 1.5 mg/d,孕妇和乳母为 1.9 mg/d。

（五）食物来源

维生素 B_6 在食物中分布较广,含量较多的食物为鸡肉和鱼肉、肝脏、豆类、硬果类,其他如蔬菜、水果及谷类食物也含有一定量。通常食物中维生素 B_6 利用率约为 75%。谷类加工与食物储存、烹调过程均可使维生素 B_6 丢失,过多纤维素也使其利用率降低。

（六）机体营养状况评价

人体缺乏维生素 B_6 可发生脂溢性皮炎、失眠、易激惹等;婴儿缺乏维生素 B_6 出现皮炎、生长发育不良、惊厥及贫血等;孕妇缺乏维生素 B_6 可影响胎儿的生长及神经系统发育等。

人体营养状况评价常选用色氨酸尿负荷试验、血浆 PLP 含量以及尿中 4-吡哆酸含量指标。血浆同型半胱氨酸的含量测定,也用作评价维生素 B_6 营养状况指标,两者呈负相关。

九、烟酸

（一）理化性质

烟酸(nicotinic acid)又称尼克酸,维生素 PP。烟酸的化学结构式为吡啶-3-羧酸,是对酸、碱和热均比较稳定的白色结晶。羧基易酰胺化而成为烟酰胺,于水、醇中的溶解度显著增大。

（二）吸收与代谢

食物中的烟酸主要以辅酶形式存在,经消化酶作用释出烟酰胺,由小肠黏膜主动吸收。口服烟酸或烟酰胺可以原形吸收。血浆中的烟酰胺能迅速被肝与红细胞摄取。进入细胞的烟酰胺和烟酸均可转变成辅酶形式,部分与酶蛋白结合,部分以游离形式储存。心、肝、肾、肌肉中烟酰胺辅酶含量较高,肝脏还是储存 NAD 的主要器官。

哺乳动物的肝、肾等组织存在催化色氨酸代谢生成烟酰胺的酶系,体内必需的烟酸部分来源于此。体内色氨酸转变成烟酸的效率其个体差异较大,平均为 60 mg 色氨酸生成 1 mg 烟酸。由此途径供给烟酸的量受色氨酸摄入量的影响,也受到转变过程辅助因子如核黄素、维生素 B_6 的营养状况影响。妊娠末期转变效率增高 3 倍,可能由于雌激素对关键酶色氨酸氧化酶的作用所致。

体内过多的烟酸在肝内经 N-甲基转移酶催化转变成 N'-甲基烟酰胺自肾排出,此为其在尿中排出的主要代谢产物。

（三）生理功能

1. 以辅酶形式参与物质代谢　已知 200 多种酶需要 NAD 和 NADP 作辅酶,依赖其分子中的烟酰胺作为电子或氢的受体或供体。大多数需 NAD 的酶催化分解代谢中的氧化脱氢反应,NADP 则大多数以还原型（NADPH$+H^+$）在合成反应中供氢。因此,烟酰胺辅酶的作用广泛,涉及糖、脂类和氨基酸等的合成代谢与分解代谢,并涉及某些激素的代谢。

2. NAD 经水解生成腺嘌呤二磷酸核苷　NAD 作为糖水解酶的底物,可水解释出烟酰胺生成腺嘌呤二磷酸核苷。真核细胞核中腺嘌呤二磷酸核苷（ADPR）聚合酶,可催化多个 ADPR 转移至受体蛋白如组蛋白。这种 ADP 核苷化的蛋白质在 DNA 修复、DNA 复制及细胞分化中有重要作用。

非辅酶形式的烟酸是糖耐量因子(GTF)的组成成分。

（四）需要量与供给量

人体研究发现采用缺乏烟酸的膳食 50～60 天后,出现癞皮病临床征象。因体内所需的烟酸部分是由色氨酸转变生成,因此膳食中烟酸供给量多以烟酸当量(NE)表示。

$$烟酸当量 NE(mg) = 烟酸(mg) + 1/60 色氨酸(mg)$$

烟酸需要量与热能消耗量相关。中国营养学会制定的中国居民膳食烟酸参考摄入量(DRI),其中推荐摄入量成年男性为 14 mgNE/d,女性为 13 mgNE/d,孕妇为 15 mgNE/d,乳母为 18 mgNE/d,可耐受最大摄入量 35 mgNE/d。婴幼儿及少年儿童的推荐摄入量按体重计算相对高于成年人。

（五）食物来源

肉类、鱼类、乳类及蔬菜含有较多量烟酸。谷类含量居中,加工越精细丢失越多。动物性蛋白含色氨酸较多,烟酸当量值较高,如鸡肉的烟酸当量 48.85 mgNE/1 000 kcal;植物性蛋白则较低,黄豆烟酸当量为 23.73 mgNE/1 000 kcal。谷类中存在人体难以利用的结合型烟酸,用碱处理后烟酸测定值增高。玉米中色氨酸含量低,而且结合型烟酸占 69%～73%,因此以玉米为主食又缺少其他副食地区的居民易缺乏烟酸。

（六）机体营养状况的评价

临床上典型的单一烟酸缺乏症——癞皮病已少见,其缺乏症状常与维生素 B_1、B_2 等缺乏同时存在。膳食原因引起的烟酸缺乏多伴有其他水溶性维生素或蛋白质摄入不足。缺乏的早期症状为疲劳、记忆力减退和失眠等。其典型症状是皮炎(dermatitis)、腹泻(diarrhea)、痴呆(dementia),即所谓"三 D"症状。皮炎多发生在身体暴露部位,如面颊、手背、足背等,呈对称性皮炎。患处皮肤与健康皮肤有明显界线,多呈日晒斑样改变,皮肤变为红棕色,表皮粗糙、脱屑、色素沉着等。消化道症状主要为食欲减退、消化不良、腹泻等。同时可出现口腔黏膜、舌部糜烂及猩红舌等。神经精神症状有抑郁、忧虑、记忆力减退、感情淡漠和痴呆。过量摄入烟酸的不良反应主要表现为皮肤发红、眼部不适、恶心、呕吐、高尿酸血症等,长期大量服用可能对肝脏有损害。

实验室检查:①测定尿中烟酸代谢产物 N'-甲基烟酰胺(N'- MN),采用尿负荷实验,受试者口服烟酰胺 50 mg 测定 4 h 内尿中排出的 N'-甲基烟酰胺量,排出量<2.0 mg 为缺乏,2.0～2.9 mg 为不足;3.0～3.9 mg 为正常;②尿 2 -吡啶酮/N'- MN 比值测定,正常 1.3～4.0,不足<1.3;③红细胞 NAD 及红细胞 NAD/NADP 比值测定,<1.0 时表示不足。

十、生物素

（一）理化性质

生物素(biotin)的结构为含硫的脲基环和带一个戊酸侧链的四氢噻吩环构成。生物素易溶于热水,对热稳定,强酸、强碱及紫外线照射则破坏。

（二）吸收与代谢

生物素在小肠上段主动吸收,结肠也可吸收由肠道细菌产生的生物素。在体内由侧链上的羧基与酶蛋白的赖氨酸残基 ε- NH_2 结合,发挥辅酶作用。生物素主要经尿排出,乳汁中也有生物素排出,但量较少。

（三）生理功能

生物素的主要功能是在脱羧-羧化反应和脱氨反应中起辅酶作用，在碳水化合物、脂类、蛋白质和核酸的代谢过程中发挥重要作用。同时，生物素还参与胰淀粉酶和其他消化酶的合成，所以生物素与食物的消化过程密切相关。

（四）需要量与供给量

成人生物素的适宜摄入量（AI）为 30 μg/d。

（五）食物来源

生物素广泛存在于天然食物中，含量较多的食物有动物肝、肾、蛋黄、番茄、酵母、花菜等。不同食物中生物素的可利用性不同，玉米和大豆中的生物素可全部利用，小麦中的则难以利用。

长期服用抗生素或食用生鸡蛋易患生物素缺乏症。因抗生素可杀灭肠道微生物；生鸡蛋的蛋白含有不耐热的抗生物素蛋白（avidin），能与生物素结合成不能消化吸收的物质。缺乏生物素可发生生长延迟、皮炎、脱发、食欲减退、高胆固醇血症等。

（六）机体营养状况评价

实验室评价可通过测定血、尿生物素含量等指标来判断。

十一、叶酸

（一）理化性质

叶酸（folic acid）由蝶啶、对氨基苯甲酸和谷氨酸组成。天然存在的叶酸大多为多谷氨酸形式，如三谷氨酸叶酸与七谷氨酸叶酸。叶酸为黄色结晶，不溶于冷水及乙醇，其钠盐易溶于水，但在水溶液中易被光破坏。

在生物体内，蝶啶环上 5，6，7，8 位可被还原。随还原程度不同，可形成 7，8-二氢叶酸及 5，6，7，8 四氢叶酸（THFA）。THFA 的 N^5 或 N^{10}，或 N^5 与 N^{10} 一起可与一碳基团相联结，发挥携带一碳基团的生理作用，是叶酸的辅酶形式。

（二）吸收与代谢

食物中的叶酸多以与多个谷氨酸结合的形式存在。在小肠上部由肠黏膜上皮细胞的 γ-谷氨酰羧基肽酶催化，水解成单谷氨酸叶酸后才能被小肠主动吸收。

还原型叶酸易于吸收，因此 GSH 和维生素 C 有利于叶酸吸收。肠壁、肝、骨髓等组织存在叶酸还原酶，在维生素 C 及 NADPH 参与下，催化叶酸转变成四氢叶酸（THFA）。血清中的叶酸主要为 N^5-甲基 THFA，大部分与白蛋白非特异结合运输，小部分由一种特异的糖蛋白结合运输。

叶酸由尿与胆汁排出。正常人体内储存的叶酸主要为多谷氨酸形式，储存量为 5～10 mg，肝内约占 50%，每天肝肠循环的叶酸约 0.1 mg，对维持血清叶酸水平有重要意义。

（三）生理功能

THFA 的主要生理功能是作为一碳基团的载体，参与许多物质的合成代谢。参与嘌呤、嘧啶核苷酸的合成。N^5-甲基 THFA 提供甲基使同型半胱氨酸再生成蛋氨酸，以及提供肌酸、肾上腺素、胆碱等合成所需的甲基。叶酸缺乏也可导致高同型半胱氨酸血症。参与丝氨酸与甘氨酸的相互转变，丝氨酸在 THFA 参与下，由羟甲基转移酶催化生成甘氨酸及 N^5，N^{10}-甲烯 THFA，但该反应可逆。此外，组氨酸代谢生成谷氨酸及部分 tRNA 甲基化等均需有 THFA 参与。由于叶酸与核酸及蛋白质的合成密切相关，故它对于正常血细胞生成、组织修复等有重要意义，并与神经系统功能及脂代谢有关。

（四）需要量与供给量

生长发育期,细胞增殖合成代谢旺盛,因此小儿、孕妇及乳母的需要量增多。某些病理状况如溶血性贫血、恶性肿瘤以及某些药物干扰叶酸吸收,饮酒使叶酸利用率显著降低,应注意补充。

膳食叶酸推荐摄入量(RNI)14 岁起至成年人为 400 $\mu g/d$,孕妇为 600 $\mu g/d$,乳母为 500 $\mu g/d$。可耐受最高摄入量(UL),>18 岁者为 1 000 $\mu g/d$。

（五）食物来源

叶酸广泛存在于动、植物性食物。其良好的食物来源有肝、肾、蛋、豆类、绿叶及黄叶蔬菜、坚果、酵母等。

（六）机体营养状况评价

由于叶酸的食物来源丰富及人类肠道细菌能合成叶酸,故一般不易发生缺乏症,但吸收不良或组织需要增多,以及长期服用抗生素等情况下可能发生缺乏。叶酸缺乏多见于婴儿,可因母亲膳食来源不足、吸收不良导致乳汁中叶酸含量低或未及时添加辅食等所致。叶酸缺乏症状为衰弱、苍白、失眠等,严重时出现巨红细胞性贫血。怀孕早期缺乏叶酸是引起胎儿神经管畸形的主要原因,孕妇缺乏叶酸还增加先兆子痫、胎盘早期剥离的发生率,并可使胎儿发育滞后、新生儿低体重,甚至早产等。

实验室评价有以下指标:①血浆、红细胞的叶酸含量测定。②组氨酸耐量试验,组氨酸在体内转化为 N 亚氨基甲基谷氨酸,后者在 THFA 参与下降解为谷氨酸。如给患者一次组氨酸负荷后,尿中 N-亚氨基甲基谷氨酸排出量增加,反映叶酸缺乏。③血常规检查。

十二、维生素 B_{12}

（一）理化性质

维生素 B_{12} 含钴,又称钴胺素(cobalamin),是唯一含金属元素的维生素。化学结构较复杂,由于与 Co 元素形成共价结合的基团不同,维生素 B_{12} 的形式有多种,主要有 5′-脱氧腺苷钴胺素、甲基钴胺素、氰钴胺素、羟钴胺素等。前两种是体内活性形式,也称辅酶维生素 B_{12};后两种是药用维生素 B_{12} 的主要形式。天然存在的维生素 B_{12} 均由微生物合成。人体肠道细菌能合成维生素 B_{12},但结肠不能吸收维生素 B_{12}。

维生素 B_{12} 为浅红色结晶,易溶于水和乙醇,在强酸、强碱和光照下不稳定,但短时间高压加热 120℃可不受影响。易受重金属、强氧化剂或还原剂作用而破坏,大量维生素 C 可破坏维生素 B_{12},因此多种维生素制剂中的维生素 B_{12} 会因维生素 C 等抗氧化剂存在而受损失。

（二）吸收与代谢

食物中的维生素 B_{12} 在胃酸及消化酶作用下释放,首先与唾液 R 蛋白结合。在碱性肠液与胰蛋白酶作用下,维生素 B_{12} 游离并与胃的内因子(intrinsic factor, IF)结合。IF 是正常胃黏膜壁细胞分泌的分子量为 50 000 的糖蛋白,可特异地与维生素 B_{12} 形成对蛋白酶稳定的复合物维生素 B_{12}·IF。维生素 B_{12}·IF 至回肠,与黏膜细胞的维生素 B_{12}·IF 受体结合,维生素 B_{12} 被吸收入细胞内。

血浆中的维生素 B_{12} 主要是甲基维生素 B_{12}。由特异的转钴胺素蛋白(transcobalamin, TC)结合运输。正常人体维生素 B_{12} 储存量为 2～3 mg,肝中占 50%～90%,肝组织维生素 B_{12} 含量平均 1 $\mu g/g$。维生素 B_{12} 每天更新率为 0.1%～0.2%,每天肝肠循环 0.6～6 μg。由回肠重吸收,经胆汁排出极少量。因此,缺乏维生素 B_{12} 膳食情况下,肝中储存量可维持 5 年以上才出现缺乏症状。当胃、肠、胰及肝等有病变时易发生维生素 B_{12} 缺乏。

(三)生理功能

甲基钴胺素与 5′-脱氧腺苷钴胺素是体内活性辅酶形式,主要作用如下。

(1) 甲基钴胺素与 THFA 协同参加甲基转移作用:作为蛋氨酸合成酶的辅酶参与同型半胱氨酸甲基化转变为蛋氨酸。维生素 B_{12} 缺乏时,叶酸陷于甲基叶酸的形式,使其他活性形式如 5,10-亚甲基 THFA 缺乏,而后者是 DNA 合成必需条件之一,故维生素 B_{12} 缺乏也可发生巨细胞型贫血。此外,维生素 B_{12} 缺乏致使同型半胱氨酸再生为蛋氨酸受阻,也可引起高同型半胱氨酸血症。

(2) 5-脱氧腺苷钴胺素作为甲基丙二酰 CoA 变位酶的辅酶,使甲基丙二酸转变为琥珀酸单酰 CoA,此反应与神经髓鞘物质代谢密切相关,故维生素 B_{12} 缺乏可表现出神经系统症状。

(四)需要量与供给量

生理情况下每日需要量很小,维生素 B_{12} 适宜摄入量(AI),4~7 岁为 1.2 μg/d,14 岁起至成人为 2.4 μg/d,孕妇为 2.6 μg/d,乳母为 2.8 μg/d。

(五)食物来源

膳食中维生素 B_{12} 主要来源于动物食品,如肉类、内脏、鱼、贝壳类、禽蛋类等,乳和乳制品含量较少。植物性食品基本不含维生素 B_{12}。

(六)机体营养状况评价

人体缺乏维生素 B_{12} 可由于膳食来源不足,小儿不合理喂养,病理原因如胃切除、胃酸分泌不足以及某些药物干扰维生素 B_{12} 的吸收利用等。缺乏的临床表现为与叶酸缺乏相似的巨红细胞型贫血,此外还有神经系统症状,初起为四肢末端麻木刺痛,以后可发展至脊髓侧索硬化及大脑功能异常,如嗅觉、味觉失常,记忆力减退,运动障碍等。实验室评价方法有血清维生素 B_{12} 浓度测定、血清全转钴胺素Ⅱ含量测定以及血清同型半胱氨酸及甲基丙二酸含量测定等。

十三、维生素 C

(一)理化性质

维生素 C 又名抗坏血酸(ascorbic acid),是一类含有 6 个碳原子的 α-酮基内酯的酸性多羟化合物。维生素 C 容易失去电子,是一个很好的电子供体,因此是很强的还原剂。维生素 C 纯品无色、无臭、有酸味,溶于水,不溶于脂溶剂,极易氧化,在碱性环境、加热或与铜、铁共存时极易被破坏,在酸性条件下稳定。

(二)吸收与代谢

维生素 C 在消化道主要以钠依赖的主动转运形式吸收入血,较少的以被动扩散吸收。绝大部分的维生素 C 吸收部位是在回肠,但有少量的吸收发生在口腔和胃。

维生素 C 在吸收前可被氧化成脱氢型抗坏血酸,脱氢型抗坏血酸比维生素 C 以更快的速度通过细胞膜。脱氢型抗坏血酸一旦进入小肠黏膜细胞或其他组织细胞,在脱氢型抗坏血酸还原酶作用下很快还原成维生素 C。在脱氢型抗坏血酸还原成维生素 C 的过程中需要 GSH,即 GSH 氧化成 GSSG。维生素 C 的吸收随着摄入量的增加而减少。一般每天从食物摄入的维生素 C 为 20~120 mg,其吸收率为 80%~95%。不能被吸收的维生素 C 在消化道被氧化降解。维生素 C 主要经泌尿系统排出,汗、粪便中也排出少量。尿中排出量常受摄入量、体内储存量以及肾功能的制约。

维生素 C 在组织中有两种形式存在,即还原型抗坏血酸与脱氢型(氧化型)抗坏血酸。这两种形式都具有生理活性,并可以通过氧化还原相互转变,人体血浆中的维生素 C,还原型:氧化型约为 15:1,因此测定还原型抗坏血酸的含量即可了解体内维生素 C 的水平。

(三)生理功能

1. **维生素 C 是抗氧化剂** 维生素 C 作为抗氧化剂,在体内可使亚铁保持还原状态,增进其吸收、转移,以及在体内的储存;同时,还可使钙在肠道中不形成不溶性化合物,从而改善其吸收率。维生素 C 还参与四氢叶酸的一碳单位转移和防止维生素 A、E 及不饱和脂肪酸的氧化。维生素 C 有清除氧自由基的作用。某些化学物质对机体的损害,都涉及自由基的作用,如氧、臭氧、二氧化氮、乙醇、四氯化碳及抗癌药多柔比星对心脏的损伤。维生素 C 作为体内水溶性的抗氧化剂,可与脂溶性抗氧化剂协同作用,防止脂质过氧化。

2. **维生素 C 促进某些药物的代谢** 维生素 C 与某些药物代谢的关系如下:①维生素 C 缺乏,可使肝微粒体酶的活性下降,其中以细胞色素还原酶的减少为最多,从而影响一些脂溶性药物经羟基化及去甲基化代谢后排出体外。②维生素 C 影响组胺的分解代谢,有去组胺的作用。组胺有一定扩张血管作用,可增加血管的通透性。③维生素 C 可以防止联苯胺、萘胺及亚硝酸盐的致癌作用。④维生素 C 的营养状况与芳香族氨基酸代谢有关。此外,维生素 C 还可使体内环磷腺苷(cAMP)的量增高。

3. **维生素 C 可预防坏血病** 主要临床表现为毛细血管脆性增强,牙龈和毛囊及其外周出血,重者还有皮下、肌肉和关节出血及血肿形成,黏膜部位也有出血现象,常有鼻出血、月经过多以及便血等。婴幼儿往往由于人工喂养而又未注意维生素 C 的供给,可以造成缺乏,其症状比成人严重,有时可致胸腔及骨膜下出血。

4. **其他功能** 维生素 C 是活化脯氨酸羟化酶和赖氨酸羟化酶的重要成分。羟脯氨酸与羟赖氨酸是胶原蛋白的重要成分,因此维生素 C 不足将影响胶原合成,造成创伤愈合延缓,微血管壁脆弱而产生不同程度出血。此外,牙龈肿胀后萎缩而引起牙根暴露甚至脱落,骨钙化不正常及伤口愈合缓慢等临床症状都与维生素 C 缺乏并影响胶原的正常形成有关。维生素 C 可促进肝内胆固醇转变为能溶于水的胆酸盐而增加其排出,降低血胆固醇的含量。肾上腺皮质激素的合成与释放也需要维生素 C 的参与。

(四)需要量与供给量

人体维生素 C 每日摄入量 10 mg 可预防坏血病,这是最低需要量。中国营养学会提出的推荐摄入量(RNI),成人每日为 100 mg。

特殊人群,维生素 C 的供给量需要增加。若是吸烟者,比正常量约增加 50%;在寒冷条件与高温、急性应激状态下,如外科手术者其维生素 C 的需要量增加;服用避孕药会使血浆维生素 C 的浓度下降;采用高营养浓度的全静脉营养也需增加维生素 C 的供给量,因为在这种情况下尿中的损失增加;老年人血浆的维生素 C 水平通常低于正常,也需要适当增加供给量。

不适当地大量使用维生素 C 可以造成维生素 C 依赖症。如骤然停服大剂量维生素 C,体内代谢仍停留在高水平,便会较快地将储存量用光。所以若停服维生素 C 或降低剂量时,应当逐渐地减少,使机体有个适应过程。大剂量服用维生素 C,如每日剂量达 2~8 g 以上时将会危害健康,如恶心、腹部不适,甚至出现痉挛、腹泻、铁吸收过度、削弱粒细胞杀菌能力、破坏红细胞,以及形成肾、膀胱结石等。

(五)食物来源

维生素 C 的主要来源为新鲜蔬菜与水果。气候、日照量、植物的成熟程度、部位、储藏条件和储存时间等因素,均可影响食物中维生素 C 的含量。植物中存在的氧化物可加速维生素 C

的破坏,如菠菜储存 2 天后,维生素 C 损失约 2/3。烹调加工也可增加维生素 C 损失,中国的烹调方法,维生素 C 保存率在 50％～70％。青菜、韭菜、塌棵菜、菠菜、柿子椒等深色蔬菜和花椰菜,以及柑橘、红果、柚子和枣等的维生素 C 含量较高。野生的苋菜、刺梨、沙棘、猕猴桃、酸枣等维生素 C 含量尤其丰富。

(六) 机体营养状况评价

1. 测定血浆中维生素 C 含量　人体内维生素 C 较好的评价指标为粒细胞维生素 C 含量,它能反映组织中维生素 C 的储备水平,而不受维生素 C 暂时摄入量的影响。一般以每 10 亿个粒细胞含维生素 C＞20 μg 以上,为维生素 C 营养充足的指征。

2. 尿负荷试验　口服 500 mg 维生素 C 收集 4 h 尿液,尿中排出维生素 C 3 mg 以上,即认为体内维生素 C 有相当储存量,1～3 mg 为不足,1 mg 以下为缺乏。在大规模人群流行病学的调查中,也有人主张用任意一次尿样中维生素 C 排出量对肌酐比值作为评价标准。

(蔡美琴)

思考题

1. 人体必需氨基酸有哪些?
2. 简述评价食物中蛋白质利用率的常用指标。
3. 简述常见完全蛋白、半完全蛋白和不完全蛋白。
4. 简述蛋白质的主要生理功能。
5. 简述脂肪酸的分类及其主要生理功能。
6. 饱和脂肪酸、单不饱和脂肪酸、多不饱和脂肪酸、胆固醇、卵磷脂分别主要来源于哪些食物?
7. 简述碳水化合物的主要生理功能。
8. 简述膳食纤维的主要生理功能。
9. 影响膳食中钙吸收的因素有哪些?
10. 如何评价人体铁的营养状况?
11. 试述各种维生素的缺乏症是什么?

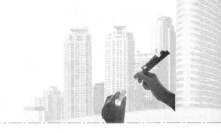

第三章

植 物 化 学 物

随着营养科学的发展,在营养与健康和疾病关系的研究中,对已知必需营养素以外的化学成分日益引起关注。特别是这些成分在防治慢性疾病中的作用,更是令人瞩目。其中有些已作为保健食品的成分广为应用。这些食物中已知必需营养素以外的成分多为植物,故泛称植物化学物(phytochemicals)。

第一节 植物化学物概述

植物含有许多分子量较小的次级代谢产物(secondary metabolites)。从大范围说,这些次级代谢产物是进化时植物维持其与周围环境包括紫外线等因素相互作用的生物活性分子。在食用植物性食物时,就会摄取这些次级代谢产物。过去一直认为并强调植物性食品中这些成分是天然毒物并对人体健康有害,如土豆和番茄含的配糖碱(glycoalkaloids)、树薯中氰化苷(cyanogenic glycosides)等。过去 30 多年大量流行病学调查结果证明,在蔬菜和水果中含有某些生物活性物质,有保护人体健康和预防如心血管病和癌症等慢性疾病的作用,为此营养学家重新对植物次级代谢产物进行研究。

植物初级代谢产物(primary metabolites)主要是糖类、蛋白质和脂肪,其主要作用是进行细胞能量代谢和结构重建。而植物次级代谢产物除维生素外,均是非营养成分,现已统称为植物化学物。植物次级代谢产物对植物本身有多种功能,如保护其不受杂草、昆虫及微生物侵害,作为植物生长调节剂或形成植物色素,维系植物及其生长环境的相互作用等。50 多年前,Winter等提出植物次级代谢产物对人类有药理学作用,但直到近年来才开始系统地研究这些活性物质对人体健康的作用。

一、植物化学的分类

植物化学物可按其化学结构或功能特点分类。主要植物化学物见表 3-1-1,表中可见其生物学作用有很大区别。

1. 类胡萝卜素 是水果和蔬菜中广泛存在的植物次级代谢产物,主要功能是使植物显出红色或黄色。通常将其分成无氧(oxygen-free)和含氧(oxygen-containing)2 种。自然界有 700多种天然类胡萝卜素,对人体营养有意义的为 40~50 种。根据个人饮食特点,血清含有不同比例类胡萝卜,如 α-、β-胡萝卜素和番茄红素。有氧型叶黄素,如黄体素(lutein)、玉米黄素和 β-隐黄素也少量存在。人血中 β-胡萝卜素占总量 15%~30%。无氧型和有氧型类胡萝卜素的区

表 3-1-1　植物化学物分类及其主要作用

植物化学物	生物学作用									
	A	B	C	D	E	F	G	H	I	J
类胡萝卜素	O		O		O			O		
植物固醇	O							O		
皂苷	O	O			O			O		
芥子油苷	O	O						O		
多酚	O		O	O	O	O	O		O	
蛋白酶抑制剂	O		O							
单萜类	O	O								
植物雌激素										
硫化物	O	O	O	O	O	O	O			O
植酸	O		O		O				O	

注:A=抗癌作用;B=抗过敏作用;C=抗氧化作用;D=抗血栓作用;E=抑制炎症过程;F=免疫调节作用;G=影响血压;H=降低胆固醇;I=调节血糖作用;J=促进消化作用。

别主要是对热稳定性不同,β-胡萝卜素是热稳定型,主要存在于绿色蔬菜中,叶黄素对热敏感。人体每天摄入类胡萝卜素约为 6 mg。

2. 植物固醇(phytosterols)　主要存在于植物种子及其油料中,如 β-谷固醇(β-sitosterol)、豆固醇(campesterol)。植物固醇化学结构与胆固醇的区别是前者增加一个侧链。人每天从饮食摄入植物固醇为 150～400 mg,但人体只能吸收 5%左右。早在 50 多年前研究人员就发现植物固醇有降胆固醇作用,作用机制主要是抑制胆固醇吸收。

3. 皂苷(saponins)　是具有苦味的化合物,可与蛋白质和脂类(如胆固醇)形成复合物,豆科植物皂苷特别丰富。每人每天平均摄入皂苷约为 10 mg,最高达 200 mg 以上。因皂苷有溶血作用,以前一直认为对健康有害,但人群试验未证实其危害。目前有些国家已批准将某些种类的皂苷,作为饮料(soft drinks)的食品添加剂。

4. 芥子油苷　所有十字花科植物都含芥子油苷(glucosinolates),其降解产物有典型的芥末、辣根和花椰菜味道。借助于植物特殊酶,即葡萄硫苷酶(myrosinase)作用,植物组织机械性损伤可将芥子油苷转变为有实际活性物质,即异硫氰酸盐(isothiocyanates)、硫氰酸盐(thiocyanates)和吲哚(indole)。当白菜加热时,其中芥子油苷减少 30%～60%。人体每天摄入芥子油苷 10～50 mg,素食者可高达 110 mg。其代谢产物如硫氰酸盐在小肠可完全吸收。

5. 多酚(polyphenols)　是所有酚类衍生物总称,主要为酚酸,包括羟基肉桂酸和类黄酮,后者主要存在于水果和蔬菜外层(黄酮醇)及整粒谷物(木聚素,ignans)。新鲜蔬菜多酚高达 0.1%,如莴苣外面绿叶多酚含量特别高。绿叶蔬菜类黄酮含量高,随蔬菜成熟而增高。户外蔬菜类黄酮含量明显高于大棚蔬菜含量。最常见的类黄酮为槲皮素(quercetin),每天摄入量约为 23 mg,最近研究表明此剂量类黄酮如槲皮素对健康有益。

6. 蛋白酶抑制剂　所有植物都含植物蛋白酶抑制剂(protease inhibitors),特别是谷类、谷类等种子含量更高。哺乳动物肠内蛋白酶抑制剂主要阻碍内源性蛋白酶(如胰蛋白酶)的活性,导致机体加强机体消化酶合成。人体平均每天摄入胰蛋白酶抑制剂约 295 mg,对于以蔬菜、豆类和粮谷为主素的食者,摄入的蛋白酶抑制剂更多。所吸收的蛋白酶抑制剂能以生物活性形式在各组织中被检验出来,主要有抑制肿瘤和抗氧化作用。

7. **单萜类** 调料类植物所含植物化学物主要是食物单萜类(monoterpenes),如薄荷(peppermint)的薄荷醇(menthol)、葛缕子种子(caraway seeds)的香芹酮(carvone)、柑桔油(citrus oil)的柠檬油精(limonene)。每天摄入量约为 150 mg。

8. **植物雌激素**(phyto-oestro gens) 存在于植物中,可结合到哺乳动物雌激素受体并发挥类似内源性雌激素作用。异黄酮(isoflavones)几乎全部存在于大豆及其制品中,木聚素化学结构似多酚类,但也属植物雌激素。木聚素在亚麻(flax)种子和粮食制品含量较高。虽然植物雌激素所显示的作用仅占人体雌激素 0.1%,但尿中植物雌激素含量较高,比内源性雌激素高10~1 000 倍。因此,按体内源性雌激素数量和含量,植物雌激素可发挥雌激素和抗雌激素 2 种作用。

9. **硫化物** 植物次级代谢产物硫化物(sulphides)包括所有在大蒜和其他球根状植物中的有机硫化物。大蒜主要活性物质是氧化型二丙烯基二硫化物(dially disulphide),也称蒜素(allicin),其基本物质是蒜苷(alliin)。新鲜大蒜的蒜素含量可达 4 g/kg。白菜中也含有硫化物,但因缺少蒜氨酸酶而不能形成具有生物活性的硫化物代谢产物。

10. **植物凝血素**(lectins) 在大豆和谷类制品中,有降低血糖作用。

除上述次级代谢产物外,还有某些植物化学物未归属到表 3-1-1 所列分类中,如葡萄糖二胺(glucarates)、苯酞(phthalides)、叶绿素(chlorophyll)和生育三稀酚类等。

二、植物化学物的生物学作用

1. **抗癌作用** 癌症是发达国家的第 2 位死因,营养是癌症危险性相关的主要外源性因素,有 33% 左右的癌症与营养有关。某些营养因素可促进癌症发生,但其他营养相关因素可能会降低癌症危险性。蔬菜和水果富含植物化学物,多有防癌的潜在作用,约有 30 余种植物化学物可降低人群癌症发病率。欧洲某些国家坚持推荐食用蔬菜、水果和富含食物纤维的谷类食品,可明显降低胃癌发生率。因植物食品有潜在防癌的生物活性,目前这些国家食品法典委员会推荐蔬菜和水果每天消费量增加 5 倍。

癌症的发生为多阶段,植物化学物几乎在每个阶段都可抑制肿瘤发生。根据离体、动物、人等不同实验系统的研究结果,都获得有关蔬菜、水果及提取植物化学物抗癌作用的资料。在动物实验中,给动物喂饲某些植物性食物或为得到剂量-效应关系而直接给予提取植物化学物,均获得植物化学物可抑制自发性肿瘤和化学物诱导性肿瘤的证据。值得指出的是,人群研究特别是流行病学干预实验或生物标记相关研究将有更重要的意义。

2. **抗氧化作用** 癌症和心血管疾病发病机制与反应性氧分子及自由基有关。人体对这些活性物质的保护系统包括抗氧化酶系统如 SOD、gSH-Px 等,内源性抗氧化物如尿酸、谷胱甘肽、α-硫辛酸、辅酶 Q_{10} 等,以及具有抗氧化活性维生素 E、C 等。已发现植物化学物如胡萝卜素、多酚、植物雌激素、蛋白酶抑制剂和硫化物等,也有明显抗氧化作用。

某些类胡萝卜素如番茄红素和斑蝥黄(canthaxanthin)与 β-胡萝卜素相比,对单线态氧和氧自由基具有更有效的保护作用。在植物源性食物所有抗氧化物中,多酚无论在数量还是在抗氧化作用都居最高。血液低密度脂蛋白胆固醇(LDL)升高是动脉硬化主要原因,但LDL 只有经氧化后才致动脉粥样硬化。如前所述,每天食用 300 g 布鲁塞尔芽甘蓝 3 周,每天摄入有抗氧化作用的必需营养素仅为 100 mg,而摄入具有抗氧化作用的植物化学物超过1 g。因此多吃蔬菜和水果,植物化学物作为抗氧化剂对降低癌症发生危险性具有重要的潜在生物学作用。

3. **免疫调节作用**　免疫系统主要是抵御病原体,同时也涉及癌症及心血管疾病的保护作用。合理适宜的营养是免疫系统维持正常功能的基础,包括能量、脂肪及某些微量营养素的数量和质量。

已进行很多有关多种类胡萝卜素对免疫系统刺激的动物实验和干预性研究,结果均表明类胡萝卜素对免疫功能有调节作用。而其他植物化学物对免疫功能的影响目前研究较少。对类黄酮几乎全部是离体条件下的研究,多数研究表明类黄酮有免疫抑制作用;而皂苷、硫化物和植酸有增强免疫功能作用。可以肯定类胡萝卜素及类黄酮对人体有免疫调节作用。

4. **抗微生物作用**　很早以前,某些食用或调料植物被用来处理感染。后因发现化学合成的磺胺类及抗生素的抗感染作用强,从食物中寻找有抗感染作用的植物成分兴趣降低。由于化学合成药物的不良反应,近年来有重新掀起从植物性食物中提取有抗微生物作用成分的研究热潮。

已证实球根状植物硫化物可抗微生物。蒜素是大蒜硫化物,抗微生物作用很强;芥子油苷代谢物异硫氰酸和硫氰酸均有抗微生物活性。混合食用水芹、金莲花和辣根后,泌尿系统芥子油苷代谢物能达到治疗尿路感染的有效浓度,但单独食用则不能达到满意疗效。

日常生活中可用某些浆果如酸莓和黑莓防治感染性疾病。人群研究发现每天摄入300 ml酸莓汁能增加清除尿道上皮细菌作用的物质。可认为经常食用这类水果同样有抗微生物作用。

5. **降胆固醇作用**　动物实验和临床研究均发现,以皂苷、植物固醇、硫化物和生育三烯酚为代表的植物化学物有降低血胆固醇作用,血清胆固醇降低程度与食物胆固醇和脂肪有关。用提取的植物固醇如β谷固醇治疗高胆固醇血症有一定效果。植物化学物皂苷降低胆固醇的机制可能为:在肠内与初级胆酸结合形成微团,这些微团过大不能通过肠壁而减少吸收,胆酸排出增加;还可使内源性胆固醇增加初级胆酸的肝合成,而降低血胆固醇浓度。此外,微团胆固醇常在肠外吸收,但植物固醇可使胆固醇从微团中游离出来,减少胆固醇肠外吸收。

植物化学物可抑制肝胆固醇代谢关键酶,最重要的是羟甲基戊二酸单酰CoA还原酶(HMg-CoA),在动物体内可被维生素E和硫化物抑制。花色素茄色苷(nasunin)和吲哚-3-甲醇也有降低实验动物血胆固醇的作用。但将这些实验结论直接外推用于人群,尚需慎重考虑。植物化学物质具有其他促进健康作用的还包括调节血压、血糖和凝血等作用。

三、蔬菜和水果对健康影响的流行病学研究

综合200多项流行病学研究结果,证实大量食用蔬菜和水果可预防人类多种癌症。经常摄入蔬菜和水果,可明显降低癌症的发生,尤其是胃肠、肺、口腔和喉等上皮肿瘤的证据最充分。对激素相关肿瘤保护作用的证据较少,但降低乳腺癌发病率似乎与大量食用蔬菜有关。除降低癌症的危险性,流行病学证据还显示摄入大量蔬菜和水果可降低男性脑卒中危险性。

以现有的技术水平,很难区分蔬菜和水果每种成分如必需营养素、食物纤维、植物化学物等降低疾病危险性的作用。因此,流行病学研究还需进行人群干预,以进一步证实蔬菜和水果促进健康作用与摄入植物化学物是否有因果关系。根据植物化学物作用的现有认识,认为植物性食物非营养成分具有有益健康的作用,植物化学物与维生素、矿物质、微量元素和食物纤维一样,都是蔬菜和水果中发挥抗癌和抗心血管疾病作用的重要成分。

第二节　多酚类、皂苷类化合物

一、酚和多酚化合物

(一) 种类

可食植物中的酚类化合物一般系酚酸、类黄酮、木酚素、香豆素与单宁。常见的酚酸是羟肉桂酸和咖啡酸,水果中的柑橘类和菠萝中是香豆酸。食物中常见的类黄酮有单体黄烷醇(儿茶素、无色花青素)、原花青素、花青素、黄酮、黄酮醇、黄烷酮。类黄酮通常以糖苷形式存在,常见的糖基化的糖有 D-葡萄糖、半乳糖、L-鼠李糖、阿拉伯糖等。酚和多酚化合物包括了许多的有益健康的化合物。植物性食物中的酚类化合物分为简单酚、酚酸、羟基肉桂酸衍生物及类黄酮。

1. 简单酚　一元苯酚,如水果中分离出的甲酚、芝麻酚、棓酸(gallic acid)。

2. 酚酸　有香豆酸(caumaric acid)、咖啡酸(caffoic acid)、阿魏酚(ferulic acid)、绿原酸(chloro genic acid)等。

谷物中的酚类化合物,主要是酚酸、阿魏酸,香豆酸;豆类中的酚类化合物,主要为单宁,包括儿茶素和单宁酸;油籽中的酚化合物主要为酚酸,如芥子酸、P-羟苯甲酸、丁香酸、阿魏酸;葡萄酒中的酚酸化合物,如 P-香豆酸、咖啡酸、阿魏酸和棓酸等。

3. 类黄酮(flavonoids)　又称黄酮类化合物,其基本结构是二苯基丙烷。包括黄酮、异黄酮、黄酮醇、黄烷醇、黄烷酮等。植物中的主要黄酮化合物:水果、蔬菜中的黄酮(flavone),如槲皮黄酮(quercetin)、柑橘黄酮(tangeretin)及芹菜黄素(apigenin);黄烷酮(flavanone),如橙皮素(hesperetin)和柚配质(naringenin);黄烷醇(flavanonol),如儿茶素和表儿茶素;黄酮醇(favonol),常见的有槲皮素、山奈酚。茶中的黄酮化合物主要是黄烷醇,包括儿茶素、表儿茶素和表棓儿茶素棓酸盐(EGCG)等。葡萄酒中黄酮化合物如槲皮黄酮等。

4. 异黄酮(isoflavone)　异黄酮广泛存在于豆科植物中。这类化合物在芳香环上有对应于雌二醇的羟基结构,故在人体内具有雌激素活性,又称为异黄酮植物雌激素(phytoestrogen),如黄豆苷原(daidzein)和葛根素(puerarin)。黄豆因品种和播种季节的不同,其异黄酮的含量也不同。

(二) 生物学作用

酚及多酚化合物与人体健康关系的研究多集中在大豆异黄酮、茶多酚、红葡萄酒的多酚化合物的生物学作用。

1. 大豆异黄酮　Messina 等(1994)对大豆摄入量和癌症危险性的实验研究进行了全面的综述。指出在 26 项实验性癌症模型的研究中,有 17 项研究结果表明大豆可预防癌症发生,而没有结果表明摄取大豆可增加癌症的危险性。大豆成分中染料木苷元可延长发生癌症的潜伏期。但动物实验的结果尚未能得出肯定的作用。

1995 年 Herman 等在其流行病学的综述中指出,与激素有关的癌症低危人群尿和血浆中的双酚(diphenol)含量较高,而乳腺癌患者或乳腺癌的高危人群(女性)尿中排出的异黄酮类化合物较少,这说明摄入异黄酮较多的人群发生乳腺癌的危险性较小。绝经前妇女每天吃 45 mg 异黄酮,其血浆总胆固醇有显著下降。对大豆蛋白与血清胆固醇下降有关的 38 篇研究数据的分析,结果表明大豆异黄酮可以降低胆固醇。

2. 茶多酚

(1) 降低血胆固醇及血压：流行病调查研究证明饮茶可降低血液胆固醇和血压。绿茶的儿茶素与棓酸酯可减少肠内胆固醇的吸收，降低血液凝固性，尤以表棓儿茶素棓酸酯的作用最强。用带胸导管的 SD 大鼠进行实验，发现 EGCG 可降低从肠经淋巴吸收胆固醇，用 EGCG 对沉积乳糜微粒中胆固醇的降低作用比 EGC（表棓儿茶酚）更有效。

(2) 抗癌作用：据日本一项 8 552 名居民的前瞻性队列研究，发现每天饮用 10 杯以上的绿茶者，患癌的相对危险度降低。在我国一项 30～74 岁城市妇女食管癌的病例-对照研究中，随着饮茶量的增加而食管癌减少，这说明绿茶有预防癌症的作用。患有 I 或 II 期乳腺癌的妇女饮绿茶的量与腋淋巴结转移数目减少有显著相关。对原发性 I 及 II 期乳腺癌患者手术后 7 年的随访发现，每天饮用 4 杯以上的绿茶患者，乳腺癌的复发率降低 25％。

据小鼠实验，饮绿茶可对癌的生长有抑制作用，这是因为茶多酚的抗癌作用。许多研究报道红茶和绿茶的提取物有抗癌变和抗癌的效果。结果提示 EGCG 和绿茶提取物可用于预防胃肠道癌症。关于绿茶多酚抗癌的化学和其他功能如下：抗氧化，截留致癌物，抑制亚硝化作用，抑制枝状芽孢杆菌生长，抑制肿瘤起始，抑制促进癌发生的生化信号等。

(3) 多酚的其他生物学作用：茶多酚能杀灭肉毒杆菌及其孢子、抑制细菌外毒素的活性。对引起腹泻、呼吸道、皮肤感染的各种病原菌有抗菌作用。抑制致龋齿细菌。可促进有益健康的细菌生长，如结肠内的乳酸菌、双歧杆菌等。摄食茶多酚可使粪便臭气减轻。

各种茶多酚的抗氧化作用顺序是 EGCG＞EGC＞ECG＞EC（ECG 为表儿茶素棓酸盐，EC 为表儿茶素）。茶能抑制由氯化钠引起的血压升高。茶叶提取物对加速衰老的小鼠有延缓衰老的作用。儿茶素具有抑制口臭和抗辐射的作用。

3. 红葡萄酒的多酚化合物

红葡萄酒的多酚化合物具有抗氧化剂的作用，它能清除自由基；有生物类黄酮抑制血小板聚集的作用，可使血管舒张。棓儿茶素可能是其有效成分。已确定葡萄中含有的多酚化合物有酚酸、羟基苯甲酸、水杨酸、香豆酸、阿魏酸衍生物、棓酸、儿茶素、表儿茶素及衍生物、花色素等。葡萄酒里已测定的多酚化合物有：花色素、黄酮醇、酚酸、儿茶素和原花色素以及白藜芦醇（risveratrol）等。葡萄酒中多酚化合物的生物学作用主要有：抗氧化、防治心血管病及增强血管壁内皮释放血管松弛物质等。文献表明各种多酚化合物和维生素的抗氧化强度为：槲皮黄酮＞芦丁＞槲皮苷＞维生素 C，或杨梅黄酮＞α-生育酚＞β-胡萝卜素。防治心血管病研究文献很多，但并未得出结论，提出的假设如下。

(1) 抗氧化作用：认为红葡萄酒所含的多酚化合物是抗氧化剂，可以保护 LDL（低密度脂蛋白）免受过氧化，从而防止动脉粥样硬化。1981 年的试验表明，喂兔高胆固醇饲料 3 个月，然后分组给乙醇、啤酒、白葡萄酒、红葡萄酒和水。3 个月后兔的动脉粥样硬化的程度分别是水对照组的 75％、83％、67％和 40％，这说明红葡萄酒的效果最好。

(2) 抗血栓形成：由于血栓在冠状动脉里形成，促使冠状动脉血流量周期性的减少（cyclic flow reduction, CFR）。给已形成冠状动脉血栓的模型狗经胃分别灌注红葡萄酒或乙醇后，计算消除 CFR 的时间和用量证明红葡萄酒所含的成分抑制了血栓形成。体外实验证明天然类黄酮能使已形成的血栓血小板解聚，槲皮黄酮和芦丁能抑制血小板的活性从而消除 CFR。

(3) 增强血管壁内皮释放血管松弛物质：此种血管松弛物质即内皮细胞舒血管因子，系氧化氮（NO）或含 NO 的化合物。用离体小鼠主动脉实验证明葡萄果皮提取物使之松弛达 100％，红葡萄果皮的作用比白葡萄果皮的作用强，而果肉提取物则无效果；红葡萄酒所含白藜芦醇无效；槲皮黄酮的舒张作用相当于葡萄汁的 97％，其他有此作用的多酚物有绿原酸、黄酮、杨梅黄酮等。有报道称许多水果和蔬菜、坚果也可起到血管舒张的作用。因此认为舒张血管的物质可能不是一种,而是多种物质的联合作用。

4. 单宁　是强抗氧化剂。单宁可抗诱变、阻滞癌发生后的进展。随饮食摄入的单宁可被水解成多酚化合物,是食物多酚的来源。单宁有抑制脂质过氧化作用。单宁分解后的多酚化合物有抗肿瘤的活性。鞣花单宁和鞣花酸能有效地防止致癌物所引起的肿瘤,如肺癌、十二指肠癌和肉瘤等。

公认的地中海饮食有益于心脑血管疾病,法国人食用黄油量是美国人的 3.8 倍,他们的血清胆固醇水平和血压都高于美国人,其他的风险因素(心血管病)如 BMI、吸烟等都相似,而美国人的冠心病死亡率比法国人高 2.5 倍,原因可能是法国人喝奶少,但吃大量水果和新鲜蔬菜并随餐饮用葡萄酒。

（三）食物来源

1. 水果　有苹果、梨、杏、李子、桃、黑莓、樱桃、黑葡萄、红葡萄、石榴、柑和橘,最常见的酚类是酚酸如咖啡酸、香豆酸、香豆素、棓酸、黄酮和黄烷酮醇如儿茶素、表儿茶素、棓儿茶素等。单宁也存在于少数水果中如草莓、黑莓等蔷薇科水果中。

2. 蔬菜　胡萝卜、紫皮茄子、芹菜、西红柿、菠菜、洋葱、羽衣甘蓝、西兰花、菜豆、菊苣、小葱、莴苣、黄瓜等。常见的有类黄酮(如儿茶素)、原花色素、花色素、黄酮、黄酮醇、黄烷酮。类黄酮通常以糖苷形式存在于蔬菜中。洋葱、羽衣甘蓝、西兰花、菜豆等含槲皮黄酮的量为 10～480 mg/kg。

3. 谷物　谷物中的酚以酚酸为主。玉米面每 100 g 含 30 mg 总酚酸,是其他谷物的 3 倍多。高粱含单宁较多,主要集中于外壳与种皮里。

4. 豆类　豆类中含单宁较普遍,单宁的含量以儿茶素或单宁酸含量计算,约为 2%(以干重计)。黄豆中含异黄酮最多,每克含 1～3 mg。

5. 种子　种子粉中总酚量以干重计,以菜子粉含量最高为 600 mg/100 g,黄豆粉最少为 23 mg/100 g。脱脂后的花生粕含香豆酸约 1 mg/g,花生仁中只含极少量的单宁约 1 mg/g。

6. 茶　茶叶包括绿茶、红茶、乌龙茶以及新鲜的茶叶。成品茶中含有黄酮醇包括槲皮黄酮、杨梅黄酮及其糖苷、棓酸、绿原酸、黄烷醇(包括儿茶素、表儿茶素、表棓儿茶素、表棓儿茶素棓酸等,其中以表棓儿茶素棓酸含量最多)。

7. 葡萄酒及果酒和啤酒　啤酒中多酚来自大麦和酒花。已从啤酒中分离出 67 种酚化合物,包括单酚、酚酸、儿茶素、花色素、黄酮醇、黄酮及其糖苷。果酒和葡萄酒中含有酚酸、花色素苷、黄酮醇及单宁等。

二、黄酮类和大豆皂苷化合物结构与类型

多酚类化合物主要是指酚酸及类黄酮,后者也称黄酮类化合物,在此重点介绍黄酮类化合物。

（一）黄酮类化合物结构与类型

黄酮类化合物(flavonoids)也称类黄酮,是广泛存在植物界的一大类多酚苷类,也有一部分以游离形式存在。黄酮类化合物泛指 2 个苯环(A 与 B 环),通过中央三碳链相互连接而形成的系列化合物。

天然黄酮类化合物系为上述基本母体衍生物,常见取代基有—OH、—OCH₃ 等。从结构上可分为许多类型,其中主要有 6 类:黄酮及黄酮醇类(flavones and flavnonols),该类的槲皮素

（也称栎精）及其苷类在植物界分布最广、最多；二氢黄酮及二氢黄酮醇类（flavanones and flavanonols），存在精练玉米油中；黄烷醇类（flavanols），茶叶多酚（tea polyphenols）主要由儿茶素（catechin）组成，占70%，儿茶素属黄烷-3-醇类；异黄酮及二氢异黄酮类（isoflavones and isoflavanones），主要在豆科、鸢尾科等植物中，如葛根素、大豆素；双黄酮类（biflavonoids），多见于裸子植物中，如银杏黄酮；其他如查耳酮、花色苷等。

（二）大豆皂苷化合物结构与类型

研究较多的是大豆皂苷。我国大豆资源丰富，有重要开发价值和应用前景。大豆皂苷（soya saponin，SS）是大豆提取的化学物质，分子由低聚糖与齐墩果稀三萜连接而成，即为萜类同系物，称为皂苷元，与糖缩合形成的一类化合物，这也是皂苷类化合物共同的结构特点。

纯皂苷是白色粉末，有苦辛辣味，粉末对人体各部位黏膜均有刺激性。皂苷溶于水和烯醇，难溶于乙醚、苯等有机溶剂。大豆皂苷属于酸性皂苷，水溶液加入硫酸铵、醋酸铅或其他中性盐类即沉淀，用此性质可进行大豆皂苷的提取和分离。

三、黄酮类和大豆皂苷化合物的生物学作用

（一）黄酮类化合物的生物学作用

1. **抗氧化作用** 黄酮类化合物有良好的抗氧化和清除自由基能力。脂质过氧化是复杂过程，黄酮类化合物可通过以下2种机制来影响这个过程。

（1）直接清除自由基：多种理化因素都可引发自由基连锁反应，黄酮类化合物可阻止自由基传递过程，中断连锁反应。黄酮类化合物可阻止不饱和脂肪酸、花生四烯酸过氧化，减少对生物膜破坏。此外，还可经单电子转移直接清除单线态氧、羟自由基等。

（2）间接清除体内自由基：黄酮类化合物可与蛋白质进行沉淀，作用于与自由基有关的酶，如槲皮素可抑制黄嘌呤酶的活性，槲皮素、桑色素（morin）对细胞色素P450也有抑制作用，抑制体内脂质氧化过程；还可与有诱导氧化作用金属离子络合，体内许多氧化过程有金属离子参与，如槲皮素、芦丁等在Fe^{+2}参与氧化体系中的抗氧化活性与其络合Fe^{+2}能力有关。此外，植物与其他营养素合用时有协同作用，明显增加抗氧化能力，如儿茶素与维生素C、E合用时，抗氧化效果更好。

2. **抗肿瘤作用** 黄酮类化合物有抗肿瘤作用的经典例证就是茶叶的抗肿瘤作用。1945年8月日本广岛被原子弹轰炸，10万人丧生，同时有10万人受辐射损伤。10年后受辐射的人多数患白血病先后死亡，研究发现有3种人侥幸未遭损伤，分别为茶农、茶商和茶癖者。因此，这次特殊事件被称为"广岛现象"。研究发现茶叶含多种抑制细胞突变成分，其中茶多酚效果最明显。聚酯型儿茶素成分能诱导癌细胞分化和凋亡，明显抑制动物肿瘤生长，对体外培养的人急性早幼粒白血病、肝癌、肺癌细胞株生长均有明显抑制作用。绿茶多酚主要为黄烷醇和酚醛酸等，1999年发现绿茶含有的化学物能抑制血管生长，为绿茶防癌机制提供了新的证据。茶叶抗癌作用机制主要包括阻断亚硝胺类致癌物合成、干扰致癌物在体内活化、清除自由基、抗突变、对肿瘤细胞直接抑制、增强机体的免疫功能。但也有不同的报道，美国有研究发现茶可增加膀胱癌的危险性，伊朗有研究认为饮茶过度是食管癌高发的原因之一。

大豆异黄酮是大豆及其制品的黄酮类化合物，主要有黄豆苷原（daidzin）和染料木苷（genistin），只有被细菌分解或在胃内被水解成大豆苷（daidzein）和染料木黄酮后才有雌激素活性，尽管其不是固醇类激素，但能与雌激素受体结合而发挥微弱的雌激素效应，故称为植物雌激素。大豆异黄酮活性是雌二醇活性的0.1%，与雌二醇竞争结合雌激素受体，表现为拮抗作用，

对激素相关癌症(如乳腺癌)有保护作用。异黄酮抗癌并不完全是抗雌激素作用,染料木黄酮还可抑制调节细胞分化酪氨酸激酶活性,也可抑制 DNA 修复交联异构酶。异黄酮还可作为抗氧化剂防止 DNA 氧化性损害,通过诱导肿瘤细胞凋亡、抑制肿瘤细胞癌基因表达等,抑制肿瘤细胞血管的生长。大豆异黄酮对前列腺癌、结肠癌、胃癌和肺癌均有保护作用。

3. 保护心血管作用 发现大量消费大豆及其制品的人群心脏病发病率低,主要是黄豆苷元减少体内胆固醇合成,降低血清胆固醇浓度。体外试验,染料木黄酮作为酪氨酸激酶活性抑制剂能阻断生长因子如血小板源性生长因子、碱性成纤维细胞生长因子和其他生长因子的作用,这些生长因子通过酪氨酸激酶参与动脉粥样斑块生成,而染料木黄酮抑制凝血酶诱导的血小板激活和凝聚,减少与动脉粥样硬化有关的血栓形成。血管生成可扩大动脉粥样硬化损伤灶,染料木黄酮可抑制多种血管细胞增殖和血管生成,抑制血管平滑肌细胞增生,后者是动脉粥样硬化损伤灶扩展的重要步骤。白细胞黏附分子(β_2-螯合蛋白)的激活与表达在血管损伤初期有重要意义,已证实染料木黄酮能够抑制细胞的黏附。

研究表明,茶多酚和茶色素在心血管疾病预防中有重要意义。实验和大样本临床观察均证实茶多酚和茶色素在调节血脂、抗脂质过氧化、消除自由基、抗凝和促纤溶、抑制动脉脂质斑块形成等有作用。葛根素对心血管同样有保护作用,静脉注射后大脑半球血流量明显增加,高血压及冠心病患者血儿茶酚胺含量明显降低、血压下降;葛根素扩张冠状动脉、降低外侧支冠状动脉阻力,增加氧供给,对抗冠状动脉痉挛,可明显地缓解心绞痛。原花青素广泛存在植物界,属于双黄酮衍生物天然多酚化合物,具有保护心血管和预防高血压的作用。

4. 抗突变作用 茶提取物明显抑制烤牛肉二甲基亚砜提取物致突变性,也明显抑制其他突变剂如 2-氨基芴和 4-硝基喹啉-N-氧化物致突变性。绿茶茶多酚和红茶茶色素在肝微粒体酶存在时,对人淋巴细胞可抑制由甲基胆蒽诱导及紫外线处理所致的姊妹染色体单体互换。此外,还可抑制由甲基胆蒽诱导的小鼠骨髓细胞染色体畸变。

银杏、葡萄籽提取物、原花青素及牛蒡提取物对 Ames 菌株 TA98 和 TA100 有无代谢活化均有抗突变作用。牛蒡去皮或受到损伤切面极易发生褐变,因其含丰富多酚类化合物、多酚氧化酶等。有研究表明,某些蔬菜、水果抗突变作用与褐变及其酚含量间有相关性,褐变度高、多酚类物质丰富的蔬菜和水果有较强抗突变作用,牛蒡列入其中。

5. 其他生物学作用 日本报道葛根素对细胞免疫功能和非特异性免疫功能均有提高作用。此外,在病毒性或细菌性腹泻患者粪便中,早期肠内分泌型免疫球蛋白(sIgA)较正常人普遍下降,服用葛根提取物后,sIgA 明显升高。女性骨质疏松与绝经有关,雌激素下降使骨钙流失加速,激素替代疗法可预防骨流失。大豆异黄酮可使大鼠骨细胞形成超过骨细胞消融,进而防止骨质流失。人体试验已提示多吃大豆及其制品可增加骨密度。糖尿病大鼠喂茶的提取物其血糖明显降低,红茶优于绿茶,红茶提取物可能有保护 β-细胞免受 STZ 毒性作用。

(二) 大豆皂苷化合物的生物学作用

1. 抗突变作用 大豆皂苷可明显降低电离辐射诱发小鼠骨髓细胞染色体畸变和微核形成。由于辐射可对 DNA 造成直接损伤,可致 DNA 断裂、解聚能力下降等,间接损伤可使生物体自由基产生加快而造成 DNA 损伤。根据化学结构大豆皂苷不能防止辐射直接损伤 DNA,可能是通过减少自由基生成或加速自由基消除使 DNA 免受损害。

2. 抗癌作用 大豆皂苷抑制多种人类肿瘤细胞,包括胃癌、乳腺癌、前列腺癌等癌细胞的生长。体外实验可明显抑制大鼠白血病细胞(YAC-1)的 DNA 合成,表现为 3H-TdR 掺入量下降。当 YAC-1 细胞脱离大豆皂苷接触后,DNA 合成抑制率随时间延长而下降,说明大豆皂苷对肿瘤细胞的抑制作用可逆。因此,可认为是直接破坏肿瘤细胞膜结构而发挥抗癌作用。

3. 抗氧化作用 皂苷抑制血清脂类氧化,减少过氧化脂质生成,预防其对细胞损坏。大豆皂苷能通过自身调节,增加 SOD 含量,清除自由基,以减轻自由基损伤。向大豆皂苷与色拉油混合物中注入氧气,同时加热 40 min,结果显示脂质过氧物生成量比不加大豆皂苷的明显减少。

4. 免疫调节作用 大豆皂苷对 T 细胞功能有明显增强作用,IL-2 分泌增加,促进 T 细胞产生淋巴因子,提高 B 细胞转化增殖,增强体液免疫功能的作用。

5. 对心脑血管作用 皂苷类化学物有溶血作用。早期认为大豆皂苷为抗营养因子,同时也说明有抗血栓作用,可抑制纤维蛋白原转化为纤维蛋白,增强抗凝作用。降低血清胆固醇含量,将大豆皂苷掺入高脂饲料喂饲大鼠,可使血清总胆固醇及三酰甘油下降。大豆皂苷能延长缺氧小鼠存活时间,可改善心肌缺血和对氧的需求。以离体培养大鼠心室肌细胞为试验模型,大豆皂苷可抑制自由基对细胞膜损伤。此外,还可降低冠状动脉和脑血管阻力,增加冠状动脉和脑的血流量,使心率减慢。

6. 抗病毒作用 大豆皂苷对单纯疱疹病毒和腺病毒等 DNA 病毒有抑制作用,对脊髓灰质炎病毒和柯萨奇病毒等 RNA 病毒也有明显作用,因此,大豆皂苷有广谱抗病毒能力。国外报道大豆皂苷对艾滋病病毒也有一定抑制作用,在艾滋病防治上可能也有积极作用。

第三节 硫化物及其他

一、有机硫化合物结构与类型

(一) 异硫氰酸盐

1. 性质 异硫氰酸盐(Isothiocyanates, ITC)以葡萄糖异硫氰酸盐缀合物形式存在于十字花科蔬菜中,当植物细胞被破坏时,释放出黑齐芥子硫苷酸酶,水解该缀化合物,经洛森重排形成异硫氰酸盐。已报道有 100 多种葡萄糖异硫氰酸盐分布于 11 种以上的双子叶被子植物中。

2. 生物学作用 ITC 能阻止大鼠肺、乳腺、食管、肝、小肠、结肠和膀胱癌的发生,与 ITC 结构有关,有高选择性。如苯乙基异硫氰酸盐能抑制 4-甲亚硝胺吡啶基-1-丁酮所引发的大鼠肺癌,但对肝癌和鼻腔癌无作用。各种异硫氰酸盐对小鼠肺癌、胃癌前病变均有抑制作用,对皮肤癌无效。一般异硫氰酸盐的抗癌作用是在给致癌物前或同时给才有效。饲料中加入 3 μmol/g 苯乙基异硫氰酸盐,可完全抑制亚硝基甲苯蒽所诱发的大鼠食管癌,也可抑制小鼠由致癌物诱发的肺癌、食管癌等。

3. 食物来源 异硫氰酸盐以葡萄糖异硫氰酸盐化合物广泛存在于十字花科蔬菜中,如西兰花、卷心菜、菜花、球茎甘蓝、荠菜、芜青和小萝卜。卷心菜中含有烯丙基(allyl)异硫氰酸盐 4~146 mg/kg、苯甲基(benzyl)1~2.8 mg/kg、苯乙基异硫氰酸盐 1~6 mg/kg;成熟的木瓜果肉中含有苯甲基异硫氰酸盐 4 mg/kg,而种子中却含有 1 910 mg/kg,种子中含量比果肉中多 500 倍。

(二) 二硫醇硫酮

二硫醇硫酮(1, 2-dithiolethione)是五环形含硫化合物,具有抗氧化剂特性和肿瘤化疗防护、放射防护等作用。它的一种取代化合物吡噻硫酮(oltipraz)在鼠类模型上能预防几种不同类化学致癌物所引起的多种器官的癌症,如肺、气管、前胃、结肠、乳腺、皮肤、肝和膀胱癌等。据研究,可诱导亲电子除毒酶,减少致癌物-DNA 加成物的形成。其特点是专一诱导 Ⅱ 相代谢酶,因而可避免异硫氰酸盐在某些情况下激活Ⅰ相代谢酶,增强致癌性的问题。

（三）葱蒜中的有机硫化合物

1. **性质**　这是药食兼用的典型可食植物,主要成分是双-2-丙烯基二硫化合物(di-2-propenylallyl disulfide, DADS)。化学组成 $C_6H_{10}S_2$;分子量为 146.28,为无色至淡黄色,带有特殊的大蒜气味的液体。

蒜和葱在组织被破坏时散发出特殊气味,是由于所含蒜氨酸(alliin)[(＋)-硫-烯丙基-L-半胱氨酸硫氧化物],在裂解酶作用下形成的蒜素引起的。切洋葱时催泪物质确定为(2)-丙硫醛硫氧化物。

蒜素是一组不稳定、反应性有机硫化合物,总称硫代亚磺酸酯(thiosulfinate)。这些硫代亚磺酸酯及其衍生的多硫化物被认为是葱属植物的特殊气味和风味的来源。

2. **生物学作用**　在磺胺、抗生素出现之前,蒜曾广泛用于防治急性胃肠道传染病、白喉、肺结核、流感和脊髓灰质炎,蒜汁对革兰阳性、革兰阴性菌都有抑菌或灭菌作用。蒜、葱还有消炎、降血脂、抗血栓形成、抑制血小板聚集、降血糖、提高免疫力等作用,蒜还可保护脂蛋白免受氧化损伤。近期研究表明蒜、葱具有防癌作用。

食用大蒜使消化管癌危险减轻已有 9 项流行病学调查报告。我国山东省 564 名胃癌病人与 1 131 名对照者的分析证明,食蒜、大葱、韭菜多者胃癌发生少。每日吃蒜 20 g 的人与很少吃蒜的人其癌症的死亡率之比分别为 3/10 万和 40/10 万。You 等 1989 年用食物频率问卷和面谈的调查表明,中国农村人群中食用大葱、大蒜、蒜苗、韭菜和洋葱,其食用量每年大于 24 kg 的人群(n＝1 131)中没有胃癌发生。

3. **食物来源**　大蒜是二烯丙基二硫化物的主要来源,大蒜精油的含量可达 60％。

4. **毒性**　Dausch 和 Nixon (1990)报道美国国家毒理学项目(NIP),其中没有大蒜对人体可能有毒的资料。对 155 例患各种湿疹病人的皮肤接触试验显示,5.2％的病人(其中 12.9％为家庭主妇)对大蒜有反应。进一步研究确证,DADS 是大蒜中的致敏剂。

（四）大蒜化学成分

大蒜为百合科葱属多年生草本植物生蒜地下鳞茎。不仅是饮食常用调料,也是常用中药。除含各种营养素外,还有特殊臭味的挥发油及其他组分,包括糖类、氨基酸类、脂类、肽类、含硫化合物和多种维生素、微量元素等。微量元素主要包括钠、铁、铜、硒等。大蒜几乎含有人体需要的所有必需氨基酸,其中半胱氨酸、组氨酸、赖氨酸较高。维生素主要是维生素 A、维生素 C 和 B 族维生素,还含前列腺素 A、B 和 C。含硫成分多达 30 余种,主要有二烯丙基一硫化物、二烯丙基二硫化物和二烯丙基三硫化物,其中二烯丙基二硫化物生物活性最强。

（五）大蒜生物学作用

1. **抗突变作用**　大蒜水提取物对诱变剂 2-氨基芴(2-aminofluorene)诱发 Ames 菌株 TA100 突变有抑制作用,推测其有阻断由前诱变剂向终诱变剂转换作用。SOS 原噬菌体诱导实验中,大蒜水提取物能对抗甲基硝基亚硝基胍(N-methyl-N′-nitro-N-nitrosoguanidine, MNNG)、丝裂霉素(mitomycin)、苯并芘(benzopyrene)诱发的 SOS 反应。大蒜提取物对苯并芘诱发小鼠遗传损伤有保护作用,可使染毒小鼠骨髓细胞核率及染色体姊妹单体交换率下降。

2. **抗癌作用**　二烯丙基一硫化物(diallyl sufide)能抑制致突变剂对食管、胃、肠黏膜上皮细胞核的损伤,还抑制甲基亚硝胺所诱发的胃癌、食管癌的进展,对二甲基肼诱发的大鼠肝肿瘤、肠腺癌及结肠癌也有明显的抑制作用。鲜蒜泥和蒜油均可抑制黄曲霉毒素 B_1 诱导肿瘤发生并延长生长潜伏期,还可抑制二甲基苯并蒽(dimethylbenzanthracen)诱发大鼠乳腺癌。大蒜能抑制胃液硝酸盐还原为亚硝酸盐,阻断亚硝胺合成。唾液酸(sialic acid,SA)是有效的肿瘤标志物,食用生蒜后肿瘤患者 SA 含量明显下降,表明长期食用大蒜有防癌作用。实验证明,蒜叶、蒜瓣、蒜片及蒜粉均有抗肿瘤效果。

3. 对免疫功能影响 大蒜能够提高免疫功能低下小鼠的淋巴细胞转化率,促进血清溶血素的形成,提高碳廓清指数及对抗由环磷酰胺(cyclophosphamide)所致胸腺、脾萎缩,提示对免疫功能低下小鼠能提高细胞、体液和非特异性免疫功能。

细胞免疫水平降低可使杀伤肿瘤细胞功能减退,免疫监视能力减弱可促进肿瘤发生。用大蒜对焦炉工不脱离生产为期 6 个月的服食研究,服用后唾液酸和脂质过氧化产物比服前降低,而谷胱甘肽过氧化酶活性提高,细胞免疫水平表现为酸性 α-醋酸萘酯酶活性升高,对照组细胞免疫功能及生物损伤均无改善,说明大蒜对焦炉工抗氧化能力和细胞免疫功能均有一定保护作用。

4. 抗氧化和延缓衰老作用 自由基是氧化剂,对生物膜有多种损伤作用,线粒体 DNA 组成结构特殊,易受自由基基攻击,目前认为线粒体 DNA 氧化损伤是自由基致衰老分子基础。大蒜及其水溶性提取物对羟自由基、超氧阴离子自由基等活性氧有较强清除能力,从而阻止体内氧化反应和自由基产生。此外,大蒜提取物还可抑制由丁基过氧化氢所致肝线粒体内脂质过氧化物早期生成,主要是大蒜烯丙基硫化物发挥抗氧化作用。

总之,大蒜不仅是免疫激发型的药物,还是强有力抗氧化剂。常吃大蒜可提高机体免疫能力,增强机体抗氧化、抗突变和抗肿瘤能力,提高健康水平。

二、萜类化合物

萜类化合物(terpenoids)是以异戊二烯为基本单元,用不同方式首尾相接构成的聚合体。单萜由 2 个异戊二烯单元构成,倍半萜由 3 个异戊二烯单元构成,二萜由 4 个异戊二烯单元构成,以此类推。异戊二烯生物合成的基本物质是甲羟戊酸衍生的异戊烯焦磷酸及其异构化生成的 γ,γ-二甲烯丙基焦磷酸酯。它们以 2、3 个或 4 个分子结合生成牻牛儿醇、法呢醇、牻牛儿基牻牛儿醇焦磷酸,成为异戊二烯的直接前体,转而生物合成各种单萜、倍半萜、二萜等萜类化合物。水果、蔬菜、全谷谷物等均系甲羟戊酸多种次生代谢物的丰富来源。萜类化合物多存在于中草药和水果、蔬菜以及全谷粒食物。富含萜烯类的食物来源有柑橘类水果,伞形科蔬菜如芹菜、胡萝卜、茴香,茄科如番茄、辣椒、茄子等,葫芦科如葫芦、苦瓜、西葫芦等,以及豆科如黄豆等豆类。

(一) d-苧烯

1. 性质 d-苧烯(d-limonene)又称萜二烯([1,8]-$C_{10}H_{16}$),是单环单萜。柑橘的果皮中含量较多。大麦油、米糠油、橄榄油、棕榈油与葡萄酒中都含有苧烯。苧烯溶于水,在消化道内可完全被吸收,代谢很快,即使食后 20 min,循环血液中的代谢物远比苧烯多得多。主要代谢物是紫苏子酸、二氢紫苏子酸和苧烯-1,2-二醇。紫苏子酸和二氢紫苏子酸的前体可能是紫苏子醇和紫苏子醛。苧烯及其代谢产物在血液中的半衰期为 12 h,主要以尿萜醇的甘油酸和葡糖甘酸缀合物形式经尿排出。

2. 生物学作用

(1) 抑制胆固醇合成:苧烯及其羟衍生物紫苏子醛能抑制胆固醇合成。其机制是抑制合成胆固醇的限速酶——羟甲戊二酸单酰辅酶 A 还原酶(HMGR)的活性。大麦和苜蓿中所含的微量成分 α-生育三烯酚、β-紫萝酮亦可抑制 HMGR 活性,从而也抑制胆固醇合成。

(2) 抑制肿瘤：1984年Elgebede等报道，给口服致癌物DMBA前1周和服后27周的SD雌性大鼠食用含苧烯1 000 mg/kg或10 000 mg/kg饲料，乳腺癌发生数显著减少，但苧烯抑制肿瘤的机制尚无定论。1990年Brown等曾提出类异戊二烯醇抑癌假说，Brown等认为肿瘤生长需要有甲羟戊酸衍生物。而细胞蛋白须经异戊二烯基化修饰后才能起功能作用，异戊二烯基化须有甲羟戊酸。α-苧烯抑制此蛋白异戊二烯基化过程有明显的选择性，针对分子量21 000～26 000一组蛋白，内有调控细胞生长的ras蛋白。

3. 毒理　苧烯是皮肤刺激物，属中等毒性敏化剂，人致死剂量为0.5～5.0 g/kg。1990年美国国家毒理计划进行13周和2年实验，F344大鼠和B6C3F1小鼠口服含α-苧烯玉米油，13周可耐受1 200 mg/kg和1 000 mg/kg，体重减轻2%～12%；2年实验中有不足20%大鼠发生肾小管腺瘤和腺癌。研究发现是F344大鼠所特有现象。遗传毒理学检查未见诱变性。中国仓鼠卵巢(CHO)细胞培养，未见染色体畸变及姊妹染色单体互换。100 mg/kg急性毒性试验无毒性。1992年JECFA规定苧烯每日容许摄入量(ADI)为1.5 mg/kg。

4. 食物来源　柑橘，特别是其果皮精油中含量最多。食品调料、香料和一些植物油(大麦油、米糠油、橄榄油)以及葡萄酒都是异戊二烯化合物的丰富来源。在绿薄荷及其他植物中，α-苧烯经苧烯合成酶的作用，使牻牛儿基牻牛儿醇焦磷酸酯环化后形成，它是一系列植物单环单萜的前体。

(二) 皂角苷

皂角苷(saponin)具有三萜结构，是一种水溶的表面活性剂，具有形成皂液的作用，是一种强溶血剂。与营养关系密切的是黄豆皂角苷。以下仅叙述黄豆皂角苷。

1. 性质　黄豆或可食用的豆类中含有三萜皂角苷和甾皂角苷。三萜皂角苷又按其糖苷配基的构成可分为齐墩果烷、达玛(dammaranc)和环阿屯烷等3种类型。黄豆是豆类中含有皂角苷最多的豆类，属于齐墩果烷型。黄豆皂苷角具有亲脂和亲水的两种性质。

2. 生物学作用

(1) 降低血胆固醇水平：大多数皂角苷可与3-β-羟固醇形成难溶性复合物，与胆酸和胆固醇形成大的混合胶束，而影响胆固醇的吸收。动物实验已证实皂角苷有降低血胆固醇的作用，但人体实验尚未得到证实。鉴于皂角苷可影响胆固醇吸收，也可能干扰脂溶性维生素的吸收。

(2) 抗氧化：1994年Shigemitsu等报道，DDMP结合的皂角苷具有与SOD相似的清除自由基活性。但Yoshiki、Kahara等(1998)研究认为，DDMP在脂质过氧化过程中具有助氧化剂作用，而当有酚类抗氧化剂共同存在时，却发挥强抗氧化剂作用。

(3) 调节免疫功能、抑制肿瘤：据报道，饮食皂角苷可增强自然杀伤细胞活性，抑制肉瘤细胞DNA合成，抑制人表皮癌、子宫颈癌细胞生长。

3. 食物来源　黄豆在豆类食物中含皂角苷最多，普通黄豆含黄豆皂角苷0.2%～0.5%；总大豆皂苷含量约0.25%，野生大豆可达4.35%。加工制品中皂角苷的含量：豆乳0.05%，豆腐0.05%，豆渣0.02%，豆酱0.07%，腐竹0.4%。发酵可使部分黄豆皂角苷降解，含量减少，Miso(蒸熟黄豆用米曲霉菌发酵制品)黄豆皂角苷含量降至0.148%，纳豆(natto杆菌制品)降至0.264%。

(三) 柠檬苦素类化合物

柠檬苦素类化合物(1i-monoids)是芸香科植物中一组三萜的衍生物，是柑橘汁苦味的成分之一。以葡萄糖衍生物的形式存在于成熟的果实中，籽是此类化合物糖苷配基与葡糖苷的主要来源,以葡萄籽中含量最高。据测定,橘汁中含柠檬苦素糖苷(320±48)mg/kg,葡萄汁含(190±36)mg/kg,柠檬汁中含(83±10)mg/kg。

(四) 其他抑癌萜类化合物

已知的抑制肿瘤的萜类化合物主要存在于一些香辛料和中草药中(表3-3-1)。

表3-3-1 抑癌的萜类化合物及其来源

萜类化合物	来　源
香芹酮	蒿、绿薄荷、莳萝
牻牛儿醇	芫荽、蜜蜂花、香茅草
薄荷脑	欧薄荷
紫苏子醇	绿薄荷、洋苏草
α-蒎烯	蒿、芫荽、茴香、杜松浆果

（林　宁　蔡东联）

思考题

1. 什么是植物化学物?
2. 植物化学物有哪些生物学作用?
3. 酚和多酚化合物有哪些生物学作用?
4. 黄酮类和大豆皂苷化合物有哪些生物学作用?

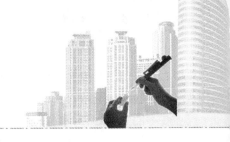

第四章

各类食品的营养价值

食品是人体所需各种营养素和能量的最重要来源。供人类食用的食品种类繁多,根据其来源和性质可分为动物性食品、植物性食品及各种食品的制品三大类。

动物性食品如肉类、蛋类、奶类等,主要提供优质蛋白质、脂肪、脂溶性维生素及矿物质等。植物性食品如谷类、薯类、豆类、蔬菜、水果等,主要提供能量、蛋白质、碳水化合物、脂类、大部分维生素和矿物质。各种食品的制品是指以动物性或植物性天然食品为原料,通过加工制作而成的食品,如糖、酒、饮料、糕点、罐头等。

食品营养价值(nutritional value)是指某种食品所含营养素和能量满足人体营养需要的程度。食品营养价值的高低,取决于食品中营养素的种类是否齐全、数量的多少、相互比例是否适宜以及是否容易被消化吸收。不同的食品由于所含能量和营养素的种类和数量不同,营养价值也各不相同。如粮谷类食品能提供较多的碳水化合物和热能,但蛋白质的营养价值较低;蔬菜、水果能提供丰富的维生素、矿物质及膳食纤维,但蛋白质、脂肪营养价值较低。因此,食品的营养价值是相对的。同时食品的营养价值也受食品的贮藏、加工和烹调的影响,即使是同一种食品由于品种、部位、产地、成熟度和收获期等不同,营养价值也存在一定的差异。

第一节　食品营养价值的评定及意义

一、食品营养价值的评定

(一) 营养素的种类及含量

评价某食品营养价值时,应对其所含营养素的种类及含量进行分析确定。一般而言,食品中所提供的营养素的种类和营养素的含量,越接近于人体组成或需要,该食品的营养价值就越高。

营养素的含量通常采用实验技术手段进行精确测定,如采用化学分析法、仪器分析法、微生物法、酶分析法等。比如蛋白质的测定通常采用凯氏定氮法,维生素的测定通常采用高压液相,矿物质的测定通常采用原子吸收法。

此外,也可通过查阅食物成分表初步判断食品的营养价值。

(二) 营养素质量

营养素的质与量同样重要。如同等重量的蛋白质,因其所含必需氨基酸的种类、数量、比例不同,其营养价值也不同。脂肪营养价值的好坏体现在脂肪酸的组成、脂溶性维生素的含量等方面。

Mendl 等人分别用含有 18% 奶蛋白、小麦蛋白和玉米蛋白的 3 种不同饲料喂饲大白鼠。实验结果显示,只有奶蛋白组的大白鼠能正常健康生长;小麦蛋白组的大白鼠仅维持了体重,但不能生长;而玉米蛋白组的大白鼠不仅不能生长,而且体重减轻。其原因是小麦蛋白中赖氨酸含量低,玉米蛋白中赖氨酸和色氨酸含量都很低。另一实验用含 9% 奶蛋白的饲料喂大白鼠,结果其生长速度仅为喂饲含 18% 的奶蛋白饲料大白鼠的一半。由此说明蛋白质的数量和质量都是十分重要的。

评定食品的营养价值主要依靠动物实验和人体试食临床观察,根据生长、代谢、生化等指标,与对照进行对比分析才能得出结论。

(三) 营养素在加工烹调过程中的变化

食物经过加工烹调,可改善食物的感官性状,同时有利于消化吸收。某些食品如大豆通过加工制作成豆制品后,不仅可去除大豆中的抗营养因子,而且还明显提高蛋白质的利用率。但是,过度加工一般会引起某些营养素损失,从而影响食品的营养价值。如米、面加工精度过高,虽然使得食物的口感好,但会引起 B 族维生素的损失,致使营养价值降低。因此,食品的加工处理应选用合理的加工技术。

评定食物营养价值的指标主要有营养质量指数(index of nutrition quality,INQ)、食物利用率、食物血糖指数(glycemic index,GI)、食物的抗氧化能力等。

1. 营养质量指数　INQ 是由 Hansen 推荐作为评价食品营养价值的指标。INQ 即营养素密度(待测食品中某营养素占供给量的比)与热能密度(待测食品所含热能占供给量的比)之比。公式如下:

$$INQ = \frac{营养素密度}{热能密度} = \frac{某营养素的含量 / 该营养素的推荐摄入量标准}{某食物提供的能量 / 热能推荐摄入量标准}$$

根据 INQ 的大小可以判断食品中某种营养素营养价值的高低。INQ = 1,表示食品中该营养素与热能的供给达到平衡;INQ > 1,表示该食品中该营养素的供给量高于热能,故 INQ ≥ 1 表示食品中该营养素营养价值高;INQ < 1,表示食品中该营养素的供给少于热能的供给,营养价值低,长期食用此种食物,可能发生该营养素的不足或热能过剩。

以成年男子轻体力活动的营养素供给量标准为例计算出鸡蛋、大米、大豆中蛋白质、视黄醇、维生素 B_1 和维生素 B_2 的 INQ 值,见表 4-1-1。

表 4-1-1　鸡蛋、大米、大豆中几种营养素的 INQ 值

	热能(kJ)	蛋白质(g)	视黄醇(μg)	维生素 B_1(mg)	维生素 B_2(mg)
成年男子轻体力劳动的营养素供给标准	10 042	75	800	1.4	1.4
100 g 鸡蛋	653	12.8	194	0.13	0.32
INQ		2.62	3.73	1.43	3.52
100 g 大米	1 456	8.0	—	0.22	0.05
INQ		0.74	—	1.08	0.25
100 g 大豆	1 502	35.1	37	0.41	0.20
INQ		3.13	0.31	1.96	0.96

摘自《营养与食品卫生学》,第 6 版,人民卫生出版社,2007。

2. 食物利用率 食物利用率是指食物进入机体后被机体消化、吸收和利用的程度,一般用动物实验来测定。其目的是评价食物中含有的对体重起作用的蛋白质、脂肪、碳水化合物等营养素的营养水平。公式如下:

$$食物利用率 = \frac{饲养期间动物的增重值(g)}{饲养期间总的饲料消耗(g)} \times 100\%$$

如果在实验期间,动物的饲料消耗越小,动物体重增加越多,表明这种饲料的营养价值越高。

3. 食物血糖指数 1998 年在国际粮食组织和世界卫生组织专家会议上,专家建议把食物血糖指数作为评价食品营养价值的一个指标。GI 可用于评价食物引起餐后血糖反应的一个生理指标,能够真实地反映机体对食物中碳水化合物的利用率和食物摄入后对人体血糖的影响。公式如下:

$$GI = \frac{食物餐后 2\,h\,血糖曲线下面积}{等量葡萄糖餐后 2\,h\,血糖曲线下面积}$$

GI > 70 为高 GI 食物(如蜂蜜、葡萄糖、麦芽糖、南瓜、西瓜等);

56～69 为中 GI 食物(如土豆、蛋糕、米粉、菠萝、碳酸饮料、冰淇淋等);

< 55 为低 GI 食物(如花生、豆类、苹果、葡萄、梨、脱脂奶等)。

当一次大量进食高 GI 碳水化合物时,血清葡萄糖浓度迅速上升,胰岛素分泌增加,促进葡萄糖的氧化分解,从而使得血糖浓度维持相对平衡。如果血糖长期处于较高的水平而需要更多的胰岛素,或伴有肥胖而导致机体对胰岛素不敏感,机体需要分泌大量的胰岛素以维持血糖水平的正常,由此增加胰腺的负担,使胰腺因过度刺激而出现功能障碍,导致胰岛素分泌的相对或绝对不足,可能会导致糖尿病。对于糖尿病病人首选的是 GI 值低的食物。

4. 食物的抗氧化能力 体内会不停地产生大量的自由基,如果这些自由基不能被及时清除,就会对机体造成损害,使得细胞膜被氧化损伤,最终会导致疾病的发生。自由基的清除能力与食物的抗氧化能力密切相关。食物的抗氧化能力与食物中具有抗氧化能力物质的含量和种类有关。食物中具有抗氧化能力的营养素有以下 3 类。

(1) 膳食抗氧化营养素:维生素 E、维生素 A、维生素 C 等可以直接清除和淬灭自由基,微量元素 Se、Zn、Cu、Fe 等可增强机体抗氧化能力。

(2) 非膳食抗氧化营养素:主要是各种植物化合物,如番茄红素、黄酮、类胡萝卜素等。它们尚未确定是人体必需的营养素,但也具有重要的抗氧化能力。

(3) 其他合成或摄取的抗氧化物:如人工合成的维生素 E、维生素 C、二丁基羟基甲苯、丁基羟基茴香醚等。

二、评定食品营养价值的意义

评定食品营养价值的意义,一是全面了解各种食物的天然组成成分,包括营养素、非营养素类物质以及抗营养因素等,提出现有食品的营养缺陷,并指出改造或创制新食品的方向,解决抗营养因素问题,充分利用食物资源;二是了解在食品加工烹调过程中营养素的变化和损失,采取相应措施来最大限度地保存食品中营养素含量,从而提高食品营养价值;三是可以指导人们科学饮食选购食品及合理配制营养平衡膳食,以达到合理营养、预防疾病的目的。

第二节 各类食品的营养价值

一、谷类

谷类食品主要包括小麦、大米、玉米、小米、高粱、大麦、燕麦、荞麦等,其中以大米和小麦为主。谷类食物是中国传统膳食的主体,是人体能量的主要来源,也是最经济的能源食物。我国居民获取的 50%～70% 的能量、55% 的蛋白质、大部分 B 族维生素、部分矿物质及膳食纤维来源于谷类食品。调查结果显示谷类食品在我国膳食构成比为 49.7%,具有重要地位。

(一) 谷类的结构和营养素分布

虽然各种谷类种子的形态和大小不尽相同,但其基本结构相似,都由谷皮、胚乳和胚芽 3 个主要部分组成(图4-2-1),分别占谷粒重量的 13%～15%、83%～87%、2%～3%。

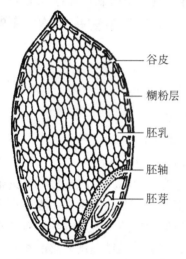

图 4-2-1 谷粒的纵切面示意图

谷皮为谷粒的外壳,主要由纤维素、半纤维素等组成,并含有丰富的矿物质及脂肪。在胚乳的外层、谷皮的内层有一糊粉层,含有丰富的 B 族维生素及矿物质,但在碾磨加工时,易与谷皮同时被分离下来而混入糠麸中。胚乳是谷类的主要部分,含大量的淀粉和一定量的蛋白质。在胚乳周围蛋白质含量较高,越向胚乳中心蛋白质含量越低。胚芽位于谷粒的一端,富含脂肪、蛋白质、矿物质、B 族维生素和维生素 E 等。胚芽质地柔软而有韧性,不易破碎,但在加工时容易与胚乳分离。

谷粒纵切面标注:谷皮、糊粉层、胚乳、胚轴、胚芽

(二) 谷类的营养成分

1. **蛋白质** 谷类蛋白质的含量,因品种、气候、地区及加工方法的不同而异,其蛋白质含量为 7%～10%。不同谷类的蛋白质组成也有所不同,但主要由谷蛋白、醇溶蛋白、白蛋白、球蛋白组成,其中以前两者为主。谷类蛋白质的必需氨基酸组成不平衡,赖氨酸含量少,通常为谷类蛋白质中的第一限制氨基酸,苏氨酸、色氨酸、苯丙氨酸、蛋氨酸含量偏低,因此,谷类蛋白质的营养价值较低,不属于优质蛋白质。可采用氨基酸强化和蛋白质互补的方法,来提高谷类蛋白质的营养价值,如大米用 0.2%～0.3% 赖氨酸强化后可明显提高其蛋白质的生物学价值。

2. **碳水化合物** 谷类碳水化合物主要为淀粉,多集中于胚乳的细胞内,含量在 70% 以上。另外还含有少量的糊精、蔗糖、棉子糖、葡萄糖及果糖等。淀粉是人类最理想、最经济的能量来源。

根据结构不同,淀粉可以分为直链淀粉和支链淀粉两种,在天然淀粉中,一般直链淀粉为 20%～25%。直链淀粉呈线性结构,分子量小,易卷曲为螺旋形,易溶于水,较黏稠,易消化。而支链淀粉则相反,分子结构呈树枝分叉状,分子量大,不溶于水,在热水中体积膨胀而成糊状。支链淀粉加热糊化后,分子结构变得较为松散,因此具有较高的黏度。糯性粮食如糯米、糯玉米等谷类中的淀粉几乎全为支链淀粉。

3. **脂肪** 谷类脂肪含量低,大米、小麦为 1%～2%,玉米和小米可达 4%。主要集中在糊粉层和胚芽,在谷类加工时,易转入副产品中。其中不饱和脂肪酸占 80% 以上,主要为油酸、亚

油酸,并含有少量的磷脂、糖脂、蜡脂等。由于谷类食品中亚油酸含量较高,所以具有降低胆固醇并防止动脉粥样硬化的作用。从玉米胚芽中提取的玉米油富含多种不饱和脂肪酸,是营养价值较高的食用油。

4. **矿物质**　谷类含矿物质为 1.5%～3%,主要在谷皮和糊粉层中,其中主要是钙、磷,但由于多以植酸盐形式存在,因此消化吸收率较低。谷类含铁较少,为 1.5～3 mg/100 g。

5. **维生素**　谷类是膳食 B 族维生素,特别是维生素 B_1 和烟酸的重要来源,主要分布在糊粉层和胚部。谷类加工的精度越高,维生素损失就越多。谷类不含维生素 C、D 和 A,只有玉米和小米含有少量胡萝卜素。玉米的烟酸为结合型,不易被人体利用,但经过适当加工后,使其变成游离型烟酸后才能被吸收利用。

二、豆类及其制品的营养价值

豆类及其制品营养丰富,且具有多种保健功效。豆类包括大豆(黄豆、青豆、黑豆)及其他如绿豆、芸豆、蚕豆、扁豆、瓜尔豆、菜豆等。豆制品则是以豆类为原料制作的食物,包括豆浆、豆芽、豆腐、豆腐干、腐竹等。

(一) 大豆的营养价值

1. **蛋白质**　大豆含有 35%～40% 的蛋白质,是植物性食物中含蛋白质最多的食品。其蛋白质的氨基酸组成接近人体需要,故大豆蛋白为优质蛋白,具有较高的营养价值,而且富含谷类蛋白质较为缺乏的赖氨酸,是与谷类蛋白质互补的理想天然食品,但大豆蛋白质中蛋氨酸含量较低。

2. **脂肪**　大豆中脂肪含量很高,为 15%～20%,因此可以作为油料作物。大豆脂肪中不饱和脂肪酸占 85%,且亚油酸含量高达 50% 以上。此外,大豆油中还含有 1.64% 的磷脂和具有较强抗氧化能力的维生素 E。

3. **碳水化合物**　大豆中含 25%～30% 的碳水化合物,其中只有 50% 是可供利用的可溶性糖,如阿拉伯糖、半乳聚糖和蔗糖,淀粉含量很少;而另一半则是人体不能消化吸收的棉籽糖和水苏糖,存在于大豆细胞壁,在肠道细菌作用下发酵产生二氧化碳和氨,可引起腹胀。

4. **维生素和矿物质**　大豆中含有丰富的钙、维生素 B_1 和维生素 B_2。黄豆和绿豆发制成豆芽,除含原有营养成分外还可产生丰富的维生素 C。

5. **豆类中的天然活性成分**

(1) 大豆皂苷(soy saposin, ss):大豆皂苷是一类生物活性物质,具有抑制血小板聚集的抗凝血作用,抑制血清中脂类的氧化和胆固醇的吸收,抗氧化、降血脂、提高免疫等功能。

(2) 大豆异黄酮(soybean isoflavones,ISO):大豆异黄酮是一类多酚类化合物,其主要成分有染料木素(genistein)、大豆黄素(daidzein)和黄豆黄素(glycitein)等。具有降低胆固醇、抑制动脉粥样硬化的形成,提高免疫,抑制肿瘤以及雌激素样作用。

(3) 大豆低聚糖(soybean oligosaccharide):大豆低聚糖是从大豆中提取出的可溶性低聚糖的总称,主要成分为水苏糖、棉子糖。成熟后的大豆约含有 10% 低聚糖。由于难消化,长期以来被称作胀气因子。但研究表明,大豆低聚糖能够促进肠道中双歧杆菌和乳酸杆菌的增殖,抑制腐败菌的生长,同时还有通便、降血脂、保护肝脏等功能。

(二) 大豆中的抗营养因子

大豆中含有一些抗营养因子,可影响人体对某些营养素的消化吸收。

1. **蛋白酶抑制剂(protein inhibitor, PI)**　蛋白酶抑制剂是存在于大豆、棉籽、花生、油菜子等植物中,能抑制胰蛋白酶、糜蛋白酶、胃蛋白酶等 13 种蛋白酶物质的总称。其中以抗胰蛋白酶因子(或称胰蛋白酶抑制剂)存在最普遍,对人体胰蛋白酶的活性有部分抑制作用,妨碍蛋白质的消化吸收,对动物有抑制生长的作用。采用常压蒸汽加热 30 min 或 1 kg 压力加热 10～25 min 即可破坏生大豆中的抗胰蛋白酶因子。

2. 豆腥味　生食大豆时有豆腥味和苦涩味,这是因为大豆中含有很多酶,其中脂肪氧化酶是产生豆腥味及其他异味的主要酶类。脂肪氧化酶分解不饱和脂肪酸形成醛、醇等小分子挥发性物质。通过采用 95℃以上加热 10～15 min 或用乙醇处理后减压蒸发的方法,以及采用纯化大豆脂肪氧化酶等方法均可脱去部分豆腥味。

3. 胀气因子(flatus-producing factor)　由于人体缺乏分解水苏糖和棉籽糖的消化酶,豆类中的水苏糖和棉籽糖不能被人体消化吸收,在肠道微生物作用下可产气,故将两者称为胀气因子。大豆通过加工制成豆制品时胀气因子可被除去。

4. 植酸(phytic acid)　植酸又称肌醇六磷酸,是一种很强的金属螯合剂。大豆中的植酸可与锌、钙、镁、铁等螯合而影响它们的吸收利用。在 pH 4.5～5.5 时可得到含植酸很少的大豆蛋白,因为在此 pH 条件下 35%～75%的植酸可溶解,但对蛋白质影响较小。

5. 植物红细胞凝集素　植物红细胞凝集素是能凝集人和动物红细胞的一种蛋白质,能引起人头痛、头晕、恶心、呕吐、腹痛、腹泻等症状,可影响动物的生长,加热即可破坏。

三、蔬菜、水果类

新鲜蔬菜、水果是人类平衡膳食的重要组成部分,也是我国传统膳食的重要组成部分。蔬菜、水果是维生素、矿物质、膳食纤维和植物化学物质的重要来源,对于保持身体健康,维护肠道正常功能,提高免疫力,降低患肥胖、糖尿病、高血压等慢性疾病风险具有重要作用。此外,蔬菜和水果中还含有各种有机酸、芳香物质和色素等成分,能够刺激胃肠蠕动和消化液的分泌,对增进食欲、帮助消化具有重要意义。

(一) 蔬菜

蔬菜根据其结构和可食部位的不同可以分为叶菜类、根茎类、瓜茄类、鲜豆类、花菜类等。叶菜类如菠菜、小白菜、韭菜、油菜、大白菜等;根茎类蔬菜如萝卜、土豆、山药、藕、葱、蒜、竹笋等;瓜茄类包括冬瓜、南瓜、番茄、辣椒、丝瓜、茄子、西葫芦等;花菜类有菜花、菜苔等;扁豆、毛豆、四季豆、豌豆等属于鲜豆类蔬菜。

1. 蛋白质　蔬菜中蛋白质含量很低,不是人类蛋白质的主要来源。鲜豆类蔬菜中蛋白质含量相对较高,其次是叶菜类、根茎类和花菜类蔬菜。

2. 碳水化合物　蔬菜中的碳水化合物包括糖、淀粉、膳食纤维等物质。其所含种类及数量,因食物的种类和品种不同而有很大差别。含碳水化合物较多的蔬菜有胡萝卜、南瓜、番茄等。根茎类蔬菜含有较多的淀粉,如土豆、山药、藕等,淀粉含量可达 10%～25%。其他蔬菜中淀粉的含量仅为 2%～3%。蔬菜是人类膳食纤维的重要来源,叶菜类和根茎类蔬菜中含有较多的纤维素和半纤维素,而南瓜、胡萝卜、番茄等含有一定量的果胶。

3. 维生素　新鲜蔬菜是维生素 C、胡萝卜素、维生素 B_2 和叶酸的重要来源。绿色、黄色或红色蔬菜含胡萝卜素较多,如胡萝卜、南瓜、苋菜、菠菜、辣椒等。维生素 B_1 主要存在于豆类和酵母等食品中。绿色蔬菜和鲜豆类蔬菜中维生素 B_2 含量较高,每 500 g 中约含 0.5 mg,如油菜、芹菜、菠菜、蒜薹等。新鲜的绿叶蔬菜中含有丰富的维生素 C,其次是根茎类蔬菜(如萝卜),瓜类蔬菜(如冬瓜、西葫芦、南瓜)中含量较少。此外,蔬菜中还含有丰富的维生素 K、泛酸、叶酸等人体所需的维生素。

4. 矿物质 蔬菜中含有丰富的矿物质,如钙、磷、铁、钾、钠、镁、铜等,钾最多,是矿物质的重要来源之一,对维持机体酸碱平衡起重要作用。绿叶蔬菜一般含钙在 100 mg/100 g 以上,含铁 1～2 mg/100 g。但由于蔬菜中存在大量的草酸,会影响钙、铁等矿物质的吸收。因此在烹调时先去除部分草酸,可有利于矿物质的吸收。

5. 有机酸 蔬菜含有各种有机酸,如番茄中含有苹果酸、柠檬酸及微量酒石酸,卷心菜中以柠檬酸为主,同时还含有咖啡酸和绿原酸;菠菜中含有苹果酸、柠檬酸;青菜中含有乙酸和少量丁酸。蔬菜中的有机酸通常与矿物质结合成盐,与糖形成酸、甜混合的特殊风味,因此蔬菜的风味主要取决于糖和有机酸的比例。如黄瓜的清香味是由于含有少量的游离有机酸,即绿原酸和咖啡酸。虽然蔬菜中所含的有机酸较少,但由于食物中蔬菜摄入量较大,因此是人体内有机酸的重要来源。

部分蔬菜中的有机酸(如草酸、苯甲酸、水杨酸等)并不对人体都有益,菠菜、茭白、竹笋等蔬菜中含有较多的草酸而产生涩味,更重要的是与钙、铁等形成草酸盐沉淀影响这些营养素的吸收。

6. 色素物质 蔬菜的颜色取决于其所含的色素物质,色素物质是蔬菜中呈色物质的总称。通常按照溶解性分成两大类:脂溶性色素,如叶绿素、类胡萝卜素;另一类是水溶性维生素,如花青素、花黄素等。如绿色蔬菜是由于叶绿素的存在。

7. 酶类 蔬菜中还含有一些酶类、杀菌物质和具有特殊功能的生理活性成分,如萝卜中含有淀粉酶,因而生吃萝卜有助于消化;大蒜中含有植物杀菌素和含硫化合物,具有杀菌消炎、降低血清胆固醇的作用,因此生吃大蒜可以预防肠道传染病,并有刺激食欲的作用;西红柿、洋葱等蔬菜含有生物类黄酮,是天然抗氧化剂。

蔬菜中含有一些影响营养素消化吸收的物质,此类物质统称为抗营养因子。蔬菜中常见的抗营养因子主要有以下几类。

(1) 毒蛋白:毒蛋白是一类糖蛋白,其中含量较高的是植物红细胞凝集素,主要影响肠道维生素、矿物质和其他营养素的吸收。土豆中还存在一种蛋白酶抑制剂,能抑制胰蛋白酶的活性,影响蛋白的消化吸收;菜豆和芋头中含有淀粉酶抑制剂,因此不能生食豆类和薯芋类食物。

(2) 毒苷类物质:在其他豆类、木薯的块根中含有氰苷,在酸或酶的作用下,氰苷类可水解产生氢氰酸,氢氰酸对人和动物体内的细胞色素氧化酶有很强的抑制作用和毒性。

(3) 皂苷(saponin):又称皂素,有溶血作用并能与水生成溶胶溶液,搅动时会像肥皂一样产生泡沫,主要有大豆皂苷和茄碱两种。前者没有明显的毒性,后者有剧毒。茄碱又称龙葵素或龙葵碱,主要存在于茄子、马铃薯等茄属植物的果实表皮中。发芽的马铃薯及被阳光照射后变绿的马铃薯表皮,茄碱含量会大幅度提高,人食用一定量后会引起中毒。大量食用后会引起喉咙、口腔瘙痒和灼热,加热不能破坏茄碱。

(4) 生物碱(alkaloid):新鲜黄花菜中含有无毒的秋水仙碱,但经肠道吸收后在体内氧化生成二秋水仙碱,二秋水仙碱有很强的毒性。由于秋水仙碱溶于水,并对热不稳定,因此通过烹调加热可减少其含量,减少对机体的毒性。

(5) 亚硝酸盐(nitrite):蔬菜中的硝酸盐含量比较高,蔬菜腐烂时极易形成亚硝酸盐,新鲜蔬菜如果存放在潮湿和温度高的环境中也容易产生亚硝酸盐。亚硝酸盐食用过多会引起食物中毒,产生肠原性青紫症,长期摄入也会对人体产生慢性毒性作用。亚硝酸盐在人体内与胺结合生成强致癌物质——亚硝胺。

(6) 硫苷类化合物:甘蓝、萝卜、芥菜等十字花科蔬菜以及洋葱、大蒜等蔬菜中都含有辛辣物质,主要成分是硫苷类物质,大量摄入硫苷类化合物可阻碍碘的吸收并抑制甲状腺素的合成,导致甲状腺肿大,又称为致甲状腺肿原。

(7) 草酸(oxalic acid):几乎存在于一切植物中,有些植物中含量比较高,如菠菜中草酸含量为0.3%～1.2%,草酸对食物中的各种矿物质尤其是钙、铁、锌等的消化吸收有明显的抑制作用。

(二) 水果

水果种类繁多,风味各异。新鲜水果中水分含量较高,一般为85%～90%。水果中的蛋白质含量多在0.5%～1.0%,脂肪含量多在0.3%以下,所以水果不是膳食中蛋白质和脂肪的重要来源。

1. **碳水化合物**　水果中碳水化合物种类较多,主要有单糖和双糖、淀粉、纤维素和果胶等。

水果中的单糖主要是葡萄糖和果糖,双糖有蔗糖,是水果甜味的主要来源。不同品种的水果中糖的种类也不同,同一品种的水果也会因产地、气候等有差异。如苹果和梨中以果糖为主,葡萄糖和蔗糖次之;桃、李以蔗糖为主,葡萄糖和果糖次之;葡萄和草莓主要含葡萄糖和果糖,蔗糖次之;柑橘以蔗糖为主。

板栗、香蕉、苹果、西洋梨中含淀粉较多,淀粉在淀粉酶或酸的作用下,会逐渐分解成葡萄糖,所以这些水果经过储藏后口味会变甜。

水果中膳食纤维主要是纤维素、半纤维素和果胶。纤维素在果皮中含量最多,含纤维素、半纤维素多的水果质粗多渣,品质差。果胶存在于水果汁液中,山楂、柑橘、苹果中含果胶较多,宜制成果酱。

2. **维生素**　水果中含有丰富的维生素,特别是维生素C和胡萝卜素。各种维生素的含量因品种、气候、栽培条件、成熟度及储存条件等的不同而异。鲜枣中维生素C含量特别高,其他水果如山楂、猕猴桃、草莓、柑橘等水果中含量也很高。黄色水果中类胡萝卜素含量较高,如芒果、枇杷、杏。

3. **矿物质**　水果中含有各种矿物质,有的水果含有丰富的铁和镁,如大枣、山楂、草莓等。它们大多以硫酸盐、磷酸盐、碳酸盐、有机酸盐与有机物相结合的状态存在。水果中的矿物质含量因其栽培土壤的不同而差异较大。

4. **有机酸**　水果中含有各种有机酸而呈现一定的酸味,有机酸以柠檬酸、酒石酸、苹果酸含量较多,此外还含有少量的苯甲酸、水杨酸、琥珀酸和草酸。柠檬酸在柑橘中含量较高,苹果、梨、桃、杏、樱桃等含苹果酸较多,葡萄中酒石酸较多。未成熟的水果中琥珀酸和延胡索酸较多。有机酸能刺激消化腺的分泌,增进食欲,有利于食物的消化。同时有机酸可使食物保持一定酸度,有助于保护维生素C的稳定。在同一水果中通常是多种有机酸同时存在,形成水果特定的风味。

此外,水果中还含有酚类物质,如类黄酮、花青素类、单宁类等;色素类物质,如叶绿素、类胡萝卜素、多酚类色素;还有芳香和苦味物质,如酯、醇类,苦杏仁苷等。这些物质与水果的颜色风味有关,或对人体健康有益。

四、畜、禽、鱼类

(一) 畜肉类的营养价值

畜肉类是指猪、牛、羊等牲畜的肌肉、内脏及其制品,能提供丰富的蛋白质、脂肪、矿物质和维生素。在我国居民生活中消费量最大的是猪肉,其次是牛、羊肉。

1. **蛋白质**　畜肉类蛋白质含量为10%～20%,大部分存在于肌肉组织中。根据其在肌肉组织中存在部位的不同,又分为肌浆蛋白质(20%～30%)、肌原纤维蛋白质(40%～60%)和间质蛋白(10%～20%)。

畜肉蛋白中必需氨基酸充足,在种类和比例上接近人体需要,利于消化吸收,是优质蛋白质。但存在于结缔组织的间质蛋白中必需氨基酸组成不平衡,主要是胶原蛋白和弹性蛋白,其中色氨酸、酪氨酸、蛋氨酸含量少,蛋白质利用率较低。畜肉中含有能溶于水的含氮浸出物,使肉汤具有鲜味,成年动物含量比幼年动物高。

2. **脂肪** 畜肉脂肪含量随动物的品种、年龄、肥胖程度、部位等不同有很大差异,在畜肉中猪肉脂肪含量相对最高(达 90%),其次是羊肉、牛肉和鱼肉。畜肉类脂肪以饱和脂肪酸为主,熔点较高,主要成分为三酰甘油,少量卵磷脂、胆固醇和游离脂肪酸。羊的脂肪含有辛酸、壬酸等饱和脂肪酸,一般认为羊肉的特殊膻味与这些低级饱和脂肪酸有关。胆固醇多存在于动物内脏中,如在猪肥肉中为 109 mg/100 g,在猪瘦肉中为 81 mg/100 g,猪内脏约为 200 mg/g,猪脑中最高,约为 2 571 mg/100 g。

3. **碳水化合物** 畜肉中的碳水化合物含量较少,主要以糖原形式存在于肝脏和肌肉中。屠宰后的动物肉尸在保存的过程中,糖原含量也会由于酶的分解作用而逐渐下降。

4. **矿物质** 畜肉中矿物质的含量较高,为 0.8%～1.2%,其中钙含量低,猪肉平均为 7.9 mg/100 g,铁、磷含量较高。其中铁以血红素铁的形式存在,消化吸收时不受食物其他因素影响,生物利用率高,是膳食铁的良好来源。

5. **维生素** 畜肉中 B 族维生素含量丰富,但维生素 C 含量甚微。内脏如肝脏中富含维生素 A、维生素 B_2 等。

(二) 禽肉的营养价值

禽肉包括鸡、鸭、鹅、鹌鹑、鸽、火鸡等禽类的肌肉、血、内脏等。禽肉的营养价值与畜肉相似,蛋白质的含量约为 20%,氨基酸组成接近人体需要,属于优质蛋白。与畜肉相比,禽肉的肉质细嫩,含氮浸出物较多,因此禽肉味道更加鲜美。禽肉中脂肪含量少,熔点低(20～40℃),亚油酸含量约 20%,易于消化吸收。

(三) 鱼类的营养价值

地球上鱼类资源非常丰富,按鱼类生活的环境可将其分为海水鱼和淡水鱼。鱼类富含蛋白质、脂肪以及维生素和矿物质,尤其是富含多不饱和脂肪酸,这是其他食物所不能比拟的。

1. **蛋白质** 鱼类肌肉中蛋白质含量为 15%～20%。肌纤维短,间质蛋白少,肉质细嫩,与畜禽类相比更容易消化吸收,但在氨基酸组成中色氨酸含量偏低。除蛋白质外,鱼还含有较多的含氮浸出物,主要是胶原蛋白和黏蛋白,可使鱼汤冷却后形成凝胶。鱼类中的非蛋白氮占总氮的 9%～38%,主要有游离氨基酸、氧化胺类、胍类、季胺类、嘌呤类及脲组成。

2. **脂类** 鱼类脂肪含量不高,为 1%～3%。鱼类脂肪分布不均匀,主要存在于皮下和脏器周围,肌肉组织中含量甚少。不同种类的鱼脂肪含量也有较大差异,如鳕鱼含脂肪为 0.5%,而鲲鱼脂肪含量高达 10.4%。

鱼类脂肪多由不饱和脂肪酸组成,一般占 80% 以上,熔点较低,通常呈液态,消化率为 95% 左右。鱼类最显著的营养学特点就是富含多不饱和脂肪酸,尤其是 $\omega-3$ 系列的二十碳五烯酸(EPA)和二十二碳六烯酸(DHA)。研究证实 DHA 和 EPA 具有促进大脑发育、降血脂、防止动脉粥样硬化等作用。一些鱼肉中 ω-多不饱和脂肪酸(ω-PUFA)含量见表 4-2-1。

鱼类含有一定量胆固醇,含量一般为 100 mg/100 g。但鱼子中含量高,如鲳鱼子胆固醇含量为 1 070 mg/100 g,虾子胆固醇含量约为 896 mg/100 g。鱼脑和鱼子还含有丰富的脑磷脂和卵磷脂。

表 4-2-1　鱼肉中 ω-PUFA 含量(g/100 g)

鱼种	EPA	DHA
鲐鱼	0.65	1.10
鲑鱼(大西洋)	0.18	0.61
鲑鱼(红)	1.30	1.70
鳟鱼	0.22	0.62
金枪鱼	0.63	1.70
鳕鱼	0.08	0.15
鲽鱼	0.11	0.11
鲈鱼	0.17	0.47
黑线鳕	0.05	0.10
舌鳎	0.09	0.09

摘自《公共营养学》,中国中医药出版社,2006 年。

3. **碳水化合物**　碳水化合物(主要是糖原)的含量较低,鱼类肌肉或肝脏中的糖原含量与其致死方式有关,捕获即杀者糖原含量最高;挣扎疲劳后死去的鱼类,体内糖原消耗严重,含量降低。此外,鱼体内还含有黏多糖。黏多糖根据有无硫酸基可分为硫酸化多糖和非硫酸化多糖,前者如硫酸软骨素、硫酸乙酰肝素、硫酸角质素;后者如透明质酸、软骨素等。

4. **矿物质**　鱼类矿物质含量为 1%～2%,稍高于禽畜肉类,磷、钙、钠、钾、镁、氯丰富,是钙的良好来源。海水鱼类富含碘,有的海水鱼碘含量可达 50～100 μg/100 g,而淡水鱼中碘含量仅为 5～40 μg/100 g。

5. **维生素**　海鱼的鱼油和鱼肝油是维生素 A 和维生素 D 的重要来源,鱼类中维生素 E、维生素 B_1、维生素 B_2、烟酸等的含量也较高,而维生素 C 含量则很低。生鱼体内含有硫胺素酶,因此大量食用生鱼可能造成维生素 B_1 的缺乏,加热即可破坏此酶。

五、蛋类、奶及奶制品

(一) 蛋类

蛋类主要有鸡蛋、鸭蛋、鹅蛋、鹌鹑蛋、鸽蛋、鸵鸟蛋、火鸡蛋等。各种蛋的结构和营养价值基本相似,其中食用最多的是鸡蛋。蛋类是我国居民饮食中优质蛋白的良好来源。蛋制品主要有咸蛋、松花蛋、冰蛋、蛋粉等。

1. **蛋的结构**　各种蛋类的结构基本相似,主要由蛋壳、蛋清和蛋黄三部分组成。蛋壳位于蛋的最外层,以鸡蛋为例,蛋壳重量占整个鸡蛋的 11%～13%;蛋黄和蛋清的比例因鸡蛋大小而略有差别,鸡蛋大则蛋黄比例较小,蛋清和蛋黄分别占总可食部的 2/3 和 1/3。

蛋壳主要成分是碳酸钙,约占 96%,其余为碳酸镁和蛋白质。蛋壳的颜色由白到棕色因鸡的品种而异,与蛋的营养价值无关。

蛋清位于蛋壳与蛋黄之间,蛋清包括两部分,外层为中等黏度的稀蛋清,内层包围在蛋黄周围的为角质冻样的稠蛋清。蛋黄表面包有蛋黄膜,有两条韧带将蛋黄固定在蛋的中央。

2. **蛋类的营养价值**

(1) 蛋白质:蛋类蛋白质含量一般在 13%～15%。全鸡蛋蛋白质的含量为 12.8% 左右,蛋清中略低,蛋黄中较高。蛋类中的蛋白质,不仅含有人体所需要的必需氨基酸,而且氨基酸模式与人体组织蛋白质的氨基酸模式接近,生物价可高达 94。全蛋蛋白质几乎能被人体完全吸收利用,是食物中最理想的优质蛋白质。在进行各种食物蛋白质的营养质量评价时,常以鸡蛋蛋白作为参考蛋白。

蛋清中所含的蛋白质超过 40 种,其中主要蛋白质包括卵清蛋白、卵伴清蛋白、卵黏蛋白、卵类黏蛋白等糖蛋白,其含量占蛋清总蛋白的 80% 左右。

蛋黄中的蛋白质主要是与脂类相结合的脂蛋白和磷蛋白,其中低密度脂蛋白占 65%,卵黄球蛋白占 10%,卵黄高磷蛋白占 4%,而高密度脂蛋白占 16%。

生蛋清中含有抗生物素酶和抗胰蛋白酶等酶类,前者妨碍生物素的吸收,后者抑制胰蛋白酶的活性,但当蛋煮熟时即被破坏。

(2)脂类:蛋清中脂肪含量极少,98% 的脂肪集中在蛋黄中。蛋黄中的脂肪几乎全部与蛋白质结合,以乳化形式存在,因而消化吸收率较高。

鸡蛋黄中脂肪含量约 28%～33%,其中中性脂肪含量占 62%～65%,磷脂占 30%～33%,胆固醇占 4%～5%。蛋黄脂肪中,不饱和脂肪酸含量较高,其中油酸最为丰富,约占 50%,亚油酸约占 10%。

蛋黄中含有丰富的磷脂,所含的磷脂主要为卵磷脂和脑磷脂。卵磷脂能够阻止胆固醇和脂肪在血管壁的沉积。脑磷脂可以促进儿童大脑和神经的发育。蛋类中胆固醇含量极高,主要集中在蛋黄。

(3)碳水化合物:蛋类中碳水化合物含量极低,为 0.2%～1%。分为两种状态存在,一部分与蛋白质相结合而存在,含量为 0.5% 左右;另一部分以游离状态存在,含量约 0.4%。后者中98% 为葡萄糖,其余为果糖、甘露糖、阿拉伯糖、木糖和核糖等。

(4)矿物质:蛋中的矿物质种类很多,但主要集中在蛋黄,蛋清中含量较低。蛋清中含矿物质 1.0%～1.5%,其中磷最为丰富,其次是钙。蛋黄中含有丰富的铁、硫、镁、钾、钠等。蛋中含铁量较高,但以非血红素铁形式存在,且由于卵黄高磷蛋白对铁的吸收具有干扰作用,故蛋黄中铁的生物利用率较低,仅为 3% 左右。

(5)维生素:蛋中维生素含量十分丰富,且种类较全,包括所有的 B 族维生素、维生素 A、维生素 D、维生素 E、维生素 K 和微量的维生素 C 等。其中,绝大部分的维生素 A、维生素 D、维生素 E 和大部分维生素 B_1 都存在于蛋黄当中。蛋中维生素的含量也会受到品种、季节和饲料中含量的影响。各种常见禽蛋的主要营养成分组成见表 4-2-2。

表 4-2-2 各种蛋类主要营养素含量(每 100 g)

蛋类	蛋白质 (g)	脂肪 (g)	碳水化合物(g)	视黄醇当量(μg)	硫胺素 (mg)	核黄素 (mg)	钙 (mg)	铁 (mg)	胆固醇 (mg)
全鸡蛋	12.8	11.1	1.3	194	0.13	0.32	44	2.3	585
鸡蛋白	11.6	6.1	3.1	—	0.04	0.31	9	1.6	—
鸡蛋黄	15.2	28.2	3.4	438	0.33	0.29	112	6.5	1 510
鸭蛋	12.6	130	3.1	261	0.17	0.35	62	2.9	565
咸鸭蛋	12.7	12.7	6.3	134	0.16	0.33	118	3.6	647
松花蛋	14.2	10.7	4.5	215	0.06	0.18	63	3.3	608
鹌鹑蛋	12.8	11.1	2.1	337	0.11	0.49	47	3.2	531

摘自《营养与食品卫生学》,第 5 版,人民卫生出版社,2006 年。

(二) 奶及奶制品

奶及奶制品是营养丰富、容易消化吸收的一类食物。奶类能满足初生幼仔生长发育的全部营养需要,同时也是年老体弱者和病人的理想食物。奶类及奶制品的种类很多,前者如人奶、牛奶、羊奶、马奶等,后者如奶粉、酸奶、奶酪等。

奶及奶制品主要提供优质蛋白质、维生素 A、维生素 B_2 和钙。

1. **奶类的营养价值**　奶是由蛋白质、乳糖、脂肪、矿物质、维生素、水等组成的复合乳胶体。奶呈乳白色,稍有甜味,具有特有的香味与滋味。牛奶中的各种营养素的含量受奶牛品种、饲料、季节等因素的影响而有所差异。奶类的水分含量为 86%～90%,因此它的营养素含量与其他食物比较相对较低。

(1) 蛋白质:牛奶中蛋白质的含量平均约为 3%,主要由 79.6% 的酪蛋白、11.5% 的乳清蛋白和 3.3% 的乳球蛋白组成。奶中的蛋白质消化吸收率为 87%～89%,生物学价值为 85,属于优质蛋白。

牛奶中蛋白质含量较人乳高两倍多,但酪蛋白与乳清蛋白的构成比与人乳蛋白正好相反,不利于婴儿消化吸收,因此可利用乳清蛋白改变其构成比,调制成近似母乳的婴儿食品。

(2) 脂肪:牛奶中脂肪含量约为 3%,乳中磷脂含量为 20～50 mg/100 ml,胆固醇含量约为 13 mg/100 ml。乳脂中油酸含量占 30%,亚油酸和亚麻酸分别占 5.3% 和 2.1%。乳中脂肪以较小的脂肪球状态分散于乳中,易于人体的消化吸收。乳中脂肪酸的组成非常复杂,如牛乳中已被分离出来的脂肪酸达 400 多种。其中短链脂肪酸如丁酸、己酸、辛酸等,含量较高,这些物质赋予乳脂肪以柔润的质地和特有的香气。

(3) 碳水化合物:牛奶中所含的碳水化合物主要是乳糖,其含量(3.4%)比人奶(7.4%)低。乳糖有调节胃酸、促进胃肠蠕动、有利于钙吸收和消化液分泌的作用,还可促进肠道乳酸菌的繁殖而抑制腐败菌的繁殖生长。用牛奶喂养婴儿时,除调整蛋白质含量和构成外,还应注意适当增加甜度。有部分人长期不饮用牛奶,且体内乳糖酶活性过低,大量食用奶类可能引起乳糖不耐受的发生。

(4) 矿物质:牛奶中矿物质含量为 0.7%～0.75%,富含钙、磷、钾等。其中钙含量尤为丰富,100 ml 牛奶中含钙 110 mg,且容易消化吸收,是膳食钙的良好来源。牛奶中铁含量很低,如以牛奶喂养婴儿,应注意铁的补充。

(5) 维生素:牛奶中含有人体所需的各种维生素,含量相对较多的是维生素 A 和维生素 B_2,分别为 24 μg/100 g 和 140 μg/100 g。牛奶中维生素 B_1 和维生素 C 很少,每 100 ml 牛奶中分别含 0.03 mg 和 1 mg。奶中维生素含量随季节不同有一定变化,一般在牧草旺盛的时期,牛奶中维生素 A、C 的含量明显增高。

(6) 其他生理活性物质:奶中含有大量的生理活性物质,如乳铁蛋白(lactoferrin)、免疫球蛋白、生物活性肽、共轭亚油酸等,这些物质具有调节免疫、抑制肿瘤细胞的生长、促进生长发育、抗菌消炎、预防动脉硬化等功能。

2. **奶制品的营养价值**　奶类经过加工,可制成各种奶制品,主要包括消毒鲜奶、灭菌奶、奶粉、酸奶、奶油和奶酪等,不同的奶制品其营养价值也不同。

(1) 消毒鲜奶:又称巴氏杀菌奶,是将鲜牛奶经过过滤、加热杀菌后分装出售的饮用奶。其营养价值与鲜牛奶差别不大,仅维生素 B_1 和维生素 C 有部分损失。

(2) 奶粉:奶粉是鲜奶经消毒、脱水、浓缩干燥制成的粉状奶制品。根据食用要求又分为全脂奶粉、脱脂奶粉、调制奶粉。

全脂奶粉是将鲜奶消毒后,除去 $70\%\sim80\%$ 的水分,采用喷雾干燥法,将奶粉喷成雾状微粒。一般全脂奶粉的营养成分约为鲜奶的 8 倍左右。

脱脂奶粉的生产工艺与全脂奶粉基本相同,但原料奶经过脱脂的过程,由于脱脂会造成脂溶性维生素损失,因此脱脂奶粉仅适合于腹泻的婴儿及要求低脂膳食的患者。

调制奶粉又称母乳化奶粉,是以牛奶为基础,按照母乳的组成模式和特点,加以调制而成,使各种营养成分的含量、种类、比例接近母乳。如改变牛奶中酪蛋白的含量和酪蛋白与乳清蛋白的比例,补充乳糖的不足,以适当比例强化维生素 A、维生素 D、维生素 B_1、维生素 C、叶酸和微量元素等。

(3)酸奶:酸奶是以鲜奶、脱脂奶、全脂奶粉、脱脂奶粉或炼乳为原料,加热消毒后接种乳酸菌,使其在一定的环境中发酵而成的奶制品。常见的有酸牛奶、调味酸牛奶及果料酸牛奶。

经过发酵后,乳糖变成乳酸,蛋白质发生凝固,脂肪也发生不同程度的水解,因此酸奶的营养较丰富,而且容易消化吸收。由于酸奶有独特的风味,还可刺激胃酸分泌。酸奶中的乳酸菌进入肠道后可以大量繁殖,抑制一些腐败菌的繁殖,调整肠道菌群,防止腐败胺类对人体产生的不良影响。因此,酸奶是适宜消化功能不良、婴幼儿和老年人食用的食品。

(4)炼乳:炼乳是以牛奶为原料,经过脱水装罐灭菌制成的浓缩产品。按是否加蔗糖分为甜炼乳和淡炼乳。新鲜奶在低温真空条件下浓缩,除去约 2/3 的水分,再经灭菌而成称淡炼乳。因受加工的影响,维生素遭受一定的破坏。甜炼乳是在鲜奶中加入约 16% 的蔗糖,经浓缩除去 2/3 水分后的一种乳制品。因糖分过高,需经大量水冲淡导致营养成分相对下降,故不宜供婴儿食用。

(5)奶酪:奶酪又称干酪,是在原料乳中加入适当量的乳酸菌发酵剂或凝乳酶,使蛋白质发生凝固,并加盐、压榨排除乳清之后的产品。奶酪营养价值很高,在发酵过程中,原料奶中的脂溶性维生素大多保留在蛋白质凝块中,而损失部分水溶性维生素,但含量仍不低于原料奶。原料奶中微量的维生素 C 几乎全部损失。在奶酪生产中,大多数乳糖随乳清排出,余下的也都通过发酵作用生成了乳酸,因此奶酪是乳糖不耐症和糖尿病患者可供选择的奶制品之一。

(6)奶油:奶油也称黄油,是由牛奶中分离的脂肪制成的奶制品,脂肪含量为 $80\%\sim85\%$,主要以饱和脂肪酸为主,在室温下呈固态,主要用于面包、佐餐及糕点制作。由于其营养组成完全不同于其他奶制品,故不属于膳食指南推荐的奶制品。

第三节　食品营养价值的影响因素

食品的营养价值不仅取决于食品中营养素的种类及含量,而且还受食品加工、烹饪和储藏等因素的影响。食品经过加工或烹调后,一方面可改善食品感官性状,除去或破坏一些抗营养因子,提高消化吸收率;另一方面会使部分营养素受到损失和破坏。因此应选取科学合理的加工、烹调方法,最大限度地保存食品中的营养素。

一、加工对食品营养价值的影响

1. 谷类加工　谷类加工主要是经过碾磨除去杂质及谷皮成为米或面,不仅可以改善谷类的感官性状,而且有利于消化吸收。由于谷粒结构的特点,其所含营养素的分布不均匀。蛋白质、脂类、维生素和矿物质多分布在谷粒的周围和胚芽内,向胚乳中心逐渐减少,因此谷类加工精度与营养素的保留程度有密切关系。

谷类加工精度越高,糊粉层和胚芽损失越多,营养素损失越大,尤其以 B 族维生素损失最严重(表 4 - 3 - 1)。

表 4 - 3 - 1　不同出粉率小麦 B 族维生素含量的变化(mg/100 g)

出粉率(%)	50	72	80	85	95~100
硫胺素	0.08	0.11	0.26	0.31	0.40
核黄素	0.03	0.04	0.05	0.07	0.12
烟酸	0.70	0.72	1.20	1.60	6.00
泛酸	0.40	0.60	0.90	1.10	1.50
吡哆酸	0.10	0.15	0.25	0.30	0.50

摘自《营养与食品卫生学》,第 6 版,人民卫生出版社,2007 年。

谷类加工粗糙,虽然营养素损失减少,但感官性状较差,消化吸收率也低。此外,谷类中较高的植酸和纤维素还会降低钙、铁、锌等营养素的吸收。我国于 20 世纪 50 年代初加工出标准米(九五米)和标准粉(八五粉),即每 100 kg 去壳的糙米和小麦分别加工成 95 kg 大米和 85 kg 面粉,虽然其营养素含量比糙米和全麦面粉低,但比精白米、精白面粉含有更多的 B 族维生素、膳食纤维和矿物质,在节约粮食和预防某些营养缺乏病方面发挥了较大作用。因此,谷类加工的原则是:既要改善谷类的感官性状,提高其消化吸收率,又要最大限度地保留其营养成分。改良谷类加工工艺,对米、面进行营养素强化,并倡导粗细粮混食等方法。

2. 豆类加工　豆类经过加工可以制成多种豆制品,如豆浆、豆腐、腐竹等。经过加工不仅除去了大豆中的纤维素、抗营养因子,而且使大豆蛋白质的结构变疏松,更容易被蛋白酶分解,从而更利于消化吸收。整粒大豆的蛋白质消化率为 65%,加工成豆浆后蛋白质消化率为 85%,如加工成豆腐则蛋白质的消化率可以提高至 92%~96%。

大豆经发酵可制成豆制品,如豆腐乳、豆瓣酱、豆豉等。发酵豆制品中的蛋白质因部分分解而易于消化吸收,同时某些营养素的含量也会增加。因在发酵过程中微生物对某些蛋白质有预消化作用,且氨基酸和维生素 B_2、维生素 B_{12} 含量都有所增加,故营养价值更高。如豆豉在发酵过程中,由于微生物可合成维生素 B_2,使其维生素 B_2 含量升高为 0.61 mg/100 g,明显高于其他豆制品。

3. 其他类食品加工　畜、禽、鱼类可加工成罐头、烟熏、腌卤以及干制品等,既便于保存,又具有独特风味。加工过程对蛋白质影响不大,但高温可使部分 B 族维生素被破坏。

鲜蛋可加工成皮蛋、咸蛋、糟蛋等,其蛋白质含量变化不大,但皮蛋内的 B 族维生素几乎全部被碱破坏,而维生素 A、D 保存尚好。皮蛋和咸蛋内的矿物质含量有所增加,此外对其他营养素的含量没太大影响。

蔬菜、水果可加工成罐头、果脯、干果等,在加工过程中损失维生素和矿物质,尤其是维生素 C。

二、烹调对食品营养价值的影响

1. 谷类烹调　大米在加工过程中容易受到沙石、谷皮、尘土等污染,因此在烹调前必须进行淘洗。淘洗可造成水溶性维生素和矿物质的损失,维生素 B_1 可损失 30%~60%,维生素 B_2 和烟酸可损失 20%~25%,矿物质损失达 70%。营养素的损失程度与淘洗次数、浸泡时间、用水量和温度密切相关,搓洗次数越多,淘米水温越高,浸泡时间越长,营养素损失就越多。

通过烹调能使谷类中蛋白质变性和淀粉糊化等有利于消化,但烹调过程也造成某些营养素损失。谷粒的烹调方式较多,有蒸、煮、油炸、烙等方法,不同的烹调方式引起的营养素损失程度不同。在制作米饭时,加热使大量维生素(主要是 B 族)、矿物质、蛋白质、糖和脂肪等营养素溶于米汤中,所以米汤含有丰富的营养素,不应丢弃。因此建议多用蒸的方式,少用捞蒸方式(即弃米汤后再蒸)。在制作面食时,不同烹调方法使 B 族维生素损失各不相同,蒸、烤、烙等使 B 族维生素损失较少,而高温油炸使 B 族维生素损失较多。尤其是炸油条,既加碱又高温油炸,几乎使维生素 B_1 全部损失,维生素 B_2 和烟酸也仅仅保留 50%。米饭在电饭煲中保温时间越长,维生素 B_1 损失也越多。

淀粉类食品在大于 120℃高温烹调下容易产生对人体有害的丙烯酰胺,在一些油炸和烧烤的淀粉类食品,如炸薯条、炸土豆片等食品中丙烯酰胺含量较高。

2. 畜、禽、鱼、蛋的烹调 畜、禽、鱼类食品烹调时,蛋白质含量变化不大,且烹调更利于蛋白质消化吸收。不同烹调方法对矿物质和维生素的影响各不相同。例如,炒肉丝,维生素 B_1 保存率为 87%;蒸肉丸,维生素 B_1 保存率为 53%;清炖时,维生素 B_1 保存率更低。油炸处理会降低鱼体中 EPA 和 DHA 的含量,使得蛋白质、脂肪等发生化学反应,生成有毒物质。

蛋类经烹调可以破坏生蛋清中的抗生物素因子和胰蛋白酶抑制剂,提高蛋白质的消化吸收率。烹调时温度不超过 100℃,对蛋的营养价值影响很小,仅 B 族维生素有一些损失,如不同烹调方法中维生素 B_2 损失率为:荷包蛋 13%、油炸 16%、炒 10%。煮蛋时蛋白质变得软且松散,容易消化吸收,利用率较高。

3. 蔬菜、水果的烹调 水果以生食为主,故其营养素含量基本不受烹调影响。蔬菜在烹调时最容易损失的是水溶性维生素,特别是维生素 C。烹调时洗涤方式、切碎程度、用水量、pH 值、加热温度及时间等都会影响营养素的损失。正确的蔬菜清洗方法是先洗后切、现炒现切。不能先切后洗或泡在水中,否则会丢失大量维生素 C。此外,旺火急炒、现吃现做和凉拌加醋等方法也可减少维生素的损失。

三、贮藏对食品营养价值的影响

1. 对谷类的影响 由于谷类食物通常水分含量很低,因此较耐储藏。在避光、通风、干燥和阴凉的环境下谷类可以较长时间的贮藏,其蛋白质、维生素、矿物质含量变化不大。当谷类食物水含量较高、储藏环境湿度较大或温度较高时,谷类中的酶活性增加,呼吸作用增强,会促进霉菌的生长,引起蛋白质、脂肪、碳水化合物分解产物堆积,发生霉变,使谷类的营养价值降低,甚至引起食物中毒。

2. 对蔬菜、水果的影响 蔬菜、水果在采收后仍会不断发生各种变化,如呼吸、发芽、抽蔓、后熟、老化等。储藏条件不当时,蔬菜、水果的鲜度和品质会发生改变,使食用价值和营养价值降低。

3. 对动物性食品营养价值的影响 畜、禽、鱼、蛋等动物性食品常采用低温储藏,分为冷藏法和冷冻法。肉类经过冷冻冷藏,可抑制细菌的生长繁殖,贮存一段时间不易腐败;冷冻冷藏得当,肉质的鲜度、风味和营养价值不变。但是方法不得当,肉类在冷冻储藏中会发生变色、干缩、汁液流失、蛋白质变性及脂肪氧化等现象,从而降低食品的营养价值,因此在储藏中应采取相应措施以保持食品的鲜度和营养价值。

(王兰芳)

思考题

1. 如何评价食物的营养价值？
2. 简述豆类食物的营养特点以及大豆中的抗营养因子。
3. 鱼类食物有哪些营养特点？
4. 试述蛋及蛋制品的营养价值。
5. 简述奶及奶制品的营养价值。
6. 简述加工和烹调对谷类食品营养价值的影响。

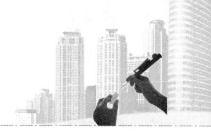

第五章

特殊人群的营养

第一节 孕妇和乳母的营养与膳食

一、孕妇

为适应妊娠期生理的变化,需要大量的营养素用于母体和胎儿组织的生长和代谢以及胎儿的储备。按妊娠生理过程及营养需要的特点,将妊娠过程分为妊娠早期(孕 1～12 周),妊娠中期(孕 13～27 周)和妊娠晚期(孕 28 周至分娩)。

(一)妊娠期间母体的生理改变

1. **激素变化** 在胚胎植入后数日,黄体和胎盘分泌激素增加。人绒毛膜促性腺激素(human chorionic gonadotropin, HCG)浓度开始升高,在妊娠第 8～9 周达到顶峰,用于维持母体黄体孕酮分泌。

母体胎盘分泌的人绒毛膜生长素(human chorionic somatomammotropin, HCS)可降低母体对葡萄糖的利用并将葡萄糖转给胎儿;促进脂肪分解,增加游离脂肪酸的水平。胎盘分泌的雌三醇通过促进前列腺素的产生而增加子宫和胎盘之间的血流量,具有促进母体乳房发育的作用。孕酮可使子宫平滑肌松弛,有利于胎儿在子宫内着床;孕酮还有促进乳腺发育的作用。

2. **血液和其他体液的改变** 血浆容积从 6～8 周开始增加到妊娠末期的 1.5 L,增加了约 50%,而红细胞数量仅增加 15%～20%,使血液相对稀释,这就出现了血红蛋白和铁蛋白浓度下降的"生理性贫血"。在妊娠期间由于血液稀释和更新的改变,多数营养素的血浆浓度降低,如维生素 C、叶酸、维生素 B_6 等,但维生素 E 的水平却升高。

3. **消化系统的变化** 妊娠期妇女受高水平雌激素的影响,牙龈肥厚易患牙龈炎和牙龈出血。孕酮分泌增加可引起胃肠平滑肌张力下降、消化液分泌量减少、胃排空时间延长、肠蠕动减弱等,易出现消化不良、恶心、呕吐、便秘等妊娠反应。也延长了食物在肠道内停留时间,使一些营养素如钙、铁、叶酸等的吸收较妊娠前增加。

4. **妊娠期间的体重增加** 妊娠期间体重的增加与母亲和新生儿的健康相关,妊娠期间母体的体重平均增重约 12 kg。肥胖妇女可以利用已储存的能量,增长相对低的体重,可分娩正常出生体重儿。妊娠期间体重增长低的瘦小妇女分娩低出生体重儿的危险性较高,因体重低下的孕妇在妊娠期自身体重将增加,故需要增加相对较多的体重。因此,妊娠期增加的体重值与妇女妊娠前的体质指数成反比。2009 年,美国医学研究院(Institute of Medicine)修订了妊娠期间体重增加指南,推荐量包括了妊娠期总的增重以及妊娠早、中、晚的增重(表 5-1-1)。

表 5-1-1 妊娠期增重的推荐量(2009)

妊娠前 BMI 分类	妊娠期增重(kg)	妊娠中、晚期增重率ª,均数(范围)(kg/周)
体重不足(<18.5 kg/m²)	12.5~18	0.51(0.44~0.58)
正常体重(18.5~24.9 kg/m²)	11.5~16	0.42(0.35~0.50)
超重(25.02~29.9 kg/m²)	7~11.5	0.28(0.23~0.33)
肥胖(≥30.0 kg/m²)	5~9	0.22(0.17~0.27)

注:a.体重不足、体重正常和超重者的妊娠早期增重均值为 2 kg,变化范围为 1~3 kg;肥胖者的增重均值为 1.5 kg,变化范围为 0.5~2 kg。

(二) 妊娠期的营养需要

妊娠期胎儿的生长发育和代谢以及胎儿的储备依赖于母亲营养的摄入,所以妊娠不同时期需要提供适量的营养素以满足胎儿组织器官生长发育的需要。

1. 能量 妊娠期的基础代谢率增加 15%,其能量需要也增加。胎儿的体重在整个妊娠期间逐渐增加,但 90%的胎儿生长发生在妊娠的后 20 周。胎儿生长与胎盘、子宫和乳腺的扩大同时进行,因而母体代谢率在妊娠后半程增高 60%,产生额外的膳食能量要求。中国营养学会建议妊娠中、晚期妇女膳食能量 RNI 应在非孕妇女能量 RNI 的基础上每天增加 0.84 MJ。通过监测体重增长的方法控制妊娠期能量的适宜摄入。

2. 蛋白质 孕妇必须摄入足够数量的蛋白质以满足自身及胎儿生长发育的需要。妊娠期估计需要约 900 g 蛋白质以满足胎儿和母体组织蛋白质的合成和储存,这些蛋白质均需孕妇在妊娠期间通过食物获得。中国营养学会建议妊娠早、中、晚期的妇女蛋白质 RNI 分别增加 5 g/d、15 g/d、20 g/d;膳食中优质蛋白质至少占蛋白质总量的 1/3 以上。

3. 脂类 孕妇平均需储存 2~4 kg 的脂肪,胎儿储存的脂肪占体重的 5%~15%。孕妇血清中胆固醇和三酰甘油水平随妊娠早、中、晚期逐渐升高。增加的胆固醇在胎盘中被合成固醇类激素,参与胎儿神经和细胞膜的形成,这些血脂的变化是妊娠的正常变化。脂类是胎儿神经系统的重要组成部分,脑细胞在增殖、生长过程中需要一定量的必需脂肪酸。胎儿的多不饱和脂肪酸水平依赖于母体的多不饱和脂肪酸状况,随妊娠的进程水平下降。EPA 和 DHA 对胎儿大脑发育和视网膜功能的发育具有非常重要的作用。反式脂肪酸的大量摄入与母体和新生儿的多不饱和脂肪酸营养状况较差有关,因此应尽量减少摄入。中国营养学会推荐妊娠期妇女膳食脂肪提供的能量占总能量的 20%~30%。

4. 碳水化合物 孕妇的碳水化合物代谢发生改变以适应和促进胎儿对碳水化合物的利用。葡萄糖是胎儿优先使用产能的营养素,孕妇发生胰岛素抵抗代谢的改变是为了满足胎儿对能量的需求。酮体可影响胎儿生长和智力发育,为预防酮体的产生,维持孕妇的血糖水平,碳水化合物提供的能量占总能量的 50%~65%,至少需要 150 g 碳水化合物的摄入以满足胎儿大脑对葡萄糖的需要。增加富含膳食纤维的碳水化合物有利于孕妇防止便秘。

5. 维生素

(1) 维生素 A:维生素 A 因与细胞分化密切相关,是妊娠期重要的营养素之一。妊娠早期缺乏维生素 A 可导致胎儿肺、泌尿系统和心脏畸形,与胎儿宫内发育迟缓、低出生体重及早产有关。但妊娠早期过量补充的危险性需要尤为关注,每天摄入大量的视黄醇(10 000 IU)与出生缺陷有关,包括中枢神经系统畸形、颅面和心血管缺陷以及胸腺畸形等。这些畸形起源于颅神经嵴细胞,所以妊娠初期最为关键。建议妊娠期间每日摄入总量不超过 2 400 μg 视黄醇当量。中国营养学会建议妊娠早期和妊娠中、晚期妇女维生素 A 的 RNI 分别为:800 μg RE/d 和 900 μg RE/d。

(2) 维生素 D:25 -(OH)- D_3 可跨胎盘转运,并由新生儿转化为活性的 1,25 -(OH)$_2$ - D_3。妊娠期维生素 D 缺乏引起胎儿钙的利用下降,进一步影响骨形成。妊娠期维生素 D 缺乏与孕妇骨质软化症及新生儿低钙血症和手足抽搐有关。但过量维生素 D 也导致婴儿发生高钙血症。中国营养学会推荐摄入量为:妊娠早期 5 μg/d,中、晚期为 10 μg/d,UL 值为 20 μg/d。

(3) B 族维生素:妊娠早期妇女因妊娠反应,食物摄入减少,易造成维生素 B_1 缺乏,降低胃肠道功能。孕妇维生素 B_1 严重缺乏,可造成新生儿脚气病。妊娠期间维生素 B_2 缺乏与胎儿生长发育迟缓、缺铁性贫血有关。维生素 B_{12} 缺乏会增加早期习惯性流产、神经管畸形和脊柱裂儿的发生风险,缺乏维生素 B_{12} 和叶酸可引起巨幼红细胞贫血。

母体和胚胎增长迅速的细胞分裂以及胎儿体内储存导致叶酸需要量增加。叶酸缺乏不仅与妊娠期贫血、胎儿生长发育迟缓以及认知功能相关,也与新生儿神经管畸形的发生有关。妊娠前和妊娠的最初 4 周内,补充叶酸可降低孕妇分娩神经管畸形儿的危险性。基于维持妊娠期间正常叶酸营养状态,育龄妇女应从膳食补充剂或强化食品中摄入叶酸 400 μg/d,可有效地预防大多数神经管畸形的发生。中国营养学会建议妊娠期妇女叶酸的 RNI 为 600 μg DFE/d,UL 为 1 000 μg DFE/d。

6. 矿物质

(1) 钙:孕妇对钙的需要量显著增加,以满足胎儿生长发育的需要。钙是由钙结合蛋白和 1,25 -(OH)$_2$ - D_3 的主动转运机制通过胎盘。通过增加钙吸收效率和降低尿钙的排出以获得额外的钙,以此生理机制保障胎儿获得充足的钙。钙摄入不足可引起孕妇发生小腿抽筋或手足抽搐,严重时可导致骨质软化症,甚至胎儿发生先天性佝偻病。胎儿体内需要储留 30 g 钙,其中妊娠晚期钙胎儿储留量增加最多,平均每天 300 mg。母体尚需储存部分钙以备泌乳需要。中国营养学会建议妊娠期妇女膳食钙的 AI 为:妊娠早期 800 mg/d,妊娠中期 1 000 mg/d,妊娠晚期 1 200 mg/d。

(2) 铁:妊娠期需要增加 1 000 mg 铁,其中 300 mg 用于胎儿和胎盘,250 mg 在分娩时丢失,450 mg 用于增加的红细胞。孕妇对铁的需要量显著增加的主要原因是:①妊娠期母体生理性贫血;②母体需要储铁以补偿分娩时失血造成的铁损失;③胎儿肝脏内需要储存一定量的铁,以供出生后 6 个月内婴儿对铁的需要。妊娠早期缺铁性贫血使早产和低出生体重的发生增加 2～3 倍,严重贫血可能增加发生孕妇死亡的危险性。中国营养学会建议妊娠期妇女膳食铁的 AI 为:妊娠早期 15 mg/d,妊娠中期 25 mg/d,妊娠晚期 35 mg/d,UL 为 60 mg/d。

(3) 锌:孕妇血浆锌水平一般在妊娠早期就开始下降直至妊娠结束,较非孕妇低约 35%,所以妊娠期应增加锌的摄入量。妊娠期锌缺乏不仅可导致胎儿宫内生长受限,还可影响核糖核酸的合成,干扰胎儿中枢神经系统神经细胞的有丝分裂,造成中枢神经系统畸形。低膳食锌摄入、高纤维膳食、大量摄入钙和铁补充剂以及患有降低锌吸收的胃肠道疾病等均为锌缺乏的高危妇女。中国营养学会建议妊娠期妇女膳食锌的 RNI 为:妊娠早期 11.5 mg/d,妊娠中、晚期为 16.5 mg/d。

(4) 碘:孕妇基础代谢率增加,导致甲状腺素分泌增加和对碘的需要量增加。妊娠期碘缺乏导致婴儿克汀病,造成对婴儿的生长、发育和认知功能的不可逆性不良影响。碘缺乏引起的婴儿克汀病的流行区主要在欧洲的东南部、亚洲、非洲和拉丁美洲。中国营养学会建议妊娠期妇女膳食碘的 RNI 为 200 $\mu g/d$。

（三）妊娠期营养不良对母体和胎儿的影响

1. 妊娠期营养不良对母体的影响

（1）营养性贫血：妊娠期贫血以缺铁性贫血为主，还有缺乏叶酸和维生素 B_{12} 引起的巨幼红细胞贫血。

（2）骨质软化症：维生素 D 的缺乏可影响钙的吸收，导致血钙浓度下降。母体为了满足胎儿生长发育，动用自身骨骼中的钙，导致母体骨钙不足，引起脊柱、骨盆骨软化，骨盆变形，严重者甚至造成难产。

（3）营养不良性水肿：妊娠期蛋白质严重摄入不足可导致营养不良性水肿。维生素 B_1 严重缺乏也可发生水肿。

2. 妊娠期营养不良对胎儿和婴儿健康的影响

（1）先天性畸形：妊娠早期妇女因某些营养素的摄入不足或摄入过量，常可导致先天畸形儿的发生。如叶酸缺乏可导致神经管畸形。

（2）脑发育受损：胎儿脑细胞数的快速增殖期是从妊娠第 30 周至出生后 1 年左右。因此，妊娠后期母体的能量、蛋白质以及脂类的摄入均与胎儿脑发育密切相关。

（3）低出生体重：新生儿体重小于 2 500 g。妊娠期孕妇营养摄入不足，易使胎儿生长发育迟缓，导致低出生体重。低出生体重的婴儿围生期死亡率为正常婴儿的 4～6 倍。低出生体重或生长发育迟缓不仅影响婴幼儿期和儿童青少年期的生长发育，还与成年期许多慢性病的发生相关。

（4）巨大儿：新生儿出生体重大于 4 000 g。妊娠期能量与某些营养素摄入过多，妊娠期体重增加过多，易导致巨大儿的发生。巨大儿不仅在分娩中易造成产伤，还与成年期许多慢性病的发生相关。

（四）妊娠期膳食指南

合理的营养和膳食安排对孕妇健康和胎儿生长发育都极为重要。在《中国居民膳食指南（2007）》的基础上，针对不同妊娠期的生理特点，提出的一组以食物为主的膳食建议如下。

1. 妊娠早期妇女的膳食指南

（1）膳食清淡、适口：以清淡少油腻为主，烹调多样化。为减轻恶心和呕吐的程度，可吃一些易消化的食物，如烧饼、烤面包干、蛋糕、馒头、饼干等。对于呕吐严重伴有脱水的孕妇，应多给予水分丰富的蔬菜、水果，以补充水分、B 族维生素、维生素 C 和钙、钾等无机盐，防止酸中毒，减轻妊娠不适感觉。

（2）少食多餐：进食的餐次、数量、种类及时间应根据孕妇的食欲和反应的轻重及时进行调整，采用少食多餐的办法，保证进食量。应每日尽量摄入 40～50 g 以上的蛋白质，以维持正氮平衡。

（3）保证摄入足量富含碳水化合物的食物：妊娠反应严重而完全不能进食的孕妇，应及时就医，以避免因脂肪分解产生酮体对胎儿早期脑发育造成不良影响。保证每天至少摄入 150 g 碳水化合物（约合谷类 200 g）。

（4）多摄入富含叶酸的食物并补充叶酸：育龄妇女应从计划妊娠开始尽可能早的多摄入富含叶酸的食物，孕期每日应继续补充叶酸 400 μg，并覆盖整个妊娠期。

（5）戒烟、戒酒：妊娠期间大量饮酒有致畸作用，乙醇可以通过胎盘进入胎儿血液，造成胎儿宫内发育不良、中枢神经系统发育异常、智力低下等。建议妊娠期间戒酒。孕妇吸烟或经常被动吸烟,烟草中的尼古丁和烟雾中的氰化物、一氧化碳等均可能导致胎儿缺氧、营养不良和发育迟缓。

2. 妊娠中、晚期妇女的膳食指南

妊娠中、晚期是胎儿迅速发育时期。因此,需要相应增加食物量,安排好膳食。

(1) 适当增加鱼、禽、蛋、瘦肉、海产品的摄入量:应多摄入肉、鱼、蛋等动物性食品以获得优质蛋白质。脑和神经系统的发育需要充足的脂类,尤其是必需脂肪酸、磷脂和胆固醇,增加植物油的摄入,最好选用豆油、花生油等以供给必需脂肪酸。此外,妊娠中期还应选择一些含油脂较高的硬果类食物,如花生、核桃、葵花子和芝麻等。

(2) 适当增加奶类的摄入:奶或奶制品富含优质蛋白质,也是钙的良好来源。建议每日至少摄入 250 ml 的牛奶或相当量的奶制品及补充 300 mg 钙,或饮 400～500 ml 的低脂牛奶,以满足钙的需要,预防孕妇小腿抽搐、多汗、夜惊等缺钙症状的发生。

(3) 常吃含铁丰富的食物:孕妇是缺铁性贫血的高危人群。建议摄入含铁丰富的食物,如动物血、肝脏、瘦肉等。必要时在医生的指导下补充小剂量的铁剂。同时注意多摄入富含维生素 C 的蔬菜和水果,或在补充铁剂时补充维生素 C 制剂,以促进铁的吸收和利用。

(4) 适量身体活动,维持体重的适宜增长:适宜的身体活动有利于维持体重的适宜增长和自然分娩,户外活动还有助于改善维生素 D 的营养状态,以促进胎儿骨骼的发育和母体自身的骨骼健康。根据自身条件,每天进行不少于 30 min 的低强度身体活动。

(5) 戒烟戒酒,少吃刺激性食物:烟草和乙醇对胚胎发育的各个阶段都有明显的毒性作用,如容易引起早产、流产、胎儿畸形等。有吸烟和饮酒习惯的妇女,孕期必须禁烟戒酒,并要远离吸烟环境。尽量避免浓茶、咖啡和刺激性食物的摄入。

二、乳母

分娩后的数小时到 1 年,凡给婴儿哺乳的妇女均称为乳母。乳母的营养状况不仅与其产后身体恢复有关,还将通过乳汁质和量的变化影响婴儿的生长。

(一) 哺乳期的生理特点

乳母能否正常哺乳与乳腺发育、乳汁生成、泌乳、排乳等过程有关。泌乳过程受神经-内分泌轴调控,包括产奶反射和下奶反射。泌乳是指乳腺的腺泡细胞将合成的乳汁分泌到腺泡腔内。婴儿吸吮乳头可刺激乳母垂体前叶产生催乳素,引起乳腺腺泡分泌乳汁,并存集在乳腺导管内,此种现象称为产奶反射。当婴儿吸吮乳头时,可反射性地引起乳母神经垂体(垂体后叶)释放催产素,后者引起乳腺导管内壁的肌上皮细胞主动收缩而出现排乳,称为下奶反射。如婴儿不吸吮,乳腺内储存乳汁的压力升高到一定程度可抑制乳汁分泌,乳腺也会渐渐退化。因此,婴儿的吸吮对持续合成催乳素及维持乳汁的分泌和排出是必需的。乳母的营养状态、饮食也是影响乳汁分泌的重要因素。此外,催产素的释放反射易受心理因素干扰,焦虑、烦恼、恐惧等不良情绪都可抑制乳母排乳。

初乳是产后最初 2～7 天分泌的黄色黏稠乳汁,具有大量免疫活性物质(如乳铁蛋白、分泌型的免疫球蛋白和溶菌酶等)、蛋白质、矿物质、类胡萝卜素和低乳糖的特点。随后乳糖浓度开始升高,产后 7～21 天的乳汁称过渡乳,21 天后分泌的乳汁为成熟乳,呈乳白色,富含蛋白质、乳糖、脂肪等多种营养素。乳母的平均泌乳量:1～6 个月为 780 ml/d,6～12 个月为 600 ml/d。母乳量通常足以满足至少到 6 个月龄婴儿的能量和蛋白质的需要量。建议纯母乳喂养婴儿至

6 个月,不需要给予婴儿其他液体或食物。因其可能会导致感染源或污染源,从而降低营养素摄入量,导致乳汁产生过早中止。

哺乳对母亲的近期和远期作用。近期可促进乳母子宫恢复,避免发生乳房肿胀和乳腺炎;持续的吸吮可抑制黄体生成激素和促性腺释放激素的释放,排卵和月经的恢复被延迟。远期预防产后肥胖,降低以后发生乳腺癌和卵巢癌的危险性。

(二) 哺乳期的营养素需求

乳母的每日营养素需要量高于其妊娠期的需要量。对乳母的营养有两个方面的要求:其一为泌乳提供物质基础,使其正常泌乳满足婴儿喂养需要;其次为满足恢复母体健康的需要。

1. **能量**　乳母的能量需要取决于是纯母乳喂养还是混合喂养。乳母的基础代谢较未哺乳妇女高约 20%。乳母不仅要满足自身的能量需要,还要提供乳汁所含的能量和分泌乳汁过程本身需要的能量。1~6 月龄婴儿的母乳摄入量平均约 750 ml/d。乳汁的能量含量为 289 kJ/100 ml(69 kcal/100 ml),而乳母膳食能量转化为乳汁中能量的转换效率约为 80%。乳母在妊娠期间积累的约 4.57 kg 储存脂肪可于产后 6 个月内消耗,平均每日可以提供约 0.69 MJ(165 kcal)的能量,其余的能量需要由膳食来补充,故中国 DRI 中 1~6 个月乳母能量的 RNI 为在非孕妇女基础上每日增加 2 092 kJ(500 kcal)。

2. **蛋白质**　乳母膳食中蛋白质的质和量不足时,乳汁分泌量将大为减少,并动用乳母组织蛋白以维持乳汁中蛋白质含量的恒定。此外,乳汁中氨基酸成分也受影响,如乳母膳食中缺少优质蛋白,乳汁中赖氨酸和蛋氨酸含量可下降。母乳中蛋白质含量平均为 1.2 g/100 ml,每日平均泌乳量 750 ml,膳食蛋白质转变为乳汁蛋白质时其转换效率约为 70%。考虑到我国的膳食构成以植物性食物为主,膳食蛋白质的生物学价值不高,其转换率可能较低,故中国营养学会建议乳母蛋白质的 RNI 为在非孕妇女的基础上增加 20 g/d。

3. **脂类**　脂类对婴儿中枢神经系统和视网膜的发育尤为重要。在乳母能量平衡时,乳汁中脂肪酸的组成与膳食脂肪酸相似,当膳食中富含多不饱和脂肪酸时,乳汁中多不饱和脂肪酸含量亦增高。由于婴儿中枢神经系统发育及脂溶性维生素吸收等的需要,乳母膳食中必须有适量脂肪,尤其是多不饱和脂肪酸,其中包括亚油酸和 α-亚麻酸。中国营养学会建议每日脂肪提供的能量达到膳食总能量的 20%~30%。

4. **矿物质**　母乳中的矿物质含量除碘、硒和锌外,母乳中主要矿物质(钙、磷、镁、钾、钠)的浓度一般不受乳母膳食的影响。

(1) 钙:无论乳母膳食中钙的摄入量是否充足,乳汁中钙含量却总是基本稳定。正常母乳中钙含量约为 34 mg/100 ml,乳母平均每天通过乳汁分泌而损失的钙约为 300 mg。如果乳母膳食中钙摄入不足,将动用母体骨骼组织中的钙储备以维持乳汁中钙含量的稳定。母体虽然通过增强肠道吸收、减少尿钙排出等方式保持体内钙的稳定,但仍然会发生因缺钙而出现骨质软化症,常常出现腰腿酸痛、小腿抽筋或手足抽搐等。因此,为保证乳汁中钙含量和母体体内钙水平的稳定,应增加乳母钙的摄入量。中国营养学会推荐的乳母钙 AI 为 1 200 mg/d。

(2) 铁:由于铁不能通过乳腺进入乳汁,故母乳中铁的含量极少,仅为 0.05 mg/100 ml。妊娠期间胎儿肝脏中已有一定量的铁储备,可供婴儿出生后 4~6 个月使用。产妇贫血是孕期营养不良的延续,在产后不能及时补充营养,可导致贫血加重。乳母膳食中应增加富含铁的食物,以满足乳母自身的需要。中国营养学会推荐的乳母铁 AI 为 25 mg/d。

(3) 碘和锌:乳汁中碘和锌的含量受乳母膳食的影响,且与婴儿神经系统的生长发育及免疫功能关系较为密切。乳母的基础代谢率和能量消耗增加,需要增加碘的摄入。中国营养学会推荐乳母碘和锌的每日摄入量分别为 200 μg 和 21.5 mg。

5. 维生素　维生素 A 能部分通过乳腺,乳母膳食中维生素 A 含量丰富时,乳汁中维生素 A 含量也较高,但膳食中维生素 A 转移到乳汁中的数量有一定限度,超过这一限度则乳汁中维生素 A 含量不再按比例增加。乳母膳食维生素 A 的推荐摄入量为 1 200 μgRE/d,可耐受最高摄入量(UL)为 3 000 μgRE/d。维生素 D 几乎完全不能通过乳腺,故母乳中维生素 D 含量很低,婴儿必须多晒太阳或者补充鱼肝油等维生素 D 制剂。乳母膳食维生素 D 的推荐摄入量为 10 μg/d,可耐受的最高摄入量为 50 μg/d。维生素 E 具有促进乳汁分泌的作用。

水溶性维生素大多数能通过乳腺进入乳汁中,但当乳汁中水溶性维生素含量达到一定程度时乳腺可控制其继续通过,因此,水溶性维生素在乳汁中的含量不会继续升高。乳母膳食中维生素 B_1 含量较高时则乳汁中含量也丰富,维生素 B_1 还能促进乳汁分泌。乳母膳食中维生素 B_1 缺乏将导致乳汁中相应缺乏,引起婴儿急性脚气病的发生。

6. 水　乳母摄入的水量与乳汁分泌量有密切关系,水分不足将直接影响乳汁的分泌量。通常成人平均每日饮水量约为 1.2 L,全天食物中含水量约为 1 L,体内营养素代谢所产生的内生水约 0.3 L,而全天排出的水量为 2.5 L。乳母平均每日泌乳量为 0.8 L,故每日应从食物及饮水中比成人多摄入约 1 L 水。

(三) 哺乳期的合理膳食

乳母的营养状况是乳汁分泌的物质基础,直接关系到乳汁分泌的质与量。需要合理安排膳食以保证充足的营养供给。烹调方法应多用炖、煮、煨、炒等,少用油煎、油炸。每日正常三餐之外,可适当加餐 2~3 次,以利机体对营养的吸收利用。

1. 产褥期的膳食　产妇自胎儿和胎盘娩出至乳房以外的全身器官恢复至妊娠前状态,一般需要 6~8 周的时间,这段恢复期被称为产褥期。正常分娩后,产妇需进食易消化的流质食物或半流质食物;剖宫产的产妇术后建议术后给予流质 1 天,然后改为半流质 1~2 天,再转为普通饮食。

2. 哺乳期的膳食指南　乳母膳食要求食物种类多样,数量足够,具有较高的营养价值。2007 年《中国居民膳食指南》中关于乳母的膳食如下:①增加鱼、禽、蛋、瘦肉及海产品摄入;②适当增饮奶类,多喝汤水;③产褥期食物多样,不过量;④忌烟酒,避免喝浓茶和咖啡;⑤科学活动和锻炼,保持健康体重。

第二节　特殊年龄人群的营养与膳食

一、婴幼儿营养与膳食

婴儿期是指出生至 12 个月,处于生长发育的第一高峰期。幼儿期是指 1~3 周岁。婴幼儿正处在快速生长发育的时期,对各种营养素的需求相对较高,合理营养是婴幼儿健康成长的关键,为一生的体格和智力发育打下基础,并对后续未来的发育和健康起重要作用。

1. 婴幼儿的生理特点

(1) 生长发育迅速:一般出生时平均体重为 3.0 kg(2.5~4.0 kg)。在 1~6 个月内,体重平均每月增长 0.6 kg,1 年内体重增加 3 倍。足月新生儿平均身长为 50 cm。在 1 岁时增长约 50% 达 75 cm。幼儿期每年体重增加约 2 kg,身高第二年增长 11~13 cm,第三年增长 8~9 cm。

(2) 消化器官发育未完善:新生儿的涎腺发育尚不完善,唾液中淀粉酶含量低,不利于淀粉的消化。婴儿口腔狭小,胃呈水平位,胃贲门括约肌弱,而幽门括约肌发育不良,易出现溢奶和呕吐。乳牙在 6～8 个月时开始萌出,婴儿咀嚼食物的能力较差。婴幼儿胃容量较小,胃肠道消化酶的分泌及蠕动能力较弱,各种消化酶活性较低。因此,婴幼儿胃肠道尚处于发育阶段,功能不够完善,对食物的消化和吸收受到一定的限制。

(3) 脑和神经系统发育:出生时脑重约 370 g,6 月龄时脑重增加至 600～700 g,2 岁时达900～1 200 g。因此,在 2 岁前的婴幼儿期,脑细胞处于分化增殖期,合理营养供给对大脑和智力的发育非常重要。

2. 婴儿的营养需要　婴幼儿时期生长发育迅速,需要每天从膳食中获取营养以满足生理功能和生长发育的需要,而婴幼儿的消化系统、神经系统和体格发育等方面并不完善,存在营养物质的消化吸收能力不足和对营养物质需求量较大的冲突,因此,婴幼儿的膳食中营养物质供给不足或比例失衡将影响婴幼儿的生长发育。

(1) 能量:能量的需要是所有营养素需要的基础。婴儿期能量的需要比生命其他任何时期都高,主要与婴儿基础代谢高和生长发育有关。婴幼儿期能量的消耗主要包括:①基础代谢:婴儿期的基础代谢主要由脑、肝脏、心脏和肾脏的能量消耗构成。基础代谢中大脑的耗能比例最高,新生儿期达到 70%,婴儿期也高达 60%～65%。婴儿期的基础代谢所需能量约占总能量的 60%,每日约需要 230 kJ(55 kcal),随年龄增长逐渐减少。根据体重标化后,婴儿的基础代谢约是成人的 2～3 倍。②食物特殊动力作用:在婴儿期大占每日的能量消耗的 10% 左右。进食后能量消耗的增加主要用于食物的转运和将吸收的营养素转化为储存形式。③体力活动:1 岁以内婴儿活动较少,伴随婴儿的生长发育,体力活动耗能在每日能量消耗中所占的比例越来越大。④生长发育:用于生长的能量消耗与生长速率成正比,包括两个部分:一是组织本身所含有的能量,二是合成过程所需的能量。生长的能量消耗为 4～6 kcal/g 组织增重,其中约 1 kcal/g 用于合成组织。⑤排泄消耗:部分未经消化吸收的食物排出体外所需的能量约占基础代谢的 10%。中国营养学会推荐出生至 12 个月的婴幼儿能量摄入(不分性别),每日为 397.48 kJ(95 kcal)/kg。

(2) 蛋白质:蛋白质对于维持正常的生长发育至关重要,婴儿期蛋白质的需要量主要由膳食的含氮量以及为维持机体构成、促进生长和保障重要生理功能所需的氨基酸的量所决定。膳食蛋白质供给不足时,婴幼儿可表现为抵抗力下降、消瘦、水肿、贫血、生长发育迟缓等症状。长期低蛋白高能量喂养的婴儿会出现严重营养不良症(Kwashiorkor),而慢性蛋白质和能量同时严重缺乏则出现干瘦型营养不良症(Marasmus)的发生。因此,婴幼儿需要足量优质的蛋白质,但过量的蛋白质摄入会加重肾脏和消化器官的负担,对机体产生不良影响。中国营养学会建议婴儿的蛋白质摄入为 1.5～3.0 g/(kg·d),1～2 岁为 35 g/d,2～3 岁为 40 g/d。

(3) 脂类:脂类是婴幼儿所需能量的主要来源。出生 4～6 个月是生长发育的高峰时期,膳食脂肪提供的能量应超过总能量摄入的 40%,随年龄的增加,脂肪的供能比例将降低。因此,中国营养学会推荐的婴幼儿每日膳食中脂肪提供的能量占总能量的适宜比例 6 月龄内为45%～50%,6 月龄至 2 岁为 35%～40%,2 岁以上为 30%～35%。必需脂肪酸为婴幼儿生长发育所必需,应占总能量的 1%。亚油酸的作用主要在促进生长发育,维持生殖功能和皮肤健康;a-亚麻酸在体内转化为 DHA 后,可促进大脑发育和维持视觉功能。

(4) 碳水化合物:6 个月前的婴儿主要碳水化合物来源是乳类中的乳糖,供能占总能量的40%～50%。对于 2 岁以下的幼儿,因富含碳水化合物的食物体积较大,可能会降低食物的营养密度及总能量摄入,不宜依靠碳水化合物获得较多的能量。2 岁以后,随年龄的增长碳水化合物占总能量的比例上升至 50%～60%。

（5）常量元素和微量元素：①钙：钙不仅是婴幼儿骨骼和牙齿生长发育不可缺少的，还是维持神经肌肉兴奋性的重要物质。当血钙过低时婴儿易于哭吵和夜惊，甚至出现手足抽搐等兴奋性增高的现象。婴儿出生时体内钙含量占体重的 0.8%，婴幼儿需要充足的钙以满足生长发育需要。②铁：婴儿出生时体内有一定量的铁储备，从 3～4 月龄开始，婴儿需要依赖外源性的铁供给以维持充足的铁营养状态。因铁供应不足导致缺铁性贫血的患病高峰年龄在 6 月龄至 2 岁的婴幼儿。缺铁不仅会造成缺铁性贫血，还影响胃肠道消化吸收功能和机体免疫功能，甚至造成行为与认知异常。③锌：锌是生长发育所必需的微量营养素，在骨组织的结构、转录因子和类固醇受体的功能和结构方面起重要的作用，锌还是金属酶的重要组成部分。锌缺乏的临床表现包括生长发育迟缓、食欲不振、嗅觉和味觉异常、皮肤易感染、伤口愈合延迟和认知行为改变等。

（6）维生素：①维生素 A：维生素 A 对机体的生长、骨骼发育、生殖、视觉及免疫功能非常重要，缺乏维生素 A 将增加患呼吸道疾病、腹泻及麻疹的风险。维生素 A 可在肝内蓄积，过量时可发生中毒，故不可盲目给婴幼儿补充。②维生素 D：婴儿能在紫外线暴露下合成维生素 D，与冬季出生的婴儿相比在夏季出生的婴儿血清25-(OH)D 浓度较高。阳光暴露情况随地理位置、季节和文化习惯而不同。母乳中维生素 D 含量很低，完全由母乳喂养的特别是大于 6 月龄的婴儿，日晒不足将增加维生素 D 缺乏的危险。婴幼儿维生素 D 的其他来源有外源性饮食摄入或者直接给予补充剂。维生素 D 对婴幼儿的骨骼和牙齿的正常发育非常重要，维生素 D 缺乏可引起佝偻病。③其他维生素：婴幼儿体内维生素 E 的浓度很低时，红细胞膜易受损伤，可发生溶血性贫血。低体重的早产儿中易出现维生素 E 缺乏。新生儿和 6 个月内婴儿对维生素 K 的需要量明显增加，但其肠道合成维生素 K 的菌群不足。低出生体重儿和早产儿最容易发生维生素 K 缺乏性出血性疾病。B 族维生素中维生素 B_1、维生素 B_2 和烟酸能够促进婴幼儿的生长发育。

（三）婴幼儿喂养

1. 婴儿喂养方式　婴儿喂养方式可分为 3 种：母乳喂养、人工喂养和混合喂养。

（1）母乳喂养：母乳喂养是指在出生后 6 个月内完全以母乳满足婴儿的全部液体、能量和营养需要的喂养方式。在母乳喂养中，可能例外的是使用少量的营养补充剂，如维生素 D 和维生素 K。

母乳是出生后 6 个月内最理想的膳食营养来源，应首选母乳喂养，母乳所含的营养齐全，各种营养素之间比例合理，并含有免疫性物质，适合 0～6 月龄婴儿对营养的需求和身体快速生长发育、生理功能尚未完全发育成熟的特点。同时，母乳喂养不仅经济、方便和卫生，还可促进母体的恢复，增进母子感情。

1）母乳的营养特点：①蛋白质：母乳中的蛋白质最适合婴儿的生长发育。母乳所含蛋白质低于牛乳，仅为牛乳的 1/3，但母乳中蛋白质以易于消化吸收的乳清蛋白为主，且母乳中的牛磺酸含量较多，为婴儿大脑及视网膜发育所必需。②脂类：母乳中的脂肪丰富，且含有脂肪酶，比牛乳中的脂肪更易消化吸收。母乳中还含丰富的必需脂肪酸、长链多不饱和脂肪酸及卵磷脂和鞘磷脂等，比例适当，有利于大脑和中枢神经系统发育。③碳水化合物：母乳中乳糖含量较牛乳高，有利于新生儿消化吸收；不仅提供能量，而且它在肠道中促进乳酸杆菌生长，抑制致病菌的生长，还有助于钙的吸收。④矿物质：母乳中的矿物质含量低于牛乳，这更符合婴儿尚未发育完善的肾功能。母乳中钙含量比牛乳低，但钙磷比例恰当（2∶1），有利于钙的吸收。而牛乳中过高的磷会干扰钙的吸收。母乳中铁的含量与牛乳接近，但母乳铁的吸收率可高达 50%，远高于牛乳。⑤维生素：母乳中维生素的含量易受乳母营养状况的影响，以水溶性维生素和维生素 A 最为显著。一般母乳中的维生素 A、维生素 E 以及维生素 C 的含量高于牛乳。

2) 对婴儿有益的健康效应：①母乳中含许多免疫活性物质，如乳铁蛋白、溶菌酶，分泌型 IgA，这些免疫蛋白有抵抗肠道及呼吸道等疾病的作用，有助于增强婴儿抗感染的能力。②母乳喂养的婴儿极少发生过敏。而牛乳中蛋白质与人体蛋白质之间存在一定差异，婴儿易发生牛乳蛋白过敏。

(2) 混合喂养：母乳不足时，可采用补授法，先喂母乳，不足时再以其他乳品、代乳品补充进行混合喂养。让婴儿按时吮吸乳头，以刺激乳汁分泌，防止母乳分泌量进一步减少。每日坚持喂乳 3 次以上。

(3) 人工喂养：因疾病或其他原因不能进行母乳喂养时，如乳母患有传染性疾病、精神障碍、乳汁分泌不足或无乳汁分泌等，建议首选适合于 0～6 月龄的婴儿配方奶粉，不宜直接用普通液态奶、成人奶粉、蛋白粉等喂养婴儿。

2. **断奶过渡期喂养**　母乳喂养的婴儿随着月龄的增大，为补充母乳中营养素的不足，满足婴儿成长的营养需要，在继续母乳喂养的基础上，逐渐添加母乳以外的其他食品(通常称为婴儿辅助食品或断乳食品)，使婴儿从单纯靠母乳营养逐步过渡到完全由母乳以外的其他食物营养的过程。及时添加辅助食物，可增强婴儿的消化功能和促进神经系统发育。

(1) 适时添加辅助食品：通常在 4 月龄后开始逐渐添加辅食。添加辅食的顺序为：首先添加谷类食物(如婴儿营养米粉)，其次添加蔬菜汁(泥)，然后水果汁(泥)，最后添加动物性食物(如蛋羹，鱼、禽肉泥/肉松)，其添加的顺序为蛋黄泥、鱼泥、全鸡蛋和肉末。

(2) 辅食添加的原则：根据婴儿的实际情况，遵照循序渐进的原则：①每次添加一种新食物，由少到多，由稀到稠，由细到粗，逐渐增加辅食种类；②由半固体食物逐渐过渡到固体食物；③避免使用调味品；④用小勺给婴儿喂食物。

3. **婴幼儿喂养指南**

(1) 0～6 月龄婴儿喂养指南：①纯母乳喂养；②产后尽早开奶，初乳营养最好；③尽早抱婴儿到户外活动或补充维生素 D；④给新生儿和 1～6 月龄婴儿及时补适量维生素 K；⑤不能纯母乳喂养，宜首选婴儿配方食品喂养；⑥定期监测生长发育状况。

(2) 6～12 月龄婴儿喂养指南：①奶类优先，继续母乳喂养；②及时合理添加辅食；③尝试多种多样食物，膳食少糖、无盐、不加调味品；④逐渐让婴儿自己进食，培养良好的进食行为；⑤定期监测生长发育状况；⑥注意饮食卫生。

(3) 1～3 岁幼儿喂养指南：①继续给予母乳或其他乳制品，逐步过渡到食物多样；②选择营养丰富、易消化的食物；③采用适宜的烹调方法，单独加工制作膳食；④在良好环境下规律进餐，重视良好饮食习惯的培养；⑤鼓励幼儿多做户外游戏与活动，合理安排零食，避免过瘦与肥胖；⑥每日足量饮水，少喝含糖高的饮料；⑦定期监测生长发育状况；⑧确保饮食卫生，严格餐具消毒。

二、学龄前儿童营养

处于 3 周岁后至 6～7 岁入小学前的儿童称为学龄前期儿童。生长发育速率仍处于较高的水平，对营养的需要量相对较高。学龄前儿童具有好奇、喜欢模仿、行为向独立性和主动性方向发展等特点，因此学龄前是培养良好膳食习惯的最佳时机。

（一）学龄前儿童的生理特点

1. 身高、体重稳步增长　学龄前儿童的体格发育速度相对减慢，但仍保持稳步地增长，此期体重增加约为 5.5 kg（年增加约为 2 kg），身高增长约 21 cm（年增长约 5 cm）。

2. 消化吸收能力仍有限　3 岁时儿童 20 颗乳牙已出齐，通常 6 岁时第一颗恒牙可能萌出，但咀嚼能力仅达到成人的 40%。

3. 神经心理系统逐步完善　3 岁时神经细胞的快速分化基本完成，但脑细胞体积的增大及神经纤维的髓鞘化仍继续进行。4～6 岁时，脑组织进一步发育，达到成人脑重的 86%～90%。5～6 岁儿童具有短暂控制注意力的能力，在饮食行为上表现为不专心进餐。

（二）学龄前儿童的营养需要

学龄前儿童正处在生长发育阶段，对各种营养素的需要量相对高于成人，合理营养可保证其正常生长发育。

1. 能量与宏量营养素　3～6 岁学龄前儿童较婴儿期生长减慢，能量需要相对减少，为 5～15 kcal/(kg·d)。要考虑相同年龄儿童的能量需求的不同，活动量的大小决定能量的差异一般为 20～30 kcal/(kg·d)。3～6 岁儿童的能量需要随年龄增长而增加，而且男女之间能量需要量也有差别，男童稍高于女童。因此，指导饮食也需要密切关注是否足量，但不能超量。

学龄前儿童正处于生长阶段，应有足量优质的蛋白质，以维持机体蛋白质的合成和更新，满足细胞和组织的增长。需提供一定量的必需氨基酸以满足蛋白质的质量需求。膳食蛋白质供给不足时，儿童出现蛋白质营养不良。中国营养学会建议学龄前儿童蛋白质参考推荐摄入量为 40～60 g/d。蛋白质供能为总能量的 14%～15%，其中来源于动物性食物的蛋白质应占 50%。学龄前儿童能量需要相对较高，而其胃容量相对较小。学龄前儿童膳食脂肪供能比高于成人，占总能量的 30%～35%。碳水化合物是学龄前儿童的主要能量来源，其供能比为 50%～60%，应以复杂碳水化合物为主，避免糖和甜食的过多摄入。

2. 主要维生素与矿物质　学龄前儿童中，微量营养素缺乏与感染性疾病常常是共存的，两者间通常表现出复杂的相互作用，导致营养不良与感染之间出现恶性循环，从而影响宿主对感染性疾病的易感性，并影响这些疾病的病程和预后。多种微量营养素，如维生素 A、β-胡萝卜素、叶酸、维生素 B_{12}、维生素 C、维生素 B_2、铁、锌和硒等均有免疫调节的功能。学龄前儿童易发生的营养缺乏性疾病包括维生素 A、维生素 D、维生素 B_1、维生素 B_2 等维生素缺乏、钙缺乏和缺铁性贫血等。儿童营养不良可使儿童智力发育不良，学习认知能力下降。

（1）维生素 A：维生素 A 缺乏仍然是一个严重的公共卫生问题，据估计全球有 1.27 亿名学龄前儿童存在维生素 A 缺乏。儿童缺乏维生素 A 可增加麻疹、感染性腹泻、失明以及贫血的发病率和死亡风险。中国营养学会建议学龄前儿童维生素 A 的 RNI 为 600 μgRE/d。

（2）钙：为满足学龄前儿童骨骼的生长，每日钙的平均需要量约为 450 mg，考虑到膳食钙的平均吸收率为 35%～40%，中国营养学会建议的学龄前儿童钙的 AI 为 800 mg/d。

（3）锌：锌缺乏导致行为迟缓、嗜睡、淡漠以及生长速度下降，同时宿主防御功能低下，致使幼儿易于反复发生感染。中国营养学会建议学龄前儿童锌的 RNI 为 12 mg/d。

（4）铁：摄入充足的铁不仅有助于儿童抵抗感染，降低贫血的风险，还有助于提高认知功能。铁缺乏引起缺铁性贫血是儿童期最常见的疾病。学龄前儿童铁缺乏的原因有如下几方面的原因：①儿童生长发育快，需要的铁较多，每千克体重约需要 1 mg 的铁，这是为了支持他们快速增长的血容量；②儿童与成人不同，内源性可利用的铁较少，其需要的铁更多依赖食物铁的补充；③学龄前儿童的膳食中奶类食物仍占较大比重，其他富含铁的食物较少，也是易发生铁缺乏和缺铁性贫血的原因；④铁的膳食结构不合理，儿童膳食中 60％以上的铁来源于植物性食物。中国营养学会推荐学龄前儿童铁的适宜摄入量为 12 mg/d。

（5）碘：学龄前期儿童生长发育需要甲状腺素的调节。早期碘缺乏可引起克汀病，以及智商和听力低下、反应迟钝等亚临床克汀病，使儿童智商降低约 10％，导致成年后劳动能力下降 10％。中国营养学会推荐学龄前儿童碘的推荐摄入量为 90 μg/d。

（三）学龄前儿童的合理膳食原则

2007 年中国营养学会颁布《学龄前儿童膳食指南》，主要内容为：①食物多样，谷类为主；②多吃新鲜蔬菜和水果；③经常吃适量的鱼、禽、蛋、瘦肉；④每日饮奶，常吃大豆及其制品；⑤膳食清淡少盐，正确选择零食，少喝含糖高的饮料；⑥食量与体力活动要平衡，保证正常体重增长；⑦不挑食、不偏食，培养良好饮食习惯；⑧吃清洁卫生、未变质的食物。

三、儿童、青少年营养与膳食

儿童、青少年时期由儿童发育到成年人的过渡时期，可分为 6～12 岁的学龄期和 13～18 岁的青少年时期（青春期）。这个时期是体格和智力发育的关键时期，是人体发育成熟的决定性阶段，机体需要全面均衡的营养。

（一）儿童、青少年的生理特点

1. 生长发育迅速、代谢旺盛　在整个儿童、青少年时期，生长发育是一个连续的过程，各阶段不是等速进行的。学龄阶段每年身高可增高 5～6 cm，体重增加 2～3 kg，而青春期则进入人生第二次体重和身高的突增期，平均每年体重增加 4～5 kg，身高增长 5～7 cm，约 50％的人体体重和 15％的身高是在青春期获得的。

2. 生长发育存在性别和个体差异

男女生青春发育期开始的年龄不同，女生开始于 10～12 岁，男生发育成熟的时间约比女生晚两年。在同一性别中成熟的时间也可相差几年。青春期性腺发育逐渐成熟，性激素促使生殖器官发育，出现第二性征。在青春期以前，男女生的脂肪组织和肌肉组织占体重的比例相似，分别约为 15％和 19％。进入青春期后，男女生身体成分的变化也不同，女生的脂肪比例增加到 22％，男生仍为 15％，而男生增加的瘦体重约为女生的 2 倍。

3. 心理发育趋于成熟　青少年时期思维最活跃、记忆力最强，心理发育趋于成熟，追求独立愿望强烈。心理改变可对饮食行为产生影响，如盲目节食、饮酒的行为等。

（二）儿童、青少年的营养需要

儿童、青少年在整个生长发育期间，由于机体的物质代谢是合成代谢大于分解代谢，因此，所需要的能量和各种营养素的量相对比成人高，尤其是能量、蛋白质、脂类、钙、锌和铁等营养素。

儿童、青少年的营养需要与生理上成熟程度密切相关。在儿童时期，同年龄男女生对营养素的需要量差别很小，但青春期突增开始后出现差异。青春期由于体格的增大、骨骼的矿化和维持较大的身材，对能量和营养素的需求高于儿童时期。

生长发育中的儿童青少年的能量和蛋白质处于正平衡状态，需要量与生长发育速率一致，碳水化合物的供能占总能量的 55％～65％，脂肪的供能占总能量的 25％～30％，蛋白质提供的能量占总能量的 12％～14％。14～17 岁男生能量 RNI 为 1 2134 kJ/d（2 900 kcal/d），而女生则为 10 042 kJ/d（2 400 kcal/d），均分别超过从事中等体力活动的男、女成年人。能量长期摄入不足可出现疲劳、消瘦和抵抗力下降，营养不良引起生长发育迟缓，以致影响体力活动和学习能力。长期能量摄入过剩,多余能量在体内则以脂肪的形式储存,导致体重增加,引起肥胖。儿童青少年蛋白质营养不良主要表现为生长发育迟缓、消瘦、体重过轻,甚至智力发育障碍。

青少年骨骼生长迅速,这一时期骨量的增加量占成年期的45%左右。青少年期钙的摄入量与成年后的骨量峰值相关,因此,青少年钙的适宜摄入量从儿童期的800 mg/d增加到1 000 mg/d。处于生长发育期的儿童青少年,由于生长迅速和血容量增加,而体内铁相对不足,因此对铁的需要量明显增加。青春期女孩月经来潮后的生理性失血更易发生贫血。由于我国膳食中的铁大部分为吸收率较低的非血红素铁,膳食中含较多植酸和膳食纤维而影响其吸收,因此我国儿童青少年中缺铁性贫血患病率较高。贫血对儿童青少年的生长发育和健康产生不良影响,造成儿童青少年体力、身体抵抗力以及学习能力的下降。青少年铁的适宜摄入量男生为16～20 mg/d,女生为18～25 mg/d。青春期甲状腺功能加强,若碘摄入不足,易出现甲状腺肿。14岁以上青少年碘的RNI为150 μg/d,高于儿童。青春期能量代谢旺盛,对维生素尤其是B族维生素的需要量增加。

(三) 儿童、青少年的合理膳食原则

中国居民膳食指南中关于儿童、青少年的膳食指南中特别强调:①三餐定时定量,保证吃好早餐,避免盲目节食;②吃富含铁和维生素C的食物;③每天进行充足的户外运动;④不抽烟、不饮酒。

四、老年人营养与膳食

全球老年人口持续增加,WHO数据表明2000年60岁以上人口约为5.8亿,占总人口的9.6%,至2025年世界平均期望寿命将达77岁。中国2010年60岁以上的老年人口为1.6亿,占总人口的12%,已达到了老龄化社会的水平。目前关于老年人的年龄划分国际上尚无统一标准,我国将60～79岁称老年人,80岁以上称高龄老人,欧美国家以≥65岁为老年人。了解老年人常见的营养缺乏问题,从膳食营养方面采取积极措施,使老年人得到合理的营养以延缓衰老进程,预防营养不良和慢性退行性疾病,促进健康老龄化。

(一) 老年人的生理代谢特点

1. **基础代谢率下降**　随年龄的增加基础代谢率降低,从20～90岁每增加10岁,基础代谢率下降2%～3%。40岁以后的能量供给每增加10岁下降5%。因此,老年人的能量供给应适当减少。

2. **消化系统功能减退**　随年龄增加老年人消化吸收功能逐渐减退,主要表现在:①牙齿松动或脱落,影响对食物的咀嚼;②老年人中约有50%的人有味觉和嗅觉的下降,食欲降低;③胃肠道黏膜萎缩、消化道运动能力降低,易导致消化不良及便秘;④消化腺体萎缩,消化液分泌量减少,消化能力下降;⑤小肠壁平滑肌逐渐萎缩及小肠壁内层的黏膜逐渐变薄,吸收功能减退。

3. **身体成分的改变**　身体组成随年龄的增加而变化,主要表现在以下几个方面。

(1) 瘦体重逐渐下降,身体脂肪逐渐增加:身体瘦体重的下降的最显著表现在肌肉质量的丢失,肌肉的体积从20～70岁降低50%。肌肉体积和力量的减少影响身体运动的骨骼肌,造成老年人易发生跌倒或骨折。

(2) 骨密度和骨组成的改变:骨密度的峰值在40岁时达到最高值,一般男性高于女性。在达到高峰后逐渐下降,骨密度高峰值决定老年时的骨密度,骨密度下降骨折的风险增加。影响达到骨密度的高峰值和下降的速率的因素包括体育锻炼和钙的摄入、能量和蛋白质的摄入。过度骨量的丢失会引起骨质疏松,特别在绝经后的女性人群。

4. 免疫系统功能下降 免疫反应随年龄的增加而减退,营养不良主要对细胞免疫有影响。蛋白质-能量营养不良与淋巴细胞的增殖降低,细胞因子的分泌减少,对疫苗的免疫反应降低有关。老年人的细胞免疫调节低下,营养不良加剧对免疫系统的影响,因此老年人易于感染。

5. 认知功能的改变 老年人认知功能的下降。中枢神经系统需要足够的营养素以维持大脑的正常功能,如 B 族维生素(叶酸、维生素 B_6 和维生素 B_{12})。

6. 体内氧化损失加重 人体组织的氧化反应可产生自由基。生物体内的自由基反应引起的细胞和组织功能损害是造成衰老的原因。随年龄的增加,体内清除自由基的酶类活性降低,大量自由基累积。自由基对脂类、蛋白质以及 RNA 和 DNA 等均有损伤,参与环境、疾病和遗传控制的衰老过程有关的改变。

(三) 老年人的营养需要

1. 能量 随年龄的增加瘦体重下降和脂肪体积的增加,老年人的 BMR 较年轻人下降10%～20%。能量消耗依赖于不同的体力活动类型、个体的体重和完成的有效性。老年人的有效性下降,需要额外增加 20% 的能量消耗。此外,老年人由于各种退行性改变和慢性疾病(如关节炎)限制了体力活动。因此,随着年龄的增加,肌肉和瘦体重减少,体力活动减少,能量需求也相应减少。老年人的能量摄入量相应减少,通常 60～69 岁老年人的能量摄入量较中年人减少 10%,70～79 岁老年人减少 20%,80 岁以上老年人减少 30%。中国营养学会推荐能量摄入量为 9.20～10.87 MJ/d(1 700～2 600 kcal/d)较为适宜。

需要注意的是老年人在体力和代谢方面的个体差异较大,一般以体重的变化作为衡量个体能量摄入是否适宜的依据,避免能量不足造成的营养不良和能量过多引起的肥胖。

2. 蛋白质 老年人蛋白质分解代谢大于合成代谢,对膳食蛋白质的吸收利用能力下降,容易出现负氮平衡,故老年人的蛋白质摄入量应充足。但蛋白质摄入量过高会增加肝脏和肾脏的负担,故老年人蛋白质的推荐摄入量为 1.0～1.2 g/(kg·d),即膳食中蛋白质提供的能量占总能量的 12%～14%,其中优质蛋白应占膳食蛋白质总量的 50%。

3. 脂类 老年人胆汁分泌减少和酯酶活性降低,对脂肪的消化功能下降,因此,老年人的推荐量占总能量的 20%～30%。脂类摄入量高(超过总能量的 35%)通常会增加饱和脂肪的摄入以及能量过量。脂肪摄入不足(低于总能量的 20%)可能会导致脂溶性维生素如维生素 E 和必需脂肪酸的摄入不足。为降低血液中低密度脂蛋白胆固醇升高的危险,需要减少饱和脂肪和反式脂肪的摄入,同时也要减少胆固醇的摄入量。大多数脂肪要从多不饱和脂肪酸及单不饱和脂肪酸中摄取,例如鱼类、坚果以及植物油等。每天从饱和脂肪酸提供的能量不应超过总能量需要量的 10%,摄入的胆固醇不要超过 300 mg/d,反式脂肪酸的摄入量越少越好。

4. 碳水化合物 随年龄的增长,老年人对血糖的调节作用减弱,容易发生高血糖。过多的碳水化合物尤其是单糖的摄入可在体内转变为脂肪,使血脂升高,易引起高脂血症。约有 20% 的 65 岁以上的老年人受便秘的困扰,因此,老年人应选择富含膳食纤维的食品,如水果、蔬菜和全麸谷类食品等。

5. 矿物质

(1) 钙:老年人胃酸分泌减少,胃肠吸收功能降低,造成老年人随年龄的增加而肠道钙的吸收率下降,一般小于 20%。老年人肾功能降低导致活性高的 1,25-$(OH)_2D_3$ 形成减少。此外,老年人户外活动减少,皮肤合成维生素 D 的量下降,导致对钙的利用和储存能力也下降,容易出现负钙平衡,因此需要增加钙的摄入。老年人骨密度随年龄的增加而降低,女性早于男性,特别在绝经后的女性人群中,这与骨质疏松相关并增加发生骨折的风险。单独补钙不能缓解绝经后女性钙的丢失,每日补钙 1 000 mg,同时加强体育锻炼,可以减缓钙的丢失。中国营养学会推荐 50 岁以上人群的膳食钙 AI 为 1 000 mg/d,UL 为 2 000 mg/d。

(2) 铁:老年人胃容量缩小,胃酸及胃内因子对铁的吸收能力下降,造血功能减退,血红蛋白含量减少。此外,老年人蛋白质合成能力下降,维生素 B_{12}、维生素 B_6 和叶酸等不足也导致老年人易患缺铁性贫血。与年轻人相比,老年人需要相对较低的铁的需要量以维持充足铁的状态,但老年人经常因有些疾病干扰铁的吸收如萎缩性胃炎、胃切除术后综合征等,有些疾病造成血液丢失如消化器官溃疡。老年人应摄入充足的铁,尤其应多摄入吸收率较高的血红素铁。但过量的铁会产生过多自由基,对健康造成不利的影响。中国营养学会推荐老年人膳食铁的 AI 为 15 mg/d,UL 为 50 mg/d。

(3) 钠:老年人因味觉减退,易造成盐的摄入量大大超过需要量。过量钠盐的摄入会引起高血压,其原因不仅与血容量的扩增,也与钠增加血管平滑肌细胞的增殖,以及通过加速血小板的聚集而引起血栓有关。建议选择含盐量低的食物,老年人食盐摄入小于 6 g/d 为宜。

6. 维生素　老年人能量需要下降,食物摄入量减少,疾病发生增加,易干扰维生素的吸收、代谢和利用。老年人易于发生维生素 A、B 族维生素、维生素 C 和维生素 D 的缺乏。

(1) B 族维生素:老年人易发生 B 族维生素缺乏。叶酸、维生素 B_{12}、维生素 B_6 和维生素 B_2 均参与同型半胱氨酸的代谢。同型半胱氨酸代谢受阻造成体内含量过高,可促进低密度脂蛋白氧化、血小板和凝血因子的活性,以及内皮细胞紊乱等。老年人胃酸缺乏影响维生素 B_{12} 的吸收,随着年龄的增加,维生素 B_{12} 的吸收逐渐降低。建议老年人增加食用强化维生素 B_{12} 的食品,如谷类强化食品,或服用维生素 B_{12} 的膳食补充剂,以达到推荐的摄入量 2.4 μg/d。

(2) 抗氧化营养素:抗氧化　维生素在调节代谢和延缓衰老过程中具有十分重要的作用。①维生素 A 对维持老年人的正常视力、维持上皮组织完整和增强免疫功能方面有重要作用。类胡萝卜素具有良好的抗氧化作用。50 岁以上老年人维生素 A 的适宜摄入量为男性 800 μgRE/d,女性 700 μgRE/d。②维生素 C 是水溶性抗氧化剂,能抑制脂质过氧化,保护生物膜结构,有助于保持毛细血管弹性,防止老年血管硬化,可用于预防动脉粥样硬化等老年性疾病。维生素 C 还能增强机体的免疫力。50 岁以上人群维生素 C 的 RNI 为 100 mg/d。③维生素 E 是脂溶性抗氧化剂,在体内保护细胞膜上的不饱和脂肪酸免受氧化损伤,稳定细胞膜结构的完整和正常功能,防止过氧化物的生成。老年人摄入充足的维生素 E,可抑制血液中氧化型低密度脂蛋白的形成,有助于预防动脉粥样硬化和减少脂褐质的形成,延缓机体衰老。50 岁以上老年人维生素 E 的适宜摄入量为 14 mgα - TE/d。

(3) 维生素 D:充足的维生素 D 取决于膳食摄入和皮肤合成,它对钙的吸收起重要的作用,可减少骨的丢失。维生素 D 需要经肝脏和肾脏代谢为具有生理活性的 1,25 -$(OH)_2$ - D_3。年龄相关性肝、肾功能的减退,降低了肾脏对维生素 D 的羟基化作用,活性维生素 D 量下降,影响对钙、磷的吸收。老年人户外活动减少,紫外线照射不足,皮肤合成维生素 D 的速率和形成具有活性生理功能的维生素 D 的速率及靶组织的反应均下降。此外,乳制品摄入不足、乳糖不耐受和脂溶性维生素摄入异常,因此,老年人的维生素 D 的水平普遍较低,可增加骨质疏松、髋骨骨折的发生率。老年人需要较中、青年人更多的维生素 D,中国营养学会建议 50 岁以上人群维生素 D 的推荐量为 10 μg/d。

7. 水　老年人体内水分随年龄的增加而减少,60 岁时丢失约 20%。水的调节机制受损,口渴的阈值提高,将加重脱水的状况,故需要经常补水。老年人适量多喝水,有助于代谢产物排出。养成饮用白开水或淡茶水的习惯,如晨起一杯白开水、主动少量多次饮水、不要感到口渴时再喝水等。

（四）老年人的合理膳食

合理饮食对改善老年人的营养状况、预防疾病和延年益寿具有重要作用。在《中国居民膳食指南（2007）》中一般人群的 10 条膳食指南原则的基础上增加老年人的 4 条膳食指南原则为：①食物要粗细搭配、松软、易于消化吸收；②合理安排饮食，提高生活质量；③重视预防营养不良和贫血；④多做户外活动，维持健康体重。

（何更生）

思考题

1. 母乳喂养的优点是什么？
2. 辅食添加的原则是什么？
3. 儿童青少年的合理膳食原则是什么？
4. 简述老年人的生理特点及其营养需要。

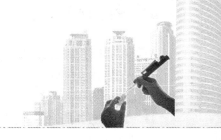

第六章

营养与营养相关疾病

第一节 营养与肥胖

随着工业化、城市化和机械化的进程,人们的生活方式发生了改变,膳食中高脂肪、高能量食品越来越丰富,生活方式趋于久坐不动,肥胖症的患者大幅度攀升。世界上 5 亿的人是肥胖,即 10 个中有一个是肥胖。肥胖不仅是发达国家的问题,也成为发展中国家的问题。在我国,随着经济和生活方式的西方化,肥胖发生率正迅速增加。2002 年全国营养调查结果显示,我国 18 岁及以上成年人中超重率为 22.8%,肥胖率为 7.1%。肥胖是 21 世纪全球最具有挑战的与营养相关的健康问题之一,儿童和成人中肥胖患病率的上升造成了严重的健康和经济影响。

一、肥胖的定义、诊断及分类

(一)肥胖的定义

肥胖是指机体能量摄入超过能量消耗导致体内脂肪积聚过多及分泌异常所致的一种常见的慢性代谢性疾病。一般成年女性,身体中脂肪组织超过 30%,成年男性超过 20%~25%,即为肥胖。

肥胖者不仅体内脂肪细胞数量增多和脂肪细胞体积增大,且体内脂肪分布明显异常。根据体内脂肪分布部位的不同,可分为向心型肥胖和周围型肥胖。周围型肥胖表现为体内脂肪基本均匀性分布,臀围大于腰围。向心型肥胖脂肪主要集中在腹腔和内脏器官,腰围大于臀围。向心型肥胖与 2 型糖尿病、血脂异常、高血压、代谢综合征以及冠心病相关。

(二)肥胖的诊断方法

脂肪蓄积是个循序渐进的过程,目前已建立判定肥胖的方法可分为三大类:人体测量法、物理测量法和化学测量法。

1. 人体测量法　人体测量法包括身高、体重、腰围、皮褶厚度等参数的测量。根据人体测量数据可以有很多不同的肥胖判定标准。

(1)身高别体重:WHO 认为身高别体重是评价青春期前(10 岁以下)儿童超重、肥胖的最好指标。0~6 岁儿童肥胖的判定标准(WHO)为身高标准体重,采用标准差计分法(Z-score),体重高于中位数 1 个标准差为超重,高于 2 个标准差为肥胖。

(2)体质指数:体质指数(body mass index, BMI)是估计体重分类的有效工具,体重(千克为单位)除以身高(以米为单位)的平方(kg/m^2)。BMI 与体脂成分密切相关,且在现场及临床中易于操作。BMI 可作为健康预测指标。在不同人群中,BMI 的升高与死亡率的升高和广泛的疾病谱均有密切关系。BMI 不仅可区分人群健康不良率,也可用于评估疾病预防和干预项目。BMI 与体脂含量相关,但受年龄、性别、种族等多种因素影响。WHO 标准见表 6-1-1。当 BMI 达到某特定水平时,部分亚洲人群的体脂含量和疾病危险性均高于高加索人种。2001年中国肥胖问题专家组根据体重与心血管疾病发生的关系研究,建议中国人 BMI≥24 为超重,BMI≥28 为肥胖。

(3) 腰围和腰臀比:腰围是内脏脂肪量和全身脂肪量的一个近似指标。腹部肥胖会增加患代谢综合征的风险,腰围的变化反映了心血管疾病等慢性病风险的变化。WHO 建议当男性腰围≥102 cm,女性腰围≥88 cm 作为向心型肥胖的标准;腰臀比男性≥0.9,女性≥0.8 作为向心型肥胖的标准。我国成人向心型肥胖的腰围标准为男性≥85 cm,≥80 cm。

(4) 皮褶厚度:人体脂肪的 1/2 储存在皮下组织,皮下脂肪的厚度与机体脂肪含量相平行。采用皮褶厚度测量仪测量肩胛下和上臂肱三头肌腹处皮脂厚度。皮褶厚度一般不单独作为判定肥胖的标准。

2. 物理和化学测量法　包括全身电传导、生物电阻抗分析、双能 X 线吸收、计算机断层扫描(CT)和磁共振扫描等物理方法。化学测定法包括稀释法、^{40}K 计数法等。

(三) 肥胖的分类

肥胖按发生原因可分为遗传性肥胖、继发性肥胖和单纯性肥胖。

1. 遗传性肥胖　主要是由于遗传物质发生改变引起的肥胖,其家族往往有肥胖史。

2. 继发性肥胖　主要是由于脑垂体-肾上腺轴发生病变、内分泌紊乱或其他疾病、外伤引起的内分泌障碍而导致的肥胖。如库欣综合征、下丘脑性肥胖。

3. 单纯性肥胖　主要指排除由遗传性、代谢性疾病、外伤或其他疾病所引起的继发性、病理性肥胖或药物引起的肥胖,而单纯由于营养过剩所造成的全身性脂肪过量积累。

二、肥胖发生的机制及影响因素

肥胖的发生是遗传因素和环境因素共同作用的结果。基因决定个体肥胖发生的易感性,而高能量膳食及静坐生活方式等环境因素则促进遗传易感性的发生。肥胖有 40%～70% 由遗传因素决定,环境因素占 60%～30%,因此,环境因素在肥胖发生发展上起非常重要的作用。

(一) 遗传因素

肥胖发生的遗传基础尚不清楚,遗传因素表现在两个方面:一是遗传因素起决定性作用,从而导致一种罕见的畸形肥胖;二是遗传物质与环境因素相互作用而导致肥胖。肥胖属多基因遗传,是多种基因作用相加的结果。目前发现肥胖相关基因至少 600 个,以及基因多态性和遗传标记等。与肥胖相关的基因只是增加了个体在特定环境下脂肪积聚的倾向。

(二) 生理因素

人体调节进食的神经中枢在下丘脑,饱食中枢位于腹内侧核,受控于交感神经中枢,兴奋时发生饱感;摄食中枢位于腹外侧核,受控于副交感神经中枢,兴奋时食欲亢进。如下丘脑发生病变或体内代谢发生异常,会影响食欲中枢出现多食导致肥胖。胰岛素、肾上腺皮质激素等内分泌激素紊乱可导致肥胖的发生。

(三) 膳食、生活方式及社会因素

近年来肥胖发生率的迅速上升,表明社会、环境因素的显著作用,尤其是高能量密度膳食、

不健康的饮食行为、静坐生活方式被普遍认为是肥胖发生、发展的重要危险因素。2003 年，WHO/FAO 发布的"膳食营养与慢性病预防"的专题报告，列出了膳食、生活方式与体重增加和肥胖的证据强度，并将证据的强度分为 4 个等级，即令人信服的证据(convincing evidence)、很可能的证据(probable evidence)、可能的证据(possible evidence)、不充足的证据(insufficient evidence)。具体见表 6-1-1。

表 6-1-1　膳食、生活方式与体重增加和肥胖的证据强度

证据强度分级	增加危险性的因素
令人信服的证据	久坐不动的生活方式；大量摄入微量营养素含量低的能量密集型食品
很可能的证据	能量密集型食品和快餐店的大力促销活动；大量饮用加糖的软饮料和果汁；不良的社会经济条件(在发达国家，尤其是妇女)
可能的证据	大块的食物；大量摄入家庭以外制作的食物(发达国家)；"严格节食/不停反悔"的进食模式
不充足的证据	乙醇

能量密度(energy density)是指单位体积(或单位重量)的食物所产生的能量。能量密集型和微量营养素缺乏的食物是指那些脂肪和(或)糖含量高的加工食品。低能量密集型(或能量稀释)食品，如水果、豆类、蔬菜和全麦谷类中的膳食纤维和水分含量较高。

三、肥胖对健康的危害

按照体质指数衡量，死亡率随超重程度的增加而上升。随着体质指数的增加，患有一种或多种疾病的人的比例也在增加。美国的一项研究显示，在所有 BMI 高于 29 kg/m² 的死亡妇女当中，一半以上(53%)的死因可直接归于其肥胖症。

肥胖对全身各器官系统均有不良影响。肥胖的不良影响可由于脂肪组织的代谢反应或是过多体重的机械效应所导致。代谢反应包括引起胰岛素抵抗的游离脂肪酸释放以及炎性细胞激酶和凝血酶原因子的合成等。

(一) 肥胖对儿童健康的危害

1. 对内分泌系统和心血管系统的影响　肥胖儿童的内分泌系统发生改变，主要表现在胰岛素增多，伴有糖代谢障碍；生长激素处于正常的低值等。肥胖儿童患代谢综合征的危险性增加，血脂紊乱、血压明显增高、部分出现左心室肥大等，提示肥胖儿童具有患心血管疾病的潜在风险。儿童肥胖可增加成年时期肥胖和患病的危险。基于多数关于儿童肥胖和成年死亡率相关的研究，提示儿童肥胖可增加其成年后心血管疾病的患病和死亡的危险性。

2. 心理、行为发展的影响　肥胖儿童在自信心、个性形成及自我评价等方面处于不利地位，心理行为异常主要表现为社会脱离、自信心差、内向、自我评价差、抑郁等。这种负面影响还会延续至成年期，严重影响他们的生活质量。

(二) 肥胖对成人健康的危害

(1) 肥胖、向心性肥胖以及体重增加均可增加 2 型糖尿病和睡眠呼吸暂停的危险性，降低肥胖将有效降低疾病的发生。肥胖、向心性脂肪分布以及体重增长可增加 2 型糖尿病的发生风险，在美国患 2 型糖尿病的成人中，肥胖或超重占 85%，肥胖占 55%。肥胖患者中睡眠呼吸暂

停的患病率可达 12%～14%。

（2）肥胖是心血管疾病、一些癌症如乳腺癌（绝经妇女中）、结肠、十二指肠、食管、胃、肝、肾及其他器官癌症和骨关节炎的危险因素之一，降低肥胖仅能部分降低这些疾病的发生。肥胖及向心性脂肪分布与多种类型的心血管疾病的危险性增加有关，包括如心肌病、充血性心力衰竭、高血压和脑卒中等。肥胖通过促进高血压、糖尿病、血脂异常等传统的危险因素，增加心血管疾病的危险，然而在对这些因素进行校正后肥胖仍导致危险性显著升高，提示对于心血管疾病来说，肥胖是传统危险因素之外的独立危险因素。

（3）肥胖还可引发生活质量下降、教育程度较低、社会歧视、成婚率下降以及对自身形象不认同等问题。

四、肥胖的预防和治疗

（一）优先考虑预防婴幼儿和儿童肥胖症

1. 针对婴幼儿　①提倡纯母乳喂养；②喂液体食物时避免使用加糖和淀粉的食品；③指导母亲接收孩子调节能量吸收的能力，而不是吃完盘子里的全部食物；④确保摄入所需的适当微量营养素，以促进最佳的身高增长。

2. 针对儿童和青少年　①提倡活跃的生活方式；②限制看电视的时间；③提高水果和蔬菜的摄入量；④限制高能量、微量营养素含量低的食物（如包装快餐）的摄入量；⑤限制加糖软饮料的摄入量；⑥改变环境，加强在学校和社区的体力活动，同时提供选择健康食物的必需信息和技能。

（二）针对肥胖与超重的建议

1. 预防肥胖的建议

（1）控制总能量的摄入：合理膳食调整和控制总能量摄入是预防和控制肥胖的基本措施。膳食能量密度主要取决于食品中的脂肪和水的含量。减少高能量食品（高脂肪、高糖和高淀粉）和高能量饮料（含高糖）的摄入；增加低能量食品（蔬菜和水果）和富含非淀粉多糖的食品（全谷类食物）的摄入，有助于减少总能量的摄入，增加微量营养素的摄入量。一般成人每天的能量在4 184 kJ 左右，最低不应低于 3 347.2 kJ，否则影响正常的活动，甚至对机体造成损害。三大产能营养素的供能比分别为蛋白质占总能量的 25%，脂肪占总能量的 10%，碳水化合物占总能量的 65%。保证蛋白质、维生素、无机盐和微量元素的摄入达到推荐供给量，以满足机体正常生理需要。

（2）增加体力活动：为了保持健康的体重，特别是从事久坐职业的人，为了预防不健康的体重增加，多数日子里或每天要进行 45～60 min 中等强度的体力活动。

2. 肥胖的治疗

对肥胖的治疗包括膳食、体力活动、行为、药物和手术干预等。有效的体重控制需要包括行为改变的管理加以强化，促进及维持膳食控制和体力活动的内容。药物和手术可作为加速或改善生活方式控制体重的辅助手段。

（1）膳食治疗：可分为低能量膳食（≥800 kcal/d）和极低能量膳食（<800 kcal/d）。通常低能量膳食是在维持需要的基础上减少约 500 kcal/d，以达到每周减少 0.5～1 kg 体重。极低能量膳食时需要密切医学监测。

（2）体力活动：体力活动有助于减肥，坚持体力活动（剧烈运动超过 30 min/d，或中等运动超过 1 h/d）有利于维持减重效果。

（3）药物治疗：药物治疗常用于 BMI$\geqslant$30 kg/m² 或 BMI$\geqslant$27 kg/m² 但伴有肥胖综合征的患者。减肥药物可作用于中枢神经系统以降低食欲或增加饱足感，或作用于胃肠道以控制膳食脂肪的吸收，或作用于外周系统以增加产热。

（4）手术治疗：通过对肥胖患者进行手术治疗以达到限制食物的摄入量，如腹腔镜调整束胃术，或限制进食并降低吸收，如胃旁路术。手术指征为 BMI$\geqslant$40 kg/m² 或 BMI$\geqslant$35 kg/m² 但伴有肥胖综合征的患者。

第二节　营养与动脉粥样硬化及冠心病

冠状动脉粥样硬化性心脏病简称冠心病，是由于冠状动脉粥样硬化而引起管腔狭窄或阻塞，从而导致心肌缺血缺氧状态的一种疾病。当病情较轻微或发展较缓慢时，对冠状动脉血流量影响不大，或冠状动脉管腔虽明显狭窄，但有侧支循环形成，临床上可无明显异常表现。若动脉硬化发展较快，同时又有血管痉挛或由于斑块水肿、破裂，或由于继发血栓形成，使管腔突然狭窄甚至完全阻塞，即可出现心肌缺血的临床表现，轻的表现为心绞痛，重的可致心肌梗死，甚至猝死。已有很多证据表明，膳食和营养因素对冠心病的发生发展有重要的影响。

一、流行病学及病因

国际上一般认为 40 岁以上男性的冠心病患病率随年龄增长而升高，平均每增长 10 岁患病率上升 1 倍。女性发病年龄平均较男性晚 10 岁，但绝经期后的女性患病率与男性接近。据报道，在 50 岁以前，男女冠心病患病率之比为 7∶1，而 60 岁以后两性患病率大体相等。目前我国冠心病发病率和死亡率呈现城市高于农村，北方省市高于南方省市的趋势，但总体明显低于西方发达国家。

大量的流行病学调查已发现冠心病具有多种危险因素，其中高胆固醇血症、高血压和吸烟是公认的主要危险因素，而糖尿病、家族史即遗传因素、肥胖等也是冠心病的危险因素。

高胆固醇血症的生化机制是近年来研究较多的问题之一。低密度脂蛋白（LDL）是血液中运送胆固醇的主要脂蛋白，血液中 LDL 含量与一种被称为 LDL 受体的蛋白质有关。LDL 受体存在于肝细胞和其他组织细胞的表面，其数量由细胞对胆固醇的需要程度而定。细胞上的 LDL 受体能够与血液循环中的 LDL 结合而将其中的胆固醇吸收到细胞内，而这些细胞本身也能够合成胆固醇。如果由于受体数量不足导致细胞不能从外部得到足够胆固醇时，则细胞内胆固醇的合成就会增加。当血液中的胆固醇没有被细胞摄入和利用时，LDL 就会在血液中堆积，并可能沉积到血管壁上去。

二、营养与动脉粥样硬化的关系

（一）膳食脂类

在诸多营养因素中，与冠心病关系最为密切、研究也最多的是膳食脂类。由于动物实验、流行病学调查及临床干预研究都已揭示了高胆固醇血症是冠心病形成和发展的主要危险因素，而高胆固醇血症又比冠心病的临床表现更容易测定和量化，故对膳食脂类与冠心病关系的研究主要集中在膳食脂类对血清脂质的影响方面。

1. 饱和脂肪酸　饱和脂肪酸很早就被认为是膳食中使血液胆固醇含量升高的主要脂肪酸。然而进一步的研究却发现，并不是所有的饱和脂肪酸都具有升高血胆固醇含量的作用。<

10个碳原子和＞18个碳原子的饱和脂肪酸几乎不升高血液胆固醇含量,而棕榈酸($C_{16:0}$)、豆蔻酸($C_{14:0}$)和月桂酸($C_{12:0}$)有升高血胆固醇的作用。棕榈油主要存在于肉类脂肪及奶油中,豆蔻酸在奶油和椰子油中较多。这些饱和脂肪酸升高胆固醇的机制可能与抑制 LDL 受体的活性,从而干扰 LDL 从血液循环中清除有关。而硬脂酸($C_{18:0}$)吸收后却很容易在体内 n－9 去饱和酶的作用下转变成油酸,这可能就是它不升高血胆固醇含量的原因。膳食脂肪酸除影响血液胆固醇含量外,还存在影响冠心病发生的其他途径。动脉血栓形成是由于动脉壁受损后血小板反应的结果。一些研究发现,膳食的脂肪酸组成可影响血小板的反应性。饱和脂肪酸尤其是长碳链的饱和脂肪酸可增强血小板凝集,从而促进血栓形成。

2. 单不饱和脂肪酸　膳食中的单不饱和脂肪酸主要是油酸($C_{18:1, n-9}$),橄榄油、茶油中油酸含量高达80％左右,花生油、芝麻油、玉米油中油酸含量也较丰富。早期的研究认为单不饱和脂肪酸对血胆固醇水平既无升高作用也无降低作用。但目前认为单不饱和脂肪酸也有降低血胆固醇含量的作用。还有研究发现,单不饱和脂肪酸与多不饱和脂肪酸相比,其降低胆固醇的作用有选择性,即可使 LDL 胆固醇下降较多而 HDL 胆固醇下降较少。膳食脂肪以橄榄油为主的希腊克特里岛居民,尽管膳食脂肪约占总能量40％,但冠心病患病率却很低。此外,单不饱和脂肪酸由于不饱和双键较少,对氧化作用的敏感性较多不饱和脂肪酸低,可能对减轻 LDL 的氧化有一定意义。

3. 多不饱和脂肪酸　由于双键在碳链上的位置不同,多不饱和脂肪酸又可分为 n－3 脂肪酸和 n－6 脂肪酸(亦称 ω－3 脂肪酸和 ω－6 脂肪酸),它们在人体内的生物学作用也不同。

膳食中的 n－6 脂肪酸主要是亚油酸($C_{18:2, n-6}$),花生四烯酸($C_{20:4, n-6}$)和 γ－亚麻酸($C_{18:3, n-6}$)也是 n－6 脂肪酸,它们主要存在于植物油中。n－6 脂肪酸能降低血液胆固醇含量,包括 LDL 胆固醇和 HDL 胆固醇。n－6 脂肪酸降低血胆固醇含量的效应低于等量饱和脂肪酸升高胆固醇的效应。有人认为P/S比值(多不饱和脂肪酸/饱和脂肪酸)大于2的膳食才有助于降低血胆固醇含量。亚油酸对血胆固醇的作用机制正好与饱和脂肪酸相反,即增加 LDL 受体的活性,从而降低血中 LDL 颗粒数及颗粒中胆固醇的含量。亚油酸是前列腺素中阻碍血小板凝集成分的前体之一,故亚油酸具有抑制血小板凝集的作用。

4. 反式脂肪酸　自然界中绝大多数不饱和脂肪酸都是顺式的,但在食品加工过程中,如将植物油氢化制成人造黄油可产生反式脂肪酸。近年来的研究表明,摄入反式脂肪酸可使血中 LDL 胆固醇含量增加。故反式脂肪酸也属于升高胆固醇的脂肪酸之列。随着食品加工的发展,膳食中的反式脂肪酸有增加的趋势,如美国人摄入的反式脂肪酸平均已占总能量的3％。

5. 胆固醇　膳食胆固醇主要使血中 LDL 胆固醇升高。早期的动物实验证实,摄入大量的胆固醇可成功地诱发动脉粥样硬化。但膳食胆固醇对血液胆固醇含量的影响小于膳食中的饱和脂肪酸,因为人体除从食物中获得胆固醇外,也可内源性合成。当膳食中摄入的胆固醇增加时,不仅肠道的吸收率下降,而且可反馈性地抑制肝脏 HMG-COA 还原酶的活性,减少体内胆固醇的合成,从而维持体内胆固醇含量的相对稳定。但这种反馈调节并不完善,如小肠黏膜细胞就缺乏这种抑制内源性合成的反馈机制。故胆固醇摄入太多时,仍可使血中胆固醇含量升高。值得注意的是,个体间对膳食胆固醇摄入量的反应差异较大,一些人对膳食胆固醇十分敏感,而另一些人则相当不敏感。影响这种敏感性的因素主要有遗传因子、年龄、膳食史及膳食中各种营养素之间的比例等。

(二) 能量和碳水化合物

一项对 20 个国家 35～74 岁人群进行的营养成分与冠心病死亡率关系的流行病学研究发

现,冠心病死亡率不仅与摄入的饱和脂肪酸、胆固醇、动物脂肪呈正相关,而且与摄入的总能量呈正相关。能量摄入过多易造成肥胖,不但增加心脏负担,而且肥胖者脂肪细胞对胰岛素的敏感性降低,可导致高胰岛素血症,促进体内三酰甘油的合成,引起血中三酰甘油含量升高和HDL 胆固醇的下降。研究表明,肥胖者的冠心病发病率高于正常体重者。

膳食中的碳水化合物包括蔗糖、果糖等单双糖和淀粉等多糖,也包括不被人体消化吸收的膳食纤维。膳食中碳水化合物的种类和数量对血脂水平有较大的影响。蔗糖、果糖摄入过多容易引起血清三酰甘油含量升高,因为碳水化合物是内源性三酰甘油的来源,肝脏主要利用糖类和游离脂肪酸合成低密度脂蛋白。人群调查发现,冠心病死亡率与食糖摄入量呈正相关。淀粉一般不致引起血中三酰甘油的升高,且淀粉类食物常含有相对较高的膳食纤维,而膳食纤维具有降低血脂的作用。流行病学研究表明,在一定范围内,淀粉和膳食纤维摄入量与冠心病呈负相关。但淀粉类食物也不能摄入太多,否则亦可升高血中三酰甘油含量,并降低 HDL 胆固醇含量。

(三) 蛋白质

在动物实验中发现,高蛋白膳食可促进动脉粥样硬化的形成,动物性蛋白质如酪蛋白的作用较强。用大豆蛋白和其他植物性蛋白代替高脂血症患者膳食中的动物性蛋白,结果发现他们的血清胆固醇含量下降了。而同样的实验对血脂正常者的血清胆固醇含量无明显影响。有人认为动物蛋白和大豆蛋白的不同之处在于它们的氨基酸组成不同,尤其是赖氨酸与精氨酸的比值,酪蛋白为 2.0,而大豆蛋白为 0.9。鉴于大豆蛋白的赖氨酸含量并不低,差别可能在精氨酸的含量。新近对血管内皮细胞持续释放少量 NO 现象的研究发现,高胆固醇血症可降低内皮NO 活性,促进动脉粥样硬化。L-精氨酸是体内合成 NO 的原料,而天然食物中的精氨酸绝大多数是 L 型的。静脉补充 L-精氨酸,或食物中添加 L-精氨酸可迅速纠正 NO 活性的降低。

(四) 维生素

大规模的临床干预研究已证实,维生素 E 对预防动脉粥样硬化和冠心病有直接作用。其机制可能是:①抗脂质过氧化作用。血液中的 LDL 若被脂质过氧化物如丙二醛等氧化修饰后,极易被巨噬细胞上的清除受体所辨认和内饮,并形成泡沫细胞,最终导致动脉粥样硬化。而一定剂量的维生素 E 能够降低血液和主动脉组织中的脂质过氧化物,防止 LDL 被氧化。②抗血小板凝集作用。维生素 E 可促进花生四烯酸转变成前列腺素 PGI_2,从而扩张血管,抑制血小板凝集,预防血栓形成。

维生素 C 也具有抗氧化作用。它还参与体内胆固醇的代谢,能促进胆固醇转变为胆汁酸而降低血中胆固醇的含量。大剂量的维生素 C 可加快冠状动脉血流量,保护血管壁的结构和功能,但心率并不增加,从而有利于防治心血管疾病。

轻度高同型半胱氨酸血症是脑血管、冠状动脉及周围动脉疾病的一个独立危险因素。据估计,血浆同型半胱氨酸水平增加 $5~\mu mol/L$,脑血管或冠状动脉疾病的发病危险性可增加$50\%\sim80\%$。同型半胱氨酸在蛋氨酸合成酶的作用下合成蛋氨酸时需要四氢叶酸和维生素 B_{12}参与,同型半胱氨酸在胱硫醚 β-合成酶作用下合成胱硫醚时需要维生素 B_6 参与。故叶酸、维生素 B_{12} 和维生素 B_6 缺乏时,同型半胱氨酸代谢发生障碍,导致同型半胱氨酸在血中堆积,形成高同型半胱氨酸血症。高浓度同型半胱氨酸对血管内皮细胞产生损害,并可激活血小板的黏附和聚集。维生素 B_6 还与构成动脉管壁的基质成分酸性黏多糖的合成以及脂蛋白脂酶的活性有关,缺乏时可引起脂质代谢紊乱和动脉粥样硬化。

烟酸在药用剂量下有降低血清胆固醇和三酰甘油、升高 HDL、促进末梢血管扩张等作用。

（五）矿物质

镁对心肌的结构、功能和代谢有重要作用，还能改善脂质代谢和抗血凝。缺镁易发生血管硬化和心肌损害，软水地区居民心血管疾病发病率高于硬水地区，可能与软水中含镁较少有关。

动物实验发现，喂饲高脂饲料时，缺钙动物的血清胆固醇和三酰甘油含量显著高于对照组，而补钙后血脂可降至对照组水平或低于对照组。一些临床研究也发现，每日额外补充 800 mg 钙，1 年后可降低血液胆固醇含量。高钙的这种降脂作用可能是减少了脂质在肠道中的吸收。

铬是葡萄糖耐量因子的组成成分，缺铬可引起糖代谢和脂类代谢的紊乱，增加动脉粥样硬化的危险性。而补充铬可降低血清胆固醇和低密度脂蛋白，提高 HDL 的含量，防止粥样硬化斑块的形成。

铜缺乏也可使血胆固醇含量升高，并影响弹性蛋白和胶原蛋白的交联而引起心血管损伤。过多的锌则降低血中高密度脂蛋白含量，膳食中锌/铜比值较高的地区，冠心病发病率也较高。

近年来的实验研究还发现，过量的铁可引起心肌损伤、心律失常和心力衰竭等，应用铁螯合剂可促进心肌细胞功能和代谢的恢复。芬兰一项为期 3 年的临床研究表明，血清铁蛋白≥200 μg/L 的成年男子急性心肌梗死的危险性为血清铁蛋白＜200 μg/L 者的 2.2 倍。体内铁贮存过多使冠心病危险性增高的可能机制是游离铁可催化氧自由基的形成，从而促进脂质的氧化修饰和心肌损伤。体内铁贮存较少可能是发展中国家冠心病发病率较低的原因之一。

此外，碘可减少胆固醇在动脉壁的沉着；硒对心肌有保护作用；钒有利于脂质代谢。综上所述，膳食中种类齐全、比例适当的常量元素和微量元素有利于减少冠心病。

三、动脉粥样硬化及冠心病的营养防治原则

高脂肪膳食和能量摄入过多以及由此引起的肥胖等是高胆固醇血症的物质基础，而高胆固醇血症又是冠心病的主要危险因素。因此，可以用调整膳食构成的方法来改变血液胆固醇含量，预防冠心病的发生或控制病情的发展。

（一）限制饱和脂肪酸和胆固醇摄入

膳食中脂肪摄入量以占总能量 20％～25％为宜，其中饱和脂肪酸对血胆固醇影响较大，摄入量应少于总能量的 10％，胆固醇摄入量＜300 mg/d。高胆固醇血症患者应进一步降低饱和脂肪酸摄入量，使其低于总能量的 7％，胆固醇＜200 mg/d。含饱和脂肪酸和胆固醇较多的食物主要是动物性食品，在日常饮食中应注意：①多摄入鱼类和禽类，少摄入肉类和蛋类。肉类尤其是猪肉中含有较多饱和脂肪酸，瘦猪肉也含有一定量饱和脂肪酸。鸡肉含饱和脂肪酸较少，而不饱和脂肪酸约占 20％以上。鸭肉、鹅肉与鸡肉相似，但其不饱和脂肪酸稍少些。与大多数动物性食品不同，鱼类则主要含不饱和脂肪酸，尤其还含有 n-3 长链多不饱和脂肪酸，对心血管有保护作用，可适当多吃。从预防冠心病的角度看，一般肉类处于消极的一端，鱼类处于有益的一端，而禽类则处于中间。蛋类营养丰富，但蛋黄中胆固醇含量较高，应适当少吃。②以植物油替代动物脂肪。植物油是不饱和脂肪酸的主要来源，如芝麻油、大豆油、花生油等，而动物脂肪如猪油、牛油、奶油等都含大量饱和脂肪酸。应当注意的是，植物油中的椰子油和棕榈油主要含大量饱和脂肪酸，而不饱和脂肪酸含量很少。此外，氢化植物油如人造黄油等因含反式脂肪酸也不宜多吃。

（二）控制能量摄入

食物摄入的总量不要太多，避免吃得过饱，防止能量摄入过多而造成肥胖。

（三）碳水化合物比例适当

碳水化合物和脂肪都是能量的来源。摄入较多脂肪包括不饱和脂肪酸可促进肥胖，但摄入

较多的碳水化合物易升高血中三酰甘油的含量,而且与膳食中的脂肪酸组成无关。故膳食中碳水化合物的适当比例是一个值得研究的问题。目前认为,碳水化合物占总能量的55%～65%较合理,其中单糖和双糖宜控制在10%以内,因为蔗糖、果糖等可能比淀粉更容易转化为三酰甘油。日常饮食中应少吃甜食,并摄入一定量的膳食纤维,如燕麦、玉米、豆类等。膳食纤维有助于降低血脂,减少冠心病的发病率,摄入量应大于 25 g/d。

(四)动、植物蛋白合理调配

富含动物蛋白的食物同时含有较多的动物脂肪,而大豆所含蛋白质优于其他植物蛋白。大豆富含不饱和脂肪酸且不含胆固醇。大豆卵磷脂有利于胆固醇的运转,大豆异黄酮有助于减少冠心病的危险性。适当多吃些大豆或豆制品,以取代部分动物蛋白无疑是有益的。

(五)多吃蔬菜、水果和菌藻类食物

蔬菜、水果除了含大量膳食纤维、矿物质、维生素 C 外,还富含具有抗氧化作用的食物成分,如 β-胡萝卜素、番茄红素等类胡萝卜素,槲皮黄酮、异黄酮等生物类黄酮。它们能减少体内脂质过氧化物的形成,防止 LDL 被氧化,降低发生冠心病的危险性。法国人的膳食结构和其他欧美国家相似而冠心病发病率却较低,可能与法国人大量饮用红葡萄酒有关,而红葡萄和红葡萄酒中富含类黄酮。菌藻类食物如香菇、木耳等还含有降血脂、抗血凝的成分。

(六)限制钠的摄入量

高血压是冠心病的另一危险因素,而钠的摄入量与高血压密切相关。故防治冠心病的膳食调整措施也应包括限制钠盐的摄入(参考本章第三节)。

(七)少饮酒,多饮茶

尽管有报道认为饮酒可提高 HDL 含量,对降低冠心病的发病率和死亡率有利,但大量饮酒却有损健康,包括引起心律失常和心肌损害。因此不提倡将饮酒作为预防冠心病的方法。喜饮酒者也应少量饮用。咖啡和糖也有一定的升高血脂作用,冠心病患者不宜多饮咖啡。而茶叶如绿茶、乌龙茶等因含茶多酚类成分而具有降低血清胆固醇和三酰甘油含量以及抗氧化作用,可以经常适量饮用。

(八)建立良好的膳食制度

定时定量进食和少食多餐,不仅有利于保持正常体重,而且可以减少由于进食引起的心脏负荷,维持血脂水平的稳定。尤其是晚餐宜清淡,避免摄入过多高脂肪食物而引起餐后高血脂。研究显示,6%以上的冠心病患者可因饱餐而诱发急性心肌梗死。

对于高胆固醇血症和冠心病患者来说,应尽早进行膳食调整。因为膳食干预可降低血液胆固醇水平,减缓冠心病的进程,减少发作。对一般人而言,膳食措施从儿童时期就应开始实施,因为动脉粥样硬化过程从儿童时期就可能开始。

第三节　营养与高血压

高血压是指以体循环动脉血压增高为主,常伴有心、脑、肾、视网膜功能性或器质性改变的全身性疾病。1978 年,世界卫生组织(WHO)高血压专家委员会确定的高血压诊断标准见表6-3-1。1998 年 10 月,WHO-ISH 治疗指导委员会确定,原则上采用美国高血压检测、评价和治疗委员会第 6 次报告(JNC Ⅵ)所提出的高血压定义和分类方案。这一新的定义将高血压下限定为收缩压 140 mmHg 和舒张压 90 mmHg。

表 6-3-1　高血压诊断标准(WHO, 1978)

诊断标准	收缩压 mmHg(kPa)	舒张压 mmHg(kPa)
正常血压	≤140(18.7)	≤90(12.0)
临界高血压	141~159(18.8~21.2)	91~94(12.1~12.6)
高血压	≥160(21.3)	≥95(12.7)

高血压可分为原发性和继发性两类。病因尚未完全阐明的高血压称为原发性高血压,约占90%,其余由某些疾病引起的血压升高称为继发性高血压。

一、高血压的危险因素

原发性高血压是一种常见病、多发病。1991 年我国曾对＞15 岁的 95 万人进行调查,发现高血压患病率为 11.88%,其中确诊 6.62%,临界高血压 5.26%。2004 年中国居民营养与健康状况调查显示,我国 18 岁及以上居民高血压患病率为 18.8%,与 1991 年相比患病率上升31%;农村高血压患病率上升迅速,城乡差距已不明显;人群高血压的知晓率、治疗率和控制率仅分别为 30.2%、24.7%和 6.1%,仍处于较低水平。

人类平均血压及高血压患病率有随年龄增长而上升的趋势。一般从 40 岁开始高血压明显增多,在年幼时血压已偏高者中这一趋势更为明显。我国平均血压和高血压发病率还呈现北方地区高于南方地区的现象。

人体血压由心输出量和外周阻力两方面决定,任何影响心输出量和外周阻力的因素都可影响血压。除遗传因素和精神紧张外,一些膳食与营养因素被认为与高血压有密切关系,如高能量摄入导致的肥胖、钠盐、饮酒、某些矿物质等。

二、营养因素对高血压的影响

(一) 钠、钾、钙、镁和微量元素

早在 40 年代就有研究者用膳食调配的方法治疗人类高血压。这种膳食主要由米饭和水果组成,其特点是低钠高钾低脂肪低能量。70 年代的大量流行病学研究揭示了食盐摄入量和高血压发病率之间的正相关关系。如美国阿拉斯加州的爱斯基摩人每日食盐摄入量低于 4 g,几乎没有高血压患者。而日本北部居民平均每日食盐摄入量 26 g,高血压发病率高达 38%,其中1/2 死于脑卒中(中风)。

临床上限制钠盐摄入量或使用排钠利尿剂,可使高血压患者血压下降。有研究表明,将高血压病人的钠摄入量限制在每日 50 mg 当量(相当于 2.8 g 食盐),持续 1 年后,这些病人的血压都有下降,其效果与药物治疗相似。不少轻度高血压患者只需中度限制食盐摄入,即可使其血压降至正常范围。

钠摄入过多不仅可使体内水分潴留,循环血量增加,而且可能通过下丘脑使交感神经活动增强,从而使外周血管阻力及心输出量增加,最后导致血压升高。人们对钠的敏感性是有差异的。有些人对低钠饮食的反应比较敏感,而另一些则不敏感。尽管 1987 年已发现血清结合珠蛋白 HP的遗传表现型是与人类盐敏感性有关联的生物标记,但目前尚无理想的方法来测定个体对盐的敏感性。幸好人体钠的生理需要量很低,适度限钠并无已知的坏处,而对盐敏感的病人则是有益的。

　　与钠升高血压的作用相反,钾却有降低血压的作用。无论是动物实验还是流行病学研究都发现钾的摄入量与高血压呈负相关,即钾的摄入量较高时高血压发病率较低。低钠高钾膳食的降压作用更为明显,高钠高钾膳食也可使血压有所下降,提示钾盐可缓解高钠的不良影响,有利血压的下降。这可能与钾能激活钠泵,促进钠的排出,以及减弱交感神经活动有关。

　　据调查,高血压患者钙、镁的摄入量明显低于血压正常者,饮用软水地区人群的高血压发病率也高于硬水地区。所谓硬水就是钙、镁等矿物质含量较高的水。此外,不饮牛奶的人高血压发病率明显高于饮用牛奶者,这首先使人想到牛奶是钙的最好来源。关于膳食钙对血压的影响,目前还有争议,但多数研究者认为低钙是高血压的危险因素。美国全国健康和膳食调查结果显示,每日钙摄入量低于 300 mg 者与摄入量为 1 200 mg 者相比,高血压危险性高 2~3 倍。一项以青年人为对象的研究表明,补充钙每日 1 g,可使高血压患者的血压降低。此外,临床上给予镁盐制剂可使血压下降。

　　微量元素锌则有拮抗镉的作用。美国人肾脏中的 Zn/Cd 比值为 1.5,而非洲人为 6。美国人的高血压发病率大大高于非洲人。精制食物如精白面粉、蔗糖、精制油等 Zn/Cd 比值较低。

(二) 脂肪酸

　　研究表明,增加多不饱和脂肪酸的摄入和减少饱和脂肪酸的摄入都有利于降低血压。多不饱和脂肪酸的降压机制可能在于其衍生的类二十烷酸能调节体内的水盐代谢和血管舒缩,从而影响血压的变化。还有研究发现,增加单不饱和脂肪酸的摄入量也可使血压下降,如居住在地中海沿岸的人群,经常食用主要含油酸的橄榄油,他们的高血压发病率就较低。ω-3 不饱和脂肪酸的作用近年来受到广泛关注。实验研究表明,富含 ω-3 不饱和脂肪酸的鱼油可抑制血浆肾素活性,而大多数临床干预实验已显示鱼油有降压作用。

(三) 氨基酸

　　目前认为,膳食蛋白质中含硫氨基酸如蛋氨酸、半胱氨酸含量较高时高血压和脑卒中的发病率较低。牛磺酸是含硫氨基酸的代谢产物,已发现它对自发性高血压大鼠(SHR)和高血压患者均有降压作用。也有少数研究提示色氨酸和酪氨酸有调节血压的作用。

(四) 乙醇

　　适量饮酒可能对减少冠心病的危险性有利,但不管饮酒多少,对于高血压却具不利作用。据估计,美国约有 10% 的高血压是由于过量摄入乙醇造成的,尤其是中年男子。有研究显示,平均每天饮酒量相当于纯乙醇 50 g 左右,即可引起舒张压和收缩压的升高。现有研究已证实,即使少量乙醇也有升高血压的作用。

三、高血压的营养防治

　　控制体重、限制钠盐摄入量和限制饮酒已被专家建议作为高血压的非药物治疗措施。这 3 项都与营养和饮食控制有关,现已成为治疗轻度高血压的首选方法,也是各种药物治疗的基础。原发性高血压的营养防治原则是:低钠盐、低能量、低饱和脂肪酸,增加钾、镁、钙和优质蛋白的摄入和限制饮酒。

(一) 限制钠的摄入量

　　钠是人体必需的常量元素。代谢研究发现,健康成人钠的需要量仅为每日 200 mg,相当于 0.5 g 食盐。世界卫生组织建议的食盐摄入量上限为 6 g/d。而我国人民食盐的摄入量较高,平均在 15 g/d 左右。因此应广泛宣传低钠饮食的重要性,从小培养少盐、清淡的饮食习惯,减少食盐的摄入量。轻度高血压患者的食盐摄入量应低于 5 g/d,中重度高血压患者应低于 3 g/d。

严重的高血压或有重要脏器并发症或合并冠心病和糖尿病者,应同时给予药物治疗。

由于每日天然食物中已含钠盐约 2 g,过分限盐常难以持久。此外,酱油一般含食盐20%,5 ml酱油可折算为 1 g 食盐。盐腌食物如咸菜、咸蛋、咸肉、榨菜等也应尽量少吃。味精(谷氨酸钠)、小苏打(碳酸氢钠)也含有钠盐。

(二) 限制能量摄入量,控制体重

有人发现在 40～60 岁男性中,肥胖者的高血压患病率为正常体重者的 1.9 倍。而减肥可使高血压发生率减少 28%～48%。

限制能量摄入是控制体重的主要膳食措施,尤其应限制饱和脂肪酸提供的能量。高血压患者脂肪摄入量应控制在总能量的 25% 或更低,其中饱和脂肪酸、单不饱和脂肪酸和多不饱和脂肪酸为 1:1:1。肥胖者应进一步限制能量摄入量以减轻体重,但不应急于求成或盲目进行,最好有医务人员的指导。

(三) 增加钾、镁、钙和优质蛋白的摄入

膳食中钾主要来源于蔬菜、水果和豆类。高钾低钠的食物有黄豆、赤豆、绿豆、毛豆、蚕豆、豌豆,各种水果以及马铃薯、冬瓜、大白菜、卷心菜、山药等浅色蔬菜。深色蔬菜也含有丰富的钾,但钠含量较高(表 6-3-2)。各种豆类和蔬菜也是膳食中镁的良好来源,而奶类是钙的良好来源。中国膳食中除钠盐较多外,钾和钙的摄入量普遍低于西方国家。从尿镁排出量推测,镁的摄入量也不充足。因此,增加蔬菜、水果、豆类和奶类的摄入量可增强低钠饮食的降压效果。

表 6-3-2　常用食物中钾、钠含量(mg/100 g)

食物	K	Na	食物	K	Na
籼米	172	1.7	菠菜	976	60.7
富强粉	127	1.3	冬瓜	114	0.8
标准粉	195	1.8	丝瓜	142	0.8
黄豆	1 800	1.0	大白菜	88	5.2
赤小豆	1 230	1.9	卷心菜	766	6.0
绿豆	1 298	2.1	蘑菇	328	9.0
马铃薯	502	2.2	生菜	214	88.0
香蕉	472	0.6	苋菜	73	40.0
苹果	110	1.4	蕹菜	218	157.8
梨	115	0.7	芹菜	58	151.7
橘子	199	1.4	油菜	346	66.0

鱼类蛋白富含蛋氨酸和牛磺酸,可降低高血压和脑卒中的发病率,鱼油还富含 ω-3 不饱和脂肪酸。大豆蛋白也有预防脑卒中发生的作用,故高血压患者可多吃鱼类和大豆及其制品,以增加优质蛋白和不饱和脂肪酸的摄入。

(四) 限制饮酒量

长期大量饮酒者的血压常高于不饮酒者或少量饮酒者,且未发现少量饮酒对高血压有任何益处。故高血压患者每日饮酒量应限制在相当于 25 g 乙醇以下,最好不要饮酒。而茶叶有一定的利尿和降压作用,可适当饮用。

（沈新南）

第四节　营养与糖尿病

一、糖尿病的定义、分类及诊断标准

1. **定义**　糖尿病是一种多病因的代谢障碍，表现为胰岛素分泌或作用缺陷导致的高血糖症，以及碳水化合物、脂肪、蛋白质代谢紊乱。血糖明显升高时可出现多尿、多饮、体重减轻，有时尚可伴多食及视物模糊，即所谓的"三多一少"症状。糖尿病远期的特异性危害包括视网膜病变、肾小球病变和神经病变等，糖尿病患者也会增加心脏病、外周动脉和脑血管疾病的风险。高血糖长期控制不良，可引起机体各组织器官的严重损害，尤其是对神经和血管的损害。

2. **分类**　按照世界卫生组织（WHO）及国际糖尿病联盟（IDF）专家组的建议，糖尿病可分为1型、2型、妊娠糖尿病及其他特殊类型糖尿病。

（1）1型糖尿病（也称为胰岛素依赖型）：病因不明，通常在儿童或青少年时期突然发病，出现多尿、消渴、持续饥饿、体重减轻、视力模糊和疲劳。1型糖尿病患者体内胰岛素分泌不足，需要每天给予外源性胰岛素来控制体内血糖。

（2）2型糖尿病（也称为非胰岛素依赖型糖尿病）：一般从成年期发病，目前有发病年龄年轻化的趋势。2型糖尿病占到全世界糖尿病患者的90%左右，大部分为肥胖和体力活动过少的结果。2型糖尿病患者机体不能有效利用胰岛素，症状与1型糖尿病相似，但一般不太显著，常在发病几年后或者已经出现并发症时才被诊断。

（3）妊娠期糖尿病：是指在妊娠期间发生或发现血糖升高。症状亦不明显，通常在产前筛查过程中被诊断。妊娠糖尿病对母子的平安构成威胁，但转归一般较好。

（4）糖调解受损：包括糖耐量受损（impaired glucose tolerance，IGT）与空腹血糖受损（impaired fasting glycaemia，IFG），是指血糖升高但未达到糖尿病诊断标准者，其空腹血糖、餐后2小时血糖或摄入糖后2小时血糖介于正常血糖与糖尿病诊断标准之间。

3. **诊断标准**　糖尿病的诊断由血糖水平确定，判断为正常或异常的分割点主要是依据血糖水平对人类健康的危害程度而制定的。随着血糖水平对人类健康影响的研究及认识的深化，糖尿病诊断标准中的血糖水平将会不断进行修正。中华医学会糖尿病学分会建议在我国人群中采用WHO诊断标准（1999）：①糖尿病症状＋任意时间血浆葡萄糖水平≥11.1 mmol/L（200 mg/dl）或②空腹血浆葡萄糖（FPG）水平≥7.0 mmol/L（126 mg/dl）或③口服葡萄糖耐量试验（OGTT）中，2小时血糖（PG）水平≥11.1 mmol/L（200 ng/dl）。

以后发现糖基化血红蛋白（HbA1c）与血糖水平密切相关，而且可反映最近8~12周内的平均血糖水平，不受日间和用餐前后血糖波动的影响。2011年WHO正式推荐：HbA1c检测可用于糖尿病诊断，界值为6.5%。但HbA1c值小于6.5%时，不能排除通过血糖测试可能为阳性。

二、糖尿病的发病机制及危险因素

1型糖尿病及2型糖尿病都是遗传因素与环境因素共同作用，导致胰岛β细胞分泌缺陷及（或）外周组织胰岛素利用障碍。前者可由于胰岛β细胞组织内胰岛素合成及分泌过程中的信号传递存在障碍，也可由于自身免疫、感染、化学毒物等因素导致胰岛β细胞破坏，数量减少。胰岛素作用不足可由外周组织胰岛素作用信号传导通路中的任何缺陷引起，最终导致糖、脂肪及蛋白质代谢紊乱。外周组织（肌肉、肝及脂肪组织）不能有效利用葡萄糖及肝糖原异生增加，都将导致血糖升高;脂肪组织的脂肪酸氧化分解增加、肝酮体形成增加及三酰甘油合成增加;肌肉蛋白质分解速率超过合成速率以致负氮平衡。这些代谢紊乱是糖尿病及其并发症发生的病理生理基础。

1型糖尿病的危险因素包括遗传易感性、自身免疫障碍、病毒感染、牛乳喂养、药物及化学物等;2型糖尿病的危险因素包括遗传易感性、体力活动减少及(或)能量摄入增多、肥胖、胎儿及新生儿期营养不良、中老年、吸烟、药物及应激(可能的)。近年糖尿病患病率迅速上升主要是指2型糖尿病,体力活动减少及(或)能量摄入增多导致的肥胖是2型糖尿病患者中最常见的危险因素。

三、膳食营养、体力活动与糖尿病的关系

1. 碳水化合物　不同的碳水化合物食物升高血糖浓度的作用(即血糖反应,glycemic response)不同,简单糖(单糖、双糖)血糖反应高于富含膳食纤维的复杂多糖,而不同形式的多糖的血糖反应也不尽相同。影响血糖反应的因素除了食物中的膳食纤维成分外,还有食物消化所需要的时间,伴随存在的其他营养素的种类和数量等等。几小时内慢慢喝下50 g葡萄糖产生的血糖反应小于一次全部喝下去产生的效应,支链淀粉与直链淀粉比例较高的食物消化较快,这些因素都会导致血糖反应的不同。豆类的升高血糖的效应较低,可能与豆类中富含可溶性膳食纤维,以及含有淀粉消化酶抑制物有关。可溶性膳食纤维可特异性控制餐后血糖、血清胆固醇和LDL-C,所以建议多吃可溶性膳食纤维含量丰富的燕麦、豆类、水果和蔬菜。

Jenkins等提出血糖指数(glycemic index,GI)的概念,它为各种待测食物与参照食物(如面包或葡萄糖)的血糖反应之比。Meta分析结果表明,与高GI膳食比较,低GI膳食可以显著降低糖尿病患者的空腹血糖和糖基化血红蛋白,同时降低血清LDL-C和三酰甘油,升高HDL-C。低血糖指数食物是糖尿病患者的健康选择。

2. 蛋白质　糖尿病患者一般比非患者平均摄入更多的蛋白质,但过多的蛋白质摄入与糖尿病性肾病相关。大豆蛋白有益于心血管健康、体重控制、胰岛素敏感性和骨骼健康。研究表明,大豆蛋白膳食减少糖尿病患者的高滤过率和蛋白尿,用大豆蛋白代替动物蛋白应该作为糖尿病患者的一种预防措施。大豆蛋白降低血清总胆固醇、LDL-C及三酰甘油,升高HDL-C。与酪蛋白比较,大豆蛋白膳食代餐的减肥效果较快,而且更倾向于减少内脏脂肪。大豆蛋白也能增加2型糖尿病患者的胰岛素敏感性。

3. 脂肪　过量的脂肪摄入导致肥胖、胰岛素抵抗、动脉粥样硬化性心脏病。2型糖尿病患者常伴发高血脂,是心血管疾病的主要危险因素。高脂膳食减少某些组织中的胰岛素受体数量,减少葡萄糖向肌肉和脂肪组织的输送,且降低胰岛素刺激过程的活性,糖原合成速率和葡萄糖氧化也会降低。单不饱和脂肪酸对于血脂和脂蛋白水平的改善有促进作用。在不增加总脂肪摄入量的前提下,提高膳食单不饱和脂肪酸的比例,有助于改善糖耐量。ω-3系列不饱和脂肪酸可降低血清胆固醇和三酰甘油,而且可降低血小板聚集,减少糖尿病患者的心血管疾病风险。

4. 乙醇　乙醇本身对血糖和血清胰岛素浓度几乎没有影响,但与乙醇同时摄入的碳水化合物则容易使血糖明显增高。持续过量饮酒可引起高血糖。研究表明,乙醇摄入量与2型糖尿病、冠心病和脑卒中的发病风险有显著相关性。

5. 矿物质　研究表明,锌、铬、硒、镁、钙、磷、钠与糖尿病的发生、并发症的发展之间有密切关联。锌与胰岛素的合成、分泌、贮存、降解、生物活性及抗原性有关,缺锌时胰腺和β细胞内锌

浓度下降,胰岛素合成减少。研究表明,糖尿病患者比正常人尿锌水平增高,血锌水平降低,这种改变与血糖水平相关,而与尿糖水平无关。对 1 型和 2 型糖尿病患者补锌治疗后发现,脂质过氧化物减少,谷胱甘肽过氧化酶(GSHPx)活性水平提高。

三价铬是人体必需的微量元素,三价铬复合物被称为"葡萄糖耐量因子",有利于改善糖耐量。一般糖尿病患者是否需要补铬,目前尚存争议。对于铬缺乏已经明确诊断的患者(如长期接受传统肠外营养者),应按膳食推荐摄入量的标准补充铬元素。

硒是人体的必需微量元素,血清硒浓度为 70~90 μg/L 时,人体 GSHPx 合成反应达到峰值,高于此范围以外时,血清硒水平与 GSHPx 活性则无相关性。研究发现,成人高血清硒浓度与糖尿病发生风险有关,也与空腹血糖升高和糖化血红蛋白升高风险有关。

镁是多种糖代谢酶,如葡萄糖激酶、醛缩酶、糖原合成酶体内许多酶的辅助因子。一项大规模人群研究结果显示,镁的摄入量与糖尿病的发生风险降低有显著相关性。镁缺乏可能加重胰岛素抵抗、糖耐量异常及高血压,但目前仅主张诊断明确的低镁血症患者须补充镁。

研究表明,钙的低摄入与 2 型糖尿病风险增加有关。糖尿病患者钙、磷代谢异常可诱发骨代谢病理生理改变,如骨量减少和骨质疏松。糖尿病患者常发生钙代谢紊乱,主要表现在尿钙排出增多,钙代谢呈负平衡,但一般不表现为血钙下降,这主要是由于骨钙动员的结果。如果糖尿病患者病情长期得不到控制,造成大量的蓄积钙丢失,患者可能会出现骨质疏松。

流行病学研究显示,铁过量可能引发和加剧糖尿病及其并发症。

6. 维生素 1 型糖尿病患者常存在多种维生素缺乏,2 型糖尿病患者则以 B 族维生素、β-胡萝卜素及维生素 C 缺乏最为常见。维生素作为机体物质代谢的辅酶或抗氧化剂,其缺乏及失衡也会加重糖尿病及其并发症的发生发展。

维生素 A 是一种有效的抗氧化和清除自由基的物质,可保护机体免受过氧化物的损伤。1 型糖尿病儿童给予维生素 A 补充剂治疗,可减少或防止动脉粥样硬化的风险。维生素 D 与 2 型糖尿病的发病呈负相关,目前认为主要与维生素 D 可以影响胰岛 β 细胞功能及胰岛素抵抗有关。而胰岛 β 细胞功能受损及胰岛素抵抗是 2 型糖尿病发病的中心环节。

维生素 C 具有强大的抗氧化功能,能有效清除体内氧自由基并阻止其产生,同时还能有效防止脂质过氧化,预防糖尿病神经和血管病变的发生和发展。

维生素 E 是体内最强的抗氧化剂,通过促使前列腺素合成、抑制血栓素生成等,改善机体血液的高凝状态,有利于控制血糖,改善大血管及微血管病变。

B 族维生素与糖尿病关系密切。Elliott 等的人群非随机、对照研究显示,补充烟酰胺可减少糖尿病的发生。动物实验研究发现,烟酰胺具有保护残留胰岛细胞的作用。1 型糖尿病患儿补充叶酸和维生素 B_6,有助于改善紊乱的内皮细胞功能。维生素 B_1 及 B_{12} 或甲钴胺常用于糖尿病神经病变,尤其是疼痛性神经病变的治疗。甲钴胺长期应用对糖尿病大血管并发症亦有一定疗效。

7. 体力活动 具有充沛的体力活动可加强心血管系统的功能,改善胰岛素的敏感性,改善血压和血脂。经常性的运动可改善血糖的控制并减少降糖药物的用量。但不适当的运动也会导致冠心病患者发生心绞痛、心肌梗死或心律失常的危险性;有神经病变的患者可发生下肢(特别是足部)外伤的危险性。应注意根据运动前后血糖的变化调整胰岛素和促胰岛素分泌剂的剂量,在运动前和运动中增加碳水化合物的摄入量。相反,高强度的运动可在运动中和运动后的一段时间内增高血糖的水平并有可能造成持续性的高血糖,在 1 型糖尿病患者或运动前血糖已明显增高的患者,高强度的运动还可诱发酮症或酮症酸中毒,因此,应在血糖得到良好控制后进行运动。乙醇可加重运动后发生低血糖的危险性。

四、糖尿病的综合治疗及膳食防治

1. **综合治疗及营养治疗目标**　糖尿病目前还是一种不能根治的慢性疾病,需要持续的综合治疗。糖尿病的综合治疗包括饮食控制、运动、改变不良生活习惯、血糖监测、自我管理教育和药物治疗等。

营养治疗是糖尿病管理和护理中的关键。目标是通过平衡膳食摄入与胰岛素(内源性或外源性)或降糖药物的作用,达到并维持接近正常的血糖水平,纠正代谢紊乱,以防止急性并发症的发生和减低慢性并发症的风险。所有的糖尿病患者应达到和维持最佳的血脂水平。肥胖的患者还应该采取措施达到和保持理想的体重,延缓动脉粥样硬化的目标同样要求患者维持理想的体重。坚持膳食纤维、大豆蛋白、抗氧化营养素、水溶性维生素含量高,且脂肪、饱和脂肪酸和胆固醇含量低的膳食。

一般人群膳食指南中所建议的多样、平衡、适度的饮食原则,对糖尿病患者及其家庭成员同样适用。按照食物交换份法,根据患者的个人偏好,在各类食物中进行选择,通过若干次正餐及零食点心等满足一天的能量需要。密切监测血糖,防止高血糖和低血糖的出现。非胰岛素依赖型的糖尿病患者尤其要避免过多的能量和脂肪摄入,保持理想的体重。但对于需要保证正常生长发育速度的儿童青少年、代谢率增加的妊娠期和哺乳期妇女、消耗性疾病的恢复阶段,给予足够的能量非常重要。饮食治疗还应适应并发症治疗的需要。

2. **糖尿病营养治疗建议**　控制碳水化合物总热量和种类。简单碳水化合物虽然不像以前那么严格受到限制,也应该少于碳水化合物总量的 1/3。于 1980 年前后,人们放弃了古老的糖尿病患者限制碳水化合物的饮食策略,取而代之的是限制脂肪但富含复杂碳水化合物和膳食纤维的饮食。高纤维膳食可以选择全谷类食物、高纤维谷类、水果和蔬菜,并常规食用豆制品。

蛋白质不应超过需要量,即不多于总热量的 15%。成人建议每天蛋白质摄入量为 0.8 g/kg。有微量蛋白尿的患者,蛋白质的摄入量应限制在低于 0.8~1.0 g/kg。有显性蛋白尿的患者,蛋白质的摄入量应限制在低于 0.8 g/kg,或大约 10% 供能比的水平。

脂肪摄入一般应不超过总能量的 30%。饱和脂肪酸和反式脂肪酸可能有致动脉粥样硬化的作用,其总量应少于总能量需要的 10%。多不饱和脂肪酸可能降低 HDL-C,而且易于氧化,也应控制在总能量的 10% 以下。食物中的胆固醇含量应<300 mg/d。如患者的低密度脂蛋白胆固醇水平≥2.6 mmol/L(100 mg/dl),食物中的胆固醇含量应减少至<200 mg/d。

营养型(含热量)甜味剂包括水果中的果糖和常见的糖醇类、多元醇,糖尿病患者可以适量食用。果糖是水果的天然成分,在体内的代谢过程不需要胰岛素作用,但与蔗糖比升高血糖的作用较小。在血糖控制较好的病人中,每天根据能量和体力活动水平食用 1~2 个水果,有利于饮食平衡且多样化。但因果糖不利于血脂代谢,所以不建议在糖尿病饮食中大量添加作为甜味剂。

非营养型(不含热量)甜味剂,也被称做代糖,可用于替代精制糖。虽然足够安全,仍应避免过量使用。每种甜味剂有各自独特的口味、优点和风险。美国 FDA 批准的非营养型甜味剂包括糖精、阿斯巴甜、纽甜、安塞蜜和三氯蔗糖。包括糖尿病患者在内的公众食用这些甜味剂是安全的。但也有研究表明,糖精过量食用与膀胱癌可能相关,虽然在一般食品中不会过量,但建议孕妇不要食用,儿童每天饮用含糖精的饮料不要超过两罐。阿斯巴甜含有苯丙氨酸,有苯丙酮尿症的人禁用,且不能用于要进行加热或烘焙处理的食物中。

3. 特殊状态下糖尿病的营养治疗

(1) 儿童糖尿病:迄今还没有预防儿童期1型糖尿病的有效方法。儿童糖尿病患者的营养摄入必须充分,以保证生长发育的需要。控制低血糖发生是儿童期1型糖尿病患者营养管理的重要任务之一。尽管目前没有足够的数据支持预防青少年发生2型糖尿病的针对性建议,但在青少年中可以采用经证实对成人有效的方法,只要能保证青少年正常的生长发育所需的营养需求即可。

(2) 妊娠期糖尿病(GMD):怀孕期间,建议能量摄入充足以保证适宜的体重增加。在此期间不建议减轻体重。但对于有GDM的超重或肥胖妇女,适当减少能量和碳水化合物摄入以控制体重增长的速度可能较合适。应避免酮症酸中毒或饥饿性酮症引起的酮血症。由于GDM是未来发生2型糖尿病的危险因素,因此,建议分娩后应注意改变生活方式,以减轻体重和增加活动量为目标。少量多餐有助于血糖控制,并减少低血糖风险。在孕前和妊娠早期补充含0.4～1.0 mg叶酸的多种维生素补充剂,以降低糖尿病母亲子代中发生神经管缺陷和先天性畸形的风险。宣传母乳喂养,使糖尿病妇女了解如何应对哺乳所引起的血糖水平变化。妊娠期糖尿病应了解患2型糖尿病的风险,并愿意采用健康生活方式以减少患病风险。

(3) 老年糖尿病:患有糖尿病的肥胖老年人应增加体力活动和适度限制能量的摄入。每天补充复合无机盐和维生素是有益的,特别是对那些食物量和营养素摄入减少的老年糖尿病患者更是如此。长期在养老院的糖尿病患者不建议严格限制饮食,给这些老年患者提供有规律的食谱,碳水化合物在饮食中定量定时供给效果会更好。老年糖尿病患者给予减肥饮食的同时,应预防营养不良的发生。

(4) 糖尿病前期:生活方式干预可安全有效地降低血糖及心血管病风险,适于所有糖尿病前期(IFG、IGT)人群。糖尿病前期患者体重应减轻5%～10%并长期维持,推荐低脂、低饱和脂肪和低反式脂肪酸、富含膳食纤维的饮食方案,建议控制血压、限盐、限酒。

4. 糖尿病的三级预防 糖尿病的一级预防是预防糖尿病的发生,主要是在社区完成。包括在一般人群中开展宣传、教育,在重点人群中进行筛查,早期发现糖耐量受损(IGT)或空腹血糖受损(IFG)者等糖尿病高危人群。以健康饮食和增加体力活动为主要内容的生活方式及药物干预将有效地延缓糖尿病发生或使其停止进展,同时降低血压、血脂。二级预防即对已诊断的糖尿病患者预防糖尿病并发症,是在综合性医院糖尿病专科指导下,使糖尿病患者得到更好的管理、教育、护理保健与治疗。三级预防就是减少糖尿病的残废率和死亡率,改善糖尿病患者的生活质量,需要综合防治与专科医疗相结合,确保患者得到合理的有效治疗。营养干预是糖尿病各级预防措施中的重要环节。

(薛 琨)

第五节 营养与痛风

痛风是嘌呤代谢紊乱所致的疾病,是西方流行的最古老疾病之一,对痛风的认识可以追溯到2000年前Hippocrates时代。1948年,Alfred Baring Garrod发现痛风患者与高尿酸血症的关系,1961年,McIary和Hollander发现痛风关节渗液中的尿酸结晶,这些为痛风的诊断提供帮助。

一、痛风的定义、诊断、病因及发病机制

1. **痛风的定义** 痛风(gout)是嘌呤代谢紊乱或尿酸排泄减少所引起的疾病。临床表现主要有：高尿酸血症；反复发作的急性单关节炎,关节滑液中的白细胞内有尿酸钠晶体；痛风石(尿酸钠结晶的聚集物)主要沉积在关节内及关节周围,有时造成变形和残废,严重者可致关节活动障碍和畸形；影响肾小球、肾小管、肾间质组织和血管的痛风性肾实质病变；尿路结石。尿酸是人类嘌呤及核酸分解代谢的产物。尿酸来源有内源性尿酸,主要是谷氨酸在肝内合成,也有体内核蛋白分解；外源性尿酸主要是摄入含嘌呤高的食品。

2. **痛风的诊断**

(1) 反复发作的非对称性、非游走性之跖趾关节尤其是拇趾关节、踝关节或四肢其他关节红、肿、热、痛,可自行终止,对秋水仙碱治疗有特效。

(2) 有高尿酸血症,且能排除其他因素所致之继发性高尿酸血症。目前国内血尿酸水平正常标准范围,男性 $178\sim416\ \mu mol/L(3\sim7.0\ mg/dl)$,女性 $148.5\sim357\ \mu mol/L(2\sim6.0\ mg/dl)$。

(3) 痛风结节或关节积液中证实有尿酸盐结晶存在。

凡具有上列 3 项中任何 2 项即可确诊。

3. **病因和发病机制** 高尿酸血症和痛风的病因可分为原发性和继发性,又可进一步分为尿酸产生过多的代谢性原因(10%)与排泄不良的肾脏性原因(90%)。

(1) 尿酸生成:尿酸的生成主要来自细胞的分解代谢,核酸为细胞的重要成分,主要包括 DNA 与 RNA。食品中的嘌呤成分也是尿酸的来源之一。

(2) 尿酸生成增多的原因:尿酸生成时酶的异常,即促进尿酸合成酶的活性增高。原发性痛风及高尿酸血症中,20%～25%患者是由尿酸生成增多所致。细胞分解代谢增加,主要见于继发性痛风,尤其是血液病。摄入高嘌呤饮食,是致高尿酸血症的外界因素之一。

(3) 尿酸排泄:尿酸排泄的主要器官是肾。健康成人每天体内分解代谢产生尿酸量为 $600\sim700\ mg$,而痛风患者每天尿酸生成量可高达 $2\sim3\ g$。尿酸生成不增加而肾排泄障碍时,同样可致高尿酸血症。当血尿酸超过 $420\ \mu mol/L(7\ mg/dl)$ 时,已达超饱和状态,极易在组织器官中沉积。尿酸沉积于肾则可引发尿酸性肾结石和肾间质炎症即尿酸性肾病。

二、痛风的临床表现和流行病学调查

(一) 临床表现

1. **按病因分类**

(1) 原发性痛风及高尿酸血症:原发性痛风占痛风中大多数,其发病率受年龄、性别、生活水平、遗传等多种因素影响。95%为 40 岁以上男性,青少年患者不到 1%。女性患者绝大多数均为绝经期后的妇女。肥胖与超重患者机会明显大于正常体重或消瘦者。据统计 70%以上痛风患者均超过其标准体重。原发性痛风可表现为痛风性关节炎、痛风性肾病变、痛风性结节肿 3 大主症,部分患者仅表现为高尿酸血症而无临床症状。

(2) 继发性痛风及高尿酸血症

1) 遗传性疾病伴痛风:多为先天性酶缺乏所致的痛风。

2) 核酸分解代谢增加:骨骼增生性疾病如各型白血病、多发性骨髓瘤、淋巴瘤、真性红细胞增多症、溶血性贫血、癌症及化疗、放疗、长期饥饿等原因。

3) 肾清除尿酸减少:各种肾病变所致的肾功能减退,药物、乳酸中毒,乙醇中毒,慢性铍中

毒及铅中毒等。

2. 按症状分期　在痛风的自然病程中,应经历 4 个阶段:无症状性高尿酸血症;急性痛风性关节炎;间歇期;痛风石与慢性关节炎。

(1)无症状高尿酸血症:无症状高尿酸血症只是血清尿酸水平升高,并不是痛风的同义词。绝大多数高尿酸血症患者终生不发作。随着血清尿酸浓度的增高,发展成为痛风的趋势就越高。肾结石的发生危险性与血尿酸浓度和每日尿酸排泄量正相关。绝大多数情况下,发生于患者至少有 20 年持续高尿酸血症。10%～40%痛风患者在首次发作关节症状之前有 1 次或多次肾绞痛发作。

(2)急性痛风性关节炎:急性痛风性关节炎首次发作通常是在 40～60 岁。在 50 岁前发作的患者几乎均为男性。在 30 岁之前发作应高度怀疑不常见的痛风,有可能是由于某种特殊的酶缺乏致使显著的嘌呤产生过多或由于某种很少见的肾脏病变。

85%～90%的第 1 次发作是以单关节受累,并且第一跖趾关节是最常侵犯的部位。最初发作为多关节的占总病人的 3%～14%。急性痛风是以下肢受累为主的,一般发作部位越低,急性发作就越典型。60%～70%患者首发于大足趾关节,在病程中约 90%以上的患者累及该部位。其次发生部位按发生频率顺序依次为:足背、踝、足根、膝、腕、指和肘关节。在急性发作中,肩关节、髋关节、脊柱或骶髂关节、胸锁关节等受累较少见。

(3)间歇期:有些患者在急性发作后,一生中再也无第 2 次发作。绝大多数患者第 2 次发作发生于第 1 次发作后 6 个月～2 年内,也有个别患者在 27 年后才再次发作。Gutman 报道 62%患者在 1 年内复发,16%在 1～2 年内复发,2～5 年内复发的为 11%,5～10 年为 4%,在 10 年或更长时间内没有复发的占 7%。

随着时间变化,未经治疗的患者痛风发作次数逐渐增加,而痛风发作也变得不那么突然,变成多关节,变得更严重,持续更长时间,缓解也更缓慢,但恢复是完全的。尽管在体格检查时无痛风石的征象,但在痛风间歇期有 X 线改变,高尿酸血症更重和急性发作更频繁患者更易发生。也有一部分患者直接由第一次发作进入亚急性期和慢性期,而没有缓解期,并且痛风石形成较早。也有很少见的一部分患者没有急性关节炎史,而直接形成痛风石。

(4)痛风石与慢性痛风性关节炎:在未经治疗的患者由痛风首次发作到慢性症状出现或可见的痛风石形成的时间是不同的。Hench 报道从第 1 次发作到慢性关节炎时间从 3～42 年,平均 11.6 年。痛风石沉积形成率与高尿酸血症程度和时间成正相关。痛风石的形成也与肾脏病变的严重性相关,而高尿酸的治疗导致痛风石的发生减少。

痛风石可发生于许多部位。痛风石形成的典型部位在耳轮,也常见于第一大足趾、指、腕、膝、肘等处,少数病例可出现在鼻软骨、舌、声带、眼睑、主动脉、心瓣膜和心肌。痛风结节初起质软,随着纤维增生质地越来越硬。在关节附近容易磨损处的结节表皮变薄,易破溃形成瘘管,有白色糊状物排出,可见尿酸钠盐结晶。尽管下肢关节是主要受累部位,痛风石可以侵犯其他关节,脊柱关节也可能有痛风石的沉积。痛风石压迫脊髓引起神经症状也偶有报道。痛风石典型放射性改变是硬化边缘的侵蚀性改变。一些痛风石可能看到钙化,骨性强直很少发生。

3. 痛风病的肾脏病变

(1)尿酸性肾病:尿酸结晶在髓质和锥体部间质的沉积伴有结晶周围的巨细胞反应,这是痛风性肾脏组织学显著特点。只有当尿酸浓度持续超过 130 mg/L(男性)或 100 mg/L(女性)时,高尿酸血症才成为肾功能损害独立原因。20%～40%痛风者有少量的蛋白尿,呈间歇性出现。早期患者有腰痛、轻度水肿、血压升高。几乎均有肾小管浓缩功能的下降，夜尿多，尿比重低。晚期出现肾小球功能受累，出现肌酐清除率下降，逐渐发展成尿毒症。

（2）急性尿酸性肾病：是由于细胞分裂增生过多和急剧破坏，核酸分解突然增多，产生大量的尿酸，血尿酸明显增高，尿酸晶体在集合管和输尿管的沉积而引起。这种并发症常见于白血病和淋巴瘤治疗前和化疗时，也见于其他肿瘤、癫痫发作后、冠状动脉造影和搭桥术后，酶的缺乏如次黄嘌呤鸟嘌呤磷酸核糖合成转移酶缺乏也可造成急性尿酸性肾病。急性尿酸性肾病主要表现为：肾小球滤过率急剧下降；血肌酐和尿素氮水平急剧上升；血尿酸水平显著上升，文献报道血尿酸水平＞700 mg/L；尿尿酸排泄显著增多，尿尿酸/尿肌酐＞1；尿液分析可见轻度蛋白尿、管型尿，有时可见血尿。

（3）肾结石：肾结石在原发性痛风患者中占 10%～25%，约是正常人群发病率的 1 000 倍多。肾结石的发生率与痛风患者的血清尿酸浓度和尿液中尿酸排泄量呈正相关，在血清尿酸值＞130 mg/L 或尿液中尿酸排泄量超过 1 100 mg/d 时，肾结石发生率超过 50%，已经有痛风性关节炎患者发展成为尿路结石的每年发生率为 1%，而无症状性高尿酸患者为 0.27%。因尿酸结石可透 X 线，需通过肾盂造影才能证实。当尿酸合并有钙盐时，X 线上可见结石阴影。部分痛风患者可以有肾尿酸结石为最先的临床表现。

（二）流行病学调查

20 世纪 60 年代的调查估计痛风的患病率在男性为 0.5%～0.7%，女性为 0.1%。痛风患病率在过去的 30 年有明显上升。在美国，痛风是超过 40 岁男性中最常见的炎症性关节炎。痛风几乎不发生于青春期前的男性，很少发生于绝经前的女性，血清中尿酸值的变化趋势也符合这种模式。在正常儿童，女性和男性的平均值为 36 mg/L。在青春期血清尿酸升高的水平男性大大超过女性。美国成年男性血清尿酸值的 95% 分布范围为 22～75 mg/L；在女性为 21～66 mg/L。血清尿酸值随着年龄的增大而增加，在绝经后女性平均值接近男性。流行病学调查发现美国近几十年来血清尿酸值有上升趋势，并且在不同的群体中有显著的变化，这提示遗传和环境因素、肥胖、酒精的摄入和利尿剂的应用与高尿酸血症相关。随着高尿酸血症的程度和持续时间的增加，痛风的发生率增加。当血尿酸因素被排除后，年龄、肥胖、高血压、酒精摄入与痛风仅有很弱的关联。在对 2 000 名最初健康的白种男性长达 15 年的随诊中，血清尿酸＜70 mg/L 的患者每年发病率为 0.1%；血尿酸水平为 70～89 mg/L 时，年发病率为 0.5%；血尿酸≥90 mg/L 时年发病率为 4.9%；在高于 90 mg/L 者，总发病率为 22%。在所有年龄组中，合并有高血压痛风发病率是血压正常的 3 倍，这提示利尿剂有致高尿酸血症的效果。

三、痛风的饮食防治措施

由于原发性痛风病因不明，因此目前尚不能根治。临床治疗需要达到以下目的：及时控制痛风性关节炎的急性发作；纠正高尿酸血症，使血尿酸浓度经常保持在正常范围；防止尿酸结石形成和肾功能损害。

（一）营养原则

痛风症急性发作时要尽快终止其发作症状，尽快控制急性痛风症性关节炎。要积极控制外源性嘌呤的摄入，减少尿酸的来源；用一切治疗手段促进尿酸从体内排泄。对于继发性痛风症，要查清病因，积极对症对因治疗。通过饮食控制，可以控制痛风症急性发作，阻止病情加重和发展，逐步改善体内嘌呤代谢，降低血中尿酸浓度，减少其沉积，防止并发症。原则为"三低一高"，即低嘌呤或无嘌呤饮食,可使血尿酸生成减少;低能量摄入,以消除超重或肥胖;低脂低盐饮食;增加摄入水量,以达到每天尿量在 2 000 ml 以上为宜。

(二) 营养治疗

1. 急性痛风症营养治疗

(1) 限制嘌呤:正常嘌呤摄取量为 600～1 000 mg/d。患者应长期控制含嘌呤高的食品摄入。急性期应选用低嘌呤饮食,每天摄入的嘌呤量应限制在 150 mg/d 之内,故需选含低嘌呤的食品,禁用高嘌呤食品,如动物内脏、沙丁鱼、凤尾鱼、鲭鱼、小虾、扁豆、黄豆、浓肉汤及菌藻类等 (表 6-5-1)。

表 6-5-1　常用食品嘌呤含量(mg/100 g)

食品名称	嘌呤	食品名称	嘌呤	食品名称	嘌呤
面粉	2.3	小米	6.1	栗子	16.4
大豆	27.0	核桃	8.4	南瓜	2.8
花生	33.4	洋葱	1.4	青葱	4.7
黄瓜	3.3	番茄	4.2	土豆	5.6
白菜	5.0	菠菜	23.0	青菜叶	14.5
胡萝卜	8.0	芹菜	10.3	葡萄	0.5
菜花	20.0	杏子	0.1	橙	1.9
梨	0.9	苹果	0.9	鸡蛋	0.4
果酱	1.9	牛奶	1.4	母鸡	25～31
牛肉	40.0	羊肉	27.0	小牛肉	48.0
鹅	33.0	猪肉	48.0	肝	95.0
肺	70.0	肾	80.0	沙丁鱼	295.0
桂鱼肉	24.0	枪鱼	45.0	凤尾鱼	363.0
蜂蜜	3.2	胰脏	825.0	脑髓	195.0
牛肝	233	牛肾	200.0		
肉汁	160～400	大米	18.1		

(2) 限制能量:痛风症与肥胖、糖尿病、高血压及高脂血症等关系密切。痛风症患者糖耐量减退者占 7%～74%,高三酰甘油血症者达 75%～84%。因痛风症患者多伴有肥胖、高血压和糖尿病等,故应降低体重、限制能量,体重最好能低于理想体重 15%。能量根据病情而定,通常为 6.28～7.53 MJ(1 500 kcal～1 800 kcal)。切忌减重过快,应循序渐进。减重过快促进脂肪分解,易诱发痛风症急性发作。

(3) 适量蛋白质和脂肪:标准体重时蛋白质可按 0.8～1.0 g 供给,全天在 40～65 g,以植物蛋白为主。动物蛋白可选用牛奶、鸡蛋,因其无细胞结构,不含核蛋白,可在蛋白质供给量允许范围内选用。尽量不用肉类、禽类、鱼类等,或可将瘦肉、禽肉等少量经煮沸弃汤后食用;每天肉类应限制在 100 g 以内。脂肪可减少尿酸正常排泄,应控制在 50 g/d 左右。

(4) 足量维生素和矿物质:供给充足 B 族维生素和维生素 C,多供给蔬菜、水果等成碱性食品,蔬菜 1 000 g/d,水果 4～5 个。在碱性时能提高尿酸盐溶解度,有利于尿酸排出。蔬菜和水果富含维生素 C,能促进组织内尿酸盐溶解。痛风症易合并高血压和高脂血症等疾病,应限制钠盐,通常每天为 2～5 g。

（5）供给大量水分：多喝水，多选用含水分多的水果和食品，液体量维持在 2 000 ml/d 以上，最好能达到 3 000 ml，以保证尿量，促进尿酸的排出。但肾功能不全时水分宜适量。

（6）禁用刺激性食品：禁用强烈香料及调味品，如酒和辛辣调味品。过去曾禁用咖啡、茶叶和可可，因分别含有咖啡碱、茶叶碱和可可碱。但咖啡碱、茶叶碱和可可碱在体内代谢中并不产生尿酸盐，也不在痛风石里沉积，故可适量选用。

2. 慢性痛风症营养治疗　给予平衡饮食，适当放宽嘌呤摄入的限制。但仍禁食含嘌呤较多的食品，限量选用含嘌呤在 75 mg/100 g 以内的食品，自由选食含嘌呤量少的食品（表 6 - 5 - 2）。坚持减肥，维持理想体重；瘦肉煮沸去汤后与鸡蛋、牛奶交换使用。限制脂肪摄入，防止过度饥饿。平时养成多饮水的习惯，少用食盐和酱油。

表 6 - 5 - 2　食品中嘌呤含量分类

1. 嘌呤含量很少或不含嘌呤食品

谷类食品有精白米、富强粉、玉米、精白面包、馒头、面条、通心粉、苏打饼干。蔬菜类有卷心菜、胡萝卜、芹菜、黄瓜、茄子、甘蓝、莴苣、刀豆、南瓜、倭瓜、西葫芦、番茄、萝卜、厚皮菜、芜青甘蓝、山芋、土豆、泡菜、咸菜、甘蓝菜、龙眼、卷心菜。各种蛋类。乳类有各种鲜奶、炼乳、奶酪、酸奶、麦乳精。各种水果及干果类，糖及糖果。各种饮料包括汽水、茶、巧克力、咖啡、可可等。各类油脂*。其他如花生酱*、洋菜冻、果酱等

2. 嘌呤含量较少的食品（每 100 g 嘌呤含量＜75 mg）

芦笋、菜花、四季豆、青豆、豌豆、菜豆、菠菜、蘑菇、麦片、青鱼、鲱鱼、鲑鱼、鲥鱼、金枪鱼、白鱼、龙虾、蟹、牡蛎、鸡、火腿、羊肉、牛肉汤、麦麸、面包等

3. 嘌呤含量较高（每 100 g 嘌呤含量为 75～150 mg）

扁豆、鲤鱼、鳕鱼、大比目鱼、鲈鱼、梭鱼、鲭鱼、贝壳类水产、熏火腿、猪肉、牛肉、牛舌、小牛肉、鸡汤、鸭、鹅、鸽子、鹌鹑、野鸡、兔肉、羊肉、鹿肉、肉汤、肝、火鸡、鳗及鳝鱼

4. 嘌呤含量特高（每 100 g 嘌呤含量为 150～1 000 mg）

胰脏 825 mg、凤尾鱼 363 mg、沙丁鱼 295 mg、牛肝 233 mg、牛肾 200 mg、脑髓 195 mg、肉汁 160～400 mg、肉卤（不同程度）

* 脂肪含量高的食品应控制食用。

（耿珊珊　蔡东联）

第六节　营养与免疫性疾病

机体营养状况与感染的程度有密切关系，各种病原生物在体内繁殖时需要适宜的营养条件；严重营养不良时，病原生物增殖受限，而抗生素也不能发挥有效的药理作用。营养与免疫功能的关系早有定论，而营养与药物的关系也日益受到重视。免疫力是人体重要生理功能，在人生中始终与传染性疾病、非传染性疾病、肿瘤及衰老过程相抗衡。营养因素是机体依存的最为重要环境因素之一，是维持人体正常免疫功能和健康的物质基础。

一、概述

免疫（immunity）一词源于拉丁语 immunis，是免除、豁免的意思，医学上是指人体免除罹患疾病，抵抗特定病原体的能力。现代免疫定义是机体对外来异物的一种反应，是机体识别"自己"与"非己"物质，并对非己异物加以排斥和清除，以维持机体内环境平衡稳定的一种生理性防

御反应。人体的免疫系统由免疫分子、细胞、组织和器官组成,能抵抗外来有害致病因子入侵,起着特异性免疫(又称获得性免疫)功能;还有多种非特异性防御机制,起着非特异性免疫(又称先天性免疫)功能,这两种免疫功能密切联系。

(一) 营养缺乏与感染

1. 营养缺乏导致对感染敏感性增加　并发感染常是蛋白质-能量营养不良(PEM)儿童致死的首要原因。营养不良时常发生革兰阴性菌的败血症,水痘容易扩散,对感染无发热反应,外伤感染后易发生坏疽,出麻疹时可能见不到皮疹,常合并肺炎而死亡,营养不良者肝炎相关抗原检出率也较高。

2. 感染加重营养不足　感染常导致食欲不振,腹泻和呕吐加重吸收不良,分解代谢加快,感染急性期造成不同营养素重新分配,肠内细菌及寄生虫感染时,粪便蛋白丢失量增加。

(二) 营养不足与免疫功能

1. 营养不足对代谢影响　机体存在营养不足时,血清铁蛋白明显降低,血浆必需氨基酸减少,血糖含量低,糖耐量降低,血浆游离脂肪酸增加,恶性营养不良患者常合并脂肪肝。

2. 营养不足对免疫功能影响　白细胞数轻度增高;临床常用抗原皮试反应来衡量细胞免疫功能;无论总蛋白含量如何,γ-球蛋白含量正常或相对增加。

二、营养素与免疫功能

目前研究较多的是蛋白质、脂肪酸、几种维生素和微量元素与免疫功能的关系。

(一) 蛋白质与免疫功能

蛋白质是维持机体免疫防御功能的物质基础,上皮、黏膜、胸腺、肝脏、脾脏等组织器官,以及血清中的抗体和补体等,都主要由蛋白质参与构成,蛋白质的质和量对免疫功能均有影响。质量低劣的蛋白质使机体免疫功能下降,一种必需氨基酸不足、过剩或氨基酸不平衡都会引起免疫功能异常。蛋白质缺乏对免疫系统的影响非常显著,脾脏和肠系膜淋巴结中细胞成分减少,对异种红细胞产生的抗体滴度明显下降,血清丙种球蛋白降低,但特异性抗体的降低更为明显。蛋白质缺乏时,胸腺重量的减轻不如脾脏和淋巴结那样明显,但细胞免疫功能却有变化。在蛋白质缺乏的儿童中注射疫苗后其抗体生成受到影响,补充蛋白质则可以促进其抗体的生成。

大多数氨基酸缺乏均对机体免疫功能产生不良影响,导致抗体合成和细胞介导的免疫受抑制。动物实验表明,静脉营养补充谷氨酰胺能改善脓毒血症病人消化管黏膜的代谢和氮平衡,并使饥饿状态实验动物的肠黏膜绒毛的高度和厚度增加,从而使肠黏膜的免疫屏障防御能力得到加强。临床上肠内营养液中供给的谷氨酰胺能促进小肠上皮增生,防止肠黏膜萎缩,使肠内sIgA 合成增加,增强肠黏膜的屏障作用。

蛋白质缺乏通常与能量不足同时发生,称为蛋白质-能量营养不良(protein energy malnutrition, PEM),根据临床症状及营养不良的原因分为恶性营养不良(kwashiorkor)及消瘦型营养不良(marasmus)两类。

1. 对淋巴器官的影响　早在 1945 年 Simon 就观察到营养不良时胸腺组织结构的改变,Hammer 等曾用"意外的退化"来描述营养不良所引起的胸腺的严重萎缩性病变。目前认为,严重营养不良时中央淋巴器官-胸腺和周围淋巴器官-脾脏和淋巴结的大小、重量、组织结构、细胞密度和细胞分布都有明显变化,主要为淋巴细胞数减少。实验性营养不良动物的胸腺缩小,严重时甚至只有数毫克(小白鼠),有人称之为"营养性胸腺切除"。胸腺的小叶萎缩、皮质和髓质的界限不清,胸腺细胞数减少。总之,营养不良对淋巴器官的胸腺依赖区的影响最大。

2. 对细胞免疫功能的影响　在营养不良时,白细胞数量轻度增加,但很难排除合并感染的结果;败血症常导致白细胞增多,而暴发性败血症可以抑制骨髓而导致白细胞减少。PEM 患者的淋巴细胞总数及其占白细胞总数的百分比一般正常或减少,T 细胞数减少。改善营养后,在其他临床表现及生化指标恢复以前,T 细胞数就可显著增加。周围血液中的 B 细胞数在营养缺乏时一般正常或增高。从淋巴细胞亚群的分类来看,营养不良时主要为 T 细胞(T -辅助细胞,TH 细胞)减少和裸细胞(null cell)增加。裸细胞只有极少量的 Fc 受体和 C 受体,其功能还不太清楚;初步观察证明,在用致有丝分裂因子刺激正常 T 细胞时,裸细胞对 T 细胞的 DNA 合成有抑制作用。

3. 对免疫球蛋白和抗体的影响　恶性营养不良病人的血清白蛋白含量低,而消瘦型营养不良者相对正常或稍低。但无论总蛋白含量如何,γ-球蛋白的含量相对正常或增加,后者是由于营养不良合并感染所致。用标记的蛋白质来进行研究,结果营养不良者的 γ-球蛋白的合成不受影响,而合并感染时 γ-球蛋白的合成增加而分解减少。随着饮食蛋白质的进一步减少,体重、血红蛋白和血清白蛋白降低,血清免疫球蛋白的合成亦减少,但在营养不良时免疫球蛋白的产生受影响较少,这对抗体的防御机制有其重要意义。营养不良者对大多数适量抗原的抗体应答是正常的,表明 B 细胞的功能相对正常。营养不良时黏膜局部的免疫功能大大降低,咽部分泌物、眼泪和唾液中表面 IgA 水平降低。体液免疫功能不仅依赖于对抗原应答所产生的抗体量,并且也依赖于抗体对抗原的亲和力以及与抗原的结合能力。因此,单独测定抗体水平不能准确地反映体液免疫状态。

4. 对补体系统及吞噬细胞的影响　补体有放大免疫应答的作用,包括对调理作用、免疫附着、吞噬作用、白细胞的化学趋化作用和中和病毒作用的影响。营养不良时总补体及补体 C3 可能处于临界水平,当营养不良合并感染引起抗原抗体结合时补体的消耗也增加。

吞噬细胞在免疫应答的传入侧翼中的作用早已为人们所认识,在某些先天性或获得性多形核白细胞的功能缺乏者都会产生致死性感染,如中性粒细胞减少症、慢性肉芽肿病、髓过氧化物酶缺乏病和葡萄糖-6-磷酸脱氢酶缺乏病等。在营养不良时这些能力可能减弱,对细菌攻击的应答可能是发生坏疽而不是化脓。

5. 对溶菌酶及铁结合蛋白的影响　溶菌酶可以溶解许多革兰阴性菌细胞壁的黏多糖,其他的细菌在接受抗体、补体、甘氨酸、螯合剂、pH 值变化、抗坏血酸和 H_2O_2 时也可能对溶菌酶的敏感性增加。在多形核白细胞和单核细胞中溶菌酶的浓度很高,在各种体液也含有溶菌酶。营养不良时,血浆和白细胞中溶菌酶的活性降低。有感染时,白细胞中的溶菌酶渗出到血浆中增多。血浆中溶菌酶的降低意味着黏膜表面的防御能力降低。

血清运铁蛋白具有抑制细菌的作用,铁结合力高度不饱和的血清可以抑制真菌的繁殖,而地中海贫血者的铁饱和血清可以促进真菌生长。母乳的抑制作用与其中含有大量的乳铁蛋白有关,乳铁蛋白和运铁蛋白能与铁结合,如同时有抗体协同就可能抑制细菌的生长。如果使铁蛋白或运铁蛋白饱和,就可以消除其抑菌作用。

(二) 脂肪酸与免疫

脂肪酸与免疫研究的焦点集中在饱和脂肪酸和多不饱和脂肪酸上。实验显示,饮食脂肪具有调节机体免疫功能的作用。改变饮食中脂肪含量以及饱和脂肪酸与不饱和脂肪酸的比例,将影响淋巴细胞膜的脂质组成,进而引起淋巴细胞功能改变。

1. 多不饱和脂肪酸与免疫　人体观察和动物实验证明,高浓度多不饱和脂肪酸可抑制细胞免疫反应。早在 20 世纪 70 年代,Offiner 等人发现,油酸、亚油酸、花生四烯酸以及 PGE1 和 PGE2 均能抑制 PHA 和 PPD 诱导的人淋巴细胞的增殖反应。之后,Kelly 等人又通过体外实验证明,当花生四烯酸浓度为 0.1～5.0 $\mu g/ml$ 时,能刺激外周血淋巴细胞对促有丝分裂素的增殖反应,表现为淋巴细胞摄入 3H -胸苷增加;而当花生四烯酸达到 10～15 $\mu g/ml$ 浓度时,淋巴细胞的增殖反应受抑制。

动物实验和临床研究均已证实,摄入富含 ω-3 多不饱和脂肪酸的饮食可抑制自身免疫性疾病。位于北极的爱斯基摩人从海洋哺乳动物和鱼类中获取高脂肪,摄入大量 ω-3 多不饱和脂肪酸,且 ω-3 与 ω-6 多不饱和脂肪酸的比例高达 1：1,研究发现与饮食中 ω-3 与 ω-6 比例为 0.04～0.1：1 的西方人相比,爱斯基摩人自身免疫性疾病和炎症性疾病的发病率要低得多。究其原因可能与免疫应答有关的前列腺素和白细胞三烯合成有关,还可能与爱斯基摩人对必需脂肪酸的代谢遗传不同有关。

此外,饮食脂肪也能影响非特异性免疫功能。如静脉应用甲基软脂酸可明显抑制单核-巨噬细胞系统的吞噬细胞活性,生理浓度的饱和脂肪酸和高浓度不饱和脂肪酸能抑制中性白细胞的趋化活性和吞噬作用。

2. 多不饱和脂肪酸影响免疫反应的机制　多不饱和脂肪酸对免疫反应的影响可能涉及复杂的生理、生化机制。其中,多不饱和脂肪酸通过改变淋巴细胞膜的流动性和前列腺素的合成而引起免疫反应的改变可能起关键作用。

(1) 改变淋巴细胞膜流动性:淋巴细胞膜同其他细胞膜一样,主要由磷脂和蛋白质组成。其中某些蛋白质是重要的激素受体和抗原受体。这些膜蛋白受其周围脂质微环境的影响,脂质微环境中脂肪酸成分的改变直接影响一些重要膜蛋白的生物活性。

(2) 影响前列腺素和磷脂酰肌醇的合成:组织细胞合成前列腺素的主要前体物质是花生四烯酸和亚油酸。在体内,亚油酸经脱饱和酶催化转变成花生四烯酸。正常情况下,花生四烯酸储存于细胞膜磷脂中,当组织活动需要时,花生四烯酸由磷脂中释放,合成前列腺素。此释放过程是花生四烯酸代谢限速步骤,其限速酶有磷脂酶 A2、三酰甘油酶、脂蛋白脂肪酶等。有些因素可激活这些酶,刺激花生四烯酸释放,进而促进前列腺素合成。通过控制饮食脂肪酸组成可直接影响前列腺素的合成。磷脂酰肌醇第二信号系统也可能参与调节淋巴细胞功能。

(三) 维生素与免疫功能

1. 维生素 A 与免疫　维生素 A 对体液免疫和细胞介导的免疫应答起重要辅助作用,能提高机体抗感染和抗肿瘤能力。维生素 A 缺乏或不足时对特异性及非特异性免疫功能均可产生显著影响。维生素 A 缺乏动物的胸腺皮质萎缩,脾脏生发中心减少,胸腺和脾脏淋巴细胞明显耗竭,外周血 T 细胞减少,细胞体外增殖能力降低。维生素 A 能增强移植物排斥反应和 DCH 反应,消除免疫耐受。

类胡萝卜素主要存在于黄色、橙色、红色、深绿色的蔬菜和水果中,典型的代表是 β-胡萝卜素,还有存在于西红柿的番茄红素等。类胡萝卜素具有很强的抗氧化作用,可以增加特异性淋巴细胞亚群的数量,增强自然杀伤细胞(natural killer lymphocyte, NK 细胞)、吞噬细胞的活性,刺激各种细胞因子的生成。番茄红素有增强免疫系统潜力的作用。研究表明对免疫功能受损的人补充 β-胡萝卜素是有益的,对老年人补充 β-胡萝卜素可增强 NK 细胞的活性。

(1) 黏膜表面局部免疫:维生素 A 对上皮细胞正常分化及维持表面完整性具有重要作用。

维生素 A 缺乏时,上皮细胞基膜增生变厚使细胞分层,出现上皮组织呈鳞状以至角化,这些改变伴随着上皮细胞脱屑和黏液分泌减少,从而削弱预防细菌侵袭的天然屏障作用,使黏膜表面微生物侵入机体。许多研究表明,维生素 A 缺乏儿童,易患腹泻和反复呼吸系统感染。

(2) 细胞免疫:免疫系统中,免疫应答是由多系统共同作用完成。T、B 细胞及吞噬细胞间呈现网络调节作用。维生素 A 缺乏时,可从多环节影响细胞免疫功能。

(3) 体液免疫:维生素 A 与体液免疫功能关系比较密切。维生素 A 缺乏可影响 B 细胞系统,使分泌型 IgA 减少,使呼吸系统与胃肠局部防御能力下降,导致小儿呼吸系统感染和腹泻发生。维生素 A 可增加绵羊红细胞(SRBC)或蛋白质免疫小鼠脾 PFC 数目,增强非 T 细胞依赖抗原所致抗体的产生。

(4) 细胞因子:维生素 A 缺乏时,TH 细胞活化途径损伤,影响分泌细胞因子白细胞介素 2(IL-2)、IL-4 和 IL-5。饮食补充醋酸维生素 A,可增加小鼠产生 IL-2 和 T 细胞比例。注射维生素 A 酸可增加小鼠脾细胞产生 IL-2 能力。

(5) 维生素 A 与肿瘤:肿瘤是多因素致的疾病。近年来,有关维生素 A 类与肿瘤关系进行了诸多研究,认为维生素 A 能经机体的细胞及体液免疫机制阻遏肿瘤形成。有些研究已证实,维生素 A 类化合物特别是视黄酸对肿瘤细胞具有抑制恶性表型表达,防止细胞恶性转化,在一定程度上抑制黑色素瘤、乳腺癌、肺癌、胃癌及白血病等肿瘤细胞浸润、增殖和转移,诱导肿瘤细胞向正常细胞转化。

2. 维生素 E 与免疫　维生素 E 缺乏对免疫应答可产生多方面的影响,包括对 B 细胞和 T 细胞介导的免疫功能的损害。维生素 E 是体内抗氧化剂,同时又是有效的免疫调节剂。在人体和实验动物免疫时有重要作用。表明维生素 E 在一定剂量范围内,能促进免疫器官发育和免疫细胞分化,提高机体细胞免疫和体液免疫功能。

(1) 免疫器官发育:维生素 E 明显提高小鼠脾系数(脾重/体重)、胸腺和脾中 T 细胞、辅助性 T 细胞(TH)百分率,降低抑制性 T 细胞(Ts)百分率,使得辅助性 T 细胞对 T 抑制细胞比率(TH/Ts)升高,且在一定剂量范围内呈现剂量-效应关系。但当维生素 E 含量过高时,上述作用反而降低。

(2) 细胞免疫:维生素 E 能增强 T 细胞对诱导物 PHA 和 ConA 增殖反应、单核吞噬细胞清除能力和吞噬指数,提高对感染的抵抗力和降低死亡率。在维生素 E 缺乏或过量时,小鼠特异性细胞免疫和非特异性细胞免疫反应受到抑制。

(3) 体液免疫:补充维生素 K 量略高于饮食供给量,可增加特异抗体应答、脾 PFC 形成和 IgG 与 IgM 血凝滴度。维生素 E 能提高艾滋病(AIDS)小鼠脾细胞中 IL-2 和 IFN-γ 合成,降低老龄小鼠和大鼠前列腺素 E2(PGE2)分泌。

3. 维生素 B_6 与免疫　核酸和蛋白质的合成以及细胞的增殖需要维生素 B_6,因而维生素 B_6 缺乏对免疫系统所产生的影响比其他 B 族维生素缺乏时的影响更为严重。用缺乏维生素 B_6 的饮食并加上脱氧吡哆醇(一种吡哆醇的拮抗物)可以诱发动物的维生素 B_6 缺乏症。维生素 B_6 缺乏时对免疫器官和免疫功能都有影响。

(1) 对淋巴组织的影响:胸腺重量减小,有的实验性维生素 B_6 缺乏动物的胸腺只有对照的 1/8。脾发育不全,空斑形成细胞数少,淋巴结萎缩,周围血中淋巴细胞数减少。

(2) 对体液免疫的影响:因维生素 B_6 缺乏时影响核酸的合成,对细胞分裂和蛋白质的合成均不利,因而影响抗体的合成。维生素 B_6 缺乏时对绵羊细胞所形成的凝集抗体,对白喉类毒素及流感病毒所形成的抗体均减少。临床研究发现,维生素 B_6 缺乏导致对肌肉痉挛毒素和伤寒疫苗抗体形成受到影响,进一步研究发现维生素 B_6 和泛酸两者均缺乏时,抗体免疫应答反应严重损害。

(3) 对细胞免疫的影响:维生素 B_6 缺乏时动物的皮肤延迟型超敏反应减低,但如在缺乏期致敏而以后迅速恢复正常饮食,则动物对抗原仍有应答。因不同动物或不同个体都有组织相容性抗原,在接受异体组织后可以诱发宿主抗移植物反应(host versus graft reaction, HVGR)。维生素 B_6 缺乏时,宿主对移植物的耐受性增加,移植物存活时间延长。

4. 维生素 C 与免疫 维生素 C 是人体免疫系统所必需的维生素,缺乏时免疫功能降低。在所有的微量营养素中,维生素 C 对宿主免疫功能的影响最先引起人们关注。维生素 C 对胸腺、脾、淋巴结等组织器官生成淋巴细胞有显著影响,还可以通过提高人体内其他抗氧化剂的水平而增强机体的免疫功能。在动物实验中发现维生素 C 缺乏时机体对同种异体移植的排斥反应、淋巴组织的发育及其功能的维持、白细胞对细菌的反应、吞噬细胞的吞噬功能均受抑制。补充维生素 C 对预防呼吸道感染有一定的价值,对自愿人群进行的大量控制性研究发现,常规每日摄入 1 000 mg 以上维生素 C 的人患感冒后病情轻,病程短。维生素 C 能促进吞噬杀菌功能,血清维生素 C 含量与 IgG、IgM 水平呈正相关,维生素 C 能影响免疫球蛋白轻、重链之间二硫键的形成。

(1) 提高吞噬细胞活性:白细胞含有丰富维生素 C,并随摄入量增多而增加。当机体在急性和慢性感染时,白细胞内维生素 C 含量急剧减少。健康人服用维生素 C,可增强循环血中性粒细胞趋化性,能改善免疫功能异常者中性粒细胞移动和杀菌功能。吞噬细胞运动严重受阻,可能是这些细胞不能产生微管蛋白,而微管蛋白,可使细胞改变形状和进行运动。

(2) 参与免疫球蛋白合成:免疫球蛋白 2 条链经二硫键(-S-S-)连接,脱氢维生素 C 能使免疫球蛋白合成时肽键分子中 2 个半胱氨酸残基巯基(-SH)氧化形成二硫键,促进免疫球蛋白合成。

(3) 促进淋巴母细胞生成和免疫因子产生:维生素 C 促进淋巴母细胞生成,提高机体对外来或恶变细胞识别和吞噬。维生素 C 提高 C1 补体酯酶活性,增加补体 C1 产生,同时还能促进干扰素(interferon)产生,干扰病毒 mRNA 转录,抑制新病毒合成,因而有抗病毒作用。

(三) 微量元素与免疫

许多微量元素在正常免疫反应中起着重要作用,直接参与免疫应答过程,如缺乏铁、锌、锰、铜和硒等都会使免疫功能下降。

1. 铁 铁是人体必需微量元素,又是较易缺乏的营养素,铁缺乏多见于儿童与生育期妇女。尤其是婴幼儿、儿童免疫系统发育尚不完善,易感染疾病,预防铁缺乏有更重要的意义。铁缺乏可以干扰细胞内含铁金属酶的作用。含铁核糖核苷酸还原酶的活性降低可以使吞噬细胞合成过氧化物减少,以致影响这些细胞的杀菌力。铁缺乏常与 PEM 同时存在,铁缺乏或铁过多均可能产生不良后果。

(1) 免疫器官:铁缺乏时胸腺萎缩,重量减轻,体积变小,胸腺内淋巴组织分化不良,不成熟 T 细胞增多。

(2) 细胞免疫:外周血中 T 细胞在铁缺乏时明显减少,包括静止期与活动期细胞均减少。T 细胞对有丝分裂原或抗原诱导增殖反应降低,降低程度与铁缺乏程度相关。T 细胞产生淋巴因子减少,对肿瘤细胞杀伤能力明显下降。

(3) 体液免疫:多数报道认为铁缺乏对人类体液免疫无明显影响,B 细胞数量、免疫球蛋白水平和补体成分均正常。但动物实验发现铁缺乏大鼠和小鼠抗 SRBC IgG 和 IgM 产生明显减少,其机制可能因为缺铁时肝内线粒体异常,细胞色素 C 含量降低,能量产生减少,而导致免疫球蛋白合成障碍,使抗体产生减少。研究认为运铁蛋白和乳铁蛋白有抑菌能力,其抑菌能力强弱与结合铁的数量有关,当负荷铁较多时,其抑菌能力下降。过量摄入铁制剂,可能使其潜在感染复发,或有急性菌血症发生危险,应引以为戒。

2. 锌 锌缺乏引起免疫系统的组织器官萎缩,含锌的免疫系统酶类活性受抑制,并使细胞免疫和体液免疫均发生异常。缺锌的影响是多方面的,最主要是影响 T 细胞的功能,还可影响胸腺素的合成与活性、淋巴细胞的功能、NK 细胞的功能、抗体依赖性细胞介导的细胞毒性、淋巴因子的生成、吞噬细胞的功能等。缺锌儿童表现为淋巴细胞减少,胸腺萎缩,迟发过敏反应能力减弱,伤口愈合延缓,对病原微生物易感性增高。许多临床病例免疫功能降低与锌缺乏有关,自身免疫性疾病患者血锌大多低于正常。老年人血锌一般较低,且含量与 TH 细胞呈正相关,与 TS 细胞呈负相关。

3. 铜与免疫 铜缺乏可能通过影响免疫活性细胞的铜依赖性酶而介导其免疫抑制作用。已知铜是许多酶的组成成分,诸如超氧化物歧化酶、细胞色素氧化酶、血浆铜蓝蛋白、单胺氧化酶等,这些铜依赖性酶为许多生化代谢过程所必需。其中,超氧化物歧化酶催化超氧化自由基的歧化反应,防止毒性超氧化自由基堆积,从而减少自由基对生物膜的损伤。超氧化物歧化酶在吞噬细胞杀伤病原微生物过程中也起重要作用。已证实铜能作用于淋巴细胞、巨噬细胞和中性粒细胞。缺铜的小鼠胸腺萎缩,脾肿大。

4. 硒与免疫 研究表明,硒具有明显的抗肿瘤作用和免疫增强作用。硒免疫调节作用的机制可能在于硒通过影响谷胱甘肽过氧化物酶活性和细胞内还原型谷胱甘肽(GSH)、硒化氢(H_2Se),进而影响细胞表面二硫键的平衡来调节免疫应答反应。维持细胞内硒的一定水平对保护机体健康、增强其抗病能力均具有重要意义。

营养缺乏或营养不良通常不是单一营养素缺乏,即使是某一营养素缺乏,也可能引起其他有关营养素缺乏。研究表明,对免疫功能有重要影响的诸多营养素中,有些营养素之间可相互发生作用,从而导致对免疫功能的有利或不利影响,但与此有关的研究结果多为动物实验的发现,对临床研究尚需加强。

三、营养与继发性免疫缺陷病

继发性免疫缺陷病(secondary immunodeficiency disease),或称为获得性免疫缺陷病(acquired immunodeficiency disease)。

(一) 定义

因后天因素(如感染、肿瘤、药物等)造成免疫功能障碍所致的免疫缺陷病。许多疾病可伴发继发性免疫缺陷病,包括感染(风疹、麻疹、麻风、结核病、巨细胞病毒感染、球孢子菌感染等)、恶性肿瘤(霍奇金病、急性及慢性白血病、骨髓瘤等)、自身免疫性疾病(SLE、类风湿性关节炎等)、蛋白丧失(肾病综合征、蛋白丧失肠病)、免疫球蛋白合成不足、淋巴细胞丢失(因药物、系统感染等)以及某些其他疾病(如糖尿病、肝硬化、亚急性硬化性全脑炎)和免疫抑制治疗等。继发性免疫缺陷病可以是暂时性的,当原发疾病得到治疗后,免疫缺陷可恢复正常;也可以是持久性的。继发性免疫缺陷常由多因素参与引起,如癌肿伴发的继发性免疫缺陷病可由于肿瘤、抗癌治疗和营养不良等因素所致。

继发性免疫缺陷病较原发者更为常见,但无特征性的病理变化。本病的严重性在于机会性感染所引起的严重后果。因此及时的诊断和治疗十分重要。

(二)治疗

1. 病因治疗　积极治疗原发性疾病和去除引起免疫缺陷的理化因子是治疗继发性免疫缺陷病的关键;当两者必舍其一时,则以治疗原发病为主。

2. 免疫增强和免疫替代　除注意营养和休息外,当体液免疫缺陷时,每月按 0.1~0.2 g/kg 剂量输注一次丙种球蛋白,可提高血清抗体水平;如患者伴有营养不良,补体不足时,给予新鲜或冻藏血浆疗法较为适宜。近年来,国内已有从人乳中提取的含分泌型 IgA 的制剂,口服后可提高胃肠道局部免疫水平。当 T 细胞和吞噬细胞功能缺陷时,服用左旋咪唑,注射转移因子、胸腺肽等有可能改善这些细胞免疫功能。有些中草药如人参、黄芪、茯苓等已被证实具有提高细胞免疫应答和增强吞噬细胞功能的效用。

3. 控制感染　是切断感染与免疫不足恶性循环的另一重要环节,与上述提高免疫力措施相辅相成,才能取得较好疗效。许多全身性疾病(如组织细胞增生症、病毒感染及肿瘤)、某些理化因素的影响、营养障碍和外科手术等常影响机体的免疫反应,导致反复感染,甚至发生严重后果。

(三)常见继发性免疫缺陷病的原因

这些继发性免疫缺陷病比原发性免疫缺陷病更为常见。患者的免疫系统在最初都是正常的,但在上述问题出现后,造成免疫系统暂时性或永久性损害。其结果是体液免疫低下(如肾病综合征)、细胞免疫低下(如病毒感染)、吞噬功能低下(如再生障碍性贫血)或调理功能低下(如镰状细胞贫血)等。现将这类免疫缺陷病的发病因素分述如下。

(1) 蛋白质丢失:严重的蛋白质丢失可致低蛋白血症或低丙种球蛋白血症,主要见于肾病综合征及失蛋白肠病。肾病综合征时可见肾脏丢失多种蛋白质,除白蛋白外,以 IgG 和 IgA 为主。肠内丢失蛋白是无选择性的。很多疾病都会引起失蛋白性肠病,如过敏性胃肠病、急性胃肠感染、胃肠结核、局限性肠炎、溃疡性结肠炎、胃肠肿瘤、血管神经性水肿、充血性心力衰竭和缩窄性心包炎等。虽然血清 Ig 水平低下,但抗体反应正常,感染并不常见。

(2) 营养不良:严重蛋白质热卡营养不良患儿易患各种感染性疾病,尤以革兰阴性菌感染为多,且恢复缓慢。而感染又会进一步影响患儿摄取营养,使病情加重。非特异因子(如铁蛋白)缺乏也可产生一定影响。患儿最易发生细胞免疫缺陷,如迟发型皮肤超敏反应低下、循环 T 细胞数量减少,以及对 PHA 反应降低。尸检中可以发现胸腺萎缩,淋巴结的 T 细胞区淋巴细胞稀疏。虽然患儿 Ig 水平一般近于正常,但所产生之抗体的质量可能有缺陷,这与吞噬细胞吞噬活性减弱导致抗体亲和力显著减低有关,这种抗体不易清除抗原。如能给予合理喂养,患儿的这些缺陷和淋巴细胞的异常都是可逆的。近年来发现微量元素缺乏(如锌、铁、铜、锂和硒)及各种维生素缺乏也可导致免疫系统不同方面的缺陷。实验研究还发现,孕期营养不良可致子代,甚至第三代免疫功能低下,而且在补充所缺乏的营养素时也不易纠正已发生缺陷的免疫功能。

(3) 病毒感染:病毒感染可影响免疫反应,病毒直接作用于 T 细胞导致免疫抑制。体外试验表明,培养基中加入麻疹病毒、水痘病毒等,可减弱淋巴细胞对 PHA 和 PPD 增殖反应。重症病毒性肺炎患儿的细胞免疫功能多有减低。患儿在患流感、水痘和脊髓灰质炎等期间,结核菌素试验均受到抑制。若在胎龄 3 个月之内发生先天性风疹病毒感染,可致低丙种球蛋白血症、选择性 IgA 缺乏症或伴高 IgM 的免疫缺陷病。有些患儿血中淋巴细胞对 PHA 刺激的反应可暂时减低,可能巨噬细胞未成熟导致功能障碍。

(4) 恶性病:恶性肿瘤,尤其是恶性淋巴网状细胞疾病患者常发生反复感染,提示有免疫功能低下。Bodey 等报道,急性白血病 79% 死于感染,小儿淋巴瘤 45% 死于感染。白血病及淋巴瘤患者的抗体反应及细胞免疫反应均减低。霍奇金病的细胞免疫功能常明显受损,晚期病例淋巴细胞显著减少,大多数患者伴有抗体反应减弱,但直到疾病晚期仍维持正常的血清 Ig 水平。

各种维生素和微量元素缺乏引起的免疫功能缺陷见表 6-6-1。

表 6-6-1　各种维生素和微量元素缺乏引起的免疫功能缺陷

营养素缺乏	免疫细胞功能抑制程度			
	T 细胞	B 细胞	巨噬细胞	中性粒细胞
维生素 A	+++	+++		
维生素 B_1		++		
维生素 B_2		++		
维生素 B_6	+++	+++		
维生素 B_{12}	++	+		++
生物素		+++		
泛酸		+++		
叶酸	++	+++		
维生素 C			++	
维生素 D		++		++
维生素 E	++	++	++	
烟酸		++		
锌	+++		+	
铁	+++	+		+++
铜	+		++	++
镁		+		
硒	++		++	

（王　莹　蔡东联）

思考题

1. 针对预防婴幼儿和儿童肥胖症的建议是什么?
2. 痛风的诊断依据有哪些?
3. 急性痛风如何进行饮食治疗?
4. 慢性痛风如何进行饮食治疗?
5. 维生素 C 有何种免疫功能?
6. 什么叫继发性免疫缺陷病?
7. 引起继发性免疫缺陷病主要有哪些原因?
8. 试述膳食脂类与动脉粥样硬化的关系。
9. 试述高血压的营养防治措施有哪些?
10. 目前对糖尿病患者碳水化合物摄入的建议有哪些?

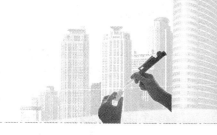

第七章

社区营养

社区营养(community nutrition)也称为社会营养,是从社会角度研究人类营养问题的理论、实践和方法。它密切结合社会生活实际,以人类社会中某一限定区域内各种人群作为总体,从宏观上研究其合理营养与膳食。所谓限定区域的各种人群是指有共同的政治、经济、文化及其社会生活特征的人群范围,如一个居民、乡、县、地区、省,甚至一个国家。它所研究问题的着眼点,一是强调限定区域内各种人群的综合性和整体性,二是要突出研究问题的宏观性、实践性和社会学。

社区营养的目的在于运用一切有益的科学理论、技术和社会条件、因素和方法,使限定区域内各类人群营养合理化,提高其营养水平与健康水平,改善其体力和智力素质。社区营养所要研究的内容,包括限定区域内各种人群的营养需要、营养状况评价、人群食物结构、食物经济、饮食文化、营养教育、法制与行政干预等对居民营养的作用以及社会条件、社会因素等。

第一节　中国居民膳食营养素参考摄入量

一、膳食营养素参考摄入量的概念

膳食营养素参考摄入量(dietary reference intakes,DRI)是在推荐的每日膳食营养摄入量(RDA)基础上发展起来的一组每日平均膳食营养素摄入量的参考值。它是由各国行政当局或营养权威团体根据营养科学的发展,结合各自具体情况,提出的对社会各人群一日膳食中应含有的热能和各种营养素种类、数量的建议。人体需要的各种营养素需要从每天的膳食中获得,如果某种营养素长期摄入不足或者摄入过多就可能产生相应的营养不足或营养过多的危害,而以往制定 RDA 的目标是以预防营养缺乏病为主的。随着经济发展、膳食模式改变,人群中已经出现一些慢性疾病高发的问题,因而对营养素的摄入标准提出了新的要求。近年来对某些营养素的健康促进作用有了新的认识,而传统的 RDA 不能涵盖这些观点。中国营养学会在通过大量调查研究的基础上,对 RDA 的进行了修订,并于 2000 年 10 月颁布了"中国居民膳食营养素参考摄入量"。

DRI 包括 4 个营养水平指标:平均需要量(estimated average requirement,EAR)、推荐摄入量(recommended nutrient intake,RNI)、适宜摄入量(adequate intake,AI)和可耐受最高摄入量(tolerable upper intake level,UL)。

(一) 平均需要量

平均需要量(EAR)系指某一特定性别、年龄及生理状况群体中各个体对某营养素需要量的平均值。营养素摄入量达到 EAR 的水平时可以满足人群中 50% 个体对该营养素的需要,但不能满足另外半数个体的需要。EAR 是制定推荐摄入量的基础,如果已知 EAR 的标准差,则 RNI 定为 EAR 加两个标准差,即 RNI=EAR+2SD。如果资料不充分,不能计算标准差时,一般设 EAR 的变异系数为 10%,RNI=1.2×EAR。EAR 可作为摄入不足的切点,评价或计划群体的膳食摄入量,通过分析群体中摄入量低于 EAR 个体的百分比,可用于评估群体中摄入不足的发生率。针对个体,可用 EAR 检查某营养素摄入量不足的可能性。如某个体的摄入量远高于 EAR,则此人的摄入量大概是充足的;如某个体的摄入量远低于 EAR,则此个体的摄入量大概是不充足的;如低于 EAR 两个标准,可以断定未能达到该个体需要量。

(二) 推荐摄入量

推荐摄入量(RNI)相当于传统使用的 RDA,是指可以满足某一特定性别、年龄及生理状况群体中绝大多数个体(97%～98%)的需要量的摄入水平。长期摄入 RNI 水平,可以满足机体对该营养素的需要,维持组织中有适当的营养素储备和保持健康。

RNI 的主要用途是作为个体每日适宜营养素摄入水平的参考值,是健康个体膳食摄入营养素的目标。RNI 在评价个体营养素摄入量方面的用处有限:当某个体的日常摄入量达到或超过 RNL 水平,则可以认为该个体没有摄入不足的危险;但当个体的营养素摄入量低于 RNI 时,并不一定表明该个体未达到适宜营养状态。

有些营养素由于尚缺乏足够的资料,因此并非所有的营养素都已制定其 RNI。

(三) 适宜摄入量

适宜摄入量(AI)系指通过观察或实验获得的健康人群某种营养素的摄入量。当个体需要量的研究资料不足,不能计算 EAR 而求得 RNI 时,可设定 AI 来代替 RNI。AI 和 RNI 的相似之处是两者都能满足目标人群中几乎所有个体的需要,但 AI 的准确性远不如 RNI,可能高于 RNI。例如纯母乳喂养的足月产健康婴儿,从出生到 4～6 个月,他们的营养素全部来自母乳,故母乳中的营养素含量就是婴儿的各种营养素的 AI。

(四) 可耐受最高摄入量

可耐受的高限摄入水平(UL)是指平均每日可以摄入某营养素的最高量,UL 是几乎对所有个体健康都不产生危害的上限剂量,所以 UL 不是一个建议的摄入水平。UL 包括膳食、强化食品和添加剂等各种来源的营养素之和。当机体摄入量超过 UL 时,发生毒副作用的危险性增加,但不能以 UL 来评估人群发生毒副作用的危险性。

中国居民膳食营养素参考摄入量(中国营养学会,2000 年)见表 7-1-1～7-1-3。

二、确定营养素需要量和膳食营养素参考摄入量的方法

(一) 营养生理需要量

膳食营养素参考摄入量(DRI)的制定基础是营养生理需要量(nutritional requirement)。个体对某种营养素的需要量是机体为维持"适宜营养状况",并处于继续保持其良好的健康状态,在一定时期内必须平均每天吸收该营养素的最低量,有时也称为"生理需要量"。生理需要量受年龄、性别、生理特点、劳动状况等多种因素的影响,即使在一个个体特征很一致的人群内,由于个体生理的差异,需要量也各不相同。鉴于对"维持良好的健康状态"可有不同的标准,FAO/

表 7-1-1 能量和蛋白质的 RNI 及脂肪供能比

年龄(岁)	能量#				蛋白质 RNI(g)		脂肪占能量百分比(%)
	RNI(MJ)		RNI(kcal)				
	男	女	男	女	男	女	
0～	0.4 MJ/kg		95 kcal/kg*		1.5～3g/(kg·d)		45～50
0.5～							35～40
1～	4.60	4.40	1 100	1 050	35	35	
2～	5.02	4.81	1 200	1 150	40	40	30～35
3～	5.64	5.43	1 350	1 300	45	45	
4～	6.06	5.83	1 450	1 400	50	50	
5～	6.70	6.27	1 600	1 500	55	55	
6～	7.10	6.67	1 700	1 600	55	55	
7～	7.53	7.10	1 800	1 700	60	60	25～30
8～	7.94	7.53	1 900	1 800	65	65	
9～	8.36	7.94	2 000	1 900	65	65	
10～	8.80	8.36	2 100	2 000	70	65	
11～	10.04	9.20	2 400	2 200	75	75	
14～	12.00	9.62	2 900	2 400	85	80	25～30
18～							20～30
体力活动 PAL▲							
轻	10.03	8.80	2 400	2 100	75	65	
中	11.29	9.62	2 700	2 300	80	70	
重	13.38	11.30	3 200	2 700	90	80	
孕妇		+0.84		+200	+5,+15,+20		
乳母		+2.09		+500	+20		
50～							20～30
体力活动 PAL▲							
轻	9.62	8.00	2 300	1 900			
中	10.87	8.36	2 600	2 000			
重	13.00	9.20	3 100	2 200			
60～					75	65	20～30
体力活动 PAL▲							
轻	7.94	7.53	1 900	1 800			
中	9.20	8.36	2 200	2 000			
70～					75	65	20～30
体力活动 PAL▲							
轻	7.94	7.10	1 900	1 700			
中	8.80	8.00	2 100	1 900			
80～	7.74	7.10	1 900	1 700	75	65	20～30

注:摘自《中国居民膳食营养素参考摄入量》,中国营养学会,2000 年。
各年龄组能量的 RNI 与其 EAR 相同。* 为 AI,非母乳喂养应增加 20%。
PAL▲ 为体力活动水平(凡表中数字缺如之处表示未制定该参考值)。

表 7-1-2　常量和微量元素的 RNI 或 AI

年龄/岁	钙 AI /mg	磷 AI /mg	钾 AI /mg	钠 AI /mg	镁 AI /mg	铁 AI /mg		碘 RNI /μg	锌 RNI /μg		硒 RNI /μg	铜 AI /mg	氟 AI /mg	铬 AI /mg	锰 AI /mg	钼 AI /mg
						男	女		男	女						
0～	300	150	500	200	30	0.3		50	1.5		15(AI)	0.4	0.1	10		
0.5～	400	300	700	500	70	10		50	8.0		20(AI)	0.6	0.4	15		
1～	600	450	1 000	650	100	12		50	9.0		20	0.8	0.6	20		15
4～	800	500	1 500	900	150	12		90	12.0		25	1.0	0.8	30		20
7～	800	700	1 500	1 000	250	12		90	13.5		35	1.2	1.0	30		30
11～	1 000	1 000	1 500	1 200	350	16	18	120	18.0	15.0	45	1.8	1.2	40		50
14～	1 000	1 000	2 000	1 800	350	20	25	150	19.0	15.5	50	2.0	1.4	40		50
18～	800	700	2 000	2 200	350	15	20	150	15.0	11.5	50	2.0	1.5	50	3.5	60
50～	1 000	700	2 000	2 200	350	15		150	11.5		50	2.0	1.5	50	3.5	60
孕妇																
早期	800	700	2 500	2 200	400	15		200	11.5		50					
中期	1 000	700	2 500	2 200	400	25		200	16.5		50					
晚期	1 200	700	2 500	2 200	400	35		200	16.5		50					
乳母	1 200	700	2 500	2 200	400	25		200	21.5		65					

注：摘自《中国居民膳食营养素参考摄入量》，中国营养学会，2000 年（凡表中数字缺如之处表示未制定该参考值）。

WHO 联合专家委员会提出 3 个不同水平的需要量：储备需要量，为维持组织中储存一定水平该营养素的需要量；基本需要量，达到这种需要量时机体能够正常生长和繁育，但机体组织内很少或没有此种营养素储备，如果短期内膳食供给不足就可能造成缺乏；预防明显的临床缺乏症的需要量，这是一个比基本需要量更低水平的需要。

（二）确定营养素需要量的方法

确定营养素需要量主要通过动物实验研究、人体代谢研究、人群观察研究和随机性临床试验研究，每一种研究方法都有其优势和缺陷。在探讨暴露因素和疾病的因果关系时要综合考虑各种证据，并对资料的质量及形成的基础进行适当的审核。

用动物实验进行营养素需要量的研究，可以很好地控制营养素摄入水平、环境条件、甚至遗传特性等，并能获得准确的数据。缺点是动物和人体需要的相关性可能不清楚，而且对动物可行的剂量水平和给予途径可能对人类不适用。

人体代谢研究多用于人体预防营养素缺乏病的需要量研究，在代谢病房中进行可以严格掌握营养素的摄入和排出，并能重复取血等生物样品，以测定营养素摄入量和有关生物标志间的关系。缺陷是实验期限只能为数日至数周，难以确定是否可将所得结果应用于长期情况；受试对象的生活受到限制，所得结果不能完全推至自由生活的人；研究中受试者的数目和营养素摄入水平有限。

人群观察研究是用流行病学的方法对人群进行观测，可比较直接地反映人群的实际情况，并可用实验室方法加以证实，从而证明营养素摄入量和疾病风险的关系。近年来，由于实验技术迅速发展，相关生物标志物的研究可以更深入、准确地评估不同水平膳食营养素及非营养成分对健康的影响。但由于膳食的组分复杂，其中包含有多种密切相关的因素，分析混杂因素的影响相当困难。许多研究依靠受试本人提供膳食资料，其重复性较差。

表 7 - 1 - 3 脂溶性和水溶性维生素的 RNI 或 AI

年龄(岁)	V_A RNI (μgRE)	V_D RNI (μg)	V_E AI (mg α-TE*)	V_{B1} RNI (mg)	V_{B2} RNI (mg)	V_{B6} AI (mg)	V_{B12} AI (μg)	V_C RNI (mg)	泛酸 AI (mg)	叶酸 RNI (μgDFE)	烟酸 RNI (mgNE)	胆碱 AI (mg)	生物素 AI (μg)
0~	400(AI)	10	3	0.2(AI)	0.4(AI)	0.1	0.4	40	1.7	65(AI)	2(AI)	100	5
0.5~	400(AI)	10	3	0.3(AI)	0.5(AI)	0.3	0.5	50	1.8	80(AI)	3(AI)	150	6
1~	500	10	4	0.6	0.6	0.5	0.9	60	2.0	150	6	200	8
4~	600	10	5	0.7	0.7	0.6	1.2	70	3.0	200	7	250	12
7~	700	10	7	0.9	1.0	0.7	1.2	80	4.0	200	9	300	16
11~	700	5	10	男/女 1.2	男/女 1.2	0.9	1.8	90	5.0	300	男/女 12	350	20
14~	700	5	14	男1.5 女1.2	男1.5 女1.2	1.1	2.4	100	5.0	400	男15 女12	450	25
18~	男800 女700	5	14	男1.4 女1.3	男1.4 女1.2	1.2	2.4	100	5.0	400	男14 女13	500	30
50~	男800 女700	10	14	1.3	1.4	1.5	2.4	100	5.0	400	13	500	30
孕妇 早期	800	5	14	1.5	1.7	1.9	2.6	100	6.0	600	15	500	30
中期	900	10	14	1.5	1.7	1.9	2.6	130	6.0	600	15	500	30
晚期	900	10	14	1.5	1.7	1.9	2.6	130	6.0	600	15	500	30
乳母	1 200	10	14	1.8	1.7	1.9	2.8	130	7.0	500	18	500	35

注:摘自《中国居民膳食营养素参考摄入量》,中国营养学会,2000年。
* α-TE 为 α-生育酚当量(凡表中数字缺如之处未表示未制定该参考值)。

随机性临床研究是将受试对象随机分至不同摄入水平组进行临床试验,可以限制人群观察研究中遇到的混杂因素的影响,如果例数足够,还可以控制未知的可能有关的因素,因而可以观察到在人群观察研究中不能发现的影响。但随机性临床研究的研究对象可能为一个选择性的亚人群组,所得的实验结果不一定适用于一般人群;观察期相对较短,而在此之前更长时间的营养素摄入情况可能对疾病的影响更强,尤其针对慢性疾病研究更是如此。

总之,每一种研究资料都有其优势和缺陷,在探讨暴露因素和疾病的因果关系时要综合考虑各种证据,并对资料的质量及其形成的基础进行适当的审核。

(三)确定膳食营养素摄入量的方法

根据 EAR 数值可计算出 RNI。如下以能量、蛋白质为例介绍确定其推荐摄入量的制定依据。

1. 成人能量推荐摄入量的确定方法 成人机体的能量消耗主要用于基础代谢(BMR)、生活活动和劳动的消耗,以及食物热效应作用。目前采用直接测定或用公式计算 BMR,然后乘以体力活动水平(physical activity level,PAL)的乘积,来估算人体的能量需要量,全天的 PAL=24 h 内总能量消耗量/24 h 的基础代谢。2001 年中国营养学会专家委员会在制定中国居民膳食营养素参考摄入量时,将成年人的 PAL 分为轻、中、重 3 级,男性分别为 1.55、1.78 和 2.10,女性分别为1.56、1.64 和 1.82。以中国成年男性体重 63 kg 计,轻体力活动人群的 BMR = $(15.3 \times 63 + 679) \times 95\% = 6530.4$(kJ/d),其能量需要量为 6530.4 (kJ)$\times$1.55(PAL) = 10 122 (kJ/d)。

能量不同于蛋白质和其他营养素,没有一个安全摄入范围,其推荐摄入量等于人群平均需要量。

2. 成人蛋白质推荐摄入量的确定方法 以要因加算法和氮平衡法为主要确定方法。

(1) 要因加算法(factorial method):即根据无氮膳食期间,机体不可避免地从尿、粪、皮肤和精液等途径丢失的氮量乘以一定的安全系数,得出蛋白质需要量。志愿者在实验条件下每日摄入提供足够能量、矿物质和各种营养素,但不含蛋白质的食物,测定其每日从组织的代谢、肠道、上皮及一切分泌物、毛发中所有丢失的氮。估计 22～77 岁的成人,每日最低限度的氮损失为 41～69 mg/kg,平均为 53 mg/kg。在此需要量基础上考虑个体差异、实际食物蛋白质转化为机体蛋白质的效率,包括吸收率和吸收利用率等,求得蛋白质的推荐摄入量。但是这种方法不适用于处在生长发育中人群和孕妇、乳母。

(2) 氮平衡法:用不同的定量氮给予一群志愿者,测定在特定时间内各人从尿、粪便、皮肤、汗液等中一切含氮物质的排出量,将不同氮摄入及排出水平的结果代入直线回归方程中,求得氮处于零平衡的截距点,即为达到氮平衡之点,也就是机体的氮需要量。在需要量基础上再考虑个体差异,考虑食物蛋白质转变为机体蛋白质的效率等,求得蛋白质的推荐摄入量。

第二节 居民营养状况调查与社会营养监测

居民营养状况调查与监测是指运用科学手段,在了解社会的某一人群或个体的膳食摄入和营养水平的基础上,分析在某一时间断面时居民的营养状况及其变化规律,可将营养状况调查与监测的结果看成既是迄今为止居民饮食生活实践或已采取营养干预措施的营养效果反映,也是下一阶段社区营养工作的基础和出发点。为了掌握居民的营养状况,一是要运用各种手段准确了解某一人群(以至个体)各种营养指标的水平,用来判定其当前营养状况,称为营养调查(nutritional survey);二是要搜集分析对居民营养状况有制约作用的因素和条件,预测居民营养状况在可预见的将来可能发生的动态变化,并及时采取补充措施,引导这种变化向人们期望的方向发展,称为营养监测(nutritional surveillance)。开展营养调查或营养监测的最终目的是根据调查和监测资料纠正现存问题,并为更好地改善居民营养状况提供实际的和理论的根据。

一、居民营养状况调查

(一) 营养调查的目的、内容和组织

营养调查的目的是了解居民膳食摄取情况及其与营养供给量之间的对比情况;了解与营养状况有密切关系的居民体质与健康状态,发现营养不平衡的人群,为进一步营养监测和研究营养政策提供基础情况;作某些综合性或专题性科学研究,如某些地方病、营养相关疾病与营养的关系,研究某些生理常数、营养水平判定指标等。

营养调查工作的内容包括:①膳食调查;②人体营养水平的生化检验;③营养不足或缺乏的临床检查;④人体测量资料分析。在此基础上对被调查者个体进行营养状况的综合判定和对人群营养条件、问题、改进措施进行研究分析。营养调查既用于人群社会实践,也用于营养学的科学研究。

营养调查的组织除另有安排外,应该包括调查范围内全体居民,按居民地址、职业、性别、年龄、经济生活水平、就餐方式等按比例分层抽样调查。应在调查年份的每个季节各调查一次,至少在夏秋和冬春进行两次,以反映季节特点,每次膳食调查应为3~5天,其中不应包含节假日。调查工作的质量取决于工作计划的科学性、严密性和可行性及取得各级领导与调查对象的合作支持程度,另外取决于执行调查计划的工作人员的认真负责态度和专业理论技能水平。

(二) 膳食调查

膳食调查的目的是了解在一定时间内调查对象通过膳食所摄取的能量、各种营养素的数量和质量,借此来评定正常营养需要能得到满足的程度。膳食调查是营养调查工作中一个基本组成部分,它本身又是相对独立的内容。单独膳食调查结果就可以成为对所调查的单位或人群改善营养和进行咨询、指导的主要工作依据。膳食调查通常采用下列几种方法。

1. 称量法(或称重法) 系对某一伙食单位(集体食堂或家庭)或个人一日三餐中每餐各种食物的食用量进行称重,计算出每人每天各种营养素的平均摄入量,调查时间为3~7天。其步骤包括:①准确记录每餐各种食物及调味品的名称;②准确称取每餐各种食物的烹调前毛重、舍去废弃部分后的净重、烹调后的熟重以及吃剩饭菜的重量;③计算生熟比例,生熟比值=烹调前各种食物可食部分的重量/烹调后熟食物的重量,然后按生熟比值算出所摄入的各种食物原料生重量;④将调查期间所消耗的食物按品种分类、综合,求得每人每日的食物消耗量;⑤按食物成分表计算每人每日的营养素摄入量。

称重时要准确掌握两方面的资料,一是厨房中每餐所用各种食物的生重和烹调后的熟食重量,从而得出各种食物的生熟比值;二是称量个人所摄入熟食的重量,然后按照上述生熟比值算出每人各种生食物的重量,再计算出每人每日各种生食物的摄取量。

在集体单位应用称量法调查时,如被调查单位进餐人员的组成在年龄、性别、劳动强度差别上不大时,例如部队战士、幼托单位食堂,也可不作个人进餐记录,只准确记录进餐人数,由食品总消耗量求出相当每人每日各种食品的平均摄取量。

如被调查单位人员的劳动强度、性别、年龄等组成不同,不能以人数的平均值作为每人每日营养素摄入水平,必须用混合系数(又称折合系数)的折算方法才能算出相应"标准人"的每人每日营养素摄取量。混合系数的计算方法是将轻体力劳动者的成年男子(作为标准人)的能量推荐量作为 1.0,再将不同年龄、性别、工种及不同生理状况人的能量推荐量与标准人的能量推荐量比较折算出系数。各类人群的人数分别乘以各自的系数,其总和除以总人数,即为混合系数。

称量法的优点能准确反映被调查对象的食物摄取情况,也能看出一日三餐食物分配情况,适用于团体、个人和家庭的膳食调查。缺点是花费人力和时间较多,不适合大规模的营养调查。

2. 记账法　记账法简便、快速,可适用于大样本调查,但该调查结果只能得到全家或集体中人均的摄入量,难以分析个体膳食摄入状况。此方法的基础是膳食账目,所以账目完善与否关系到结果的真实性。为了保证调查数据的可靠性,对食堂账目有如下要求:食物的消费量需逐日分类准确记录,应具体写出食物名称,如青菜、黄瓜、猪肉、青鱼等;对进餐人数应统计准确并要求按年龄、性别和工种、班次等分别登记;自制的食品要分别登记原料、产品及其食用数量。

对建有伙食账目的集体食堂等单位,可查阅过去一定期间食堂的食品消费总量,并根据同一时期的进餐人数,粗略计算每人每日各种食品的摄取量,再按照食物成分表计算这些食物所供给的能量和营养素数量。

在家庭一般没有食物消耗账目可查,如用本法进行调查时,可于调查开始前登记其所有储存的及新近购进的食物种类和数量,然后详细记录调查期间每日购入的各种食物种类及其数量,每日各种食物的废弃量,在调查结束时再次称重全部剩余食物重量,然后计算出调查期间消费的食品总量。计算每日每餐进食人数,然后计算总人数。还要了解进餐人的性别、年龄、劳动强度及生理状况,如孕妇、乳母等。由于家庭成员年龄、性别等相差较大,因此人数亦需按混合系数计算其营养素摄取量。

3. 询问法　即通过问答方式来回顾性地了解调查对象的膳食营养状况,是目前较常用的膳食调查方法,适合于个体调查及人群调查。询问法通常包括膳食回顾法或膳食史回顾法。

(1) 膳食回顾法(dietary recall):由受试者尽可能准确地回顾调查前一段时间的食物消费量。成人在 24 h 内对所摄入的食物有较好的记忆,一般认为 24 h 膳食的回顾调查最易取得可靠的资料,简称 24 小时回顾法。24 小时膳食回顾法是目前最常用的一种膳食调查方法,在实际工作中,一般采用 3 天连续调查方法。经过询问获得由调查对象提供的每一个 24 h 内的膳食组成情况,据此进行估计评价。

24 h 回顾调查要求被调查对象回顾和描述 24 h 内所摄入的所有食物的种类和数量。一般由最后一餐开始向前推 24 h。食物量通常用家用量具、食物模型或食物图谱进行估计。询问的方式可以通过面对面询问、使用开放式表格或事先编码好的调查表通过电话、录音机或计算机程序等进行。该方法不适合年龄在 7 岁以下和年龄为 75 岁及以上的老人。

(2) 膳食史法(dietary history method):用于评估个体每日总的食物摄入量及在不同时期通常的膳食模式。通常覆盖过去 1 个月、6 个月或 1 年的时段。该方法已被用于营养流行病学调查研究中。

4. 化学分析法　是收集所调查对象一日膳食中要摄入的所有主副食品,通过实验室的化学分析方法来测定其能量和营养素的数量和质量。此法能准确地得出食物中各种营养素的实际摄入量,但是分析过程复杂,代价高,故除非特殊需要,一般不做。

化学分析法收集样品的方法有两种:一为双份饭菜法,是最准确的样品收集方法,即制作两份完全相同的饭菜,其中一份供食用,另一份作为分析样品。第二种方法是收集整个研究期间消耗的各种未加工的食物或从市场上购买相同食物作为样品。后者的优点在于收集样品较容易,其缺点是收集的样品与食用的不完全一致,所得的结果为未烹饪食物的营养素含量。

5. 食物频率法　是估计被调查者在指定的一段时期内摄入某些食物的频率的一种方法,以问卷的形式进行。调查个体经常性的食物摄入种类,根据每天、每周、每月甚至每年所食各种食物的次数或食物种类来评价膳食营养状况。该法可以迅速地得到平时食物摄入种类和数量,反映长期膳食模式,可作为研究慢性疾病与膳食模式关系的依据,也可作为在居民中进行膳食指导宣传教育的参考。但是,由于其对食物量化不准确,被调查者在回答有关食物频率问题的认知过程可能十分复杂,较长的食物问卷和较长的回顾时间经常导致摄入量偏高,当前的饮食模式亦可能影响被调查者对过去的膳食的回顾,从而产生偏倚,准确性差。

(三) 人体营养水平鉴定

人体营养水平鉴定指的是借助生化、生理实验手段,发现人体临床营养不足症、营养储备水平低下或过营养状况(over nutrition),以便较早掌握营养失调征兆和变化动态,及时采取必要的预防措施。有时为研究某些有关因素对人体营养状态的影响,也对营养水平进行研究测定。我国常用的人体营养水平诊断参考指标及数值如表7-2-1。由于这些数值常受民族、体质、环境因素等多方面影响,因而是相对的。

表7-2-1　人体营养生化水平的检测指标及正常参考值

营养素	检测指标	正常参考值
蛋白质	1. 血清总蛋白	60～80 g/L
	2. 血清白蛋白(A)	30～50 g/L
	3. 血清球蛋白(G)	20～30 g/L
	4. 白/球(A/G)	1.5～2.5∶1
	5. 空腹血中氨基酸总量/必需氨基酸	>2
	6. 血液比重	>1.015
	7. 尿羟脯氨酸系数	>2.0～2.5(mmol/L 尿肌酐系数)
	8. 游离氨基酸	40～60 mg/L(血浆);65～90 mg/L(红细胞)
	9. 每日必然损失氮	男 58 mg/kg;女 55 mg/kg
血脂	1. 总脂	4.5～7.0 g/L
	2. 三酰甘油	0.2～1.1 g/L
	3. α脂蛋白	30～40%
	4. β脂蛋白	60～70%
	5. 胆固醇(其中胆固醇酯)	1.1～2.0 g/L　(70～75%)
	6. 游离脂肪酸	0.2～0.6 mmol/L
	7. 血酮	<20 mg/L

续　表

营养素	检测指标	正常参考值
钙、磷 维生素 D	1. 血清钙(其中游离钙)	90～110 mg/L　(45～55 mg/L)
	2. 血清无机磷	儿童　40～60 mg/L;成人　30～50 mg/L
	3. 血清 Ca×P	>30～40
	4. 血清碱性磷酸酶	儿童　5～15 布氏单位;成人　1.5～4.0 布氏单位
	5. 血浆 25-OH-D_3	36～150 nmol/L
	1,25-$(OH)_2$-D_3	62～156 pmol/L
锌	1. 发锌	125～250 μg/ml (各地暂用;临界缺乏<110 μg/ml, 绝对缺乏<70 mg/ml)
	2. 血浆锌	800～1 100 μg/L
	3. 红细胞锌	12～14 mg/L
	4. 血清碱性磷酸酶活性	成人　1.5～4.0 布氏单位;儿童　5～15 布氏单位
铁	1. 全血血红蛋白浓度(g/L)	成人男>130;女、儿童>120;6 岁以下及孕妇>110
	2. 血清运铁蛋白饱和度	成人>16%;儿童>7～10%
	3. 血清铁蛋白	>10～12 mg/L
	4. 血液红细胞压积(HCT 或 PCV)	男 40%～50%;女 37%～48%
	5. 红细胞游离原卟啉	<70 mg/L RBC
	6. 血清铁	500～1 840 μg/L
	7. 平均红细胞体积(MCV)	80～90 $μm^3$
	8. 平均红细胞血红蛋白量(MCH)	26～32 μg
	9. 平均红细胞血红蛋白浓度(MCHC)	0.32～0.36
维生素 A	血清视黄醇	儿童>300 μg/L;成人>400 μg/L
	血清胡萝卜素	>800 μg

营养素	24 小时尿	4 小时负荷尿	任意一次尿(μg)/肌酐(g)	血
维生素 B_1	>100 μg	>200 μg(5 mg 负荷)	>66 μg	RBC 转羟乙醛酶活性 TPP 效应<16%
维生素 B_2	>120 μg	>800 μg(5 mg 负荷)	>80 μg	红细胞内谷胱甘肽还 原酶活性系数≤1.2
烟酸	>1.5 mg	>3.5～3.9 mg(5 mg 负荷)	>1.6 mg	
维生素 C	>10 mg	5～13 mg(500 mg 负荷)	男>9;女>15	3 mg/L 血浆
叶酸				3～16 μg/L 血浆 130～628 μg/L RBC

其他	尿糖(—);尿蛋白(—);尿肌酐 0.7～1.5 g/24h 尿 尿肌酐系数:男 23 mg/(kg·bw),女 17 mg/(kg·bw) 全血丙酮酸:4～12.3 mg/L

(四) 营养不足或缺乏的临床检查

本项检查的目的是根据症状和体征检查营养不足和缺乏症,是一种营养失调的临床检查。检查项目及症状、体征与营养素的关系见表 7-2-2。

表7-2-2 营养缺乏的体征

部位	体 征	缺乏的营养素
全身	消瘦或水肿,发育不良	热能、蛋白质、锌
	贫血	蛋白质,铁,叶酸,维生素 B_{12}、B_6、B_2、C
皮肤	干燥,毛囊角化	维生素 A
	毛囊四周出血点	维生素 C
	癞皮病皮炎	烟酸
	阴囊炎,溢脂性皮炎	维生素 B_2
头发	稀少,失去光泽	蛋白质,维生素 A
眼睛	毕脱斑,角膜干燥,夜盲	维生素 A
唇	口角炎,唇炎	维生素 B_2
口腔	齿龈炎,齿龈出血,齿龈松肿	维生素 C
	舌炎,舌猩红,舌肉红	维生素 B2,烟酸
	地图舌	维生素 B2,烟酸,锌
指甲	舟状甲	铁
骨骼	颅骨软化,方颅,鸡胸,串珠肋,O形腿,X形腿	维生素 D
	骨膜下出血	维生素 C
神经	肌肉无力,四肢末端蚁行感,下肢肌肉疼痛	维生素 B_1

(五) 人体测量资料分析

人体体格测量资料可作为营养状况的综合观察指标,不同年龄组选用的指标不同(表7-2-3)。

表7-2-3 Gomez分类法的评价参考值

	体重	身高
营养正常	90%~100%	95%~100%
Ⅰ度 营养不良	75%~89%	90%~94%
Ⅱ度 营养不良	60%~74%	85%~89%
Ⅲ度 营养不良	<60%	<85%

1. **体重和身高** 是人体测量资料中最基础的数据,在反映人体营养状况上比较确切。体重可以反映一定时间内营养状况的变化,而身高可反映较长时期的营养状况。

(1) 体质指数(body mass index, BMI):BMI=体重(kg)/[身高(m)]^2。WHO(1997年)建议标准为:BMI 正常值为 18.5~24.9,BMI<16.0 为重度消瘦,16.0~16.9 为中度消瘦,17.0~18.4 为轻度消瘦,25~29.9 为超重,>30 为肥胖。由于亚洲人体型较小,不适宜用 BMI 18.5~24.9 的标准来衡量。2000 年亚太地区会议提出了亚洲标准为 BMI 18.5~24.9 为正常水平,大于 23 为超重,大于 30 为肥胖。

(2) 身高别体重(weight for height):应用于儿童。如果达不到相同身高儿童应有的标准,表示为消瘦。这一指标主要反映当前营养状况,对区别急性营养不良和慢性营养不良有意义。

(3) 年龄别身高(height for age):应用于儿童。长期慢性营养不良可导致儿童生长发育迟缓,表现为身高较相同年龄儿童矮小,因此该指标可反映较长期的营养状况。

儿童实际测量值与标准值比较时的评价方法有:①离差法,即按待评对象数值与参考数值(均值$\bar{x}$)距离几个标准差(s)进行评价,如体重可分成正常、稍重($\bar{x}+1s$)、过重($\bar{x}+2s$)、稍轻($\bar{x}-1s$)和过轻($\bar{x}-2s$)5级;②百分位数评价,P_{50}相当于均值,待评数值在P_5以下或P_{97}以上通常为不正常;③Gomez分类法,是国际上对儿童体重、身高评价的方法,即按相当参考值的百分比(%)来评价。

2. **上臂围与皮褶厚度**　上臂围是一般量取左上臂自肩峰至鹰嘴连线中点的臂围长。我国1~5岁儿童上臂围13.5 cm以上为营养良好,12.5~13.5 cm为营养中等,12.5 cm以下为营养不良。皮褶厚度主要表示皮下脂肪厚度,WHO推荐选用肩胛下、肱三头肌和脐旁3个测量点。瘦、中等和肥胖的界限(测量肩胛下和肱三头肌皮褶厚度之和),男性分别为<10 mm、10~40 mm和>40 mm;女性分别为<20 mm、20~50 mm和>50 mm。

3. **其他测量指标**　还可选用胸围、头围、骨盆径、小腿围、背高、坐高、肩峰距和腕骨X线等,均需选定标准值作比较进行评价。

4. **人体测量资料的各种评价指数**　这类指数较多,都是利用体重、身高、胸围、坐高等基础数值,按一定公式计算,其评价标准因地区、民族、性别、年龄等而不同。

(1) Kaup指数:Kaup指数$=[$体重$(kg)/$身高$(cm)^3]\times10^4$。用于衡量婴幼儿的体格营养状况。判断标准:15~18为正常,>18为肥胖,<15为消瘦。

(2) Rohrer指数:Rohrer指数$=[$体重$(kg)/$身高$(cm)^3]\times10^7$。评价学龄期儿童和青少年的体格发育状况。判断标准:>156为过度肥胖,156~140为肥胖,140~109为中等,109~92为瘦弱,<92为过度瘦弱。

(3) Vervaeck指数:Vervaeck指数$=\{[$体重$(kg)+$胸围$(cm)]/$身长$(cm)\}\times100$。用于衡量青年的体格发育情况。判断标准见表7-2-4。

表7-2-4　Vervaeck指数营养评价标准

营养状况	(男性) (女性)	17岁 17岁	18岁 17岁	19岁 18岁	20岁 19岁	21岁以上 20岁以上
优		>85.5	>87.5	>89.0	>89.5	>90.0
良		>80.5	>82.5	>84.0	>84.5	>85.0
中		>75.5	>77.5	>79.0	>77.0	>80.0
不良		>70.5	>72.5	>74.0	>74.0	>75.0
极不良		<70.5	<72.5	<74.0	<74.0	<75.0

5. **人体脂肪含量测定**　一般认为Brozek公式较好,即$F(\%)=(4.570/D-4.142)\times100$。式中F为人体脂肪含量(%),D为人体密度,$D=M/(Vt-RV)$,M为被测者体重,Vt为人体总容积(人体在尽量吐气下在水中测定的排水容积),RV为肺残气容积(人体在水平齐颈状态下所测肺残气容积)。

二、社会营养监测

(一) 社会营养监测的定义

WHO、FAO和联合国儿童基金会专家联席会议认为社会营养监测的定义是"对社会人群进行连续地动态观察,以便做出改善居民营养的决定"。随着营养科学的发展及一些国家采取的营养政策不断取得成就,越来越多的营养学家和制定国家政策的人们认识到,不能使营养学的社会实践停留在说明人群营养现状上,必须分析社会人群营养制约因素和人群出现营养问题的形成条件,包括环境条件和社会经济条件,并制定改善营养的政策,连续进行观察,即社会营养监测工作。

(二) 社会营养监测工作的特点

社会营养监测工作与传统概念中的营养调查有几点不同之处:①以生活在社会中的人群,特别是需要重点保护的人群为对象,分析社会因素和探讨能采取的社会性措施;②将营养状况信息向营养政策上反馈,在分析营养状况与相应的影响因素之后直接研究、制定、修订和执行营养政策;③以一个国家或一个地区全局作为研究对象,以有限的人力、物力分析掌握全局的常年动态,因而它的工作内容服从于完成宏观分析的需要。WHO在关于营养监测的一些报告中提出,只需要了解与营养有关的健康状况的指标,甚至在健康指标方面也不强求统一模式,也不要求必须进行营养水平测定,营养状况判定也只需取一些最普通的容易获得的资料,将上臂围、眼结膜症状、血清维生素A、血红蛋白等检查项目作为补充指标,也只是在掌握全局常年动态变化的前提下有余力时才进行;④它比传统的营养调查多了一个重要方面,即与营养有关的社会经济和农业资料方面的分析指标;⑤为保证广度,提倡尽可能收集现成资料。

(三) 社会营养监测的分类

1. 为制定保健和发展计划而进行的营养监测　对社会人群营养现状及其制约因素,如自然条件、经济条件、文化科技条件等进行动态观察、分析和预测,用于制定社会人群营养发展的各项政策和规划,或确定是否需要修改已有的有关营养发展的规划与政策。

2. 为评价已有营养规划效果而进行的评价性营养监测　对规划落实过程以及落实结果的监测,对原有(或现行)的营养规划进行评价,监测人群营养指标的变化。

3. 为及时预报营养不良与干预规划而进行的营养监测　本项监测的目的在于发现、预防重点人群的某种营养素过多和缺乏。

(四) 资料来源与监测指标

营养监测的资料来源包括工作调查,卫生系统、学校、行政管理记录,农业人口普查,社会经济调查和营养调查等。营养监测的指标包括监测地区社会经济指标、健康指标和饮食行为与生活方式指标。

1. 社会经济指标　包括经济状况、环境状况、有无各种服务等。常选用的指标如下。

(1) 经济状况:①再生产的物质财富,如住房的结构类型、房间数、每间住人数、电气化情况和供水情况;②耐用消费品,如电视机、机动车、家畜的拥有情况;③无形的财富,如教育水平、受教育年限、文化程度等。

食物支出占家庭总收入的比重称作 Engel 指数(Engel 指数=用于食物的支出/家庭总收入×100%),它是衡量一个国家或地区居民消费水平的标志,是反映贫困和富裕的指标。该指标在60%以上者为贫困,50%～59%为勉强度日,40%～49%为小康水平,30%～39%为富裕,30%以下为最富裕。此项调查资料主要来自国家或地区统计局和计经委。

(2) 收入弹性(income elasticity):收入弹性=食物购买增长(%)/收入增长(%)。贫困地区收入弹性值为0.7～0.9,即如果收入增长10%,用于购买食品的增长率增加7%～9%。在富裕地区的收入弹性值减少。该指标来源同上。

(3) 人均收入及人均收入增长率:人均收入=实际收入/家庭人口数,人均收入增长率(%)=

［(第二年度人均收入－第一年度人均收入)/第一年度人均收入］×100％。

还有其他指标,如食品深加工比值、年度食品深加工增长率、深加工增长率与人均收入增长率的比值、深加工系数等。这些指标可到统计局等相关部门调查收集。

2. 保健状况指标　主要有前述的人体测量指标、生化指标、临床体征以及膳食营养素数量和质量指标。常用的有新生儿死亡率、婴儿的母乳喂养率、新生儿体重、儿童发育状况、居民平均寿命、农村及城市平均寿命差别、慢性疾病年度变化等。

第三节　居民营养的膳食结构与政策措施

一、膳食结构

(一) 概念和目的

膳食结构(dietary pattern)是指人们摄入的主要食物种类和数量的组成。它是膳食质量与营养水平的物质基础,也是衡量一个国家和地区农业水平和国民经济发展程度的重要标志。

(二) 当今世界的膳食结构

生产、经济、文化和科学发展水平不同的社会和人群,其膳食结构各有不同。合理的膳食结构,对个人和家庭关系到预防疾病、促进健康和安排生活,对国家和地区则涉及农牧渔业和食品工业等发展的战略问题。

1. 第一种类型　是经济发达国家模式。属于高热能、高脂肪、高蛋白的营养过剩类型。这种膳食构成的后果是引起肥胖病、高血压、冠心病、糖尿病等高发。因而,这些国家的政府和营养机构提出调整膳食构成,其方向为:增加谷类食物碳水化合物摄入量;减少脂肪的摄入量,其热能降至30％,同时减少饱和脂肪及增加不饱和脂肪;胆固醇摄入量每日小于300 mg。

2. 第二种类型　是东方型膳食。其特点是以植物性食物为主。多见于东方发展中国家,属于植物性食品为主、动物性食品为辅的膳食类型。其膳食的能量供给为8.4～9.6 MJ(2 000～2 300 kcal),蛋白质仅50 g左右,脂肪仅30～40 g,来自动物性食品的营养素不足。这类膳食的结果是容易出现蛋白质、热能营养不良,以致体质低下、健康状况不良、劳动能力降低等。

3. 第三种类型　为日本模式。其膳食构成是植物和动物食品并重,膳食结构比较合理。其膳食中植物性食物占较大比重,但动物性食品仍有适当数量,膳食中动物性蛋白质约占50％,人均年摄入粮食110 kg,动物性食品约135 kg。这种膳食既保留了东方膳食的特点,又吸取了西方膳食的长处,膳食结构基本合理。

4. 地中海膳食模式　地中海膳食模式为意大利和希腊等地中海地区居民所特有的膳食模式。其特点以植物性食物为主,每月食用红肉(猪、牛和羊肉及其产品)的频率低,加之适量的谷类、水果、蔬菜、豆类、果仁、鱼、禽、少量蛋、奶酪和酸奶,食用油为橄榄油。可摄入较多的不饱和脂肪。地中海地区居民的心脑血管疾病发病率很低与他们的膳食结构密切相关。

(三) 我国膳食结构存在的问题及主要改善措施

我国传统的膳食结构以植物性食物为主,谷类、薯类和蔬菜摄入量较高,肉类摄入量较低,奶类食物消费较少。其特点为高碳水化合物、高膳食纤维、低脂肪,属东方膳食模式,有利于血脂异常和冠心病等慢性病的预防,但容易出现营养不良。近20多年来,随着经济的发展和居民生活水平的提高,我国的膳食结构发生了较大的变迁,特别是城市和经济发达地区居民的膳食结构不尽合理,主要存在的问题如下。

(1) 谷类食物消费偏低,20多年来谷类食物摄入量持续下降,2002年我国城市居民谷类供能比低达48.5%,大城市更低,仅为41.4%,明显低于平衡膳食要求的55%～65%。

(2) 蔬菜、水果摄入明显不足,平均每日蔬菜摄入量为275g,水果45g。低于平衡膳食中建议摄入蔬菜每天300～500g和水果200～400g的要求。

(3) 动物性食物及油脂消费大幅增长,20多年来全国动物性食物摄入量增长较快,居民平均每日畜禽肉类食物的摄入量为78.6g,动物脂肪和烹调油摄入量明显增加,膳食脂肪供能比达35%,大城市高达38.4%,超过WHO推荐的25%～30%水平。

(4) 奶类及豆类食物摄入不足,居民平均每日奶类制品的摄入量仅为26g,豆类食物16g。低于平衡膳食中建议每天摄入300g奶类或奶制品,以及相当于干豆30～50g的大豆或豆制品。

(5) 盐和酱油摄入量偏高,每日食盐和酱油摄入量分别为12g和9g,显著高于平衡膳食中建议食盐摄入不超过6g的要求。

由于我国膳食结构的变迁,趋于高能量、高脂肪、低碳水化合物,加之体力活动日益减少,致使相关的一些慢性病如肥胖、高血压、糖尿病、心血管疾病、恶性肿瘤的患病率迅速上升。

主要改善措施:①加强政府的宏观指导,尽快制定国家营养改善相关法规,将国民营养与健康改善工作纳入国家与地方政府的议事日程;②发展农业生产、食品加工等的科学指导,更好地为改善营养与提高居民健康水平发挥作用;③加强营养健康教育,倡导平衡膳食与健康的生活方式,提高居民自我保健意识,合理调节膳食结构,做到理智消费,合理营养,预防营养相关的慢性病。

二、中国居民膳食指南及平衡膳食宝塔

近20多年来,我国居民的营养状况虽然有了明显的改善,但由于人们膳食结构和生活方式的改变,造成某些慢性病的发病率增高,而在一些贫困地区,仍然存在营养不良的问题,目前我国正面临营养不良和营养过剩的双重挑战。对此,卫生部委托中国营养学会,对1997年中国营养学会修订的《中国居民膳食指南》进行修改,制定了《中国居民膳食指南(2007)》(简称《指南》),并于2008年1月15日由卫生部新闻发布会正式公布。新的《指南》以最新的科学知识为基础,结合我国居民膳食营养状况及存在的营养问题,提出平衡膳食的指南,对指导我国居民营养与健康具有重要的意义。《指南》主要分为3个部分:①一般人群膳食指南(适合6岁以上的正常人群);②特定人群膳食指南(孕妇、乳母、婴幼儿、学龄前儿童、儿童青少年和老年人群);③中国居民平衡膳食宝塔。

(一)《中国居民膳食指南》

1. 食物多样,谷类为主,粗细搭配 各种食物所含的营养成分不完全相同,每种食物都至少可提供一种营养物质,但不能提供人体所需的全部营养素,平衡膳食必须由多种食物组成,才能满足人体各种营养需求,所以提倡食物多样化。

谷类食物是中国传统膳食的主食,也是人体能量的主要来源。粗细搭配是指多吃一些粗粮,如小米、高粱、玉米、荞麦、燕麦等。稻米、小麦不要研磨得太精,以免表层所含的维生素、矿物质等营养素和膳食纤维大部分流失。坚持谷类为主,粗细搭配,可避免高能量、高脂肪和低碳水化合物膳食的弊端,对营养过剩引起的心脑血管疾病、糖尿病等慢性疾病具有预防作用。

2. 多吃蔬菜、水果和薯类 蔬菜和水果的能量低,主要提供维生素、矿物质、膳食纤维和植物化学物。深色蔬菜(深绿色、红色、橘红色、紫红色)富含β-胡萝卜素,是我国居民维生素A的主要来源。水果中还含果酸、柠檬酸、苹果酸等有机酸,能刺激人体消化液分泌,增进食欲,有

利于消化。丰富的膳食纤维,有利于促进肠道蠕动,降低血糖和胆固醇等作用。多吃蔬菜、水果和薯类,可预防便秘、血脂异常、糖尿病、动脉粥样硬化等疾病。

3. 每天吃奶类、大豆或其制品 奶类营养成分齐全,容易消化吸收,属优质蛋白质。奶类的碳水化合物主要为乳糖,能促进钙、铁、锌等矿物质的吸收。牛奶中钙含量丰富,是钙的良好来源。儿童青少年每天饮奶有利于生长发育,中老年人饮奶可以减少骨质丢失,预防骨质疏松症。

大豆是植物类优质蛋白质的重要来源,大豆营养丰富,富含必需脂肪酸、B族维生素、维生素 E、磷脂和膳食纤维等营养素,还含有异黄酮等多种植物化学成分,要求每天摄取大豆或其制品。

4. 常吃适量的鱼、禽、蛋和瘦肉 鱼、禽、蛋和瘦肉均属于动物性食物,也是优质蛋白、脂类、脂溶性维生素、B族维生素和矿物质的良好来源。但动物性食物一般含有饱和脂肪和胆固醇,摄入过多可能增加患心血管疾病的危险性。鱼类脂肪含量相对较低,且含有较多的多不饱和脂肪酸,对血脂异常和心脑血管疾病等有预防作用。蛋类富含优质蛋白质,各种营养成分比较齐全,是理想的优质蛋白质来源。畜肉类一般含脂肪较多,能量高,但瘦肉脂肪含量较低,铁含量高且吸收利用好。肥肉和荤油为高能量和高脂肪食物,摄入过多会引起肥胖,血脂水平升高,增加动脉粥样硬化等慢性疾病发生的危险性,所以应当少吃肥肉和荤油。

5. 减少烹调油用量,吃清淡少盐膳食 烹调油是提供脂肪的重要来源。脂类是构成大脑、神经系统的主要成分,脂溶性维生素 A、D、E、K 的吸收利用也需要脂肪,同时也是必需脂肪酸亚油酸和亚麻酸的主要来源。经烹调油烹制的食物不仅可改善口味,还能促进食欲和增加饱腹感。摄入过多的烹调油和动物脂肪,是发生肥胖、高脂血症的主要原因。长期血脂异常又增加发生脂肪肝、动脉粥样硬化、冠心病、胰腺炎、胆囊炎等疾病的危险性。因此,为预防慢性疾病的发生,应减少烹调油用量。

食盐的主要成分是氯化钠,具有调节体内水分,增强神经肌肉兴奋性,维持酸碱平衡和血压正常的功能。但过多摄入食盐,可增加高血压的风险。因此,建议居民应吃清淡少盐的膳食。

6. 食不过量,天天运动,保持健康体重 随着人们经济条件的改善和生活方式的改变,身体活动逐渐减少,进食量相对增加,较难控制健康的体重。我国超重和肥胖的发生率正在逐年增加,也是导致慢性病发病率增高的主要原因,所以保持健康体重,首先要合理控制饮食。运动不仅有助于保持健康体重,还能够降低冠心病、糖尿病、骨质疏松等慢性疾病及某些癌症的风险。同时,运动有助于调节心理平衡,有效消除压力,缓解抑郁和焦虑症状,改善睡眠。要求养成天天运动的习惯,坚持每天多做一些消耗能量的活动。

7. 三餐分配要合理,零食要适当 合理安排一日三餐的时间和食量。早餐提供的能量应占全天总能量的 25%～30%,午餐应占 30%～40%,晚餐应占 30%～40%,可根据劳动强度进行适当调整。坚持每天吃早餐并保证其营养充足,午餐要吃好,晚餐要适量。零食可作为一日三餐之外的营养补充,但要注意适量和合理选择零食。

8. 每天足量饮水,合理选择饮料 水是一切生命必需的物质,参与体内物质代谢、调节体温及润滑组织等。当失水达到体重的 2% 时,会感到口渴,出现尿少;失水 10% 时出现烦躁、全身无力、血压下降、皮肤失去弹性;失水超过体重的 20% 时会引起死亡。健康成人每天约需水 2 500 ml,每日饮水至少 1 200 ml,高温或强体力劳动者,应适当增加。饮料品种繁多,合理选择饮料对健康很重要。饮料的主要功能是补充人体所需的水分,但是很多饮料产品含糖量高,过多饮用将增加能量的摄入,造成体内能量过剩,应该合理选择饮料。

9. 如饮酒应限量 酒含有能量,特别是高度白酒能量较高。无节制的饮酒会使食物摄入量减少,并发生急慢性酒精中毒、酒精性脂肪肝,严重时造成酒精性肝硬化。过量饮酒还增加患高血压、脑卒中(中风)等疾病的危险性,也是导致发生意外事故和暴力的主要原因,应该严禁酗酒。若饮酒应饮用低度酒,并适当的限量。建议成年男性一天饮用酒的酒精量不超过 25 g,成年女性一天饮用酒的酒精量不超过 15 g,孕妇和儿童青少年应忌酒。

10. 吃新鲜卫生的食物 食物放置时间过长就会引起变质,可能产生对人体有毒有害的物质。吃新鲜卫生的食物是防止食源性疾病、确保食品安全的根本措施。为保持食物新鲜,应合理储藏,冷藏温度 4~8℃适于短期贮藏,当温度低达-23~-12℃,适于较长时间贮藏。

(二) 特定人群膳食指南

《中国孕期妇女和哺乳期妇女膳食指南》指出:孕期营养状况直接关系到胎儿生长发育及成年后的健康。孕期对能量和各种营养素的需要量均需适当增加,为满足孕期对各种营养素的需要,孕妇的食物摄入量需相应增加,科学饮食,合理营养尤为重要。

《孕前期妇女膳食指南》指出:为降低出生缺陷、提高生育质量、保证妊娠的成功,夫妻双方都应做好孕前的营养准备。育龄妇女在计划妊娠前 3~6 个月应接受特别的膳食和健康生活方式指导,调整自身的营养、健康状况和生活习惯,使之尽可能都达到最佳状态。在一般人群膳食指南 10 条基础上,孕前期妇女的膳食指南需增加以下内容:①多摄入富含叶酸的食物或补充叶酸;②常吃含铁丰富的食物;③保证摄入加碘食盐,适当增加海产品的摄入;④戒烟、禁酒。

其他内容请参见相关章节。

(三) 中国居民平衡膳食宝塔

中国居民平衡膳食宝塔共分 5 层(图 7-3-1),包含每天应吃的主要食物种类,一定程度上反映出各类食物在膳食中的地位和应占的比重。谷类食物位居底层,每人每天应该吃 250~400 g;蔬菜和水果居第二层,每天应吃 300~500 g 和 200~400 g;鱼、禽、肉、蛋等动物性食物位于第三层,每天应该吃 125~225 g;奶类和豆类食物合居第四层,每天应吃相当于鲜奶 300 g 的奶类及奶制品和相当于干豆 30~50 g 的大豆及制品;第五层塔顶是烹调油和食盐,每天烹调油不超过 25 g 或 30 g,食盐不超过 6 g。

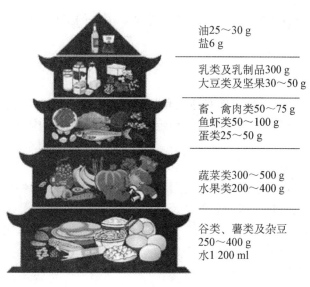

油25~30 g
盐6 g

乳类及乳制品300 g
大豆类及坚果30~50 g

畜、禽肉类50~75 g
鱼虾类50~100 g
蛋类25~50 g

蔬菜类300~500 g
水果类200~400 g

谷类、薯类及杂豆
250~400 g
水1 200 ml

图 7-3-1 中国居民平衡膳食宝塔

同时,增加了水和身体活动的形象,强调足量饮水和增加身体活动的重要性。在温和气候条件下生活的轻体力活动的成年人每日至少饮水 1 200 ml(约 6 杯),在高温或强体力劳动的条件下应适当增加。应改变久坐少动的不良生活方式,养成天天运动的习惯,坚持每天多做一些消耗体力的活动。建议成年人每天进行累计相当于步行 6 000 步以上的身体活动;如果身体条件允许,最好进行 30 min 中等强度的运动。

第四节　营养配餐和食谱制定

营养配餐和食谱的制定应遵循平衡膳食的原则,根据食物的营养特点和我国居民饮食习惯及相应人群的生理特点,进行合理选择,科学搭配,以满足人群生长发育和健康的需要。

一、营养配餐

(一) 营养配餐的概念、目的和意义

营养配餐,就是按人体的需要,根据食物中各种营养物质的含量,设计一天、一周或·段时间的食谱,使人们摄入的蛋白质、脂肪、碳水化合物、维生素和矿物质等营养素比例合理,以达到平衡膳食的要求。

(二) 营养配餐的依据

1. 中国居民膳食营养素参考摄入量(DRI)　编制营养食谱时,首先需要以营养素推荐摄入量(DRI)为依据确定需要量。一般以能量需要量为基础,再以各营养素的 RNI 为参考进行配制。要考虑到各营养素之间的平衡,如膳食中三大营养素必须保持一定的比例;优质蛋白质应占总蛋白质供给量 1/3 以上;饱和脂肪酸、单不饱和脂肪酸、多不饱和脂肪酸之间的比例,多不饱和脂肪酸中 n - 6 和 n - 3 多不饱和脂肪酸之间的平衡比例等。

2. 中国居民膳食指南和平衡膳食宝塔　膳食指南本身就是合理膳食的基本规则,故膳食指南的原则就是食谱设计的原则。营养食谱的制定需要根据平衡膳食宝塔考虑食物种类、数量的合理搭配,平衡膳食宝塔提出的实际应用时的具体建议,如同类食物互换的方法对制定营养食谱具有实际指导作用。

3. 食物成分表　食物成分表是营养配餐工作必不可少的工具。

二、食谱制定

(一) 食谱制定的原则

编制食谱的目的是为了保证机体对热能和各种营养素的需要,并将食物原料配制成可口的饭菜,适当地分配在一天的各个餐次中去。制定食谱是有计划地调配膳食、保证膳食多样化和合理膳食制度的重要手段。

(二) 食谱制定的方法

1. 制定总能量及三大营养素比例　按用膳者的年龄、性别、劳动性质和强度、身体状况和其他有关因素,定出每人每日所需的总能量及三大营养素的合适比例。如某轻体力劳动者每日所需总能量为 2 200 kcal,假定蛋白质占 12%,脂肪占 20%~30%,碳水化合物占 58%~68%。则每天所需的蛋白质为 2 200×(12/100)÷ 4＝66 g;脂肪重量为 2 200×(20 或 30/100)÷9＝49~73 g;碳水化合物重量为 2 200×(58 或 68/100)÷ 4 ＝319~374 g。

2. 计算主副食的量　粮食每100 g 约产能量 350 kcal(1 464 MJ),故其主食量的计算方式

为 319×4×100/350＝365 g 或 374×4×100/350＝427 g。

副食可参考《中国居民膳食指南及平衡膳食宝塔》以及用膳者的情况初步决定每人每日肉、鱼、禽、蛋、豆类及其制品、油脂的数量,并计算其中蛋白质、脂肪、碳水化合物含量,然后加以调整。动物性食物和豆类所提供的蛋白质应达一日蛋白总量的 1/3,其余由粮食供给。每人每日进食蔬菜量中绿叶菜类占 50%。由于各种蔬菜各有其不同的营养特点,故以少量多品种的方式进行配制。

3. 食谱的调整 主食和菜肴的配制要求既要符合营养原则,又要有良好的感官性状和符合多样化的原则。主食要粗细搭配、粮豆混合、有米有面;副食要有菜有汤,荤素兼备。全天各餐食物的配比,通常早餐应占全天热能的 25%～30%,午餐占 40%,晚餐占 30%～35%。

在一日食谱的基础上进一步制定一周或一旬的食谱时,应使每天的菜肴有变化,尽量不重复。可采用食物交换份法,按每类食物等值交换表选择食物。

(郭红卫)

思考题

1. 试述膳食营养素参考摄入量包括的指标及其含义。
2. 简述营养调查的内容是什么?
3. 简述常用的膳食调查方法有哪些?
4. 什么是人体营养水平鉴定?
5. 什么是膳食结构以及目前主要有哪几种膳食结构?
6. 我国膳食结构存在的问题及主要改善措施是什么?
7. 简述中国居民膳食指南的内容是什么?

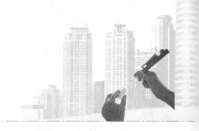

第八章

食品污染及其预防

食品污染（food contamination）是指有毒有害物质在食品的种植、养殖、生产、加工、贮存、运输、销售、烹调直至餐桌的各个环节中进入到食物中,造成食品的营养和(或)感官性状发生改变,并可能对人体健康造成危害。食品的污染按其性质可分成如下3类。

1. **生物性污染**　食品的生物性污染包括微生物、寄生虫及昆虫的污染。

2. **化学性污染**　食品化学性污染种类繁多,来源复杂。主要有:①来自生产、生活和环境中的污染物,如农药、有毒金属等;②食品容器、包装材料、运输工具等接触食品时溶入食品中的有害物质;③滥用食品添加剂;④在食品加工、贮存过程中产生的物质,如酒中有害的甲醇等;⑤掺假、制假过程中加入的物质。

3. **物理性污染**　主要有:①来自食品产、储、运、销的污染物,如粮食收割时混入的草籽等;②食品的掺杂使假;③食品的放射性污染,主要来自放射性物质的开采、冶炼、生产、应用及生活中的应用与排放。

食品污染对人体造成的危害,主要表现为急性中毒、慢性中毒、致突变作用、致畸作用和致癌作用。

第一节　食品的微生物污染及其预防

食品微生物污染可引起食品腐败变质,降低食品的卫生质量和营养价值,对食用者造成不同程度的危害。根据对人体的致病能力可将污染食品的微生物分为3类:①直接致病微生物,如致病性细菌、(霉菌)毒素、人畜共患传染病病原菌和病毒;②相对致病微生物,即通常条件下不致病,在一定条件下才有致病力的微生物;③非致病性微生物,包括非致病菌、不产毒霉菌及常见酵母。

一、食品微生物污染的来源及其途径

微生物在自然界中分布十分广泛,不同的环境中存在的微生物类型和数量不尽相同。食品中微生物来源主要包括以下几方面。

1. **原料污染**　食品原料在采集、加工前已经被细菌污染。

2. **生产加工、运输、贮藏、销售过程中的污染**　这是细菌污染食品概率最高的一些环节。如由于一些不卫生的操作和管理而使食品被环境、设备和器具中细菌污染。

3. **从业人员的污染**　存在于食品生产者鼻腔、口腔、手和皮肤的微生物可通过不卫生的操

作而污染食品。

4. 烹调加工过程中污染 在食品烹调加工过程中,未执行烧熟煮透、生熟分开等卫生规章,加上不卫生的管理方法,使食品中已存在或污染的细菌大量繁殖生长,从而破坏食品的质量。

二、食品中微生物生长的条件

食品的基本特性,如食品的营养成分、水分、pH 值、渗透压,以及食品的环境条件,温度、气体、湿度等均会影响微生物的生长。

微生物生长繁殖需要以水作为溶剂或介质。食品中水分以游离水和结合水两种形式存在。结合水(bound water)是指存在于食品中的与蛋白质、碳水化合物及一些可溶性物质,如氨基酸、糖、盐等结合的水,微生物是无法利用的。游离水(free water)是指食品中与非水成分有较弱作用或基本没有作用的水,微生物在食品上生长繁殖能利用的水是游离水,因而微生物在食品中的生长繁殖所需水不是取决于总含水量(%),而是取决于水分活度(water activity, A_w)。

A_w 是指食品中水分的有效浓度,在物理化学上水分活度是指食品的水分蒸汽压 P 与相同温度下纯水的蒸汽压 P_0 的比值,即:$A_w = P/P_0$。A_w 值介于 $0 \sim 1$ 之间。A_w 低于 0.60 时,绝大多数微生物就无法生长,故 A_w 小的食品较少出现腐败变质现象。一般说来,细菌生长条件所需的 $A_w > 0.9$,酵母为 $A_w > 0.87$,霉菌为 $A_w > 0.8$,但一些耐渗透压微生物除外。

三、食品的细菌污染

在食品中常见的细菌被称为食品细菌,食品中的细菌绝大多数是非致病菌,它们是评价食品卫生质量的重要指标,而且也是研究食品腐败变质原因、过程和控制方法的主要对象。

(一) 常见的食品细菌

1. 假单胞菌属(*Pseudomonas*) 是食品腐败性细菌的代表,为革兰阴性无芽孢杆菌,需氧,嗜冷,兼或嗜盐。广泛分布于食品中,特别是蔬菜、肉、家禽和海产品中,并可引起腐败变质。

2. 微球菌属(*Micrococus*)和葡萄球菌属(*Staphylococcus*) 均为革兰阳性、过氧化氢酶阳性球菌,嗜中温,前者需氧,后者厌氧。为食品中极为常见的菌属,可分解食品中的糖类并产生色素。

3. 芽孢杆菌属(*Bacillus*)和梭状芽孢杆菌属(*Clostridium*) 为革兰阳性菌,前者需氧或兼性厌氧,后者厌氧。它们均属嗜中温菌,兼或有嗜热菌,在自然界分布广泛,是肉类食品中常见的腐败菌。

4. 肠杆菌科(*Enterobacteriaceae*) 为革兰阴性无芽孢杆菌,需氧或兼性厌氧,为嗜中温杆菌,多与水产品、肉及蛋的腐败有关。该菌科中除志贺菌属及沙门菌属外,均是常见的食品腐败菌。

5. 弧菌属(*Vibrio*)和黄杆菌属(*Flavobacterium*) 两者均为革兰阴性直型或弯曲型杆菌,兼性厌氧,主要来自海水或淡水,可在低温和 5% 食盐中生长,故在鱼类及水产品中多见。后者与冷冻肉制品及冷冻蔬菜的腐败有关。

6. 嗜盐杆菌属(*Halobacterium*)和嗜盐球菌属(*Halococcus*) 均为革兰阴性需氧菌,嗜盐,在高浓度食盐(至少为 12%)中生长,多见于咸鱼,且可产生橙红色素。盐杆菌和盐球菌可在咸肉和盐渍食品上生长,引起食物变质。

7. 乳杆菌属(*Lactobacillus*) 经常与乳酸菌同时出现,为革兰阳性、过氧化氢酶阴性杆菌,厌氧或微需氧,主要见于乳品中,可使其腐败变质。

(二) 食品中的细菌菌相及其食品卫生学意义

将共存于食品中的细菌种类及其相对数量的构成称为食品的细菌菌相,其中相对数量较多的细菌称为优势菌。食品在细菌作用下发生变化的程度与特征主要取决于细菌菌相,特别是优势菌。食品的细菌菌相可因污染细菌的来源、食品本身理化特性、所处环境条件和细菌之间的共生与抗生关系等因素的影响而表现不同。通过食品的理化性质及其所处的环境条件可预测污染食品的菌相。

由于食品细菌菌相及其优势菌种不同,食品腐败变质引起的变化也会出现相应的特征,因此检验食品细菌菌相又可对食品腐败变质的程度及特征进行估计。

(三) 评价食品卫生质量的细菌污染指标与食品卫生学意义

反映食品卫生质量的细菌污染指标有两个方面:①菌落总数(Aerobic plate count);②大肠菌群(coliform group)。

1. 食品中菌落总数及其食品卫生学意义　菌落总数是指在被检样品的单位质量(g)、容积(ml)或表面积(cm²)内,所含有的在严格规定的条件下(培养基及其 pH 值、培育温度与时间、计数方法等)培养所生成的细菌菌落总数,以菌落形成单位(colony forming unit, cfu)表示。

菌落总数代表食品中细菌污染的数量。它虽然不一定代表细菌污染对人体健康危害的程度,但反映了食品的卫生质量,以及食品在生产加工、运输、贮藏、销售过程中的卫生措施和管理情况。食品菌落总数既是食品清洁状态的标志,也可以预测食品的耐保藏的期限。我国许多食品卫生标准中规定了食品菌落总数指标,以保证食品的卫生质量。

2. 大肠菌群及其食品卫生学意义　大肠菌群为需氧与兼性厌氧,不形成芽孢,在 35~37℃下能发酵乳糖产酸产气的革兰阴性杆菌,包括肠杆菌科的埃希菌属、柠檬酸杆菌属、肠杆菌属和克雷伯菌属。食品中大肠菌群的数量是采用相当于 100 g 或 100 ml 食品的最近似数来表示,简称为大肠菌群最近似数(maximum probable number, MPN)。这是按一定方案进行检验所得结果的统计值。我国统一采用的是样品 3 个稀释度各三管的乳糖发酵三步法,并根据各种可能的检验结果,编制相应的 MPN 检索表供实际应用。

该指标一是作为食品粪便污染的指示菌,表示食品曾受到人与温血动物粪便的污染,因为大肠菌群都直接来自人与温血动物粪便;二是作为肠道致病菌污染食品的指示菌,因为大肠菌群与肠道致病菌来源相同,且在一般条件下大肠菌群在外界生存时间与主要肠道致病菌是一致的。

四、霉菌与霉菌毒素对食品的污染及其预防

(一) 霉菌与霉菌毒素概述

霉菌(molds)是对一部分真菌(Eumycetes)的俗称。霉菌是菌丝体比较发达而没有较大子实体的一部分真菌。与食品卫生关系密切的霉菌大部分属于半知菌纲(Fumgi imper fecti)中的曲霉菌属(Aspergillus Micheli)、青霉菌属(Penicillium link)和镰刀菌属(Fusarium link)。此外在食品中常见的霉菌还有毛霉属(Mucor)、根霉属(Rhizopus)、木霉属(Trichoderma)、交链孢霉属(Alternaria)和芽枝霉属(Cladosporium)等。

霉菌毒素(mycotoxin)是指霉菌在其所污染的食品中产生的有毒的代谢产物。霉菌毒素通常具有耐高温,无抗原性,主要侵害实质器官的特性。人和动物一次性摄入含大量霉菌毒素的食物常会发生急性中毒,而长期摄入含少量霉菌毒素的食物则会导致慢性中毒,有致癌性霉菌

毒素摄入可引起癌症。

1. 霉菌产毒的特点

(1) 霉菌产毒只限于少数的产毒霉菌,而产毒菌种中也只有一部分菌株产毒。至于同一菌种中存在产毒能力不同的菌株可能是取决于菌株本身的生物学特性、外界条件的不同,或两者兼有之。

(2) 同一产毒菌株的产毒能力有可变性和易变性,如产毒菌株经过累代培养可完全失去产毒能力,而非产毒菌株在一定条件下可出现产毒能力。

(3) 产毒菌种所产生的霉菌毒素不具有严格的专一性,即一种菌种或菌株可以产生几种不同的毒素,而同一霉菌毒素也可由几种霉菌产生,如杂色曲霉毒素可由杂色曲霉、黄曲霉和构巢曲霉产生,又如岛青霉可以产生黄天精、红天精、岛青霉毒素以及环氯素等几种毒素。

2. 霉菌产毒的条件

(1) 基质:霉菌在天然食品上比在人工合成的培养基上更易繁殖,而且不同的霉菌菌种易在不同的食品中繁殖,即各种食品中出现的霉菌以一定的菌种为主,如玉米与花生中黄曲霉及其毒素检出率高,小麦和玉米以镰刀菌及其毒素污染为主,青霉及其毒素主要在大米中出现。

(2) 水分:粮食水分为 17%～18% 是霉菌繁殖产毒的最佳条件。一般来说,粮食类水分在14% 以下,大豆类在 11% 以下,干菜和干果品在 30% 以下,微生物是较难生长的。粮食 A_w 降至 0.7 以下,一般霉菌均不能生长。

(3) 湿度:在不同的相对湿度中,易于繁殖的霉菌不同。例如相对湿度在 80% 以下时,主要是干生性霉菌(灰绿曲霉、局限青霉、白曲霉)繁殖;相对湿度为 80%～90% 时,主要是中生性霉菌(大部分曲霉、青霉、镰刀菌属)繁殖;而相对湿度在 90% 以上时,主要为湿生性霉菌(毛霉、酵母属)繁殖。

(4) 温度:大多数霉菌繁殖最适宜的温度为 25～30℃,在 0℃ 以下或 30℃ 以上时,不能产毒或产毒能力减弱。但梨孢镰刀菌、尖孢镰刀菌、拟枝孢镰刀菌和雪腐镰刀菌的适宜产毒温度为0℃ 或 −7～−2℃;而毛霉、根霉、黑曲霉、烟曲霉繁殖的适宜温度为 25～40℃。

(5) 通风情况:大部分霉菌繁殖和产毒需要有氧条件,但毛霉、庆绿曲霉是厌氧菌并可耐受高浓度的 CO_2。

3. 主要产毒霉菌及主要霉菌毒素

(1) 主要产毒霉菌:目前已知的产毒霉菌主要有:①曲霉菌属中的黄曲霉(*Aspergillus flavus*)、赭曲霉(*A. ochraceus*)、杂色曲霉(*A. versicolor*)、烟曲霉(*A. fumigatus*)、构巢曲霉(*A. nidulans*)和寄生曲霉(*A. parasiticus*)等;②青霉菌属中的岛青霉(*Penicillium islandicum*)、桔青霉(*P. citrinum*)、黄绿青霉(*P. citreoviride*)、扩展青霉(*P. expansum*)、圆弧青霉(*P. cyclopium*)、皱褶青霉(*P. rugulosum*)和荨麻青霉(*P. urticae*)等;③镰刀菌属中的梨孢镰刀菌(*Fusarium poae*)、拟枝孢镰刀菌(*F. sporotrichioides*)、三线镰刀菌(*F. tricinctum*)、雪腐镰刀菌(*F. nivale*)、粉红镰刀菌(*F. roseum*)、禾谷镰刀菌(*F. graminearum*)等。其他还有绿色木霉(*Trichoderma uiride*)、漆斑菌属(*Myrothecium toda*)、黑色葡萄状穗霉(*Stachybotus corda*)等。

(2) 主要霉菌毒素:目前已知的霉菌毒素约有 200 种。比较重要的有黄曲霉毒素、赭曲霉素、杂色曲霉素、岛青霉素、黄天精、环氯素、展青霉素、桔青霉素、皱褶青霉素、青霉酸、单端孢霉烯族化合物、玉米赤霉烯酮等。目前按毒素产生的来源对霉菌毒素进行分类。

（二）黄曲霉毒素

黄曲霉毒素（aflatoxin，AF 或 AFT）是黄曲霉和寄生曲霉的代谢产物。

1. **化学结构及性质** AF 是一类结构类似的化合物，分子量是 312~346，其基本结构都有二呋喃环和香豆素（氧杂萘邻酮），在紫外线下都发生荧光，根据荧光颜色及其结构分别命名为 B_1、B_2、G_1、G_2、M_1、M_2 等，B_1、B_2 呈蓝色，G_1 呈绿色，G_2 呈绿蓝色，M_1 呈蓝紫色，M_2 呈紫色。目前已分离鉴定出的有 20 余种，其中毒性较强的有 6 种，其化学结构式见图 8-1-1。AF 的毒性与其结构有关，凡二呋喃环末端有双键者毒性较强并有致癌性。AF 的毒性顺序如下：$B_1 > M_1 > G_1 > B_2 > M_2$。

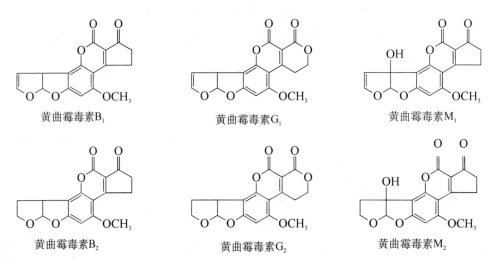

图 8-1-1 几种黄曲霉毒素的结构式

2. **产毒条件和对食品的污染** 黄曲霉生长产毒的温度范围是 12~42℃，最适产毒温度为 28~32℃，最适 A_w 值为 0.93~0.98。

AF 污染可发生在多种食品上，其中以玉米、花生和棉籽油最易受到污染，其次是稻谷、小麦、大麦、豆类等。除粮油食品外，我国还有干果类食品，如胡桃、杏仁、榛子；动物性食品，如奶及奶制品、肝、干咸鱼等以及干辣椒中也有 AF 污染的报道。大规模工业生产的发酵制品，如酱、酱油中一般无污染，但家庭自制发酵食品曾报道有 AF 产生。在我国南方高温、高湿地区一些粮油及其制品容易受到 AF 污染，而华北、东北和西北除个别样品外，一般不会受到 AF 污染。

3. **代谢途径与代谢产物** AFB_1 在体内的主要代谢途径为羟化、脱甲基和环氧化反应（图 8-1-2）。AFM_1 是 AFB_1 在肝微粒体酶催化下的羟化产物。最初在牛、羊的奶中发现，如给羊喂含 AFB_1 的饲料，7 h 内奶中即有 AFM_1 和少量 AFB_1。停喂该种饲料 5 天后，AFM_1 不再出现。

AF 的代谢产物除 AFM_1 大部分从奶中排出外，其余可经尿、粪及呼出的 CO_2 排泄。动物摄入 AF 后肝脏中含量最多，可为其他器官组织的 5~15 倍，在肾、脾、肾上腺中亦可检出，有极微量存在于血液中，肌肉中一般不能检出。AF 如不连续摄入，一般不在体内蓄积。一次摄入 AF 后，约经 1 周的时间大部分即可经呼吸、尿、粪等途径排出。

4. **毒性**

（1）急性毒性：AF 是一种剧毒物质，对鱼、鸡、鸭、鼠类、兔、猫、猪、牛、猴及人均有极强的毒

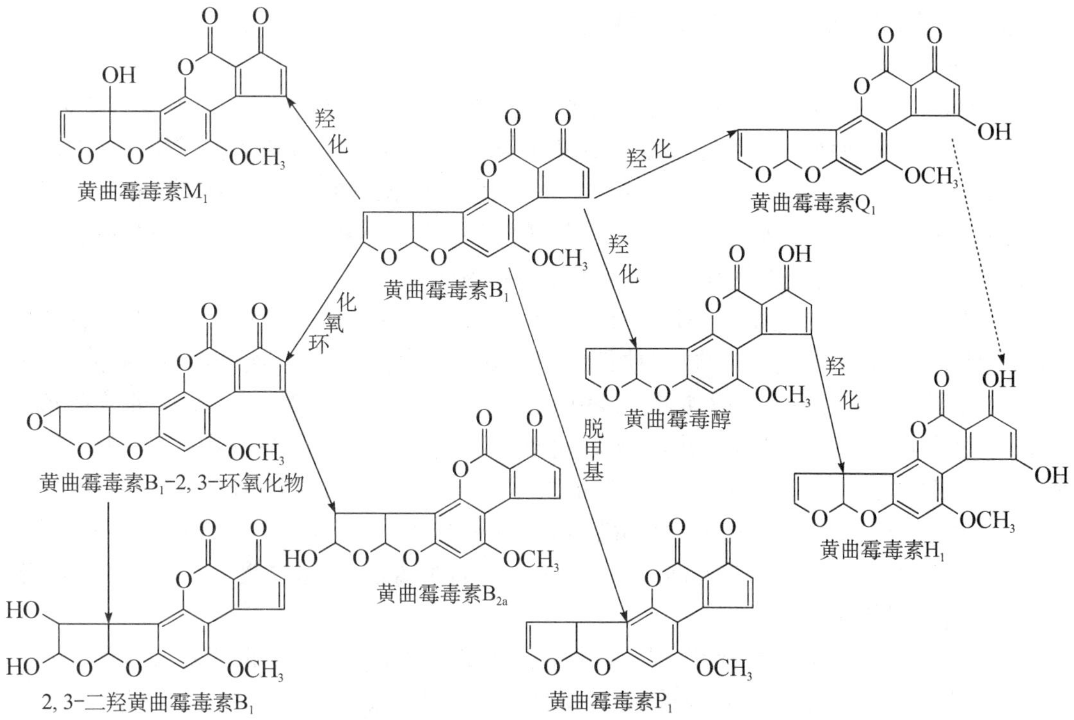

图 8-1-2 黄曲霉毒素 B₁ 的代谢途径

性。鸭雏和幼龄的鲑鱼对 AFB₁ 最敏感,其次是鼠类和其他动物。多数的敏感动物在摄入毒素之后的 3 天内死亡,在死后解剖中发现它们的肝脏均有明显损伤,可见肝实质细胞坏死、胆管上皮增生、肝脂肪浸润及肝出血等急性病变。

AF 亦可引起人的急性中毒,最典型事例为 1974 年印度两个邦中 200 个村庄暴发了 AF 中毒性肝炎。该次中毒的发病人数近 400 人,症状为发热、呕吐、厌食、黄疸,以后出现腹水、水肿,甚至死亡,在尸检中可见到肝胆管增生。急性毒性主要表现为肝细胞变性、坏死、出血以及胆管增生,在几天或几十天内死亡。中毒者都是因食用了霉变的玉米所致,检测发现这些霉变玉米中 AFB₁ 的含量为 6.25～15.6 mg/kg。推算每人每天平均摄入 AFB₁ 为 2～6 mg。

(2) 慢性毒性:小剂量长期摄入 AF 产生慢性毒性,主要表现为动物生长障碍,肝脏出现亚急性和慢性损害,如肝实质细胞变性和灶性坏死、肝实质细胞增生以及胆管的囊性增生等。

大鼠一次给予 AFB 17 mg/kg 后 1～7 h 就明显地刺激线粒体中磷酸肌醇的代谢,磷脂酰肌醇 3,4,5-三磷酸盐升高,同时伴有 PI-3 激酶活性增加。与细胞凋亡有关的 PI-3 激酶变化可能是 AFB₁ 毒性或致癌性的早期阶段。

小剂量长期摄入 AF 产生慢性毒性,主要表现为动物生长障碍,肝脏出现亚急性或慢性损伤,肝功能降低,出现肝硬化。其他症状表现为体重减轻、生长发育迟缓、食物利用率下降、母畜不孕或产仔减少等。此外,AF 还可使碱性磷酸酶、转氨酶和枸橼酸脱氢酶活性升高,肝中脂肪含量升高,肝糖原降低,血浆白蛋白降低,白蛋白与球蛋白(A/G)比值下降,肝内维生素 A 含量减少等。

(3) 致癌性:黄曲霉毒素是目前已知的最强的致癌物。所用的实验模型包括啮齿类、灵长类和鱼类的许多种类动物。肝脏作为主要的靶器官,长期持续摄入较低剂量的黄曲霉毒素或短时间较大剂量的黄曲霉毒素,都可诱发原发性肝细胞肝癌。动物实验中其他器官的肿瘤也有发生,如前胃肿瘤、纤维瘤、肾小管腺瘤、泪腺癌、垂体腺瘤、睾丸间质细胞瘤、甲状腺瘤等。

5. 预防措施

(1) 食品防霉:是预防食品被 AF 污染的最根本措施。要利用良好的农业生产工艺,从田间开始防霉;在收获时要及时排除霉变玉米棒;脱粒后的玉米要及时晾晒。要控制粮粒的水分在 13% 以下,通常玉米在 12.5% 以下,花生仁在 8% 以下;保藏时要注意通风。有些地区试用各种防霉剂来保存粮食,但要注意其在食品中的残留及其本身的毒性。辐射防霉的同时还可提高饲料和粮食的新鲜度。选用和培育抗霉的粮豆新品种是防霉工作的一个重要方面。

(2) 去除毒素:①挑选霉粒法;②碾轧加工法,主要适用于受污染的大米;③植物油加碱去毒法,碱炼本身就是油脂精炼的一种加工方法,AF 在碱性条件下,其结构中的内酯环被破坏形成香豆素钠盐,后者溶于水,故加碱后再用水洗可去除毒素;④物理去除法,含毒素的植物油可加入活性白陶土或活性炭等吸附剂,然后搅拌静置,毒素可被吸附而达到去毒作用;⑤加水搓洗法;⑥氨气处理法,在 18 kg 氨压、72～82℃状态下,谷物和饲料中 AF 的 98%～100% 会被除去,并且使粮食中的含氮量增加,也不破坏赖氨酸;⑦紫外光照射,利用 AF 在紫外光照射下不稳定的性质,可用紫外光照射去毒。紫外光照射去毒的方法,对液体食品(如植物油)效果较好,而对固体食品效果不明显。

(3) 制定食品中 AF 限量标准:限定各种食品中 AF 含量也是减少毒素对人体危害的重要措施。我国各种主要食品中 AF 限量标准(GB 2761‐2011)如表 8‐1‐1。

表 8‐1‐1　几种食品黄曲霉毒素限量标准(μg/kg)

品　　种	限量标准		品　　种	限量标准	
	AFB$_1$	AFM$_1$		AFB$_1$	AFM$_1$
花生仁、花生仁制品	≤20		其他粮食、豆类、发酵食品	≤5	
花生油	≤20		婴幼儿配方食品	≤0.5	
玉米、玉米制品(按原料折算)	≤20		牛奶		≤0.5
稻谷、糙米、大米、其他食用油	≤10		婴儿配方食品、较大婴儿和幼儿配方食品		≤0.5

(三) 镰刀菌毒素

镰刀菌毒素是由镰刀菌产生的,已发现有十几种,按其化学结构可分为单端孢霉烯族化合物、玉米赤霉烯酮、丁烯酸内酯和伏马菌素等。

1. 单端孢霉烯族化合物　单端孢霉烯族化合物(tricothecenes)是由雪腐镰刀菌、禾谷镰刀菌、梨孢镰刀菌、拟枝孢镰刀菌等多种镰刀菌产生的一类毒素。它是引起人畜中毒最常见的一类镰刀菌毒素。目前已知在谷物中存在的单端孢霉烯族化合物主要有 T‐2 毒素、二醋酸蔗草镰刀菌烯醇(diacetoxyscirpenol, DAS)、雪腐镰刀菌烯醇(nivalenol, NIV)和脱氧雪腐镰刀菌烯醇(deoxynivalenol, DON)。该类化合物化学性质稳定,可溶于中等极性的有机溶剂,难溶于水。紫外光下不显荧光,耐热,在烹调过程中不易破坏。

(1) T‐2 毒素:是三线镰刀菌和拟枝孢镰刀菌产生的代谢产物,为 A 型单端孢霉烯族化合物。认为它是食物中毒性白细胞缺乏症(ATA)的病原物质。该病的特点是发热,鼻、喉及齿龈出血,有坏死性咽炎,进行性白细胞减少,严重时可导致败血症。

（2）二醋酸藨草镰刀菌烯醇：该毒素主要由藨草镰刀菌和木贼镰刀菌产生，为 A 型单端孢霉烯族化合物。其毒性与 T-2 毒素相似，可损害动物造血器官，使血细胞持续减少、心肌蜕变出血等。

（3）雪腐镰刀菌烯醇与镰刀菌烯酮-X：这两者均为 B 型单端孢霉烯族化合物，可引起人的恶心、呕吐、头痛、疲倦等症状，也可引起小鼠体重下降、肌肉张力下降及腹泻等。

（4）脱氧雪腐镰刀菌烯醇：该毒素也称致呕毒素（vomitoxin），主要由禾谷镰刀菌、黄色镰刀菌及雪腐镰刀菌产生。DON 是赤霉病麦中毒的主要病原物质。在单端孢霉烯族化合物中，我国粮食和饲料中常见的是 DON。人误食含 DON 的赤霉病麦（含 10%病麦的面粉 250 g）后，多在 1 小时内出现恶心、眩晕、腹痛、呕吐、全身乏力等症状，少数伴有腹泻、颜面潮红、头痛等症状。

2. 玉米赤霉烯酮　玉米赤霉烯酮（zearelenone）又称 F-2 毒素，是一类结构相似的二羟基苯酸内酯化合物，主要产毒菌株为禾谷镰刀菌。其有类雌激素样作用，可表现出生殖系统毒性作用。猪为敏感动物，雌性猪表现为外阴充血、乳腺肿大，甚至不育；雄性小猪表现为睾丸萎缩、乳腺肿大等雌性变化。由于玉米赤霉烯酮具有生殖发育毒性、免疫毒性，对肿瘤发生也有一定影响，所以日益受到重视。该毒素主要污染玉米，其次是小麦、大麦、大米等粮食作物。

3. 丁烯酸内酯　丁烯酸内酯（butenolide）在自然界发现于牧草中，牛饲喂带毒素牧草导致烂蹄病。丁烯酸内酯是三线镰刀菌、雪腐镰刀菌、拟枝孢镰刀菌和梨孢镰刀菌产生的，易溶于水，在碱性水溶液中极易水解。

4. 伏马菌素　伏马菌素（fumonisin）主要由串珠镰刀菌产生，可分伏马菌素 B_1（FB_1）和伏马菌素 B_2（FB_2）两类。食品中以 FB_1 污染为主，主要污染玉米及其制品。目前已知伏马菌素主要的危害是神经毒性作用，可引起马的脑白质软化；伏马菌素还具有慢性肾脏毒性，还可引起狒狒心脏血栓等。动物实验表明，伏马菌素具有促癌及致癌作用，主要引起原发性肝癌。

5. 对镰刀菌毒素毒素污染的预防措施　防霉去毒、加强检测及制定食品中限量标准。我国（GB 2761-2011）制定了小麦、玉米及其制品中 DON 的限量标准，均为 1 000 $\mu g/kg$；小麦、小麦粉、玉米、玉米面（渣、片）中玉米赤霉烯酮的限量标准，均为 60 $\mu g/kg$。

（四）赭曲霉毒素

赭曲霉毒素 A（ochratoxin A，OTA）是赭曲霉毒素中的一种，赭曲霉毒素为 7 种结构相关的一组霉菌代谢产物，包括赭曲霉毒素 A、B、C 和 D 等。食品中污染的主要是赭曲霉毒素 A。赭曲霉毒素 A 是已知的毒性较强的物质，可由赭曲霉、洋葱曲霉、鲜绿青霉、圆弧青霉、变幻青霉等产生。

赭曲霉毒素 A 的急性毒性很强，大鼠经口 LD_{50} 为 20～22 mg/kg。研究表明，赭曲霉毒素 A 不仅具有免疫毒性、肾毒性和肝毒性，并且还有致畸、致突变和致癌作用。赭曲霉毒素主要污染玉米、大豆、可可豆、大麦、柠檬类水果、腌制的火腿、花生、咖啡豆等。

（五）展青霉素

产生展青霉素（patulin）的菌种包括曲霉和青霉中的棒曲霉、土曲霉和巨大曲霉、扩展青霉、荨麻青霉、细小青霉等。展青霉素可存在于霉变的面包、香肠、水果（包括香蕉、梨、菠萝、葡萄和桃子）、苹果汁、苹果酒和其他产品中。

展青霉毒素对小鼠经口 LD_{50} 为 35 mg/kg。小鼠中毒死亡的主要病变为肺水肿、出血，肝、脾、肾淤血，中枢神经系统亦有水肿和充血。日本曾发生展青霉素污染饲料引起的奶牛中毒事件，主要表现为上行性神经麻痹、脑水肿和灶性出血。展青霉素对大鼠和小鼠未显示出致畸作用,但对鸡胚却有明显的致畸作用。对展青霉素的致癌作用尚需进一步研究。

展青霉素预防的首要措施仍然是防霉并制定食品限量标准。国外对多数食品制定的展青霉素限量标准为 $50\ \mu g/kg$。我国现有的限量标准(GB 2761 – 2011)是水果及其制品(果丹皮除外)、果蔬汁类饮料、酒类,为 $50\ \mu g/kg$。

五、食品的腐败变质

食品腐败变质(food spoilage)是指食品在微生物为主的各种因素作用下,造成其原有化学性质或物理性质发生变化,降低或失去其营养价值和商品价值的过程。如肉、鱼、禽、蛋的腐臭,粮食的霉变,蔬菜水果的溃烂,油脂酸败等。

(一) 食品腐败变质的原因和条件

食品腐败变质是以食品本身的组成和性质为基础,在环境因素影响下,主要由微生物的作用而引起,是食品本身、环境因素和微生物三者互为条件、相互影响、综合作用的结果。

1. 食品本身的组成和性质

(1) 食品本身:食品本身就是动植物组织的一部分,在宰杀或收获后一定时间内其所含酶类要继续进行一些生化过程,如肉和鱼类的后熟、蔬菜和水果的呼吸等。食品组织中的酶类可引起食品组成成分的分解,加速腐败变质。

(2) 食品的营养成分:食品含有蛋白质、碳水化合物、脂肪、无机盐、维生素和水分等丰富的营养成分,是微生物的良好培养基,因而微生物污染食品后很容易迅速生长繁殖,造成食品的变质。由于不同的食品中,上述各种成分的比例差异很大,而各种微生物分解各类营养物质的能力不同,决定了食品腐败变质的进程及特征。

(3) 食品的氢离子浓度:食品 pH 值高低是制约微生物生长、影响食品腐败变质的重要因素之一。大多数细菌最适生长的 pH 值是 7.0 左右,酵母菌和霉菌生长的 pH 值范围较宽,因而非酸性食品适合于大多数细菌及酵母菌、霉菌的生长;细菌生长下限的 pH 值一般在 4.5 左右,pH 值 3.3~4.0 以下时仅个别耐酸细菌如乳杆菌属尚能生长,故酸性食品的腐败变质主要是酵母和霉菌的生长。

(4) 食品的水分:食品中水分含量是影响微生物繁殖及引起腐败变质的重要因素,一般情况下食品的 A_w 值越小,微生物越难繁殖,食品越不易腐败变质。

(5) 食品的渗透压:渗透压与微生物的生命活动有一定的关系。如将微生物置于低渗溶液中,菌体吸收水分发生膨胀,甚至破裂;若置于高渗溶液中,菌体则发生脱水,甚至死亡。在食品中加入不同量的糖或盐,可以形成不同的渗透压。所加的糖或盐越多,则渗透压越大,食品的 A_w 值就越小。

(6) 食物的状态:食品组织溃破和细胞膜碎裂为微生物的广泛侵入与作用提供了条件,因而促进食品的腐败变质;食品的状态及所含的不稳定物质也对食品的腐败变质起作用。外观完好无损的食品,一般不易发生腐败,如没有破碎和伤口的马铃薯、苹果等可以放置较长时间。

2. 微生物 微生物的污染是导致食品发生腐败变质的根源。在食品腐败变质过程中起重要作用的是细菌、酵母和霉菌,尤其是细菌更占优势。

3. 环境因素 食品所处环境的温度、湿度、阳光(紫外线)的照射等对食品的腐败变质均有直接作用,对食品的保藏有重要影响。

(1) 温度:根据微生物对温度的适应性,可将微生物分为嗜冷、嗜温、嗜热三大类。每一类群微生物都有最适宜生长的温度范围,但这 3 类微生物又都可以在 20~30℃ 生长繁殖,当食品处于这种温度的环境中,各种微生物都可生长繁殖而引起食品的变质。

(2) 氧气:微生物与 O_2 有着十分密切的关系。一般来讲,在有氧的环境中,微生物进行有氧呼吸,生长、代谢速度快,食品变质速度也快;缺乏 O_2 条件下,由厌氧性微生物引起的食品变质,速度较慢。O_2 存在与否决定兼性厌氧微生物是否生长和生长速度的快慢。

(3) 湿度:对于微生物生长和食品变质来讲,空气中的湿度起着重要的作用,尤其是未经包装的食品。

(二) 食品腐败变质的化学过程

食品腐败变质的过程即是在微生物、食品酶和其他因素作用下导致食品组成成分分解的过程。

1. **食物中蛋白质的分解**　食物中的蛋白质在细菌的蛋白酶(protease)和肽链内切酶(endo-peptidase)等作用下,先后分解为胨、肽,并经断链形成氨基酸。氨基酸及其他含氮的低分子物质在相应酶的作用下进一步分解,如酪氨酸、组氨酸、精氨酸和鸟氨酸在细菌脱羧酶的作用下分别生成酪胺、组胺、尸胺及腐胺,后两者均具有恶臭气味;色氨酸脱羧基后形成色胺,又可脱掉氨基形成甲基吲哚而具有粪臭味;含硫的氨基酸在脱硫酶作用下可脱掉硫,产生具有恶臭味的硫化氢,食品表现出腐败变质的特征。

2. **食品中脂肪的酸败**　脂肪的腐败程度受脂肪酸的饱和程度、紫外线、氧、水分、天然抗氧化物质、食品中微生物的解酯酶等多种因素的影响。此外,铜、铁、镍等金属离子及油料中的动植物残渣均有促进油脂酸败的作用。油脂酸败的化学过程复杂,但主要是经水解与氧化产生相应的分解产物。

在脂肪分解的早期,酸败尚不明显,但产生的过氧化物和氧化物使脂肪的过氧化物值上升,其后则由于形成各种脂酸而使油脂酸价升高;当不同脂肪酸在不同条件下发生醛酸败与酮酸败时,可产生醛、酮等羰基化合物,它们能使酸败的油脂产生特殊的刺激性臭味,即所谓的"哈喇"气味。在油脂酸败过程中,脂肪酸的分解可使其固有的碘价、凝固点、比重、折光率、皂化价等发生变化。

不饱和脂肪酸含量越高的食品越容易氧化,脂类经自动氧化形成的自由基,不仅引起必需脂肪酸的破坏,而且造成维生素和色素的破坏。油脂氧化还产生具有毒性、致癌、致突变等作用的化合物。

3. **碳水化合物的分解**　粮食、蔬菜、水果和糖类及其制品腐败变质时,主要是碳水化合物在微生物或动植物组织中酶的作用下,经过产生双糖、单糖、有机酸、醇、醛等一系列变化,最后分解成二氧化碳和水。这个过程的主要变化是酸度升高,也可伴有其他产物所特有的气味。

(三) 食品腐败变质的鉴定指标

食品腐败变质的鉴定一般采用感官、物理、化学和微生物 4 个方面的指标。

1. **感官鉴定**　通过视觉、嗅觉、触觉、味觉、组织形态对食品卫生质量的鉴定,称为食品的感官鉴定。食品初期腐败时会产生腐败臭味,发生颜色的变化(褪色、变色、着色、失去光泽等),出现组织变软、变黏等现象。这些都可以通过感官分辨出来,一般还是很灵敏的。

2. **化学鉴定**

(1) 挥发性盐基总氮(total volatile basic nitrogen,TVBN):指食品水浸液在碱性条件下能与水蒸气一起蒸馏出来的总氮量,即在此种条件下能形成氨的含氮物。研究表明,TVBN 与食品腐败变质程度之间有明确的对应关系。TVBN 也适用于大豆制品腐败变质的鉴定。在我国食品安全标准中该指标现已被列入鱼、肉类蛋白腐败鉴定的化学指标。

（2）三甲胺：三甲胺是季胺类含氮物经微生物还原产生的，新鲜鱼虾等水产品、肉中没有三甲胺。可用三甲胺指标反映鱼、虾等水产品的新鲜程度。

（3）组胺：鱼贝类可通过细菌分泌的组氨酸脱羧酶使组氨酸脱羧生成组胺。当鱼肉中的组胺达到 $4\sim10$ mg/100 g，可引起变态反应样的食物中毒。

（4）K 值（K value）：是指 ATP 分解的肌苷（HxR）和次黄嘌呤（Hx）低级产物占 ATP 系列分解产物 ATP＋ADP＋AMP＋IMP＋HxR＋Hx 的百分比，K 值主要适用于鉴定鱼类早期腐败。若 K≤20％，说明鱼体绝对新鲜；K≥40％时，鱼体开始有腐败迹象。

（5）pH 值的变化：食品中 pH 值的变化，一方面可由微生物的作用或食品原料本身酶的消化作用使食品中 pH 值下降；另一方面也可以由微生物的作用所产生的氨而促使 pH 值上升。一般腐败开始时，食品的 pH 值略微降低，随后上升，因此多呈现 V 字形变动。

3. 物理指标　主要根据食品中蛋白质分解时低分子物质增多这一现象，可测定食品浸出物量、浸出液电导度、折光率、冰点、黏度等指标。其中肉浸液的黏度测定尤为敏感，能反映腐败变质的程度。

（四）食品腐败变质的卫生学意义与处理原则

腐败变质的食品首先是带有使人们难以接受的感官性状，如刺激气味、异常颜色、酸臭味道和组织溃烂、黏液污秽感等；其次是营养成分分解，营养价值严重降低。腐败变质食品一般都有大量微生物繁殖，因而增加了致病菌和产毒霉菌等存在的机会，可引起人体不良反应或食物中毒；由于菌量增多，亦可使某些致病性微弱的细菌引起人体的不良反应，甚至中毒。

由于引起食品腐败变质的原因和条件相当复杂多变，而食品成分分解的化学过程及其形成产物也变化不定，因此对腐败变质食品的处理需要充分考虑具体情况，必须以确保人体健康为原则，其次也要考虑经济利益。如轻度腐败的肉、鱼类，通过煮沸可以消除异常气味，部分腐烂的水果和蔬菜可拣选分类处理，单纯感官性状发生变化的食品可加工处理等。但明显发生腐败变质的食物应坚决废弃。

六、防止食品腐败变质的措施

食品保藏的基本原理是改变食品的温度、水分、氢离子浓度、渗透压以及采用其他抑菌杀菌的措施，将食品中的微生物杀灭或减弱其生长繁殖的能力。

（一）食品的低温保藏

食品在低温下本身酶活性及化学反应得到延缓，食品中残存微生物生长繁殖速度大大降低或完全被抑制，在一定的期限内可较好地保持食品的品质。

1. 食品的冷藏　冷藏的温度一般设定在 $-1\sim10$℃范围内。病原菌和腐败菌大多为中温菌，在 10℃以下难于生长繁殖，食品内原有酶的活性大大降低，因此冷藏可延缓食品的变质。

2. 食品的冷冻保藏　冷冻保藏是指在 -18℃以下保藏。当食品处于冰冻时，细胞内游离水形成冰晶体，水分活性 A_w 值降低，微生物失去了可利用的水分；食品组织细胞内细胞质因浓缩而增大黏性，引起 pH 值和胶体状态的改变，从而使微生物的活动受到抑制，甚至死亡；微生物细胞内的水结为冰晶，冰晶体对细胞也有机械性损伤作用，也直接导致部分微生物的裂解死亡。快速冻结有利于保持食品（尤其是生鲜食品）的品质。

（二）食品的加热杀菌保藏

食品通过加热杀菌和使酶失活，从而达到保藏的目的。食品加热杀菌的方法很多，主要有巴氏消毒法、加压杀菌、超高温瞬时杀菌和微波杀菌等。

1. **巴氏消毒法**　巴氏杀菌是指通过加热以达到杀灭所有致病菌和破坏及降低一些食品中腐败微生物数量为目的的一种杀菌方式。但其仅能杀死微生物的营养体(包括病原菌),而不能完全灭菌。采用巴氏杀菌法的食品有牛奶、pH 4 以下的蔬菜和果汁罐头、啤酒、醋、葡萄酒等。

2. **加压杀菌**　常用于肉类制品、中酸性、低酸性罐头食品的杀菌。通常的温度为 $100 \sim 121℃$(绝对压力为 0.2 MPa),当然杀菌温度和时间随罐内物料、形态、罐形大小、灭菌要求和贮藏时间而异。在罐头行业中,常用 D 值和 F 值来表示杀菌温度和时间。D 值:是指在一定温度下,细菌死亡 90%(即活菌数减少一个对数周期)所需要的时间(min)。$121.1℃$($250℉$)的 D 值常写作 Dr。F 值:是指在一定基质中,在 $121.1℃$ 下加热杀死一定数量的微生物所需要的时间(min)。由于罐头种类、包装规格大小及配方的不同,F 值也就不同,故生产上每种罐头都要预先进行 F 值测定。

3. **超高温瞬时杀菌**　超高温瞬时杀菌法(ultra high temperature for short times，UHT)能杀灭大量细菌及耐高温的嗜热芽孢梭菌的芽孢,但又不影响食物质量。如牛乳在高温下保持较长时间,易发生一些不良的化学反应。如蛋白质和乳糖发生美拉德反应、蛋白质分解而产生 H_2S 的不良气味、糖类焦糖化而产生异味、乳清蛋白质变性、沉淀等,采用超高温瞬时杀菌既能方便工艺条件,满足灭菌要求,又能减少对牛乳品质的损害。

(三) 食品的高渗保藏

1. **盐腌法**　向食品中加入食盐,使其成为高渗以杀灭食品中存在的微生物,常见的有腌鱼、腌菜、腌肉、咸蛋等,加入食盐量约为食物的 15%～20%,大多数腐败菌与致病菌在含食盐15%情况下,都难生长。但盐腌只是一种抑菌手段,必须同时重视其他卫生条件,才能达到保藏食品的目的。盐腌前,食品必须新鲜;食盐要纯净,浓度要足够;而且食品内食盐浓度尚未达到足够浓度前,要保持在低温下存放并防止污染。盐腌时有一定数量营养素损失。

2. **糖渍法**　糖渍食品本来主要是改善食品风味的一种加工方法,由于加入大量的糖,构成能抑菌的高渗,故有一定防腐作用。糖的浓度在 50%以上时,方能抑制肉毒杆菌的生长,如要制止其他腐败菌及霉菌生长,糖的浓度需达到 70%。某些酵母能耐很高的渗透压,并能在食糖浓度很高的食品中生长繁殖,可使蜂蜜、果子酱和一些糖果变质。由于糖极易从环境中吸受水分而降低渗透压,因此,糖渍食品应密封保藏防止受潮,否则易变质。

3. **提高酸度**

(1) 酸渍法:利用食用酸保藏食品,在食用酸中多选用乙酸,浓度为 1.7%～2%时,其 pH为 2.3～2.5,该 pH 值可抑制或杀灭绝大部分腐败菌的生长;浓度为 5%～6%时可使大部分芽孢菌死亡。酸渍食品的变质多由酵母、霉菌和个别耐酸菌所引起。

(2) 酸发酵法:利用一些能发酵产酸的微生物,使其食品中发酵产酸,提高食品的酸度。最常用的是乳酸菌。酸发酵食品的质量主要取决于酸发酵过程中的食品微生物相,即乳酸菌必须优势于使食品腐败变质的其他微生物。为此,应保持清洁,减少污染,保持容器密闭和0.6%以上的酸度,创造厌氧条件,以利于乳酸菌的繁殖而抑制其他细菌。

(四) 食品的干燥脱水保藏

食品干燥保藏的机制是降低食品水分至某一含量以下,抑制可引起食品腐败微生物的生长。通常将含水量在15%以下或 A_w 值在 0～0.60 的食品称为干燥、脱水或低水分含量食品。

脱水方式主要有脱水干燥和浓缩方法。常用干燥方法有晒干、阴干、烟熏、空气对流脱水(热风干燥)、接触干燥脱水、泡沫干燥、真空脱水、辐照脱水和冷冻脱水等,以真空冷冻脱水效果最优。常用浓缩方法有膜渗透、蒸发等,或利用盐、糖等添加剂来调节食品的水分活度,如糖渍、盐渍等。

(五) 食品的防腐剂保藏

常用的食品防腐添加剂有防腐剂、抗氧化剂,防腐剂用于抑制或杀灭食品中引起腐败变质微生物,抗氧化剂可用于防止油脂酸败。

(六) 食品辐照保藏

食品的辐照保藏是指用放射线辐照食品,借以延长食品保藏期的技术。辐射线主要包括紫外线、X 射线和 γ 射线等。其中紫外线穿透力弱,只有表面杀菌作用;而 X 射线和 γ 射线(比紫外线波长更短)是高能电磁波,能激发被辐照物质的分子,使之引起电离作用,进而影响生物的各种生命活动。当用一定剂量的 γ 射线或电子加速器产生的低于 10 兆电子伏(MeV)电子束辐照食品时,通过直接或间接的作用引起微生物 DNA、RNA、蛋白质、脂类等有机分子中化学键的断裂,导致微生物死亡。目前用于加工和实验用的辐照源有 ^{60}Co 和 ^{137}Cs 产生的 γ 射线,以及电子加速器产生的低于 10 兆电子伏(MeV)的电子束。

根据不同目的和不同食品类别,辐照剂量各不相同。国际原子能机构(IAEA)统一规定食品辐照灭菌剂量:①辐照灭菌(radappertization),剂量达 10~50 kGy,可以杀灭物料中一切微生物;②辐照消毒(radicidation),剂量在 5~10 kGy,以消除无芽孢的致病菌;③辐照防腐(radurization),剂量在 5 kGy 以下,以杀死腐败菌,延长保存期为目的。辐照杀菌一般不能灭活食品中的酶,灭活酶的剂量要比杀死微生物的剂量高 5~10 倍,甚至 20 倍。所以,辐照杀菌食品酶活性可能依然存在。

食品辐照保藏工艺较其他保藏工艺具有一些优点:①辐照食品温度基本不上升,可保留较多营养素而有冷灭菌之称;②食品可在严密包装后辐照,对竹木纸、人造纤维、塑料薄膜、玻璃、金属等包装材料都适用,因而既可成批连续辐照,操作方便,又无后污染之虞;③常用的 ^{60}Co 是原子反应堆的副产品,利用其不断蜕变放出的 γ 射线辐照,所以一次性投资后,日常费用较少,也无额外能源消耗。

辐照食品的管理涉及 3 个方面,即辐照设施安全性管理、食品卫生管理和有关辐照工艺和剂量管理。FAO/WHO 食品法典委员会提出了《辐照食品通用标准》和《用于处理食品辐照设施的实施细则》。我国对辐照食品的卫生安全管理是依照卫生部 1996 年发布的《辐照食品卫生管理办法》执行的,该办法结合了有关《中华人民共和国放射性同位素与射线装置放射防护条例》等有关法律法规。

(郭红卫)

第二节　食品的化学性污染及其预防

食品的化学性污染种类众多,较常见的有农药和兽药、有毒金属、N-亚硝基化合物、多环芳烃类化合物、杂环胺类化合物、丙烯酰胺、环境持久性有机污染物、氯丙醇等。

一、农药和兽药的残留及其预防

(一) 农药和农药残留

我国《农药管理条例》(国务院令第 326 号,2001)对农药(pesticide)给出的定义,是指用于预防、消灭或者控制危害农业、林业的病、虫、草和其他有害生物以及有目的地调节植物、昆虫生长的化学合成或者来源于生物、其他天然物质的一种物质或者几种物质的混合物及其制剂。

目前全球正在使用的农药及其制剂近千余种,我国年使用农药约 100 吨,居世界首位。农药的使用已成为现代农业和畜牧业必不可少的环节,国内外各地资料显示如完全不使用农药则收获量平均减少 20%～70%,农药对于提高产量、农业增产增收,增加食物供应起到非常重要的贡献。但另一方面,农药的使用尤其是过量且大范围的使用,可能导致食物、水、环境的严重污染,破坏生态平衡,对人体造成损伤。因此农药的使用应尽可能少用、限用。

由于使用农药而残存于食品、动物饲料、农产品或其他生物体、及环境中的各种农药母体、代谢物、降解物、衍生物和杂质统称为农药残留(pesticide residues)。

1. **农药的分类** 根据不同的分类原则可将农药分为多种不同的类别。一般而言,农药按用途可分为除草剂、杀虫剂、杀菌剂、杀鼠剂、熏蒸剂、植物生长调节剂和昆虫不育剂等;按来源可分为矿物源农药(无机化合物)、生物源农药(天然有机物、抗生素、微生物)及化学合成农药三大类;按化学组成及结构可分为有机磷、氨基甲酸酯类、拟除虫菊酯类、有机氯、有机汞、有机砷等多种类型;按农药对大鼠经口和经皮急性毒性(半数致死量 LD_{50})的大小可分为剧毒类、高毒类、中等毒类和低毒类农药;按农药残留特性和在环境中半衰期可分为高残留类、中等残留类和低残留类农药。

2. **食品中常见农药残留的来源**

(1) 施用农药对作物的直接污染:包括黏附在表面的表面黏附污染和被吸收而分布到植株中的内吸性污染,前者一般可被清洗掉,因此又被称为可清除残留,后者则不宜被清除。农药施用导致的直接污染和农药的性质、剂型、施用方式和次数,以及气象调节和农作物的品种均有关。

(2) 作物从污染的环境中吸收农药:由于喷洒农药和工业"三废"的污染,部分农药在生态环境中残留,进入水、土壤、空气等环境,农作物便可从中吸收农药。作物对农药的吸收与植物的种类、根系情况和食用部分,农药的剂型、施用方式和用量,土壤的种类、结构和酸碱度,环境中的有机物和微生物的种类和含量等因素有关。

(3) 通过食物链污染食品:如受农药污染的饲料可导致肉、乳和蛋类食品的污染;又如某些不易降解的高残留农药可经过生物富集作用通过食物链污染食品并最终进入人体。

(4) 其他来源:包括粮库使用熏蒸剂;食品加工、运输、销售过程中的污染;事故性污染;畜牧业直接施用农药导致禽畜体内污染等。

3. **食品中常见的农药残留及其毒性**

(1) 有机磷农药:有机磷农药是目前使用量最大的杀虫剂,部分也可用作杀菌剂和杀线虫剂。常用的有敌敌畏、美曲膦酯(敌百虫)、乐果、马拉硫磷、杀螟松等。此类农药的化学性质较不稳定、易降解,属于低残留农药,在生物体内的蓄积性较低。

有机磷农药是我国目前使用的最主要农药,过量接触对人体既可能有急性中毒的风险,也可能造成慢性损害。有机磷农药属于神经毒制剂,早期使用的品种毒性较大,但目前使用的类别以低毒类为主。急性中毒时可与体内的胆碱酯酶结合,使其丧失对乙酰胆碱的分解能力,造成体内乙酰胆碱的蓄积,从而导致胆碱能神经的过度兴奋而出现相应的中毒症状。急性中毒根据症状可分为轻、中、重 3 级,主要表现为头晕、头痛、恶心、呕吐、多汗、胸闷无力、视力模糊、瞳孔缩小、肌束震颤、呼吸困难、意识障碍等症状,重者可出现青紫、肺水肿、脑水肿、呼吸衰竭,甚至死亡。部分有机磷农药(如美曲膦酯、乐果、马拉硫磷、对硫磷等)有迟发性神经毒性,即在急性中毒后的第二周出现神经症状,主要表现为下肢软弱无力、运动失调及神经麻痹等。有机磷农药的慢性毒性可能造成神经系统、血液系统和视觉的损害,某些农药被认为具有致突变作用。

(2) 氨基甲酸酯类农药:氨基甲酸酯类农药主要被用作杀虫剂或除草剂,常用的有西维因、涕灭威、克百威、禾大壮、哌草丹等。此类农药优点是对虫害选择性强,药效快,对温血动物、鱼类和人的毒性较低,易被土壤微生物分解,不易在体内蓄积。此类农药多为中等毒或低毒物质,急性中毒毒性机制与有机磷农药类似,也是胆碱酯酶抑制导致胆碱能神经兴奋造成相应的症状,但抑制作用有较大的可逆性,目前尚未见迟发性神经毒性。有研究认为部分农药在弱酸条件下可与亚硝酸盐生成亚硝胺,可能具有一定的致癌作用。

(3) 拟除虫菊酯类农药:拟除虫菊酯类农药主要被用作杀虫剂和杀螨剂,常用的有溴氰菊酯、丙炔菊酯、氯氰菊酯等。此类农药属于高效低残留农药,在环境中可被光解、水解或氧化,但缺点是具有高抗性,即虫害在较短的时间内即可对农药产生抗药性。此类农药也多属于中等毒或低毒物质,毒作用机制为神经细胞传导阻滞或重复放电,改变膜流动性,增加兴奋性神经介质释放等,但对胆碱酯酶无抑制作用。此类农药慢性中毒少见,但对皮肤有一定的刺激和致敏作用,极个别品种在大剂量使用时被报道有一定的致突变性和胚胎毒性。

(4) 有机氯农药:有机氯农药是早期使用的主要杀虫剂,目前多数国家已被禁止使用,我国曾经使用的品种有六六六、DDT 等,我国已于 1988 年停止使用。此类农药虽毒性中等,但在环境中不易降解,残留期长,脂溶性强,可能通过生物富集作用和食物链造成生态的破坏和人体的损伤。由于不易降解,目前环境中依然存在一定量的有机氯农药。此类农药的毒性以慢性中毒为主,主要表现为肝脏病变、血液和神经系统的损害,且可能导致畸形和癌症发生率的上升。

(5) 除草剂:除草剂是目前品种最多的一类农药,常用的有百草枯、盖草能、草甘膦、果尔、除草剂一号等。多数除草剂对动物和人的毒性较低,且因多在作物早期使用而危害相对较小,但部分品种有不同程度的"三致"活性,如氟乐灵含有致癌物二甲基亚硝胺;2,4-滴和 2,4,5-涕及其所含杂质四氯二苯对二噁英有较强的致癌和致畸作用;灭草隆、除草醚、西玛津、氟乐灵具有致突变作用等。

(6) 杀菌剂:早期的杀菌剂如有机汞杀菌剂(如西力生和赛力散)和有机砷(如稻脚青和福美砷),因不易降解且毒性较大(有一定的致癌和致突变作用)而已停止使用。目前使用苯扎溴铵(新洁尔灭)、百菌清等化学合成类杀菌剂或者生物类农用抗生素毒性相对较小。但近年来有报道认为有机硫杀虫剂(如代森胺、代森锌和代森锰锌等)在环境中和生物体内可转变为致癌物乙烯硫脲;苯丙咪唑类杀菌剂(如多菌灵、托布津和甲基托布津等)在高剂量下可致大鼠生殖功能遗传毒性,并有一定的致畸和致癌作用。

(7) 混配农药:混配农药合理使用可提高作用效果,且可延缓抗药性的产生,故近年来使用逐渐增多,但另一方面农药混配可能带来毒性增强(相加或协同作用),如有机磷农药可增加拟除虫菊酯类农药的毒性;氨基甲酸酯类农药和有机磷农药混配使用对胆碱酯酶的抑制能力显著增强等等。目前混配农药的毒性研究相对较少,资料相对缺乏。

4. 农药残留的预防和控制

(1) 加强农药管理:我国现行《农药管理条例》为 1997 年颁布,2001 年修订,目前正筹备更新该条例,条例中对农药的生产和经营进行了规定和说明;已颁布的《农药登记毒理学试验方法》(GB 15670-1995)和《食品安全性毒理学评价程序》(GB 15193-2003),对农药及食品中农药残留的毒性试验方法和结果评价给出了具体的规定和说明。农药管理的关键在于要严格执行,以及修改和完善更合理的管理条例。

(2) 安全合理使用农药:我国已颁布的《农药安全使用标准》(GB 4285 - 1989)和《农药合理使用准则》(GB 8321 - 1987),对主要作物和常用农药规定了最高用药量或最低稀释倍数、最多使用次数和安全间隔期(最后一次施药距收获期的天数)。农药安全使用的关键是做到及时有效的宣传和指导,帮助农民合理使用农药。

(3) 制定和严格执行食品中农药限量标准:我国现行的《食品中农药最大残留限量标准》(GB 2763 - 2005)包括了 136 种农药的最大残留限量(maximum residue limits,MRL)和 64 种农药残留量的分析方法标准,覆盖面相对较狭窄,未来有待于进一步拓宽和完善。FAO/WHO农药残留联席会议(Joint FAO/WHO Meeting on Pesticide Residues,JMPR)每年会对毒性及相关材料较全面的农药进行评价并制定 ADI,FAO/WHO 食品法典委员会(Codex Alimentarius Commission,CAC)下属的农药残留分委会(Codex Committee on Pesticide Residues,CCPR)则在此基础上制定农药在各类食品中的 MRL 标准,至 2004 年 CCPR 已制定了 197 种农药在 289 种食品中的 2 374 个农药 MRL 和 148 种农药的再残留限量值。

(4) 加强技术革新:包括及时淘汰或停用高毒、高残留、环境污染大的品种,开发高效、低毒和低残留的新品种,做好农业新品种的培育和普及,推广先进的农药施用技术等。

(5) 消费者的自我保护:对于消费者来说,正规商店监管较严格,选购到的食物农药残留的风险相对较低,以及采用浸泡水洗、碱水浸泡、果蔬清洗剂、果蔬去皮等方法可除去大部分农药残留,食物加热也可去除掉一部分农药(如氨基甲酸酯类农药随温度的升高可加快分解)。

(二) 兽药和兽药残留

根据我国《兽药管理条例》(国务院令第 404 号,2004)的定义,兽药(veterinary drugs)是指用于预防、治疗、诊断动物疾病或者有目的地调节动物生理功能的物质(含药物饲料添加剂),主要包括血清制品、疫苗、诊断制品、微生态制品、中药材、中成药、化学药品、抗生素、生化药品、放射性药品及外用杀虫剂、消毒剂等。

根据 FAO/WHO 食品中兽药残留联合委员会的定义,兽药残留(residues of veterinary drugs)是指动物产品的任何可食部分所含兽药的母体化合物及(或)其代谢物,以及与兽药有关的杂质。兽药残留既包括原药,也包括药物在动物体内的代谢产物和兽药生产中所伴生的杂质。食品中常见的兽药残留包括:①抗微生物类;②生长激素类;③β-肾上腺素能受体兴奋剂类。

兽药的使用一方面有利于控制畜禽类动物的疾病和人畜共患病,增加动物性食品的供应,促使畜牧业增产增收,增加食物供应,促进经济的发展;但另一方面,过量和错误使用也会对健康产生不良反应,从而引发民众担忧。

1. 食品中兽药残留的常见原因　随着时代的发展,为了提高生产效率,满足逐步增长的人口对动物性食品的需要,现代化的动物饲养经常采用集约化的生产方式。然而在这种集约化的饲养条件下,由于密度高、疾病易传播,必然导致用药频率的增加;同时为了降低成本,改善营养和防病需要,也需要在饲料中添加一定的药物以改善饲养效果。过多的动物病害防治用药和饲养添加用药往往是动物体内及动物性食品中兽药残留的主要原因。两者也有一定的区别,前者治疗、预防用药一般是间断的、个别的,而后者饲料添加用药则多是持续的、普遍的,如果没有严格遵守休药期的规定,经常会造成兽药残留量超标的现象。

除动物病害防治用药和饲养添加用药外,食品保鲜过程中加入抗微生物制剂,以及食品生产、加工、运输过程中操作人员为自身预防而无意带入的某些化学物等也可能导致兽药残留。

我国目前动物性食品中兽药残留超标的原因主要有以下情况。

(1) 使用违禁或淘汰药物:β-肾上腺素能受体兴奋剂(如瘦肉精)、类固醇激素(如己烯雌酚)、镇静剂(如氯苯嗪、利舍平)是近年来常见的违禁药物。

(2) 不按规定执行休药期:兽药在停止用药一段时间后可从体内消失,多数兽药的时间通常为3～6天,目前世界各国都对常见的兽药有休药期的规定,但我国仍有相当一部分养殖户不按规定落实休药期。

(3) 滥用药物:滥用抗生素和其他抗菌药物的现象在我国是造成耐药菌出现的重要原因之一,不仅任意加大剂量,或者任意使用复合制剂,甚至将治疗用药作为添加剂长期使用。

(4) 饲料加工过程受到污染:如将盛过抗生素或其他药物容器不洗净直接用于饲料喂饲、饲料加工或贮藏。

(5) 用药方法错误:如在剂量、给药途径、部位等方面不符合规定,或者未做用药记录而导致重复用药等等。

(6) 屠宰前使用兽药:如屠宰前用药以掩盖病畜或病禽的临床症状,逃避屠宰前检验,很可能造成兽药残留。

(7) 厩舍粪池中含兽药:抗生素等兽药由动物排泄物造成动物的二次污染也可能导致兽药残留。

2. 食品中常见兽药残留的危害

(1) 抗微生物类:抗生素是由细菌、放线菌、真菌等微生物经过培养后得到的产物,或用化学半合成方式获得的类似物,对细菌、真菌、病毒、立克次体、支原体和衣原体等微生物均有一定的抑制生长和杀灭作用,而某些化学合成的药物(如磺胺类和呋喃类)虽本身不是抗生素,但也具有抗菌作用,因此统称为抗微生物类药物。

(2) 促生长激素类:促生长激素通常包括生长激素(动物脑垂体分泌的蛋白质激素)、性激素(由性腺分泌,常见的有雌二醇、己烯雌酚、丙酸睾酮等)、甲状腺素、类甲状腺素及抗甲状腺素、人工合成的蛋白质同化激素等。

动物源性食品中的激素残留和抗生素残留一样,可能引发较大的健康危害,其中以性激素和甲状腺素类危害最大,其引起的不良健康效应主要是内分泌干扰作用:某些促生长激素类药物具有模拟人雌激素或雄激素样作用,干扰人体正常的内分泌功能,可能带给人体出生缺陷、性早熟、生长发育障碍、内分泌肿瘤等各种不良后果。己烯雌酚已被国际癌症研究所判定为Ⅰ类致癌物(对人确定致癌物)。

(3) β-肾上腺素能受体兴奋剂类:β-肾上腺素能受体兴奋剂类药物是另一类具有促生长作用的药物,又称为β受体兴奋剂、β受体激动剂、瘦肉精等。β受体兴奋剂是近年来在我国广受关注的一类兽药,曾在全国多个地方报道有急性中毒事件。β受体兴奋剂因具有加强脂肪分解、促进蛋白质合成、提高胴体瘦肉率、加快动物生长等作用而被不法商贩用于饲料添加物。目前我国出现的常见β受体兴奋剂有盐酸克伦特罗、莱克多巴胺、西巴特罗、沙丁胺醇等瘦肉精及其替代物。我国明确规定动物饲料中不允许添加上述瘦肉精及其替代物。但莱克多巴胺毒性相对较弱,在国际上包括美国等20多个国家允许少量添加。

β受体兴奋剂类兽药残留带来的潜在健康危害主要以急性中毒为主,尤其盐酸克伦特罗毒性最强,其临床症状主要以心动过速、心悸、肌肉震颤、强直性阵挛性抽搐为主。我国近年来曾连续出现多起因食用受盐酸克伦特罗污染的动物食品,尤其是肝、肾等内脏而出现中毒的食品安全突发事件,应引起足够重视。

二、有毒金属污染及其预防

环境中的各种金属元素可通过摄食、饮水、呼吸道吸入和皮肤接触等进入人体,其中的某些金属元素在相对较低的浓度下即可对人体产生一定的健康损害。食品中的有毒金属污染一方面与环境中较高的本底含量有关,另一方面则主要与人为环境污染有关,如废渣、废水、废气的直接排放等,其他可能污染食品的途径也包括食品加工、贮藏、运输和销售过程中所使用的容器受到污染等。

有害金属对人体造成的危害通常有以下共性:①强蓄积性:金属的半衰期较长,通常数以年记。②食物链的生物富集作用:由于半衰期长,有毒金属经过食物链的生物富集作用可在某些生物体或人体内达到很高浓度,如鱼虾贝类水产品中的汞和镉污染可能高达其生存环境浓度的数百,甚至数千倍。③慢性毒性和远期效应(如致癌、致畸和致突变作用):除意外事故或投毒导致急性中毒外,食品中的有毒金属污染的浓度达不到引发急性中毒的程度。但由于长期食用受污染的食物便可能导致人体内较高的蓄积浓度,另一方面由于食用人群的广泛性,很可能带来大范围人群慢性中毒的健康隐患。

(一) 主要食品有害金属污染及其毒性

我国目前主要的食品有害金属污染包括铅、镉、砷、汞。

1. 铅

(1) 理化特性和体内代谢:铅(lead,Pb)在环境中多数以金属铅或无机的二价态形式存在,少数以有机铅形式存在。无机铅化合物在水中的溶解度不同。人体对铅的吸收及铅的毒性大小与铅存在的形态和溶解度密切相关。醋酸铅、砷酸铅、硝酸铅易溶于水,易被吸收,毒性强;硫酸铅、硫化铅不溶于水,毒性小;四乙基铅较无机铅毒性大。进入消化道的铅有 5%~10% 被吸收,儿童比成人对膳食铅的吸收率更高,有报道个别甚至高达 50%,吸收率受膳食中蛋白质、钙和植酸等因素的影响。铅在体内经肾脏和肠道排泄,汗液和头发也是排泄途径。体内剩余的铅约 90% 可取代骨中的钙而蓄积于骨骼。进入血液的铅约 90% 以上与红细胞结合,随后逐渐以大部分磷酸铅盐的形式沉积于骨骼中,少量也可分布在肝、肾、脑等组织中。铅在人体的生物半衰期约为 4 年,血铅和组织铅的半衰期一般为 25~30 天,但骨铅则长达 3~10 年。血铅、尿铅和发铅是反映体内铅负荷的重要指标,以血铅最常用,我国目前沿用国际血铅诊断标准,认为正常血铅上限为 100 μg/L。

(2) 食物来源:食品中铅的来源主要有:①工业污染:铅矿开采及冶炼、蓄电池、印刷、塑料、涂料、陶瓷、橡胶、农药等工业化生产的过程中均可能使用到铅及其化合物,但工业废渣、废水、废气不经处理直接排放至环境后可造成环境污染,继而导致食品铅污染。②食品容器和包装材料含铅:使用含铅材料制作的食品容器、食具或包装材料,在一定条件下(如盛放酸性食品),其中的铅可被溶出而污染食品。③含铅农药的使用:如砷酸铅等,可造成农作物的污染。④含铅食品添加剂或加工助剂:如加工皮蛋是加入黄丹粉(氧化铅)等。⑤含铅汽油:早期的汽油中经常加入有机铅作为防爆剂,汽车尾气的排放因此称为铅暴露途径之一。⑥自然本底:土壤中存在一定的铅本底,但通常由本底进入食品中的铅含量较低。

(3) 毒性和危害:铅对生物体内许多器官组织都有不同程度的损害。一次摄入超过 5 mg/kg 的铅可导致急性中毒,但食品铅污染导致的最主要铅中毒是慢性中毒。常见的有:①造血系统的损害:铅和红细胞有高度亲和力,从而破坏红细胞,导致贫血和溶血。②神经毒性:过量铅摄入可使中枢神经系统和周围神经系统受损,引起铅性脑病与周围神经病变。铅性脑病是铅中毒的严重表现,特征是迅速发生脑水肿,继而出现惊厥、麻痹、昏迷等。儿童对铅远较成人敏感,过量铅摄入导致的儿童智力下降被认为是铅毒性的最敏感指标。③肾脏毒性:长期摄入铅导致的慢性铅中毒性肾病主要表现为肾小球和肾小管的萎缩和纤维化等,继而引发高血压。④生殖毒性:动物实验显示铅可降低妊娠率、受精卵着床率,抑制子宫类固醇激素受体,影响精子形成,以及透过胎盘屏障造成胚胎损害等。

(4) 允许限量标准:FAO/WHO 提出铅的暂定每周可耐受摄入量(provisional tolerable weekly intake, PTWI)为 0.025 mg/kg 体重。我国在《食品中污染物限量》(GB 2762 - 2005)中规定了铅的允许残留量。

2. 镉

(1) 理化特性和体内代谢:镉(cadmium, Cd)在环境中主要以金属镉和无机二价镉的形式存在。镉可与硫酸、盐酸、硝酸作用生成相应的镉盐,硫化镉、碳酸镉、氧化镉等镉化合物不溶于水,但镉的硫酸盐、硝酸盐和卤化物等可溶于水。镉的种类、膳食中的蛋白质、维生素 D 和钙、锌含量等因素均可影响食物中镉的吸收。镉的消化道吸收率为 $5\% \sim 10\%$。进入人体内的镉大部分与金属硫蛋白结合后蓄积于肾脏(约占全身蓄积量的 1/2)、肝脏(约占蓄积量的 1/6)。镉在体内经粪、尿和毛发等途径排出,半衰期长达 $15 \sim 30$ 年。尿镉、血镉和发镉是反映机体镉负荷的重要指标,以尿镉最常用,我国 2002 年颁布的职业性镉中毒诊断标准(GBZ 17 - 2002)中采用的尿镉诊断下限值为 5 μmol/mol 肌酐。

(2) 食物来源:镉的来源主要有:①工业污染:镉被广泛用于电镀和电池、颜料等工业生产中,因此镉冶炼以及镉工业含镉"三废"的直接排放可能导致食品镉污染。②食品容器和包装材料的污染:镉盐颜色鲜艳且耐高热,因此常被用于玻璃和陶瓷上。当含镉的此类容器或材料包装食品时,尤其是存放酸性食品时,易导致食品镉污染。③化肥的污染:某些化肥(如磷肥)的镉含量相对较高,因此过多施用可造成农作物的污染。④自然本底:自然界中含有一定量的镉本底,但一般通过镉本底进入食物中的镉含量较低。

通常海产品、动物内脏中镉的含量较高,而植物性食品中镉含量较低,但洋葱、萝卜等蔬菜和谷物、豆类中镉含量相对较高。一般认为米镉是我国居民膳食镉摄入的主要来源。

(3) 毒性和危害:镉对体内的巯基酶有较强的抑制作用,食品镉污染引起急性镉中毒的平均剂量为 100 mg。一般情况下,食品镉摄入不可能有如此高剂量,因此食品镉中毒多为慢性中毒。主要损害有:①肾脏损伤:镉引起的肾损伤首先累及肾小管,导致重吸收功能障碍,严重可出现肾小球损伤。镉也可置换锌,干扰体内某些锌酶的活性,造成肾性高血压。②骨骼损害:镉引起肾脏重吸收障碍,导致高钙尿,使机体出现负钙平衡。镉也可取代骨骼中的钙离子,阻止钙在骨骼上的沉积,妨碍骨胶原的正常成熟,久而久之可发生骨质疏松、骨软化和病理性骨折。20世纪日本神奈川流域镉污染区的公害病"痛痛病",就是由于环境镉污染通过食物链造成人体骨骼损害的典型案例。③致癌、致畸、致突变作用:国际癌症研究所(IARC)将镉定为Ⅰ级致癌物,镉可导致前列腺、肝、肾、血液等多个器官的癌变。

(4) 食品限量标准:FAO/WHO 提出镉的 PTWI 为 0.007 mg/kg 体重,我国在《食品中污染物限量》(GB 2762 - 2005)中规定了镉的允许残留量。

3. 砷

(1) 理化特性和体内代谢:砷(arsenic, As)是一种非金属元素,但由于许多理化性质类似于金属,因此被归为"类金属"。环境中的砷包括金属砷、无机砷和有机砷,无机砷多为三价砷和五价砷。砷在潮湿空气中被氧化或燃烧时可产生三氧化二砷(As_2O_3,俗称砒霜),无机砷化物在酸性环境中经金属催化可生产砷化氢气体,有强毒。

砷的毒性与其存在形式和价态有关。元素砷几乎无毒,无机砷毒性大于有机砷,三价砷毒性大于五价砷。砷的吸收与溶解度有关,砷的硫化物溶解度较低,吸收也较低,但可溶性砷化物可被迅速吸收。吸收后的砷95%以上与血红蛋白中的珠蛋白结合,24 h即可分布于全身组织,以肝、肾、脾、肺、皮肤、毛发、指甲和骨骼等器官和组织较多。砷的生物半衰期为80~90天,主要经粪、尿、头发和指甲等排出。血砷、尿砷、发砷和指甲砷是重要的砷接触指标,正常人的血砷含量约为60~70 μg/L,尿砷<0.5 mg/L,发砷<5 μg/g。

(2) 食物来源:砷的主要食物来源有:①含砷矿石的开采和冶炼:砷与众多金属矿如铅、锌、铜矿伴生,矿渣的排放是重要的污染源。②工业"三废"的污染:砷是众多化工生产中的常用原料,工业"三废"的排放,尤其是含砷废水对江河湖海和农田的污染,可造成水生生物和农作物的严重污染。③燃煤污染:我国某些地方(如贵州、云南等地)的煤含砷量很高,燃煤的燃烧可造成当地环境中砷污染上升,继而进入食物链。④含砷农药的使用:无机砷农药一般是早期使用,但某些有机砷类杀菌剂(如福美砷、稻脚青、甲基砷酸钙等)目前仍被使用,可能造成农作物含砷量增加。⑤食品加工过程中的原料、添加剂,以及容器、包装材料污染:20世纪日本的"森永"奶粉事件即由于奶粉中使用的磷酸氢二钠稳定剂中含砷化物杂质所造成。⑥自然本底:地壳中存在的一定量本底也会造成食物一定程度的污染。

(3) 毒性和危害:三价砷与巯基有较强的亲和力,尤其对含巯基结构的酶有较强的抑制能力,可致体内物质代谢的异常;砷同时也是一种毛细血管毒物,引起多器官的广泛病变。砷对人的急性中毒主要由于砒霜引起,中毒剂量为10~50 mg,致死剂量为100~300 mg。主要表现为胃肠炎症状,严重者可致中枢神经系统麻痹而死亡。砷的慢性毒性主要表现为神经衰弱症候群、皮肤色素异常(白斑或黑皮病)、皮肤过度角化和末梢神经炎等。无机砷被IARC定为Ⅰ级致癌物,可引起皮肤癌和肺癌。无机砷也有一定的致畸和致突变作用。

(4) 食品限量标准:FAO/WHO提出砷的ADI为0.05 mg/kg体重,无机砷的PTWI为0.015 mg/kg体重。我国在《食品中污染物限量》(GB 2762-2005)中规定了砷的允许残留量。

4. 汞

(1) 理化特性和体内代谢:汞(mercury, Hg)俗称水银,为银白色液体金属。汞具有易蒸发特性,常温下可形成汞蒸气。食品中的汞以元素汞、二价汞化合物和烷基汞3种形式存在。汞与烷基化合物可形成甲基汞、乙基汞、丙基汞等,环境中的微生物可将无机汞转变为甲基汞等有机汞。金属汞几乎不被吸收,无机汞吸收率亦很低,但有机汞尤其是甲基汞在消化道内的吸收率很高(甲基汞可达90%以上)。汞吸收后分布于全身组织和器官,但以肝、肾、脑等器官含量最高;甲基汞可通过血脑屏障、胎盘屏障和血睾屏障。汞为强蓄积性毒物,在人体内的生物半衰期为70天左右,脑内汞的半衰期更长,为180~250天。汞经尿、粪和毛发排出,血汞、尿汞、发汞是常用的接触指标。

(2) 食物来源:汞的主要食物来源有:①含汞废水对水产品的污染:汞及其化合物被广泛应用于工农业生产和医药卫生行业,废水、废气、废渣的排放,尤其是含汞废水对食物链的影响最大。20世纪50年代日本水俣湾流域含汞工业废水造成鱼虾贝类体内甲基汞污染即为典型案例,我国松花江流域20世纪50年代末至70年代也曾发生含汞工业废水导致鱼类甲基汞污染事件。②含汞废水灌溉农田:含汞废水可造成农作物的污染,并通过食物链进入动物性食品。③含汞农药的使用:早期使用的农药中有些是含汞农药,如西力生等。

汞的生物富集作用尤其需要重视,尽管含汞工业废水为无机汞,但在某些酶的作用下可由土壤微生物转变为有机汞;同时,由于水生植物和藻类对汞的富集作用,并进一步经过食物链进入鱼虾贝类等水生动物体内,其浓缩程度可高达数千至上万倍。

(3) 毒性和危害:人类摄入的汞主要来自于水产品,吸收的汞大部分为毒性远大于无机汞的甲基汞,引起急性或慢性汞中毒。急性中毒偶见于重度污染区(如日本水俣湾流域的急性汞中毒)或错误使用后发生的食品安全事件(如 1969 年伊拉克用经甲基汞处理过的麦种做面包,引发多人死亡的急性汞中毒),症状主要是消化系统损害,导致肠黏膜发炎,最终虚脱而死亡。

慢性汞中毒主要表现为神经系统损害的症状,中毒后可使大脑皮质细胞出现不同程度的变性坏死。20 世纪日本水俣湾流域的水俣病是慢性汞中毒导致神经系统损伤的典型病例,患者表现为运动失调、语言障碍、视野缩小、听力障碍、感觉障碍及精神症状等,重者神经错乱、瘫痪、吞咽困难、痉挛,最后死亡。

有机汞可通过胎盘屏障,致使胚胎中毒,严重者出现流产、死胎或新生儿患先天性水俣病,表现为发育不良,智力减退,甚至发生脑麻痹而死亡。

(4) 允许限量标准:FAO/WHO 提出汞的 PTWI 为 0.005 mg/kg 体重,甲基汞为 0.003 3 mg/kg 体重。我国在《食品中污染物限量》(GB 2762 - 2005)中规定了砷的允许残留量。

(二) 食品有害金属污染的预防措施

1. 限制和禁止工业"三废"的排放　对采矿业和使用有毒金属的相关工业制定严格的工业"三废"排放标准,严格执行有关标准,加强污水治理和水质检验。

2. 限用和禁用含有毒金属的农药、食品添加剂、食品容器和包装材料　如限用和禁用含 Hg、As、Pb 的农药和劣质食品添加剂等。

3. 技术革新　如加强工业"三废"治理的技术革新;发展并推广无毒或低毒的食品容器和包装材料等。

4. 妥善保管有毒金属及其化合物　防止误食误用及意外或人为的污染。

5. 合理利用生物资源　如有毒金属污染区可食用作物种植生物富集能力弱的植物,而非食用作物种植富集能力强的植物等。

6. 去除环境中有毒金属的负荷　如采用更换底泥、化学或微生物治污等方法。

7. 制定食品中有毒金属的最高允许限量标准　根据最新毒理学资料及时制定并更新有关限量标准,并加强经常性的监督监测工作。

8. 处理已污染食品　根据污染物和受污染食品的不同情况作不同的处理,原则是最大限度保障人群健康。

三、N-亚硝基化合物污染及其预防

N-亚硝基化合物(N-nitroso compounds)是一类具有 $\rangle N—N=O$ 结构的有机化合物,对动物有较强致癌作用。迄今已研究过的 300 多种亚硝基化合物中,90% 以上对受试动物有致癌性。N-亚硝基化合物的前体物包括含氮的硝酸盐、亚硝酸盐和胺类,它们在环境中广泛存在,可通过化学或生物学途径合成各种 N-亚硝基化合物。

(一) 分类

根据化学结构,可将 N-亚硝基化合物分为 N-亚硝胺(N-nitrosamine)和 N-亚硝酰胺(N-nitrosamide)两类。

1. **N-亚硝胺** 亚硝胺基本结构图为 $\begin{matrix} R_1 \\ R_2 \end{matrix} \!\!\!> \!\! N\!-\!N\!=\!O$ ，R_1 和 R_2 可以是烷基、环烷基、芳香环或者杂环，R_1 和 R_2 相同时称为对称性亚硝胺，R_1 和 R_2 不同时称为非对称性亚硝胺。低分子量的二甲基亚硝胺常温下为液态，能溶于水及有机溶剂，其他亚硝胺为固态，不溶于水，但能溶于有机溶剂。N-亚硝胺在中性和碱性环境中较稳定，一般不易水解。

2. **N-亚硝酰胺类** N-亚硝酰胺类基本结构图为 $\begin{matrix} R_1 \\ Y_2CX \end{matrix} \!\!\!> \!\! N\!-\!N\!=\!O$ ，当 $X=O$，$Y=R_2$ 时，称为 N-亚硝酰胺；当 $X=O$，$Y=NH_2$ 或 NHR 或 NR_2，称为 N-亚硝基脲；当 $X=O$，$Y=RO$，称为 N-亚硝基氨基甲酸酯。亚硝酰胺化学性质活泼，在酸性和碱性条件下（甚至在近中性环境中）均能够发生自发性降解，在酸性条件下分解为酰胺和亚硝酸，在碱性条件下分解为重氮烷。

N-亚硝胺类和 N-亚硝酰胺类两者的区别在于，前者相对稳定，需要在体内代谢成为活性物质，才具备致癌和致突变性，因此被称为前致癌物；而后者极不稳定，可在作用部位直接降解为重氮化合物，导致癌症或 DNA 突变，因此被称为直接致癌物。

(二) 食物来源

N-亚硝基化合物是由其前体物在一定条件下合成的。形成 N-亚硝基化合物的前体物包括 N-亚硝化剂和可亚硝化的含氮化合物，前者包括硝酸盐、亚硝酸盐及其他氮氧化物；后者主要为胺、氨基酸、多肽、脲、脲烷、胍啶、酰胺等。

1. **蔬菜中的硝酸盐和亚硝酸盐** 硝酸盐广泛分布于水、土壤和植物中。土壤和肥料中的氮在土壤微生物（硝酸盐生成菌）的作用下可转化为硝酸盐。蔬菜等植物从土壤吸收硝酸盐后可在光合作用下合成氨基酸、蛋白质和核酸等，故当光合作用不充分时，植物体内硝酸盐含量增加。蔬菜中硝酸盐的含量与作物种类、栽培条件（如土壤和肥料的种类）及环境因素（如光照等）有关。蔬菜中亚硝酸盐含量通常较低，但在保存（如腌制）和处理过程可急剧上升，蔬菜腐烂也会导致亚硝酸盐含量显著增加。

2. **动物性食品中的硝酸盐和亚硝酸盐** 腌制等传统食品工艺可使鱼、肉等动物性食品的亚硝酸盐含量明显上升，其原理是细菌将硝酸盐还原为亚硝酸盐，后者可抑制众多腐败菌的生长。硝酸盐和亚硝酸盐也被用作为食品防腐剂和护色剂，后者原理是亚硝酸分解产生的 NO 可与肌红蛋白结合形成红色的亚硝基肌红蛋白。

3. **硝酸盐和亚硝酸盐的体内合成** 唾液中的口腔细菌可将硝酸盐转化为亚硝酸盐；低胃酸情况下，胃部细菌生长旺盛也可将硝酸盐转化为亚硝酸盐；硝酸盐和亚硝酸盐也可由机体内源性形成，如在感染的情况下，机体的诱导性一氧化氮和酶增加，内源性产生的硝酸盐和亚硝酸盐可能远高于食品摄入。

4. **环境和食品中的胺类** 除硝酸盐和亚硝酸盐外，N-亚硝基化合物的另一类前体物为可亚硝化的含氮化合物，尤其是有机胺类化合物广泛存在于环境和食物中。胺类化合物是蛋白质、氨基酸、磷脂等生物大分子合成的必需原料，同时也是药物、农药和许多化工产品的原料。食品中胺类的含量和种类、新鲜程度、加工过程和贮藏条件有关，晒干、烟熏、装罐等加工过程均可导致二级胺含量明显增加。

5. **食品中的 N-亚硝基化合物** 食品中前体物的含量决定了 N-亚硝基化合物的含量多少。鱼肉制品在腌制、烘烤、油炸、烟熏等过程中可产生较多的胺类化合物，腐烂变质也可产生大量的胺类。蔬菜在腌制、腐败和长期贮藏过程中可产生大量的亚硝酸盐。这些食品中也因此含有较多的亚硝基化合物。

（三）体内代谢和毒性

亚硝胺类化合物主要经肝微粒体细胞色素 P450 的代谢活化,生成烷基偶氮羟基化物,后者为强致癌物和致突变物。亚硝酰胺类化合物为直接致癌物和致突变物,不需要经过代谢活化。

各种 N-亚硝基化合物的急性毒性有较大差异,一般对称性亚硝胺的碳链越长,急性毒性越低,如甲基苄基亚硝胺＞二甲基亚硝胺＞二乙基亚硝胺＞二丙基亚硝胺。

N-亚硝基化合物的健康危害主要为致癌性,致癌特点为:①动物实验显示 N-亚硝基化合物能诱发多种实验动物的肿瘤(如大鼠、小鼠、地鼠、豚鼠、兔、猪、狗、貂、蛙类、鱼类、鸟类及灵长类等);②能诱发多种组织器官的肿瘤,靶器官多为肝、食管和胃,但在其他几乎所有组织和器官中也有报道;③多种途径摄入均可诱发肿瘤;④一次大量给药和长期少量给药均有致癌效应;⑤妊娠期染毒对子代有致癌效应,即毒物可通过胎盘屏障;⑥人群直接致癌的证据缺乏,但有研究表明,人类胃癌的发生可能与环境中硝酸盐和亚硝酸盐含量过高有关,如日本胃癌高发可能与咸菜、咸鱼中较高含量的亚硝酸盐和胺类导致亚硝胺偏高有关,我国林县食管癌高发可能与当地居民常吃腌菜有关等。

（四）允许限量标准

我国《食品中污染物限量》(GB 2762－2005)对海产品中 N-二甲基亚硝胺($\leqslant 4$ μg/kg),N-二乙基亚硝胺($\leqslant 7$ μg/kg),肉制品中 N-二甲基亚硝胺($\leqslant 3$ μg/kg),N-二乙基亚硝胺($\leqslant 5$ μg/kg)作了规定。

（五）预防措施

1. 防治食物霉变被其他微生物污染　细菌或霉菌等微生物可还原硝酸盐为亚硝基盐,分解蛋白质生成胺类化合物,或者含有某些具有促进亚硝基化反应的酶类,因此尽量保证食品新鲜,防止微生物污染。

2. 食品添加剂中少用硝酸盐或亚硝酸盐　目前硝酸盐和亚硝酸盐仍作为防腐剂或护色剂用于食品添加剂,食品工业要加强技术革新,寻找更安全的替代物。

3. 采用健康的食品加工方式和烹调方式　少用腌制、油炸、烟熏、烘烤等食品加工方式,以减少亚硝化反应各类前体物的生成。

4. 采用维生素 C 等亚硝基化反应的阻断剂　维生素 C、维生素 E、酚类及黄酮类化合物有较强的阻断亚硝基化反应的作用,怀疑亚硝胺摄入导致肿瘤高发的区域可推荐增加上述物质的摄入。

5. 施用钼肥　钼肥可增加植物对氮肥的利用率,因此有利于降低植物中硝酸盐和亚硝酸盐含量,如白萝卜和大白菜等施用钼肥后,亚硝酸盐含量平均降低 1/4 以上。

三、多环芳烃类化合物污染及其预防

多环芳烃(polycyclic aromatic hydrocarbons, PAHs)是来源于有机物不完全燃烧形成的一组以稠环形式相连的苯系化学物,广泛存在于环境中。PAHs 目前在国际上已经鉴定出超过200 多种,其中包括国际癌症研究所(IARC)归为ⅡA 或ⅡB 类的致癌物,是食品中受到人们广泛关注的一类化学污染物。

（一）结构、种类、理化特性

PAHs 由两个以上苯环以稠环形式相连,根据苯环的多少可分为二环、三环、四环、五环、六环等,根据是否具有致癌能力又分为非致癌性或者致癌性 PAHs。常见的非致癌性 PAHs 有萘、菲、芘等,常见的致癌性 PAHs 有苯并(a)芘[benzo(a)pyrene, B(a)P]、二苯并蒽等,其中以 B(a)P 对人类健康危害最大,研究也最为透彻,本节主要以 B(a)P 为代表重点阐述。

PAHs 在环境中的存在形式与苯环数目有关,二、三环多以气态形式存在,五环及以上以固态为主,四环则气态和固态同时存在。B(a)P 在常温下为浅黄色针状结晶,结构图为

,难溶于水,易溶于有机溶剂,性质较稳定,但日光及荧光可使其发生光氧化反应。

(二)食物来源

PAHs 来源于有机物的不完全燃烧,煤炭、石油、木材秸秆、垃圾、香烟等的燃烧均可形成 PAHs,造成环境污染。食品中 PAHs 的来源主要有:①食物成分尤其是富含脂肪酸和氨基酸的食物在高温烹调过程中发生热解或热聚反应所形成,食品种类、加工和烹调方式的差异可导致食品中 PAHs 的含量相差很大,通常烘烤、油炸、烟熏鱼、肉制品可产生较大较高浓度的 PAHs;②土壤、水和大气中的多环芳烃直接进入植物或动物体内;③食品加工、贮藏、运输、销售过程中受到外界环境的污染,如在柏油路上晾晒粮食和油料种子,导致沥青污染;④某些植物和微生物可合成微量的多环芳烃。

(三)体内代谢与毒性

通过食物或水进入机体的 PAHs 在肠道被吸收后很快分布于全身,大部分经肝脏代谢后由粪便很快排出,少量可蓄积于乳腺和脂肪组织。PAHs 可通过胎盘进入胎儿体内。

PAHs 对人体的危害主要是致癌效应,某些 PAHs(如 B(a)P)为前致癌物,在体内多数可由细胞色素 P450 酶系、谷胱甘肽转移酶、UDP-葡糖苷酸转移酶等代谢解毒,但也存在代谢旁路由环氧化物水解酶活化生成多环芳烃环氧化物。如 B(a)P 经代谢活化形成中间代谢产物 7,8-二氢二醇-9,10-环氧化物,后者具有强致癌性,能与 DNA、RNA 和蛋白质等生物大分子结合而诱发突变和肿瘤。B(a)P 在动物实验中为肯定的致癌物,可引发胃癌、肺癌、白血病等多种肿瘤,并可经胎盘使子代发生肿瘤。人群流行病学研究表明,食品中 B(a)P 含量与胃癌等多种肿瘤的发生有一定关系。在匈牙利、拉脱维亚、冰岛等地的调查显示摄食含 B(a)P 较高的熏肉是主要危险因素之一。

目前 FAO/WHO 尚未制定其 ADI 或 PTWI。我国《食品中污染物限量》(GB 2762-2005)中规定了少数几类食品中 B(a)P 的限量标准为:粮食和熏烤肉≤5 μg/kg,植物油≤10 μg/kg。

(四)预防措施

1. **改变不良烹调习惯** 应当减少油炸、烟熏、烘烤、煎炸等烹调方式,以降低 PAHs 的形成。

2. **加强环境治理** 控制煤炭、石油、生物材料、垃圾的燃烧,以降低环境中 PAHs 的本底值。

3. **食品加工、贮藏、运输、销售过程中防止污染** 如不在柏油路上晾晒粮食以减少沥青污染,食品生产过程中防止润滑油污染食品等。

4. **去毒** 可用吸附法去除食品中的部分 B(a)P,如用活性炭吸附法去除油脂中的 B(a)P。

四、杂环胺类化合物污染及其预防

杂环胺类化合物(hetercyclic amines，HCAs)是在食品加工、烹调过程中由于蛋白质、氨基酸热解而产生的一类具有强致突变性和致癌性的化合物。

(一) 结构和理化特性

根据 HCAs 的化学结构，一般将其分为氨基咪唑氮杂环烃(amino-imidazole-aza aromatics，AIAs)和氨基咔啉两类，前者包括喹啉类[如 2-氨基-3-甲基咪唑并[4，5-f]喹啉(IQ)和 2-氨基-3，4-二甲基咪唑并[4，5-f]喹啉(MeIQ)]、喹噁啉类[如 2-氨基-3-甲基咪唑并[4,5-f]喹噁啉(IQx)]和吡啶类[如 2-氨基-1-甲基,6-苯基-咪唑并[4，5-6]吡啶(PhIp)]，后者包括咔啉类[如 2-氨基-9H-吡啶并吲哚(AC)]、咔啉类[3-氨基-1,4-二甲基-5H-吡啶并[4,3-b 吲哚](Trp-p-1)]和-咔啉类[2-氨基-6-甲基二吡啶并[1,2-a,3′,2′-b]咪唑(Glu-p-1)]。

(二) 食物来源

HCAs 的主要前体物质为肌肉组织中的氨基酸、肌酸或肌酐，因此食物成分是影响 HCAs 形成的主要内部原因。一般蛋白质含量较高的食物产生 HCAs 较多，食物所含蛋白质中的氨基酸构成直接影响所产生 HCAs 的种类。含肌酸或肌酐丰富的食物烹调后可形成较多的 IQ 型 HCAs。

HCAs 的产生与食品美拉德反应(Maillard reaction)有很大关系，该反应可产生大量杂环物质，后者可进一步反应生成 HCAs。美拉德反应是蛋白质(氨基酸)的氨基与葡萄糖的羰基发生的聚合反应，又称羰氨反应、褐变反应(因能产生褐色素)。而不同的肉类所含氨基酸不同，在美拉德反应中产生的杂环类中间反应物也不同，最终形成的 HCAs 也不同。

烹调方式是影响 HCAs 形成的另一个关键原因。由于 HCAs 的前体物是水溶性的，可向肉的表面迁移，因此烧、烤、煎、炸等直接与火接触或与灼热的金属表面接触的烹调方法因可使水分很快丧失且温度较高，通常会产生较多的 HCAs。烧、烤、煎、炸的烹调方式，较高的温度和较低的水分是决定 HCAs 形成的主要外部原因。

(三) 体内代谢和毒性

HCAs 在体内经代谢活化为 N-羟基化合物后才具有致突变性和致癌性，即其本身为前致突变物和前致癌物。HCAs 在动物实验中对多种动物均有不同程度的致癌性，主要靶器官为肝脏，其次是血管、肠道、前胃、乳腺、阴蒂腺、淋巴组织、皮肤和口腔等。HCAs 的 N-羟基代谢产物本身可直接与 DNA 结合，但致突变性较低。但一旦与乙酸酐或乙烯酮反应生成 N-乙酰氧基酯后，与 DNA 的结合能力显著增加，具有强致突变性。大多数 HCAs 在肝脏内形成 DNA 加合物。目前国际上尚未对 HCAs 制定相应的 ADI 值，我国也缺乏食品中的 HCAs 限量标准。

(四) 预防措施

1. 改变不良烹调方式　少用烧、烤、煎、炸的烹调方式，多用炖、焖、煨、煮及微波炉烹调等烹调方式。

2. 增加蔬菜水果的摄入量　膳食纤维有吸附 HCAs 并降低其活性的作用，蔬菜水果中的某些其他成分有助于抑制 HCAs 的致突变性和致癌性。

3. 去毒　次氯酸、过氧化酶等处理可使 HCAs 失活，亚油酸可降低其诱变性。

4. 加快制定相关限量标准，给出 ADI 值和食品中的限量标准，并加强监测。

五、其他

1. **丙烯酰胺** 丙烯酰胺(acrylamide，AA)是主要由天门冬氨酸与还原糖在高温加热的过程中发生美拉德反应生成的一种可疑致癌物。因 2002 年瑞典科学家公布高温油炸和焙烤的淀粉类食品中含有很高含量的 AA 而引起世界关注，WHO 和 FAO 于 2005 年 3 月呼吁世界各国采取措施以减少 AA 带来的危害，我国卫生部同年 9 月公布《食品中丙烯酰胺的危险性评估》报告，提醒人们改变以食用油炸和高脂肪食品为主的饮食习惯。

AA 进入体内约 90% 被代谢，少量以原型经尿液排出。AA 的主要代谢产物为环氧丙酰胺，后者比 AA 更容易与 DNA 上的鸟嘌呤结合形成加合物。AA 和环氧丙酰胺也可与血红蛋白形成加合物。AA 可通过胎盘和乳汁，进入胎儿和婴儿体内。

AA 主要因致癌性而引起关注，国际癌症研究所(IARC)将其定为 ⅡA 类致癌物，AA 可诱发诱导实验动物(小鼠和大鼠)发生遗传突变和多个器官的癌变，有限的职业流行病学显示，高剂量接触 AA，人群中脑癌、胰腺癌、肺癌的发生率增高。

除致癌性外，有研究显示 AA 还可引起周围神经和脑中涉及学习、记忆和其他认知功能的部位出现退行性变化；基因突变和染色体异常(环氧丙酰胺为其毒性的主要致突变物)；精子异常和精细胞、精母细胞退化等。

AA 在食物中产生的前体物主要为天门冬氨酸和还原糖，因此薯类和谷类等含淀粉高的食品，以及马铃薯等含天门冬氨酸较高的食品烹调后可能产生较高的 AA。烧、烤、煎、炸等烹调方式温度较高，AA 的产生也较多，且烹调的时间越长，含量越高。在酸性条件下如添加柠檬酸等有利于减少 AA 的产生。马铃薯在 8℃ 以下的低温保存时，其中的部分淀粉可转变为游离的还原糖，可急剧增加 AA 的产生。西式食品中常见的炸薯片、炸薯条、爆米花、咖啡、饼干、烤面包等均有较高含量的 AA。WHO 规定，AA 的 ADI 值为 1 μg/kg。

要预防食品中 AA 的污染，关键是要提倡健康的烹调方式，减少烧、烤、煎、炸的烹调方式，或者在加工食品中加入预防 AA 产生的方式(如降低食品的 pH 值，加入促进 AA 分解的半胱氨酸等)，另一方面也要正确评估人群的暴露风险，加强食品污染监测。

2. **环境持久性有机污染物** 环境持久性有机污染物(persistent organic pollutants，POPs)是指自然条件下难以降解而在环境中长期存在的一组天然或人工合成的有机化学物质。其化学性质稳定，在土壤、水体、底泥中及生物体内的半衰期较长(数以年记)，且在生物体的脂肪组织中具有强蓄积性，因而可通过食物链的生物富集作用在某些食物中(如鱼虾贝类)达到很高的浓度。POPs 也具有半挥发性，可通过大气环流和"全球蒸馏效应"进行远距离迁移。

为了控制 POPs 的健康危害，2004 年在瑞典颁布《关于持久性有机污染物的斯德哥尔摩公约》，决定在全球范围内禁用或严格限用 12 种危害最大的 POPs，包括有意生产的 9 种有机氯农药(DDT、氯丹、灭蚁灵、毒杀芬、艾氏剂、狄氏剂、异狄氏剂、七氯、六氯苯)、1 种有意生产的工业化学品[多氯联苯(polychlorinated biphenyls，PCBs)]和 2 种无意排放的副产物[多氯代二苯并-对-二噁英(polychlorinated dibenzo-p-dioxins，PCDDs)和多氯代二苯并呋喃(polychlorinated dibenzofurans，PCDFs)]。其中 PCDDs 和 PCDFs 通常被称为二噁英(dioxins，PCDD/Fs)，而 PCBs 的理化性质和毒性与二噁英相似，因此被称为二噁英类似物(dioxin-like compounds)。2004 年 11 月 11 日该公约在我国生效。本节主要介绍二噁英及其类似物。

二噁英通常指具有相似结构和理化特性的一组多氯取代的氯代含氧三环芳香族化合物，其中 PCDDs 由 2 个氧原子连接,PCDFs 由 1 个氧原子连接,PCBs 则为多氯联二苯化合物。PCDDs、PCDFs 和 PCBs 分别根据取代氯原子数目的不同,分别已鉴定 75、135 和 209 种同系物,结构如图 8-2-1 所示。

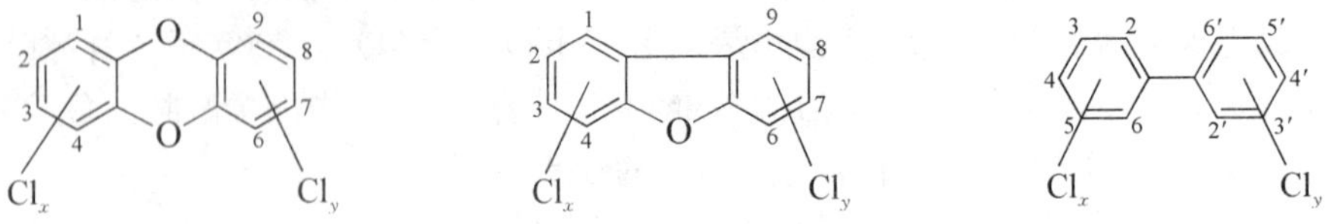

图 8-2-1 PCDD/Fs 及 PCBs 的结构通式

PCDD/Fs 和 PCBs 通常为晶体或液体,难溶于水,可溶于多数有机溶剂,具有脂溶性,化学性质极稳定,耐强酸碱和氧化剂,在自然环境中不易分解,因此可长期存在于环境中,也易蓄积于动植物的脂肪组织,并经食物链在生物体内富集。有研究显示,某些鱼虾贝类体内的 PCDD/Fs 可高达海水中相应浓度的 $10^7 \sim 10^8$ 倍。

PCDD/Fs 和 PCBs 在消化道的吸收率均很高,被吸收后主要分布于肝脏和脂肪组织,在体内通常由芳烃受体,经细胞色素 P450 酶系、葡萄糖醛酸结合酶系、硫酸结合酶系代谢,代谢速率取决于氯原子的数量和位置,生物半衰期可长达数年至十几年。PCDD/Fs 和 PCBs 主要通过胆汁经粪便排泄,部分可经乳汁排出,PCDD/Fs 和 PCBs 可通过胎盘屏障,因此胎儿和母乳喂养的婴幼儿可由母体接触这些物质。

PCDD/Fs 和 PCBs 在不同同系物中毒性差异很大,其中以四氯化物的毒性最强,尤其是2,3,7,8-四氯代二苯并-对-二噁英(2,3,7,8-tetrachlorinated dibenzo-p-dioxin,TCDD),豚鼠经口 LD_{50} 仅为 1 $\mu g/kg$。国际上通常采用毒性当量因子(toxic equivalency factor,TEF)来表示各同系物相当于 TCDD 的毒性强度,将各同系物的浓度乘以各自的 TEF,即为各自的毒性当量(toxic equivalent,TEQ)。

PCDD/Fs 和 PCBs 的常见毒性有:①一般毒性:可表现为消瘦综合征,导致肌肉和脂肪组织急剧减少,体重明显下降。②皮肤损伤:氯痤疮(chloracne)可同时为急性中毒和慢性中毒的表现,皮疹、皮肤增生或角化过度、脱色或色素沉着等。③肝脏毒性:肝脏为 PCDD/Fs 和 PCBs 的主要蓄积器官,肝脏损害是动物和人类接触二噁英及其类似物的常见表现。④免疫毒性:在动物实验和职业流行病学研究曾有报道。⑤生殖毒性和内分泌系统毒性:PCDD/Fs 和 PCBs 均属于环境内分泌干扰物质,具有明显的抗雌激素样作用,TCDD 还具有明显的抗雄激素作用,导致出生缺陷、激素水平下降、不孕不育,以及糖尿病,甚至内分泌肿瘤。⑥神经毒性:环境流行病学研究曾发现孕期接触 PCDD/Fs 和 PCBs 可出现子女学习能力下降。⑦遗传毒性和发育毒性:TCDD 对多种动物均有致畸作用,尤以小鼠最为敏感。⑧致癌性:TCDD 对多种动物均有致癌作用,靶器官包括肝、甲状腺、肺、皮肤、硬腭、鼻甲和软组织等。IARC 将 TCDD 定为Ⅰ类致癌物,将 PCBs 和 PCDFs 定为Ⅲ类致癌物。

PCDD/Fs 和 PCBs 在动物性食品中的污染水平相对较高,鱼虾贝类等水生动物是人体接触的主要途径,奶制品也不容忽视,尤其是对母乳喂养或配方奶粉喂养的婴幼儿,奶制品是其主要接触途径。

PCDD/Fs 和 PCBs 的控制关键是要减少和消除环境污染,严格按照《关于持久性有机污染物的斯德哥尔摩公约》的要求,采取有力措施减少或消除在生产或使用化学品时有意或无意排放的 POPs,加强对污染源的治理,改革生产工艺,减少和限制产生 POPs 的化学品。另一方面,要加快制定 POPs 的排放标准,有效评估 POPs 的生态和人群健康风险,并加强监测,完善 POPs 的监测方法,制定食品允许限量。

3. 氯丙醇

氯丙醇(chloropropanols)是甘油(丙三醇)上的羟基被 1~2 个氯原子取代而形成的一类化合物,主要包括单氯取代的 3-氯-1,-2-丙二醇(3-monochloro-1,2-propanediol, 3-MCPD)、2-氯-1,3-丙二醇(2-monochloro-1,3-propanediol, 2-MCPD)和双氯取代的 1,3-二氯-2-丙醇(1,3-dichloro-2-propanol, 1,3-DCP)、2,3-二氯-1-丙醇(2,3-dichloro-1-propanol, 2,3-DCP)。

3-MCPD 和 3-MCPD 是酸水解植物蛋白(hydrolyzed vegetable protein, HVP)的副产物,单氯取代的化合物可作为二氯丙醇的前体进一步形成 1,3-DCP 和 2,3-DCP。HVP 酸水解生成氯丙醇类污染物中,3-MCPD 含量最多,约占 70%。食品中的氯丙醇主要来源于用盐酸水解法生产的 HVP 调味液中。以 HVP 为原料制成的膨化食品及调味品中也含有氯丙醇。我国原来以添加酸解 HVP 生产的"配制酱油"在 2000 年前未采取限量要求,因此污染较重。植物蛋白质中常伴有脂肪,在高温下三酰甘油可水解成甘油并被氯化取代,也可形成氯丙醇。

氯丙醇常温下为无色液体,溶于水和有机溶剂,经消化道吸收后,广泛分布于各组织和器官中,并可通过血睾屏障和血脑屏障。3-MCPD 可与谷胱甘肽结合而解毒,但主要被氧化为 β-氯乳酸,后者可形成具有致突变和致癌作用的环氧化合物。

食品中氯丙醇的预防主要是改进生产工艺,如减少原料中的脂肪含量,减少盐酸的用量,降低氯离子浓度,从而降低氯丙醇的形成;又如采用蒸汽蒸馏法、酶解法、碱中和法及真空浓缩法等均可降低产品中氯丙醇的含量。氯丙醇预防的另一个关键是要加强监测,我国已制定的行业标准 SB 10338-2000 中规定,规定 HVP 调味液中 3-MCPD 的限量为 1 mg/kg,应加强行业自律严格执行,并同时做好危险度评价,评估居民的膳食摄入风险。

(陈　波)

思考题

1. 食品的污染按照性质可分为哪几类?
2. 简述评价食品卫生质量的细菌污染指标与食品卫生学意义。
3. 简述防止食品腐败变质的措施有哪些?
4. 简述食品中常见农药残留的来源。
5. 试述 N-亚硝基化合物的食物来源及其预防措施。

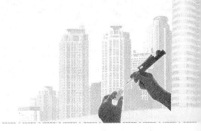

第九章

食品添加剂及其管理

第一节 概 述

食品添加剂(food additives)是指为改善食品品质和色、香、味以及为防腐、保鲜和加工工艺的需要而加入食品中的人工合成或天然物质。营养强化剂、食品用香料、胶基糖果中基础剂物质、食品工业用加工助剂也包括在内。它们能够改善食品的品质,提高食品的质量,满足人们对食品风味、色泽、口感的要求;使食品加工制造工艺更合理、更卫生、更便捷,有利于食品工业的机械化、自动化和规模化;使食品工业节约资源,降低成本,产生明显的经济效益和社会效益。

古代人们发现用火熏烤的肉类不仅更好吃,而且能保存较长时间,这其实是因为食物经过烟熏之后,其中的酸类、酚类等成分对食物的防腐、抗氧、保存起了重要的作用。人们很早就知道了用盐渍的方法处理肉类等食物,以便在食物短缺的冬天或是灾年时也能保证食物的供给。人们还学会了利用从天然花草汁液中提取色素和香料,赋予食物更丰富的色香味。北魏末年贾思勰所著的《齐民要术》中记载了提取天然色素的方法,我国东汉时期已应用在豆浆中添加卤水点制豆腐的传统工艺,这些都是最初对天然食品添加剂的利用。

随着科学技术的进步,又出现了人工合成的食品添加剂,并且为了适应食品加工业发展的需要,其品种越来越多,生产规模日益扩大。目前,食品添加剂已进入粮油、肉禽、果蔬加工等领域,包括饮料、冷食、调料、酿造、甜食、面食、乳品、营养保健品等,成为现代食品工业的重要组成部分。例如粮谷类食品中用于面粉品质改良的过氧化苯甲酰、溴酸钾(目前我国已禁用),作为乳化剂的甘油脂肪酸酯、山梨醇脂肪酸酯,作为抗氧化剂的二丁基羟基甲苯(BHT)、丁基羟基茴香醚(BHA),作为着色剂的各种合成、天然色素,作为营养强化剂的维生素 A、B_1、B_2;豆制品中的凝固剂氯化钙、氯化镁、硫酸锰、葡萄糖酸-δ-内酯,品质改良剂聚磷酸、甘油脂肪酸酯、蔗糖脂肪酸酯,消泡剂硅酮树脂;酱油中的调味剂氨基酸,保存剂对羟基苯甲酸酯、苯甲酸及其盐类;方便面中的抗氧化剂、强化剂等。

食品添加剂是一大类物质,在食品加工的过程中加入,有可能随食品进入人体内,如果使用不合理会危害人体健康,产生食品安全问题,因此是食品卫生学和食品卫生管理的重要内容之一。

一、食品添加剂的定义和分类

由于世界各国对食品添加剂的理解不同,因此其定义和范畴也不尽相同。

　　按联合国食品添加剂法典委员会(CCFA)的规定,食品添加剂的定义为:"有意识地加入食品中,以改善食品的外观、风味、组织结构和储藏性能的非营养物质。食品添加剂不以食用为目的,也不作为食品的主要原料,并不一定有营养价值,而是为了在食品的制造、加工、准备、处理、包装、储藏和运输时,因工艺技术方面(包括感官方面)的需要,直接或间接加入食品中以达到预期目的,其衍生物可成为食品的一部分,也可对食品的特性产生影响。食品添加剂不包括'污染物',也不包括为保持或改进食品营养价值而加入的物质"。

　　美国食品与药物管理局(FDA)1965年对食品添加剂定义为:"有明确的或合理的预定目的,直接使用或间接使用,能成为食品成分之一或影响食品特征的物质,统称为食品添加剂"。此定义不但包括有意添加于食品中以达到某种目的的食品添加剂,而且还包括在食品的生产、加工、储存和包装等过程中间接进入食品中的物质,如用于制造包装和容器的物质,只要它们能成为食品的成分之一,或能影响着在容器内包装的食品性质的,也属于食品添加剂范畴,食品营养强化剂也属于食品添加剂范畴。

　　根据我国1995年颁布的《食品卫生法》规定:"食品添加剂是指为改善食品品质和色、香、味,以及为防腐和加工工艺的需要而加入食品中的化学合成或者天然物质。"其中包括营养强化剂,指为增强营养成分而加入食品中的天然或者人工合成的属于天然营养素范围的食品添加剂。此外,为了使食品加工和原料处理能够顺利进行,还有可能应用某些辅助物质。这些物质本身与食品无关,如助滤、澄清、吸附、脱模、脱色、脱皮、提取溶剂和发酵用营养物质等,它们一般应在食品成品中除去,而不应成为最终食品的成分或仅有残留,这类物质称为食品加工助剂,也属于食品添加剂的范畴。需说明的是,在我国有些添加到食品中的物料如淀粉、蔗糖等称之为配料,但在我国的食品标签法中,食品添加剂又列入标签配料项内。

　　由于各国对食品添加剂的定义不同,因而分类也有所不同。

　　在《FAO/WHO食品添加剂分类系统》(1984年)一书中,按用途分为95类,主要有螯合剂(33种)、溶剂(又分载体溶剂21种和萃取溶剂25种)和缓冲剂(46种)。这种分类过细,一方面使不少类别中仅1～2个品种,另一方面某些类别中重复出现某一品种的情况。1994年,FAO/WHO又将食品添加剂分为40类。

　　美国在《食品、药品与化妆品法》中,将食品添加剂分成以下32类:抗结剂和自由流动剂;抗微生物剂;抗氧剂;着色剂和护色剂;腌制和酸渍剂;面团增强剂;干燥剂;乳化剂和乳化盐;酶类;固化剂;风味增强剂;香味料及其辅料;小麦粉处理剂;成型助剂;熏蒸剂;保湿剂;膨松剂;润滑和脱模剂;非营养甜味剂;营养增补剂;营养性甜味剂;氧化剂和还原剂;pH值调节剂;加工助剂;气雾推进剂、充气剂和气体;螯合剂;溶剂和助溶剂;稳定剂和增稠剂;表面活性剂;表面光亮剂;增效剂;组织改进剂。而在另一个法规《食品用化学晶法典(1981)》中,又将食品添加剂分为45类。

　　欧洲经济共同体(欧共体EEC)对食品添加剂的分类较为简单,共分为9类,将许多属加工助剂性质的添加剂均列为第九类辅类中。这种分类法使按用途选择添加剂时有些困难。

　　我国台湾的食品添加剂按功能作用分为17类,共计515种。这17类为:防腐剂、杀菌剂、抗氧化剂、漂白剂、发色剂、膨松剂、品质改良剂、营养强化剂、着色剂、香料、调味料、糊料、黏接剂、加工助剂、溶剂、乳化剂及其他。

　　我国最新的《食品添加剂使用标准》(GB 2760-2011)中,将食品添加剂分为23类,分别为:酸度调节剂;抗结剂;消泡剂;抗氧化剂;漂白剂;膨松剂;胶基糖果中的基础剂;着色剂;护色剂;乳化剂;酶制剂;增味剂;面粉处理剂;被膜剂;水分保持剂;营养强化剂;防腐剂;稳定和凝固剂;

甜味剂;增稠剂;香料;加工助剂;其他。每类添加剂中所包含的种类不同,少则几种(如抗结剂),多则达千种(如食用香料),总数达 2 314 种。此外,作为行业管理还要考虑生产规模和批量,并在食品行业中有一定地位才会列入管理的范围。通常我国食品添加剂又分为 7 大类,即食用色素、食用香精、甜味剂、营养强化剂、防腐-抗氧-保鲜剂、增稠-乳化-品质改良剂、发酵制品(包括味精、柠檬酸、酶制剂、酵母、淀粉糖等 5 大类)。

食品添加剂还可按安全性评价来划分。CCFA 曾在 JECFA(FAO/WHO 联合食品添加剂专家委员会)讨论的基础上将其分为 A、B、C 3 类,每类再细分为 2 类。

A 类——JECFA 已制定人体每日允许摄入量(ADI)和暂定 ADI 者。其中 A1 类为经 JECFA 评价认为毒理学资料清楚,已制定出 ADI 值或者认为毒性有限无需规定 ADI 值者;A2 类为 JECFA 已制定暂定 ADI 值,但毒理学资料不够完善,暂时许可用于食品者。

B 类——JECFA 曾进行过安全性评价,但未建立 ADI 值,或者未进行过安全性评价者。其中,B1 类为 JECFA 曾进行过评价,因毒理学资料不足未制定 ADI 者;B2 类为 JECFA 未进行过评价者。

C 类——JECFA 认为在食品中使用不安全或应该严格限制作为某些食品的特殊用途者。其中,C1 类为 JECFA 根据毒理学资料认为在食品中使用不安全者;C2 类是应严格限制在某些食品中作特殊使用者。

由于食品添加剂的安全性随着毒理学及分析技术等的发展有可能发生变化,因此其所在的安全性评价类别也可能发生变化。例如糖精,原曾属 A1 类,后因报道可使大鼠致癌,经 JECFA 评价,暂定 ADI 为 0～2.5 mg/kg 体重,而归为 A2 类。直到 1993 年再次对其进行评价时,认为对人类无生理危害,制定 ADI 为 0～5 mg/kg 体重,又转为 A1 类。因此,关于食品添加剂安全性评价分类的情况,应随时注意新的变化。

食品添加剂按照其来源可分为天然和人工合成两大类。天然食品添加剂主要由天然的动植物为原料提取制得,也有一些来自微生物的代谢产物或矿物质。而人工合成的食品添加剂是指通过化学手段,使元素或化合物通过氧化、还原、聚合、缩合、成盐等反应制得到的物质,进一步可分为一般化学合成添加剂和人工合成天然等同物,后者包括天然等同香料、天然等同色素等。

二、食品添加剂的使用要求

随着食品工业的发展,食品种类越来越多,人们对食品的色、香、味、形、营养等品质的追求不断提高,随着食品进入人体的添加剂数量和种类也越来越多。我国规定,在下列情况下可使用食品添加剂:保持或提高食品本身的营养价值;作为某些特殊膳食用食品的必要配料或成分;提高食品的质量和稳定性,改进其感官特性;便于食品的生产、加工、包装、运输或者贮藏。

在日常生活中,普通人每天可摄入几十种食品添加剂,因此食品添加剂的安全使用极为重要。理想的食品添加剂应该是对人体有益无害的,在选用时应符合以下基本要求。

(1) 不应对人体产生任何健康危害。各种食品添加剂都必须经过一定的安全性毒理学评价,证明在限量内长期使用安全无害。生产、经营和使用食品添加剂应符合卫生部颁发的《食品添加剂使用卫生标准》和《食品添加剂卫生管理办法》,以及国家标准局颁发的《食品添加剂质量规格标准》。用于食品后不得分解产生有毒物质,用后能被分析鉴定出来。此外,对于食品营养强化剂应遵照我国卫生部颁发的《食品营养强化剂使用卫生标准》和《食品营养强化剂卫生管理办法》执行。

（2）不应掩盖食品腐败变质，不应掩盖食品本身或加工过程中的质量缺陷或以掺杂、掺假、伪造为目的而使用食品添加剂，不得使用非定点生产厂家、无生产许可证及过期或污染、变质的添加剂。

（3）不应降低食品本身的营养价值，食品添加剂应有助于食品的生产、加工和储存等过程，具有保持营养成分、防止腐败变质、改善感官性状和提高产品质量等作用，而不应破坏食品的营养素，也不得影响食品的质量和风味。

（4）在达到预期目的前提下尽可能降低在食品中的使用量。鉴于有些食品添加剂具有一定毒性，应尽可能不用或少用，必须使用时应严格控制使用范围及使用量。

要保证食品添加剂使用安全，必须对其进行卫生评价，即根据国家标准、卫生要求，以及食品添加剂的生产工艺、理化性质、质量标准、使用效果、范围、加入量、毒理学评价及检验方法等做出的综合性的安全评价，其中最重要的是毒理学评价。通过毒理学评价确定食品添加剂在食品中无害的最大限量，并对有害的物质提出禁用或放弃的理由，以确保食品添加剂使用的安全性。

新中国建国初期普遍使用的β-萘酚、奶油黄等防腐剂和色素，后来被证实存在致癌作用，不少地区曾因使用含砷的盐酸、食碱，或过量的食品添加剂如亚硝酸盐、漂白剂、色素等而发生过急、慢性中毒；在国外也有因食品添加剂引起的恶性中毒事件，如1955年，日本的某调和乳粉因加入了不纯的稳定剂，使产品中含过量砷，导致12 000余名婴儿食用后发生贫血、食欲不振、皮疹、色素沉着、腹泻、呕吐等中毒症状，130人死亡。各国均有不少添加剂因被证实或怀疑有致癌、致畸、致突变等远期危害而从允许使用的名单上删除。

人们对食品添加剂安全性的认识是随着科学技术的进步、检测手段的日臻完善、生活水平的提高而逐渐深入的。有些消费者认为，天然的食物才是无害、有营养的，可是天然的东西也未必是安全的，合成的东西也未必是有害的。例如，天然植物的病虫害、喷洒的残留农药等，在提取天然色素时，若被携带到添加剂中污染食品，也会影响人体健康。

食品添加剂可能有一定的毒性，但所谓毒性是指某种物质对机体造成损害的能力，除与物质本身的化学结构与理化性质有关外，还与其有效浓度或剂量、作用时间及次数、接触途径与部位、物质的相互作用与机体的功能状态等条件有关。随着人们对食品添加剂的深入认识，一方面已将那些对人体有害，对动物致癌、致畸，并有可能危害人体健康的食品添加剂品种禁止使用；另一方面对那些有怀疑的品种则继续进行更严格的毒理学检验，以确定其是否可用、许可的使用范围、最大使用量与残留量，以及其质量规格、分析检验方法等。我国目前使用的食品添加剂都有充分的毒理学评价，并且符合食用级质量标准，因此只要其使用范围、使用方法与使用量符合食品添加剂使用卫生标准，一般来说其使用的安全性是有保证的。

第二节 各类食品添加剂

一、防腐剂

防腐剂（preservative）是为防止食品腐败、变质，延长贮存期和保鲜期，抑制食品中微生物繁殖的物质，又称抗微生物剂（antimicrobails），但不包括有同样效果的调味物质（如盐、糖等）。

由于微生物的活动，食品在保存过程中会发生变质、变味，失去原有营养价值，相当一部分食品安全问题是由于食品腐败变质造成的。因此人们要较长时间的保存食物，必须给予一定的防腐措施。食物的防腐多依靠干燥、腌制等物理方法及使用防腐剂。防腐剂能对以腐败物质为代谢底物的微生物的生长具有持续的抑制作用,特别是在一般灭菌作用不充分时仍具有持续性的效果。防腐剂可以有效地解决食品在加工、储存过程中因微生物"侵袭"而变质的问题,使食品在一般的自然环境中具有一定的保存期。防腐剂的抑菌作用在于:①能使微生物的蛋白质凝固或变性,干扰其生长和繁殖;②能干扰细胞壁合成,对微生物细胞壁、细胞膜产生破坏或损伤,使胞内物质外泄,或影响与膜有关的呼吸链电子传递系统,从而具有抗微生物的作用;③作用于微生物的遗传物质或结构,影响其复制、转录、蛋白质的翻译等;④作用于微生物体内的酶系,抑制酶的活性,干扰其正常代谢。

防腐剂一般分为酸型、酯型和生物防腐剂等。常用的酸型防腐剂有苯甲酸、山梨酸和丙酸(及其盐类),其抑菌的效果主要取决于未离解的酸分子,其效力随 pH 值而定,酸性越大,效果越好。酯型防腐剂包括对羟基苯甲酸酯类等,在 pH 4～8 范围的环境里有较好的抑菌效果。乳酸链球菌素是一种生物型防腐剂,是从乳酸链球菌的代谢产物中提取得到的一种天然的多肽物质,对肉毒杆菌等厌氧芽孢杆菌及嗜热脂肪芽孢杆菌有很强的抑制作用,一般应用于乳制品、罐装食品、植物蛋白食品的防腐,它可在消化道内被降解,不会改变肠道正常菌群,是一种比较安全的防腐剂。其他还有双乙酸钠、仲丁胺(只在果蔬贮藏期使用)、二氧化碳等。目前世界各国允许使用的食品防腐剂种类很多,我国允许在一定量内使用的防腐剂有 30 多种,包括苯甲酸及其钠盐、山梨酸及其钾盐、二氧化硫、焦亚硫酸钠(钾)、丙酸钠(钙)、对羟基苯甲酸乙酯、脱氢醋酸等。其中使用较多的是山梨酸和苯甲酸及其盐类。

常用防腐剂及使用范围如下。

(1) 苯甲酸及盐:碳酸饮料、低盐酱菜、蜜饯、葡萄酒、果酒、软糖、酱油、食醋、果酱、果汁饮料、食品工业用桶装浓果蔬汁。

(2) 山梨酸钾:除同上外,还有鱼、肉、蛋、禽类制品、果蔬保鲜、胶原蛋白肠衣、果冻、乳酸菌饮料、糕点、馅、面包、月饼等。

(3) 脱氢乙酸钠:腐竹、酱菜、原汁橘浆。

(4) 对羟基苯甲酸丙酯:果蔬保鲜、果汁饮料、果酱、糕点陷、蛋黄陷、碳酸饮料、食醋、酱油。

(5) 丙酸钙:生湿面制品(切面、馄饨皮)、面包、食醋、酱油、糕点、豆制食品。

(6) 双乙酸钠:各种酱菜、面粉和面团中。

(7) 乳酸钠:烤肉、火腿、香肠、鸡鸭类产品和酱卤制品等。

(8) 乳酸链球菌:素罐头食品、植物蛋白饮料、乳制品、肉制品等。

(9) 纳他霉素:奶酪、肉制品、葡萄酒、果汁饮料、茶饮料等。

(10) 过氧化氢:生牛乳保鲜、袋装豆腐干。

各类防腐剂有严格的使用范围,必须按照安全使用量和使用范围进行添加。如苯甲酸钠,因其毒性较强,在有些国家已被禁用,而我国也严格确定了其只能在酱类、果酱类、酱菜类、罐头类和一些酒类中使用。不同的防腐剂有特定的使用环境,酸性防腐剂只能在酸性环境中使用时具有强有效的防腐作用,而在中性或偏碱性的环境中几乎没有作用。各类防腐剂所能抑制的微生物种类也有一定的特异性,有些防腐剂对霉菌有效,有的对酵母有效。因此,要根据食品自身的性质及易发生的腐败类型,选择有针对性的防腐剂。

二、抗氧化剂

抗氧剂(antioxidant)主要为了防止食品氧化变质,延长食品的保质期和发挥保鲜作用的一种添加剂,主要用于防止油脂及富脂食品的氧化酸败。抗氧化剂能与自由基反应,中止自动氧化过程,但不是氧的驱除剂或吸附剂,它们只能延缓油脂氧化的进程和开始变质的时间,但不能使已经氧化的产物复原。油脂的自动氧化有一段相当长的诱导期,一旦越过诱导期,就会生成自动催化的过氧化物,使氧化反应迅速进行。只有在诱导期之前加入抗氧化剂才能切断该氧化过程,故加入越早越好。随着肉类制品和含油脂食品的增多,抗氧化剂需求量不断增加。目前各国常用的品种有丁基羟基苯醚、二丁基羟基甲苯(BHT)、丁基羟基茴香醚(BHA)、没食子酸丙酯(PG)、叔丁基对苯二酚(TBHQ)、异抗坏血酸钠、维生素 E、维生素 C 和从茶叶中提取的茶多酚等。

丁基羟基茴香醚(BHA)在加热后效果保持良好,是目前国际上广泛使用的抗氧化剂之一,也是我国常用的抗氧化剂之一。和其他抗氧化剂有协同作用,并与增效剂如柠檬酸等使用,其抗氧化效果更为显著。一般认为 BHA 毒性很小,较为安全。

二丁基羟基甲苯(BHT)与其他抗氧化剂相比,稳定性较高,耐热性好,在普通烹调温度下影响不大,抗氧化效果好,用于长期保存的食品与焙烤食品很有效,是目前国际上特别是在水产加工方面广泛应用的廉价抗氧化剂。一般与 BHA 并用,并以柠檬酸或其他有机酸为增效剂。相对 BHA 来说,BHT 毒性稍高一些。

没食子酸丙酯(PG)对热比较稳定,其对猪油的抗氧化作用较 BHA 和 BHT 强,毒性较低。

叔丁基对苯二酚(TBHQ)是较新的一类酚类抗氧化剂,其抗氧化效果较好。

三、漂白剂

漂白剂(bleaching agent)是使食品中有色物质经化学作用分解退色的物质,通过消耗食品中的氧,破坏、抑制食品氧化酶活性和食品的发色因素,使食品褐变色素褪色或免于褐变,改善食品色泽,同时还具有一定的防腐抑菌作用,在食品加工中应用甚广。

漂白剂有还原型和氧化型两类。我国自古以来就有用硫磺熏蒸食物进行漂白,现在使用的大多是以亚硫酸类化合物为主的还原型漂白剂,通过产生的二氧化硫发挥作用。二氧化硫溶于水中形成亚硫酸,阻碍氧化酶活性,防止植物性食品褐变,又可抑制微生物生长。但这类物质有一定毒性,主要表现为诱发过敏性疾病和哮喘,同时破坏维生素 B_1。因此,在我国允许使用的品种中(除硫磺外)均规定了 ADI 值,分别为 $0\sim0.7$ mg/kg 体重,并在控制使用量的同时严格控制二氧化硫残留量。氧化性漂白剂除了作为面粉处理剂的过氧化苯甲酰等少数品种外,实际应用很少。而过氧化氢仅被许可在某些地区用于生牛乳保鲜、袋装豆腐干,不作氧化漂白剂使用。

我国允许使用的漂白剂有二氧化硫、亚硫酸钠、硫磺等 7 种,其中硫磺仅限于蜜饯、干果、干菜、粉丝、食糖的熏蒸。

四、着色剂

着色剂(colour)又称色素,是使食品着色后提高其感观性状的一类物质,可分为食用天然色素和食用合成色素两大类。按着色剂的溶解性可分为脂溶性着色剂和水溶性着色剂。

食用合成色素指用人工合成方法制得的有机色素,原料主要是化工产品。按化学结构可将合成色素分为偶氮类和非偶氮类两类,目前世界各国允许使用的合成色素几乎都是水溶性色素。在许可使用的食用合成色素中,还包括它们各自的色淀,是指由水溶性色素沉淀在许可使用的不溶性基质(通常为氧化铝)上制备的特殊着色剂。食用合成色素对人体的毒性可能有 3

个方面,即一般毒性、致泻性与致癌性。它们的致癌机制一般认为与偶氮结构有关;偶氮化合物在体内进行生物转化形成芳香胺化合物,经代谢活化可转变成易与大分子亲核中心结合的终致癌物。许多合成色素除本身或代谢产物具有毒性外,在生产过程中还可能混入有害金属和有毒的中间产物,因此必须严格管理,严格规定食用色素的生产单位、种类、纯度、规格、用量及使用范围等。由于安全性问题,各国实际使用的合成色素品种正逐渐减少,目前普遍使用的品种安全性均较好。我国《食品添加剂使用卫生标准》(GB 2760-2011)列入的合成色素有胭脂红、苋菜红、日落黄、赤藓红、柠檬黄、新红、靛蓝、亮蓝等。与天然色素相比,合成色素颜色更加鲜艳,不易褪色,价格较低。

食用天然色素大多来自于天然可食资源,主要由植物组织提取,也包括来自动物和微生物的一些色素,品种甚多,可分为吡咯类、多烯类、酮类、醌类和多酚类等。天然着色剂色彩易受金属离子、水质、pH 值、氧化、光照、温度的影响,一般较难分散,染着性、着色剂间的相溶性较差,且价格较高。虽然它们的稳定性一般不如人工合成品,但由于人们对其安全感较高,故近年来发展迅速,各国允许使用的品种和用量均在不断增加。但天然色素也不是绝对安全,植物的病虫害、喷洒的残留农药等,在提取天然色素时,通常会被带入污染食品,所以同样需要严格审批管理,保证质量和安全。常用的天然着色剂有辣椒红、甜菜红、红曲红、胭脂虫红、高粱红、叶绿素铜钠、姜黄、栀子黄、胡萝卜素、藻蓝素、可可色素、焦糖色素等。

此外,还有人将人工合成的化学结构与自然界中的品种完全相同的有机色素归为第三类食用色素,即天然等同色素,如 β-胡萝卜素等。

五、护色剂

在食品加工过程中,添加适量的化学物质,与食品中某些成分作用,使其呈现良好的色泽,这类物质称为护色剂(colour fixative)或发色剂。能促使发色的物质称为发色助剂。在肉类腌制中最常用的护色剂是硝酸盐和亚硝酸盐,发色助剂为 L-抗坏血酸、L-抗坏血酸钠及烟酰胺等。在果汁中应用的护色剂有抗坏血酸、异抗坏血酸、柠檬酸。亚硫酸钠、亚硫酸氢钠多用于酒类生产中。

原料肉中的色素蛋白质主要是肌红蛋白(Mb)和血红蛋白(Hb)。一般肌红蛋白占 70%~90%,是表现肉颜色的主要成分。肌红蛋白与氧气的结合程度不同,可呈现出 3 种不同的颜色:无氧状态下未被氧化的肌红蛋白呈紫红色;高氧分压下充分氧化的氧合肌红蛋白呈鲜红色;而在低氧分压状态下未充分氧化所形成变性肌红蛋白(MetMb)则呈褐色。新鲜肌肉呈紫红色,其切面暴露于空气中 30~40 min 后,肌红蛋白与氧结合,变成比较稳定的氧化肌红蛋白,其颜色变为鲜红色,这种变化的条件是肉保持在大气环境中有充足的氧气供应。这种颜色相对比较稳定,不易被氧化成褐色的变性肌红蛋白。但在氧气供应不足、氧分压相对较低状态下,氧合肌红蛋白就容易脱氧,变成还原型肌红蛋白,而后者又极易被氧化成褐色的变性肌红蛋白。由于肉自身存在的耗氧酶会消耗掉渗入肉中的氧气使肉中的氧分压降低,所以一般情况下肉在储存中容易产生褐变。上述褐变除与肉的 pH 值、温度、紫外线,特别是氧分压有关外,还与高铁肌红蛋白的还原活性有关,随肉品储藏时间的延长,其还原活性降低,肉的褐变现象加重。除了与氧结合外,肌红蛋白还与 CO—、NO—结合。特别是与 NO 结合生成亚硝基肌红蛋白(MbNO),使肉呈鲜亮的红色。为了使肉制品呈现良好的色泽,在加工过程中添加的硝酸盐和亚硝酸盐等成分。硝酸盐先被亚硝化菌作用变成亚硝酸盐,与肌肉中的乳酸作用产生游离的亚硝酸,亚硝酸不稳定,加热时分解产生 NO,NO 与肌红蛋白结合,最后形成对热稳定的亚硝基肌红蛋白,使肉制品保持稳定的鲜艳红色。亚硝酸盐还有抑制微生物增殖和提高肉制品风味的作用。

我国规定的发色剂有硝酸钠(钾)、亚硝酸钠(钾)等4种。由于大量摄入亚硝酸盐可使血红蛋白变成高铁血红蛋白而失去携氧能力,而且亚硝酸盐是亚硝胺(已证明对动物有致癌作用)的前体物,因此使用中要求,在保证发色的前提下,将硝酸盐和亚硝酸盐的添加量限制在最低水平。有的国家几次修订食品卫生法规,限制其使用范围和用量,也有提出禁用而改用其他方法。在加工肉制品时应严格控制亚硝酸盐及硝酸盐的使用量,我国规定 $NaNO_3$ 的最大用量为 0.5 g/kg,$NaNO_2$ 的用量为 0.15 g/kg,肉制品中的残留量,以 HNO_2 计不得超过 0.03 g/kg。在没有理想的替代品之前,应把用量限制在最低水平。已使用的替代品有两类:一类是替代亚硝酸盐的添加剂,由发色剂、抗氧化剂、多价螯合剂和抑菌剂组成。发色剂用的是赤鲜红,抗氧化剂、多价螯合剂用的是磷酸盐、多聚磷酸盐,抑菌剂为对羟基苯甲酸和山梨酸及其盐类。另一类是在常规亚硝酸盐浓度下阻断亚硝胺形成的添加剂,抗坏血酸能与亚硝酸盐作用而减少亚硝胺的形成。此外,山梨酸、山梨酸醇、鞣酸等也可抑制亚硝胺的形成。由于6个月以内的婴儿对硝酸盐类特别敏感,故建议硝酸盐不得用于儿童食品。

六、甜味剂

甜味剂(sweetener)是可赋予食品甜味的食品添加剂,应用十分广泛。国内外甜味剂发展趋势是生产和使用低热量高甜度的合成或天然的甜味剂品种。标定甜度的基础物质是蔗糖,以蔗糖的甜度为1时,可得到其他甜味剂的相对甜度。例如,木糖醇的甜度为1~1.4,果糖的甜度为1.14~1.75,阿斯巴甜的甜度为200,糖精的甜度为200~700。按来源可将甜味剂分为天然和人工合成两大类,按营养价值也可分为营养型和非营养型两类。与蔗糖甜度相等的含量,其热值相当于蔗糖热值2%以上者称为营养性甜味剂,低于2%的称为非营养性甜味剂。前者包括各种糖类和糖醇类,如山梨糖醇、乳糖醇等,除果糖和木糖醇外,其相对甜度均低于蔗糖;后者包括糖精钠等,其相对甜度均远高于蔗糖,也称为"高甜度低热量甜味剂"。

糖醇类甜味剂多由人工合成,糖醇类的甜度比蔗糖低,但有的与蔗糖相当。主要品种有山梨糖醇、甘露糖醇、麦芽糖醇、木糖醇等。目前应用较多的是木糖醇、山梨糖醇和麦芽糖醇。因为糖醇类甜味剂热值较低,而且和葡萄糖有不同的代谢过程,因而有某些特殊的用途。

非糖醇类甜味剂包括天然甜味剂和人工合成甜味剂,一般甜度很高,用量极少,热值很小,有些不参与代谢过程,常称为高甜度甜味剂、非营养性或低热值甜味剂,是甜味剂的重要品种。非糖醇类天然甜味剂的主要产品有甜菊糖、甘草、甘草酸二钠、甘草酸三钠(钾)、竹芋甜素等。目前应用较多的是甘草酸苷和甜菊苷。前者如甘草酸二钠,甜度为蔗糖的200倍;后者纯甜度约为蔗糖的300倍,因其不被人体吸收,无热量,是适于糖尿病、肥胖症患者的甜味剂。

人工合成甜味剂的主要产品有糖精、糖精钠、环己基氨基磺酸钠(甜蜜素)、天(门)冬氨酰苯丙氨酸甲酯(甜味素或阿斯巴甜)、乙酰磺胺酸钾(安赛蜜、AK糖)、三氯蔗糖等。人工合成的甜味剂中使用最多的是糖精(糖精钠),其甜度约为蔗糖的300倍。

七、其他

1. **酸度调节剂(acidity regulator)** 是增强食品中酸味和调节 pH 值或具有缓冲作用的酸、碱、盐类物质的总称。酸类主要品种有柠檬酸、富马酸、磷酸、乳酸、己二酸、酒石酸、马来酸、苹果酸等,其中以柠檬酸、磷酸用量最大。柠檬酸约占酸味剂总耗量的三分之二,主要用于饮料;磷酸是酸味剂中唯一广泛使用的无机酸,是充气饮料的重要酸味剂。酸类在食品中的重要功能之一是参与缓冲系统,有的还能用作消泡剂、乳化剂、凝固剂、食品保藏中的微生物抑制剂。很多有机酸是食品的正常成分,或参与机体正常代谢,因而安全性高,使用广泛。用碱处理某些食品是为了改善色泽和风味,用作食品中和剂的碱类包括碳酸氢钠、碳酸钠、碳酸镁、氧化镁、氢氧化钙和氢氧化钠,它们可单独使用,也可混合使用。

2. 抗结剂(anticaking agent) 用于防止颗粒或粉状食品聚集结块,保持其松散或自由流动的物质。比如常用硅酸钙来防止发酵粉、食盐和其他食品及配料的结块,除了吸收水分,硅酸钙还能有效地吸收油和其他非极性的有机化合物。从牛油制得的食品级长链脂肪酸钙盐和镁盐可用于脱水蔬菜制品、食盐及粉末状的各种食品配料与混合物中。粉末状食品中常添加硬脂酸钙、二氧化硅等促进加工时各成分的自由流动、混匀,还使其终产品在货架期防止结块。食品工业中使用的抗结剂还有硅铝酸钠、磷酸三钙、硅酸镁、碳酸镁等。大多数品种的安全性均很好,ADI 值未作规定,仅亚铁氰化物规定 ADI 值为 $0\sim0.025$ mg/kg 体重。

3. 消泡剂(antifoaming agent) 是指在食品加工过程中为降低表面张力、消除泡沫而添加的物质。由于食品中不同程度存在卵磷脂、皂苷等表面活性物质和蛋白质胶体等泡沫稳定剂,因此在加工过程中会有起泡现象,若不及时消除,从容器中溢出,则妨碍操作进行,既影响生产效率又降低产品质量。为此,在发酵食品、豆类制品等加工中广泛使用消泡剂,过去常用的有糠油等植物油类、酸化油及其复合制品,如加入石灰、碳酸钙等。我国允许使用的消泡剂有乳化硅油、高碳醇脂肪酸酯复合物、醇醚类的聚氧乙烯聚氧丙烯季戊四醇醚(PPE)、聚氧乙烯聚氧丙烯胺醚(BAPE)、聚二甲基硅氧烷等。

4. 膨松剂(bulking agent) 是指在食品加工过程中加入的能使面胚发起、使制品疏软松脆的化学物质。由一些化合物混合而成,在适当的水分和温度条件下,膨松剂在面团或面糊中发生反应并释放出气体。有碱性膨松剂和复合膨松剂两大类,前者主要是碳酸氢钠和碳酸氢铵等,产气之外还产生碱性物质,影响制品质量。因此目前多用复合膨松剂,常由碳酸盐、酸性物质和淀粉 3 种组分构成,其配方很多,依具体食品生产的需要而有所不同,所产生的唯一气体是二氧化碳。近年来,在自发面粉、家庭用和工业用发粉中普遍使用了化学膨松剂,但研究表明膨松剂中的铝对人体健康有害,正在研究减少硫酸铝钾和硫酸铝铵等成分在食品生产中的应用,并探索可取而代之的新物质和方法。

5. 胶姆糖基础剂(chewing gum base) 是指一类赋予胶姆糖(泡泡糖、口香糖)起泡、增型、耐咀嚼等作用的物质。一般以高分子胶状物质如天然橡胶、合成橡胶等为主,加上软化剂、填充剂、抗氧化剂和增塑剂等组成。胶基是多元的混合物,成分复杂,是经咀嚼后口中唯一的剩余物质,分为天然和合成两类,目前发达国家几乎都采用合成胶基。我国 1994 年公布停止使用塑料胶基(聚乙烯、聚丁烯等),使胶基向橡胶胶基单方面发展,现正式批准使用的胶姆糖基础剂共两种(聚乙酸乙烯酯和丁苯橡胶),并有推荐性的配料名单。

6. 乳化剂(emulsifier) 是指食品加工工艺中使互不相溶的两相如水和油形成均匀分散体或乳化体的物质,是一类具有亲水基和疏水基的表面活性剂。如乳化剂中常用的单硬脂酸甘油酯,它既有亲水的羟基,又有亲油的十八碳烷基,因此能分别吸附在油和水两种相互排斥的相面上,降低两相的界面张力,使之形成均质状态的分散体系。其乳化能力的强弱一般用亲水亲油平衡值(HLB)表示,混合使用不同 HLB 值的乳化剂,可获得稳定的乳浊液。乳化剂的主要品种有单脂肪酸甘油酯、山梨醇脂肪酸酯、蔗糖脂肪酸酯、大豆卵磷脂、丙二醇酯等,广泛用于面包、酸乳、蛋黄酱等工业。

7. 酶制剂(enzyme preparation)　是从动物、植物、微生物中提取的具有生物催化能力酶特性的物质,主要是用于加速食品加工过程和提高食品产品质量。酶制剂来源于生物体,同时酶具有催化活性高、特异性强、反应条件温和等优点,所以在食品工业中的应用越来越广泛。由于生产酶制剂设备条件要求低,酶的使用量少,副产物少,便于产品的提纯和简化工艺步骤,在环境保护等方面起了重要作用。

酶制剂一般分为动物性、植物性和微生物原酶制剂 3 类。动物性酶制剂主要有胰酶、胰蛋白酶、酯酶、胃蛋白酶、过氧化氢酶等。植物性酶制剂主要有淀粉酶、菠萝蛋白酶、无花果蛋白酶、麦芽及木瓜蛋白酶等。微生物原酶制剂品种最多,主要有糖酶、凝乳酶、葡萄糖异构酶、葡萄糖氧化酶、酯酶、植酸酶、蛋白酶、微生物凝乳酶等。国际生物化学和分子生物学联合委员会(IUB)规定了酶的命名和编号。酶制剂应用于食品加工,一般在食品制成后不会残留,属于加工助剂,而且来源于生物,可能比化学合成物质安全,因此绝大部分酶制剂的 ADI 值无需作特殊规定,用量可根据生产工艺适量应用,但在生产过程和产品质量方面还应加强管理。

8. 增味剂(flavour enhancer)　是指能补充、增强、改进食品中的原有口味或滋味的物质,有些也称为鲜味剂或品味剂。其种类很多,按化学性质不同可分为氨基酸系列、核苷酸系列两种。前者包括 L-天门冬氨酸钠、L-谷氨酸及其钠盐的同系物、氨基乙酸等,后者包括 5′-鸟苷酸二钠、5′-肌苷酸二钠等。

9. 面粉处理剂(flour treatment agent)　是一类在面粉加工过程中加入的使面粉增白和改进焙烤制品质量的物质。大致分为 3 类:①主要起漂白作用,如过氧化苯甲酰,一般在小麦磨粉时加入,引发面粉中类胡萝卜素氧化成无色化合物;②同时参与漂白和面粉改良,如氯气、亚硝酰氯、二氧化氮和四氧化二氮,都是气态的强氧化剂,当与面粉接触时,立即发生作用;③仅参与面团改良的,如溴酸钾、碘酸钾等,只在面团阶段起作用,可氧化面筋中的巯基,产生大分子间的二硫键,这种交联使面筋蛋白质形成薄而坚韧的蛋白质网,改良最终产品的性质。

10. 被膜剂(coating)　是一类能赋予食品保质、保鲜、上光等作用的被覆于食品表面的添加剂。常用的有石蜡、紫胶等,还有人工合成品,如吗啉脂肪酸盐(果腊)等。不同的被膜剂作用于不同食品有不同的效果,果蜡用于果蔬,具有抑制水分蒸发、调节呼吸、防腐、保鲜作用;液状石蜡用于焙烤业,是理想的脱模剂、润滑剂;还有的用于糖果食品,可防潮、防黏和上光。

11. 水分保持剂(humectant)　是一类有助于维持食品的水分稳定的物质,指用于肉类和水产品加工中增强水分稳定性和有较高持水性的磷酸盐类。动物性食品在保存加工过程中,由于冷藏风化、冻结时失水和加热过程中脱水,会使肉变硬、干涸、风味丧失,当加入一定量的磷酸盐时能提高肉的持水能力,防止营养成分流失,并保持肉的鲜嫩及风味。持水剂都是磷酸盐类,磷酸盐的使用是安全的,但在食用中应注意摄入的钙磷比例为 1:1.2 为好。

12. 稳定和凝固剂(stabilizer and coagulator)　是一类使食品结构安定或使食品组织结构不变,增强黏性固形的物质。常见的有各种钙盐,如氯化钙、乳酸钙、柠檬酸钙等,有的是豆制品加工的重要用料,有的能使可溶性果胶成为凝胶状不溶性果胶酸钙,以保持果蔬加工制品的脆度和硬度。还有丙二醇、葡萄糖酸-δ-内酯、乙二胺四乙酸二钠(EDTA)等。

13. 增稠剂(thickener)　是一类能提高黏稠度或形成凝胶的食品添加剂。在加工食品中可起到提供稠性、黏度、黏附力、凝胶形成能力等作用,使食品口感黏润适宜,并兼有乳化、稳定或使呈悬浮状态的作用,主要是一类水溶性胶体物质,大部分是从天然动植物中提取或加工而成。天然品种主要有阿拉伯胶、卡拉胶、果胶、琼脂、海藻酸类、黄原胶、甲壳素、槐豆胶和瓜尔胶等多糖,还有部分是蛋白质结构,如明胶。合成和半合成品种有羧甲基纤维素钠、海藻酸丙二醇酯,以及近年发展较快的变性淀粉等。

14. 食用香料(flavouring agent) 是使食品增加香气香味,提高食欲的物质,其品种繁多。按来源和制造方法不同,通常分为天然香料、天然等同香料和人造香料3类。不少天然香料已有上千年的食用史,一般情况下在正常使用范围内无毒性问题;凡与天然等同的香料,其安全性要高于人造香料。

15. 营养强化剂 是为了合理营养、维持人体正常生长发育的必需物质,主要包括三大类:氨基酸及含氮化合物、维生素和微量元素补充剂。由于各国所处地域不同,营养强化剂品种各异,维生素主要品种有维生素 C、维生素 B、维生素 E、叶酸和 β-胡萝卜素等,微量元素补充剂有钙强化剂、锌强化剂、硒强化剂等。根据国家对营养强化剂卫生管理规定,营养强化剂不能在食品中任意添加,它必须根据食用对象来确定,对添加量也有一定规定。氨基酸及含氮化合物包括 8 种人体必需的氨基酸,使用最多的品种是赖氨酸。牛磺酸在美国、日本等发达国家已用于专供婴幼儿的食用牛奶、奶粉中,使其营养价值接近母乳。为进一步改善儿童营养状况,改善食物结构,提高婴幼儿副食品质量,日本还将牛磺酸加入饮料、复合味精、豆制品、乳制品中以增强营养。

(薛　琨)

思考题

1. 什么是食品添加剂?
2. 食品添加剂的基本使用要求是什么?
3. 天然色素比人工合成色素更安全吗?
4. 常用甜味剂分为哪几类? 哪些可推荐糖尿病人使用?

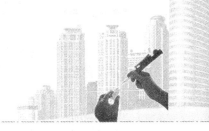

第十章

各类食品卫生与管理

食品在生产、运输、贮存、销售等过程中均可能受到生物性、化学性及物理性有毒有害物质的污染,不同种类食品的卫生问题也各不相同。研究和掌握各类食品的卫生问题,制定管理措施,是确保食品安全的前提。

第一节 粮豆、蔬菜、水果的安全卫生与管理

一、粮豆的安全卫生与管理

(一) 粮豆的主要安全卫生问题

1. 霉菌及其毒素的污染 霉菌在自然界中广泛存在,粮食和豆类在田间生长、收获及贮存过程均有可能受到霉菌的污染,如曲霉、青霉、毛霉、根霉和镰刀菌等。污染霉菌的粮豆在环境温度增高、湿度增大时,霉菌易生长繁殖,分解粮豆的营养成分并可能产生霉菌毒素,引起粮豆霉变。粮豆霉变不仅导致粮豆的感官性状和食用价值发生改变,霉菌所产生的霉菌毒素还可能危害人体健康。

2. 农药残留 为防治粮豆病虫害和除草时直接施用农药,通过水、空气、土壤等途径从污染的环境中吸收农药以及在贮存、运输及销售过程中受到农药污染是粮豆农药残留的主要来源。

3. 有害毒物的污染 用未经处理或处理不彻底的工业废水和生活污水灌溉农田、菜地时,可能会造成包括汞、镉、砷、铅、铬等金属毒物和酚、氰等非金属毒物对粮豆类的污染,其中以金属毒物为主。如日本曾发生的"水俣病"是因工业污水中的汞引起的,而"骨痛病"是因工业污水中镉引起的。此外,加工过程以及包装材料也可以造成有害毒物对粮豆类食品的污染。一般情况下,有机有害成分经过生物、物理及化学方法处理后可减少甚至清除,但以重金属为主的无机有害成分或中间产物不易降解,生物半衰期长,并可通过富集作用使农作物的污染更加严重。

4. 仓储害虫 我国常见的仓储害虫包括甲虫、螨虫及蛾类等 50 余种,当仓库温度在 18～21℃、相对湿度在 65% 以上时,这些仓储害虫容易在原粮、半成品粮豆上孵化繁殖,造成粮豆变质,使粮豆食用价值降低或丧失;当仓库温度在 10℃ 以下时,害虫活动减少。

5. 物理性污染 包括无机夹杂物、有毒种子的污染。无机夹杂物包括如泥土、砂石和金属等,可来自田园、晒场、农具和加工机械。有毒种子包括麦角、毒麦、麦仙翁籽、槐籽、毛果洋茉莉籽、曼陀罗籽、苍耳子等均是粮豆在农田生长期和收割时混杂的有毒植物种子。

6. **掺假** 粮豆销售过程中不法分子在粮豆中掺伪,如新米中掺入霉变米、陈米,米粉和粉丝中加入有毒的荧光增白剂、滑石粉、吊白块等。

(二) 粮豆的安全卫生管理

1. **控制粮豆的水分含量和环境相对湿度** 霉菌的生长繁殖和产毒与粮豆的水分含量和环境湿度密切相关,水分含量的高低与其贮藏时间的长短和加工密切相关。粮豆水分含量过高时,其代谢活动增强而发热,霉菌易生长繁殖,致使粮豆发生霉变,因此应将粮豆水分含量控制在安全水分以下。粮谷的安全水分为 $12\% \sim 14\%$,豆类为 $10\% \sim 13\%$。同时粮豆储存时应保证良好的通风,以控制仓库的相对湿度,进而控制微生物的生长。

2. **仓库的卫生要求** 为了保证粮豆的质量和安全,在贮藏中应做到:①加强粮豆入库前的质量检查,做到外壳完整、晒干扬净,将水分含量控制在安全水分以下;②仓库建筑应坚固、不漏、不潮,能防鼠防雀;③保持粮库的清洁卫生,定期清扫消毒;④控制仓库内温度、湿度,按时通风、翻仓、晾晒,降低粮温,掌握顺应气象条件的门窗启闭规律;⑤监测粮豆温度和水分含量的变化,同时注意气味、色泽变化及虫害情况,发现问题立即采取措施。

3. **运输和销售过程的卫生要求** 运输要用清洁卫生的专用车,运输工具尽量密闭,防止意外污染。粮豆包装袋的原材料应符合卫生要求。销售单位应按食品卫生经营企业的要求设置各种经营房舍,搞好环境卫生。加强成品粮卫生管理,对不符合卫生标准的粮豆不进行加工和销售。

4. **控制农药残留** 合理使用农药是控制农药残留的重要措施,应严格遵守《农药安全使用规定》和《农药安全使用标准》中不同农药的最高用药量、施药方式、最多使用次数和安全间隔期的相关规定,以保证粮豆中农药残留量不超过最大残留限量标准。在防治各种仓储害虫时,要控制化学熏蒸剂、杀虫剂和灭菌剂(如甲基溴、氢氰酸等)的使用范围和剂量,使其在粮豆中的残留量不超过国家限量标准。

5. **防止无机有害物质和有毒种子的污染** 灌溉用水应符合《农田灌溉水质标准》,并根据作物品种掌握灌溉时间及灌溉量;对农田污染程度及农作物的无机有害物残留量进行定期检测,以控制污水中重金属等有毒物质对粮豆的污染;粮豆生产过程中使用的工具、器械、容器、材料等应严格控制其卫生质量。

二、蔬菜、水果的安全卫生与管理

蔬菜、水果具有生产基地主要集中在城镇郊区、生产周期短、施用化肥增产效果明显的特点;组织及食用部分鲜嫩多汁,容易感染病虫害;栽培过程中极易受到工业废水、生活污水、农药和塑料等有毒有害物质污染。因此对蔬菜、水果的安全卫生管理有其特殊性。

(一) 蔬菜、水果的主要安全卫生问题

1. **微生物及寄生虫的污染** 如果蔬菜、水果在栽培过程中施用人畜粪便或用生活污水灌溉,将会造成肠道致病菌和寄生虫卵的污染;土壤中的微生物也是污染蔬菜、水果的微生物的来源之一;在运输、贮藏或销售过程中若卫生管理不当,可造成蔬菜、水果受到肠道致病菌的污染;表皮破损的蔬菜、水果,受污染的危险性较高;水生植物如红菱、茭白、荸荠等有可能污染姜片虫囊蚴,生吃可导致姜片虫病。

2. **有毒有害化学物质的污染** 包括农药污染和工业三废引起的重金属及其他有毒有害物质的污染。

(1) 农药污染:由于蔬菜和水果的栽培种植中经常受到病虫害的侵袭,为了提高产量和良

好感官性状,使用农药在所难免,甚至多次反复使用,因此蔬菜、水果的农药残留问题是蔬菜、水果的重要安全隐患。

(2) 工业三废污染:工业三废中含有重金属如镉、铅、砷、汞以及其他有毒物质如酚等,如用未进行处理的污水灌溉,以及通过被污染的大气沉降到土壤,这些有毒有害物质可以污染蔬菜和水果,人类摄入后即可产生危害。

(3) 生长调节剂:近年来,为了加速蔬菜水果的成熟,植物生长调节剂的应用越来越多,其安全问题也日益受到关注,如在栽培过程中利用激素给瓜果蔬菜催熟或使用激素类农药,人长期食用这种污染的食物,会造成机体内分泌功能失调,影响正常生长发育。

(4) 硝酸盐和亚硝酸盐问题:通常情况下,蔬菜和水果中硝酸盐与亚硝酸盐含量并不高,但当施用过多氮肥、生长期中阴雨天较多导致接触阳光较少、贮藏和腌制不当时会使其硝酸盐和亚硝酸盐含量增加,含量过高可引起人类中毒。

(二) 蔬菜、水果的安全卫生管理

1. 控制肠道致病菌及寄生虫卵的污染　具体措施有:①人畜粪便应经无害化处理后再施用,鼓励普及使用沼气池,这不仅可杀灭致病菌和寄生虫卵,还可提高肥效、增加能源;②生活或工业污水必须先沉淀去除寄生虫卵和杀灭致病菌,进行无害化后方可用于灌溉;③生食水果、蔬菜前应清洗干净或消毒;④运输、销售蔬菜水果时应剔除残叶烂根、腐败变质及破损部分,推广净菜包装上市。

2. 合理使用农药　蔬菜的生长期短,有的植株其大部分或全部均可食用,而且无明显成熟期,有的蔬菜自幼苗期即可食用,且有部分水果食前也无法去皮,因此,应严格控制蔬菜、水果中农药的使用,降低农药残留。具体措施包括:①严格遵守并执行有关农药安全使用规定,高毒农药如甲胺磷、对硫磷等不准用于蔬菜、水果;②选用高效低毒低残留农药,并根据农药的毒性和残效期来确定对作物使用的次数、剂量和安全间隔期;③制定和执行农药在蔬菜和水果中最大残留量限量标准;④慎重使用激素类农药。此外,过量施用含氮化肥会使蔬菜受硝酸盐污染,对茄果类蔬菜在收获前15～20天应少用或停用含氮化肥,且不应使用硝基氮化肥进行叶面喷肥。

为从源头上解决农产品尤其是蔬菜、水果、茶叶的农药残留超标问题,国家明令禁止使用的农药包括18种,即六六六、滴滴涕、毒杀芬、二溴氯丙烷、杀虫脒、二溴乙烷、除草醚、艾氏剂、狄氏剂、汞制剂、砷类、铅类、敌枯双、氟乙酰胺、甘氟、毒鼠强、氟乙酸钠、毒鼠硅。规定在蔬菜、果树、茶叶、中草药材上不得使用的农药包括甲胺磷、甲基对硫磷、对硫磷、久效磷、磷胺、甲拌磷、甲基异柳磷、特丁硫磷、甲基硫环磷、治螟磷、内吸磷、克百威、涕灭威、灭线磷、环磷、蝇毒磷、地虫硫磷、氯唑磷、苯线磷等19种。

3. 控制化学性有毒有害的污染水平　工业废水应经无害化处理后,达到国家工业废水排放标准后方可灌溉菜地;应尽量使用地下水灌溉方式,避免污水与瓜果蔬菜直接接触。

4. 蔬菜、水果的合理贮藏　蔬菜、水果水分含量高,组织嫩脆,易损伤和腐败变质,保持蔬菜、水果新鲜度的关键是合理贮藏。不同的蔬菜、水果贮藏条件不同,一般保存蔬菜、水果最适宜的温度是0℃左右,此温度既能抑制微生物生长繁殖,又能防止蔬菜、水果间隙结冰,避免在冰融时因水分溢出而造成蔬菜、水果的腐败。蔬菜、水果大量上市时可用冷藏或速冻的方法。保鲜剂可延长蔬菜、水果的贮藏期限并提高保藏效果,但也会造成污染,应合理使用。^{60}Co－γ射线辐射法能延长其保藏期,效果比较理想。

第二节 畜、禽肉及鱼类食品的卫生及管理

一、畜肉的安全卫生及管理

畜肉类食品包括牲畜的肌肉、内脏及其制品,是人体蛋白质的主要来源之一,富含多种营养素,且饱腹感强。但肉类易受致病菌和寄生虫的污染,易于腐败变质,导致人体发生食物中毒、肠道传染病和寄生虫病,还存在药物残留等安全隐患。因此,必须加强和重视畜肉的安全卫生管理。

(一) 畜肉的主要安全卫生问题

1. 肉类的腐败变质 刚屠宰的牲畜肉呈中性或弱碱性(pH 7.0～7.4),宰后畜肉从新鲜到腐败变质要经僵直、后熟、自溶和腐败 4 个阶段。畜肉处于僵直和后熟阶段为新鲜肉。

(1) 僵直:刚屠宰的牲畜肉中糖原和含磷有机化合物在组织酶作用下分解为乳酸和游离磷酸,使肉的 pH 值降低,当 pH 值达到肌凝蛋白的等电点 5.4 时,肌凝蛋白凝固导致肌纤维硬化出现硬僵直,食用时味道较差。此时的肉品一般不适宜作烹饪原料。僵直一般出现在宰后1.5 h(夏季)或 3～4 h(冬季)。

(2) 后熟:牲畜肉发生僵直后,糖原继续分解,乳酸继续增加,使 pH 值进一步下降,肌肉结缔组织变软并具有一定弹性,此时肉松软多汁、滋味鲜美,表面因蛋白凝固形成一层干膜,可以阻止微生物侵入,该过程称为后熟。后熟过程与畜肉中糖原含量和外界温度有关。一般在 4℃时 1～3 天可完成后熟过程,温度越高,后熟速度越快。后熟过程中形成的乳酸有一定的杀菌作用,如患口蹄疫的病畜肉经后熟过程,即可达到无害化的目的。

(3) 自溶:宰杀后的畜肉若在常温下存放较长时间,其组织酶可继续活动,分解蛋白质、脂肪而使畜肉发生自溶。此时蛋白质分解产生的硫化氢、硫醇与血红蛋白和肌红蛋白中的铁结合,在肌肉的表层和深层形成暗绿色的硫化血红蛋白并伴有肌肉纤维松弛现象,影响肉的质量。内脏酶含量高,故自溶速度较肌肉快。为防止肉尸发生自溶,宰后的肉尸应及时降温或冷藏。

(4) 腐败:畜肉自溶为细菌的入侵和繁殖创造了条件,侵入肉中细菌的酶可以分解蛋白质和含氮物质,使肉的 pH 值上升,即为肉类的腐败过程。腐败变质的畜肉表现为发黏、发绿、发臭,并含有蛋白质和脂肪的分解产物,如吲哚、硫化物、硫醇、粪臭素、尸胺、醛类和细菌毒素等,可引起人体中毒。

屠宰后的肉尸及时降温或冷藏是预防肉尸发生自溶和腐败变质的重要措施。不适当的生产加工和保藏条件则会促进肉类腐败变质,其原因有:①健康牲畜在屠宰、加工、运输、销售等环节中被微生物污染;②病畜宰前就有细菌侵入,并蔓延至全身;③牲畜因疲劳过度,糖原储存过低,使宰后肉的后熟程度不够,产酸少,难以抑制细菌的生长繁殖,导致肉的腐败变质。引起肉腐败变质的细菌最初为各种需氧球菌,以后为大肠埃希菌、普通变形杆菌、化脓性球菌、兼性厌氧菌(如产气荚膜杆菌、产气芽孢杆菌),最后是厌氧菌。

2. 人畜共患传染病及病畜处理措施

(1) 炭疽(anthrax):病畜一般表现为全身出血、脾脏肿大、天然孔流血,血液呈黑红色且不易凝固。一旦发现炭疽病畜,应在 6 h 内采取隔离消毒措施,防止芽孢形成。病畜一律不准屠宰和解体,应整体(不放血)高温化制或 2 m 深坑加石灰掩埋;立即隔离同群牲畜,并进行炭疽芽孢疫苗和免疫血清预防接种。若屠宰中发现可疑病畜应立即停宰,将可疑部位取样送检。当确

证为炭疽后,屠宰人员的手和衣物需用2%来苏液消毒并接受青霉素预防性注射,工具可煮沸消毒。饲养间、屠宰间需用含20%有效氯的漂白粉液、2%高锰酸钾或5%甲醛消毒45 min。

（2）鼻疽（glanders）:病畜在鼻腔、喉头和气管内有粟粒状大小、高低不平的结节或边缘不齐的溃疡,在肺、肝、脾也有粟米至豌豆大小不等的结节。对鼻疽病畜的处理方法同炭疽。

（3）口蹄疫（aphtae epizooticae）:病畜表现为体温升高,在口腔黏膜、牙龈、舌面和鼻翼边缘出现水痘或形成烂斑,蹄冠、蹄叉处发生典型水泡。凡确诊或疑似患口蹄疫的牲畜应立即宰杀,同群牲畜均应全部宰杀。体温升高的病畜肉、内脏和副产品应高温处理。体温正常的病畜可去骨肉和内脏经后熟过程,即在0～5℃48 h,6℃以上36 h或10～12℃24 h无害化处理后方可食用。凡接触过病畜的工具、衣服、屠宰场所等均应进行严格消毒。

（4）猪水泡病（exanthema vesiculosa suum）:病原体为滤过性病毒,只侵害猪,在牲畜集中的地区易流行此病。病猪的口、蹄、鼻端、奶头等处均有水泡,症状与口蹄疫难以区别,需实验室检查进行鉴别诊断。对病猪及同群生猪应立即宰杀,病猪的肉尸、内脏和副产品均应经高温处理后方可出厂,毛皮也应消毒后出厂。病猪胃肠内容物及屠宰场所用2%～4%氢氧化钠处理,工人衣物用高压蒸气消毒。

（5）猪丹毒（erysipelas suum）:猪丹毒与猪瘟（pestis）和猪出血性败血症（swine hemorrhagic）均属于猪的三大传染病,分别由猪瘟病毒、丹毒杆菌、猪出血性败血症杆菌所致,但仅有猪丹毒可通过皮肤接触传染给人。肉尸和内脏有显著病变时做工业用或销毁。有轻微病变的肉尸及内脏应在24 h内须经高温处理后出厂,血液作工业用或销毁,猪皮消毒后可利用,脂肪炼制后方可食用;若超过24 h即需延长高温处理30 min,内脏改工业用或销毁。

（6）结核病（tuberculosis）:病畜表现为消瘦、贫血、咳嗽,呼吸音粗糙、有啰音,颌下、乳房和体表淋巴结肿大变硬。全身结核且消瘦病畜应全部销毁,未消瘦者切除病灶部位销毁,其余部分高温处理后方可食用。个别淋巴结或脏器有病变时把局部废弃,肉尸可不受限制食用。

（7）布氏杆菌病（brucellosis）:病畜生殖器和乳房必须废弃,肉尸及内脏均应高温处理或腌制后食用。高温处理时,肉应切成8 cm厚、2.5 kg重以下的肉块煮沸2 h,使肉块的中心温度高达80℃以上。腌制时肉块重量应小于2.5 kg,干腌用盐量应是肉重的15%,湿腌盐水的波美浓度为18°～20°。对血清学诊断为阳性、无临床症状、宰后又未发现病灶的牲畜,除废弃生殖器和乳房外,其余不受限制食用。

3. 人畜共患寄生虫病及病畜肉处理和预防

（1）囊虫病（hydatid disease）:囊虫病病原体在牛为无钩绦虫,猪为有钩绦虫,家禽为绦虫中间宿主。幼虫在猪和牛的肌肉组织内形成囊尾蚴,主要寄生在舌肌、咬肌、臀肌、深腰肌和隔肌等部位。猪囊尾蚴在半透明水泡状囊中,肉眼为白色,绿豆大小,位于肌纤维间的结缔组织内,这种肉俗称"米猪肉"或"痘猪肉"。牛囊虫的包囊较小。当人摄入含有囊尾蚴的肉后,囊尾蚴在人的肠道内发育为成虫并长期寄生在肠道内,即为人的绦虫病,并可通过粪便不断排出节片或虫卵污染环境。由于肠道的逆转运动,成虫的节片或虫卵可逆行入胃。虫卵可经消化孵出幼虫,幼虫进入肠壁并通过血液到达全身,使人患囊尾蚴病,严重损害人体健康。

病畜肉处理:猪肉、牛肉在规定检验部位40 cm² 的面积上有3个或3个以下囊尾蚴,可以冷冻或盐腌处理后出厂。冷冻处理方法是使肌肉深部温度达到-10℃,然后在-12℃放10天,或达到-12℃后在-13℃放置4天即可。盐腌要求肉块重量小于2.5 kg,厚度应小于8 cm,在浓食盐溶液中腌制3周。在40 cm² 面积上有4～5个虫体者,高温处理后可出厂;在40 cm² 有6～10个囊尾蚴者,仅可工业用或销毁,不允许作食品加工的原料。羊肉在40 cm² 囊尾蚴小于8

个者,不受限制出厂;9 个以上虫体而肌肉无任何病变者,高温处理或冷冻处理后出厂;若发现 40 cm² 有 9 个以上囊尾蚴、肌肉又有病变时,作工业用或销毁。

(2) 旋毛虫病(trichinosis):病原体为旋毛虫,猪、狗等易感。旋毛虫幼虫主要寄生在动物的隔肌、舌肌、心肌、胸大肌和肋间肌等,以膈肌最为常见,形成包囊。包囊对外界环境的抵抗力较强,耐低温,但加热至 70℃ 可杀死。当人食入含旋毛虫包囊的肉后,约 1 周幼虫在肠道发育为成虫,并产生大量新幼虫钻入肠壁,随血液循环移行到身体各部位,损害人体健康。当幼虫进入脑脊髓可引起脑膜炎症状。人患旋毛虫病与嗜生食或半生食肉类习惯有关。

病畜肉处理:取病畜横膈肌脚部的肌肉,在低倍显微镜下观察,24 个镜检样本中有包囊或钙化囊 5 个以下者,肉尸高温处理后方可食用;超过 5 个者应销毁或工业用,脂肪可炼食用油。

(3) 其他:蛔虫病、姜片虫病、猪弓形虫病等也是人畜共患寄生虫病。

人畜共患寄生虫病的预防措施:加强肉品的卫生管理,加强贯彻肉品卫生检验制度,未经检验的肉品不准上市,加盖兽医卫生检验合格印戳方可销售。加强市场管理,防止贩卖病畜肉。对消费者应开展宣传教育,肉类食前需充分加热,烹调时防止交叉污染。对患者应及时驱虫,并加强粪便管理。

4. 药物残留 抗生素、抗寄生虫病、生长促进剂、雌激素等药物的使用,是防治牲畜疫病及提高畜产品生产效率的重要手段。这些药品不论是大剂量短时间治疗还是小剂量在饲料中长期添加,在畜肉、内脏都会有残留,残留过量则会对食用者健康造成危害。

(1) 抗生素:常用的抗生素有青霉素、链霉素、庆大霉素、四环素、头孢霉素等,其中青霉素使用最为广泛。经常食用含抗生素残留的畜肉可使人产生耐药性,影响药物的疾病治疗效果;对抗生素过敏的人群具有潜在的危险性;还可以改变人肠道菌群的微生态环境,造成菌群失调,可能造成人体发生条件致病菌感染。为了保证食品安全,我国农业部对动物性食品中兽药最高残留限量作了详细规定(表 10-2-1)。

表 10-2-1 动物性食品中部分抗生素最高残留限量

抗生素	肉类残留限量(μg/kg)	抗生素	肉类残留限量(μg/kg)
四环素	≤100	红霉素	≤200
金霉素	≤100	链霉素	≤200
土霉素	≤100	青霉素	≤50
林可霉素	≤100	氯霉素	不得检出

摘自《动物性食品中兽药最高残留限量》,中华人民共和国农业部,2002 年。

(2) 生长促进剂和激素:这类药物作为动物饲料添加剂促进动物生长。在使用时亦能在畜体内残留,现已证实有的药物对人体是有危害的。如长期食用含 β 受体激动剂的肉类食品,可使人体失去对肾上腺素的敏感性;激素药物中的己烯雌酚可在肝脏内残留并存在致癌性,故 2002 年已被列入我国农业部《食用动物禁用的兽药及其他化合物清单》之中。

(3) 盐酸克伦特罗(瘦肉精):盐酸克伦特罗属于拟肾上腺素药物,临床上用于治疗哮喘病。后来发现它可使牲畜和禽类生长速率、饲料转化率、胴体瘦肉率提高 10% 以上,所以将其用于饲料添加剂,其商品名为"瘦肉精"或"肉多精"。但盐酸克伦特罗在体内代谢较慢,添加于饲料中会在畜、禽肌肉,特别是内脏,如肺、肝、肾脏等中残留而引起食用者中毒,中毒症状包括头痛、眩晕、恶心、呕吐、心率加快、肌肉震颤等。因此,盐酸克伦特罗也被列入《食用动物禁用的兽药及其他化合物清单》之中。在国务院颁布的《饲料和饲料添加剂管理条例》明确规定,严禁在饲料和饲料添加剂中添加盐酸克伦特罗等激素类药品。

我国农业部已颁布《动物性食品中兽药最高残留限量》,要求合理使用兽药,遵守休药期(即兽、禽药停止给药到允许屠宰,或它们的产品如奶、蛋许可上市的间隔期),加强残留量的检测。在《食用动物禁用的兽药及其他化合物清单》中禁止 21 类兽药及其他化合物的使用。

(二) 情况不明死畜肉的处理

死畜肉因未经放血或放血不全外观呈暗红色,肌肉间毛细血管淤血,切开后按压可见暗紫色淤血溢出,切面呈豆腐状,含水分较多。死畜肉可来自病死、中毒和外伤的牲畜。死畜肉必须在确定死亡原因后再处理。如确定死亡原因为一般性疾病或外伤且肉未发生腐败变质,可弃内脏,肉尸经高温处理后食用;如确定死亡原因为中毒,则应根据毒物的种类、性质、中毒症状及毒物在体内分布情况决定处理原则;确定为人畜共患传染病的死畜肉不能食用。

(三) 肉品质量分级

经过兽医卫生检验,可将肉品分为以下 3 类。

1. 良质肉　指健康畜肉,食用不受限制。根据《鲜(冻)畜肉卫生标准》(GB 2707 - 2005),特别强调牲畜应是来自非疫区的健康牲畜,并持有产地兽医检疫证明。鲜(冻)畜肉的感官要求如表 10 - 2 - 2 所示。此外,挥发性盐基总氮的含量≤15 mg/100 g,汞(以元素 Hg 计)≤0.05 mg/kg。

表 10 - 2 - 2　鲜(冻)畜肉的感官要求

特征	鲜猪肉	冻猪肉
色泽	肌肉有光泽,红色均匀,脂肪乳白色	肌肉有光泽,红色或稍暗,脂肪白色
组织状态	纤维清晰,有坚韧性,指压后凹陷立即恢复	肉质紧密,有坚韧性,解冻后指压凹陷恢复较慢
黏度	外表湿润,不粘手	外表湿润,切面有渗出液,不粘手
气味	具有鲜猪肉固有的气味,无异味	解冻后具有鲜猪肉固有的气味,无异味
煮沸后肉汤	澄清透明,脂肪团聚于表面	澄清透明或稍有浑浊,脂肪团聚于表面

摘自《鲜(冻)畜肉卫生标准》(GB 2707 - 2005),2005 年。

2. 条件可食肉　指必须经过高温、冷冻或其他有效方法处理达到卫生要求并无害的肉。如患口蹄疫猪的体温正常,其肉和内脏经煮熟后方可食用;体温升高时其肉和内脏需经高温处理。

3. 废弃肉　指患有烈性传染病(如炭疽、鼻疽)的牲畜肉尸、严重感染囊尾蚴、死因不明的畜肉及严重腐败变质的畜肉等,均应进行销毁或化制而不准食用。

(四) 肉类制品的主要安全卫生问题

肉制品是指以畜禽肉为主要原料,经选料、修整、调味、腌制(或不腌制)、绞碎(或切块或整体)、成型(或充填)、成熟(或不成熟)、包装等工艺制作,开袋即食(或经简单热加工即食)的预制食品。肉制品种类繁多,可包括下列 6 类。

(1) 腌腊肉制品:以畜禽肉为原料,经选料、修整、调味、腌制(或不腌制)、绞碎(或切块或整体)、成型(或充填),再经晾晒(或风干或低温烘烤)、包装等工艺制作,食用前需简单热加工的一类预制食品。

(2) 酱卤肉制品:以畜禽肉为原料,经选料、修整、调味、腌制(或不腌制)、成型,以水为媒介加热成熟、冷却、包装等工艺制作的开袋即食的一类预制食品。

(3) 熏烧烤肉制品：以畜禽肉为原料，经选料、修整、调味、腌制（或不腌制）、成型，以空气（或固体）为媒介加热成熟、冷却、包装等工艺制作的开袋即食的一类预制食品。

(4) 肉干制品：以畜禽肉为原料，经选料、修整、调味、成型、煮制（或不煮制）、烘烤（或烘干或炒松）、冷却、包装等工艺制作，开袋即食的一类预制食品，包括肉干、肉脯和肉松。

(5) 熏煮香肠火腿制品：以畜禽肉为主要原料，经选料、修整、调味、腌制、绞碎（或切块）、斩拌（或滚揉）、成型后，再型、熏煮、冷却、包装等工艺制作，开袋即食的一类预制食品，包括熏煮香肠和熏煮火腿。

(6) 发酵肉制品：以畜禽肉为原料，经选料、修整、调味、绞碎（或不绞碎）、灌装（或成型），再经发酵成熟、包装等工艺制作，不经加热可直接食用的一类预制食品，典型产品有发酵香肠和发酵火腿。

在制作熏肉、火腿、香肠及腊肉时，应注意控制多环芳烃的污染，加工腌肉或香肠时应严格限制硝酸盐或亚硝酸盐用量，肉制品加工时必须保证原料肉的卫生质量。使用的食品添加剂必须符合《食品添加剂使用标准》（GB 2760 - 2011）的要求，防止滥用添加剂。如香肠及火腿中亚硝酸盐残留量不得超过 30 mg/kg。主要肉制品的卫生标准及变质后感官指标的变化见表 10 - 2 - 3。

表 10 - 2 - 3　主要肉制品的卫生标准及变质后感官指标的变化

肉制品	卫生标准	变质感官指标
肉馅	红白分明，气味正常，不含有脏肉、砒屑、血筋等杂物	呈灰暗色或暗绿色，有氨味、酸味或臭味，含血筋、脏肉等杂物较多
咸肉	外表干燥清洁，质地紧实而结实，切面平整有光泽，肌肉呈红色或暗红色，具有咸肉固有的风味 TVBN（挥发性盐基总氮）≤20 mg/100 g 亚硝酸盐≤30 mg/kg	外表湿润、发黏，有霉点或其他变质现象，质地松软，切面发黏，肌肉切面呈酱色，脂肪呈黄色或带绿色，具有酸味或腐败味 TVBN＞45 mg/100 g
腊肉	色泽鲜明，脂肪透明或呈乳白色，肌肉呈鲜红色或暗红色，结实有弹性，指压后无明显凹痕，具有腊肉固有香味 水分≤25% 食盐（以 NaCl 计）≤10% 酸价（脂肪以 KOH 计）≤4 mg/kg 亚硝酸盐≤30 mg/kg	色泽灰暗无光泽，脂肪呈黄色，表面有霉点，抹后仍有霉迹，肉身松软、无弹性，指压后凹陷不易恢复，有酸味或臭味
香肠	肠衣干燥完整且紧贴肉馅，无黏液及霉点，坚实或有弹性，切面有光泽，肌肉呈玫瑰红色，脂肪白色或微红，具有香肠固有的风味 亚硝酸盐≤30 mg/kg	肠衣湿润、发黏，易与肉馅分离并易断裂，表面霉点严重，抹后仍有痕迹，切面不齐，裂隙明显，中心有软化现象，肉馅无光泽，肌肉呈灰暗色，有酸味或臭味
火腿	肌肉切面呈桃红色或暗红色，脂肪呈白色或淡红色，有光泽，致密结实，具有火腿特有的香味，稍有花椒味、酱味及酸味 亚硝酸盐≤30 mg/kg	肌肉切面有各色斑点，脂肪呈黄色，有霉点，肉身松软、无弹性，指压后凹陷不易恢复，有臭味
肉松	多呈金黄色，有光泽，肌肉纤维疏松，无异味、臭味 水分≤20%	无光泽，呈黄褐色，潮湿、黏手，有酸味和臭味等异味

摘自《鲜（冻）肉卫生标准》（GB 2707 - 2005）、《熟肉制品卫生标准》（GB 2726 - 2005）以及《腌腊肉制品卫生标准》（GB 2730 - 2005）。

二、禽肉和禽蛋类食品的卫生及管理

(一) 禽肉的卫生及管理

1. **禽肉的微生物污染**　污染禽肉的微生物主要有两类,一类是病原微生物污染,如沙门菌、金黄色葡萄球菌和其他致病菌,这些致病菌可以侵入肌肉深部,食前加热不彻底就可引起食物中毒;另一类是假单胞菌等非致病微生物,属于腐败菌,能在低温下生长繁殖,引起禽肉感官改变,最终可引起腐败变质,禽肉表面可产生各种色斑。

2. **禽肉的卫生管理**

(1) 加强禽肉的卫生检疫工作:做好宰杀前的卫生检疫工作,根据情况及时发现和隔离处理或急宰病禽,屠宰过程和宰后做好卫生检验,及时根据情况对病禽肉尸进行无害化处理。

(2) 合理宰杀:宰前 24 h 禁食,并应充分喂水以清洗肠道。禽类的宰杀过程为吊挂、放血、浸烫(50～54℃或 56～65℃)、拔毛、取出全部内脏,注意防止内脏破裂造成污染。

(3) 宰后冷冻保存:宰后禽肉在 −30～−25℃、相对湿度为 80%～90% 的条件下冷冻可保存半年。

(二) 禽蛋类的卫生及管理

1. **鲜蛋的卫生问题及管理**　鲜蛋的主要卫生问题是微生物污染问题,包括条件病原微生物(沙门菌、金黄色葡萄球菌)和引起腐败变质的微生物污染。主要的污染途径有以下几种。

(1) 产前污染:禽类(特别是水禽)感染传染病后病原微生物通过血液进入卵巢卵黄部,使蛋黄带有致病菌,如鸡伤寒沙门菌等。

(2) 产蛋后污染:污染来自禽类生殖腔、不洁的产蛋场所及运输、贮藏过程中的微生物污染,微生物可通过蛋壳气孔进入蛋内迅速生长繁殖,使禽蛋发生腐败变质。禽蛋在贮存过程中,也可以在酶和微生物的作用下,蛋白质分解导致蛋黄移位、蛋黄膜破裂形成"散黄蛋"。继而蛋黄与蛋清混为一体,形成"浑汤蛋",蛋白质分解形成的硫化氢、胺类、粪臭素等产物使蛋带有恶臭味。此外,霉菌进入蛋内可形成黑斑,称为"黑斑蛋"。凡已经腐败变质的蛋不得食用,应予销毁。

除微生物污染外,不正确的使用抗生素、激素和饲料添加剂等,也会使禽蛋有这些化学性污染物的残留。苏丹红鸭蛋事件即是在鸭饲料中添加苏丹红,苏丹红在蛋黄中残留,生产出"红心"鸭蛋的不法行为。

为了防止微生物对禽蛋的污染,提高鲜蛋的卫生质量,应加强禽类饲养条件的卫生管理,保持禽体及产蛋场所的卫生。鲜蛋应贮存在 1～5℃、相对湿度 87%～97% 的条件下,一般可保存 4～5 个月。自冷库取出时,应先在预暖室放置一些时间,防止因产生冷凝水而造成微生物对禽蛋的污染。

在《鲜蛋卫生标准》(GB 2748)中的感官指标要求,鲜蛋应具有禽蛋固有的色泽,蛋壳清洁、无破裂,打开后蛋黄凸起、完整、有韧性,蛋白澄清透明、稀稠分明,具有产品固有的气味,无异味,无杂质内容物,不得有血块及其他鸡组织异物。

2. **蛋类制品的安全卫生问题及管理**　根据《蛋制品卫生标准》(GB 2749 - 2003)蛋制品包括巴氏杀菌冰全蛋、冰蛋白、冰蛋黄、巴氏杀菌全蛋粉、蛋黄粉、蛋白片、皮蛋、咸蛋和糟蛋。制作蛋制品不得使用腐败变质的蛋。制作皮蛋和蛋粉应严格遵守有关的卫生制度,采取有效措施防止沙门菌的污染,如打蛋前蛋壳预先洗净并消毒,工具容器也应消毒。制作皮蛋时应注意铅的含量,可采用氧化锌代替氧化铅,使皮蛋内铅含量明显降低。

三、水产及水产加工食品的卫生及管理

《水产及水产加工品分类与名称》(GB 11782)将水产和水产加工品分为 12 类,即鲜活品(包括海水鱼类、海水虾类、海水蟹类、海水贝类、淡水鱼类、淡水虾类、淡水蟹类、淡水贝类,其他淡水动物如甲鱼、牛蛙等)、冷冻品(包括冻海水鱼类、冻海水虾类、冻海水贝类、其他冷冻海产品、冻淡水鱼类、冻淡水虾类、冻淡水贝类)、干制品(包括鱼类干制品、虾类干制品、贝类干制品、藻类干制品、其他水产干制品)、腌制品(包括腌制鱼、其他腌制品)、罐制品(包括鱼罐头、其他水产品罐头)、鱼糜及鱼糜制品、动物蛋白饲料、水产动物内脏制品、助剂和添加剂类(如常见的食用褐藻酸钠、藻酸丙二醋、褐藻酸、铸造用藻胶、琼胶、卡拉胶、甲壳素、鱼胶、鱼油等)、水产调味品、医药品类(包括各种鱼肝油、维生素 AD 滴剂等)、其他水产品。

(一) 水产食品的主要卫生问题

1. **腐败变质**　水产动物营养丰富,污染的微生物较多,且酶的活性高,流通环节复杂,比肉类更易发生腐败变质。当鱼类离开水面后很快死亡,鱼死后的变化与畜肉相似,其僵直先从背部肌肉开始,僵直的鱼具有新鲜鱼的良好特征:手持僵直的鱼身时尾不下垂,按压肌肉不凹陷,鳃紧闭,口不张,体表有光泽,眼球光亮等。随后由于鱼体内酶的作用,使鱼体蛋白质分解,肌肉逐渐变软失去弹性,出现自溶。自溶时微生物易侵入鱼体。由于鱼体酶和微生物的作用,鱼体出现腐败,表现为鱼鳞脱落,眼球凹陷,鳃呈暗褐色并有臭味,腹部膨胀,肛门肛管突出,鱼肌肉碎裂并与鱼骨分离,发生严重腐败变质。

2. **寄生虫的污染**　对人体健康危害严重的食源性寄生虫有肝吸虫、肺吸虫、姜片虫、广州管圆线虫等,而很多生鲜水产品体内,都可能携带这些寄生虫。如螺类中通常携带一种人畜共患的寄生虫——广州管圆线虫,近年来随着螺类的大范围食用,由该寄生虫导致的发病趋势逐渐由我国的南方发展到北方。

3. **有害化学物质污染**　工业"三废"和生活污水对水体污染可引起水产品体内含有较多的重金属、农药等。水产动物受有毒有害物质污染后,因生物富集作用,其体内的有毒物质可以远远高于环境。有时水产动物还可将化学物质转变成毒性更强的物质,如无机汞转变成甲基汞后,其危害更大。近年来由于水产品在人工养殖过程中,滥用饲料添加剂和违禁药物,其在水产动物体内残留较高时也会对人体健康造成危害。

4. **水产动物体内含有的天然毒素**　在众多的水产动物中,有的水产动物体内本身即含有有毒毒素,如果处理不当,误食后可引起食物中毒,如河豚鱼中毒、贝类中毒等。

(二) 水产食品的卫生监督管理

我国对各类水产食品的安全卫生要求均有规定,颁布了《鲜、冻动物性水产品卫生标准》(GB 2733 - 2005)、《腌制生食动物性水产品卫生标准》(GB 10136 - 2005)、《动物性水产干制品卫生标准》(GB 10144 - 2005)。

1. **鱼类及水产品的保鲜措施**　为防止水产动物的腐败变质,水产食品应低温保藏,也可制成干制品或盐腌等。

低温保鲜有冷藏和冷冻两种。冷藏是在 4~10℃,保存 5~14 天;冷冻是选用鲜度较高的水产类在−25℃以下速冻,使鱼体内形成的冰块小而均匀,组织酶和微生物处于休眠状态,然后在−15~−18℃的冷藏条件下,保鲜期可达 6~9 个月。含脂肪多的鱼不宜久藏,因鱼的脂肪酶活性须在−23℃以下低温才受抑制。

盐腌保藏的用盐量取决于水产品的品种、贮存时间及气温高低等因素。盐浓度为 15% 左

右的鱼制品具有一定的贮藏性,此方法简易可行,使用广泛。

2. 鱼类及水产品运输销售过程的卫生要求 捕捞和运输水产品的船(车)应经常冲洗,保持清洁卫生,减少污染;外运供销的鱼类及水产品应达到规定的鲜度,尽量冷冻调运,并用冷藏车船装运。

鱼类及水产品在运输销售过程中,应避免污水和化学毒物的污染,凡接触鱼类及水产品的设备用具应用无毒无害的材料制成。提倡用桶、箱装运,尽量减少鱼体损伤。为保证鱼品的卫生质量,供销各环节均应建立质量验收制度,不得出售和加工已死亡的黄鳝、甲鱼、乌龟、河蟹及各种贝类。含有天然毒素的水产品如河豚鱼不得流入市场,如有混杂应剔除并集中妥善处理。

(三) 鱼类制品的卫生要求

鱼类制品加工的原料应为良质鱼,所用食盐不得含嗜盐沙门菌、副溶血性弧菌,且氯化钠含量应在 95% 以上。盐腌场所和咸鱼体内不得含有干酪蝇及鲣节甲虫幼虫;鱼干的晾晒场地应选择向阳、通风和干燥的地方,勤翻晒,以免局部温度过高、干燥过快,使蛋白质凝固变性形成外干内潮的龟裂现象,影响感官性状。制成鱼松的原料鱼质量也必须得到保证,先经冲洗清洁并干蒸后,用溶剂抽去脂肪再进行加工,其水分含量为 12%~16%,色泽正常,无异味。

优质咸鱼的外观应为体表不发黏、无霉斑、无虫蛀,具咸鱼应有的自然色泽,无红变、黄变(油烧)现象,肌肉纤维清晰,不离骨;具咸鱼特有的香味,无油脂酸败味及异臭味,鳃部和腹腔无寄生虫。

第三节 奶及奶制品的卫生与管理

一、奶及奶制品的主要卫生问题

通常刚挤出的奶中存在少量的微生物,但奶中含有的乳素(lectcynin),具有抑制细菌生长的作用,其抑菌作用的时间与奶中菌量和存放的温度有关。当菌数多、温度高时,抑菌时间就短。一般生奶在 0℃ 可保持 48 h,5℃ 时可保持 36 h,10℃ 时可保持 24 h,25℃ 时可保持 6 h,而在 30℃ 时仅能保持 3 h。为避免微生物繁殖造成奶腐败变质,挤出的奶应及时冷却。

(一) 奶的腐败变质

奶是适宜微生物生长繁殖的食品,是天然的培养基。引起奶腐败变质的微生物主要来自乳牛乳腔管、乳头管以及挤奶人员的手和外界环境,微生物污染奶后在奶中大量繁殖并分解营养成分,造成奶的腐败变质,如奶中的乳糖分解成乳酸,使奶 pH 值下降呈酸味并导致蛋白质凝固,蛋白质分解产生硫化氢、吲哚等产物,可使奶具有臭味,不仅影响奶的感官性状,而且失去食用价值。做好挤奶过程各环节的卫生工作是减少微生物对奶的污染、防止腐败变质的重要措施。

(二) 病畜奶及其处理

奶中的致病菌主要来自病畜,当乳畜患有结核、布氏杆菌病及乳腺炎时,其致病菌通过乳腺使奶受到污染,食用这种未经卫生处理的奶可使人感染患病,从而引起人畜共患传染病的传播。为此,正确处理各种病畜乳是阻断人畜共患传染病传播的重要措施。

1. 结核病畜奶的处理 有明显结核症状的病畜奶应禁止食用,就地消毒销毁,并对病畜进行处理。对结核菌素试验阳性而无临床症状的乳畜奶,经巴氏消毒(62℃维持 30 min)或煮沸

5 min后可用于加工奶制品。

2. 布氏杆菌病畜奶的处理　凡有症状的奶羊,应禁止挤奶并应予以淘汰,因羊布氏杆菌对人易感性强、威胁大。患布氏杆菌病乳牛的奶,可经煮沸 5 min 后再利用。对凝集反应阳性但无明显症状的奶牛,其奶经巴氏消毒后允许作食品工业用,但不得制奶酪。

3. 口蹄疫病畜奶的处理　凡乳房出现口蹄疫病变(如水泡)的病畜奶,禁止食用并就地进行严格消毒处理后废弃;体温正常的病畜奶在严格防止污染情况下,煮沸 5 min 或经巴氏消毒后允许喂饲牛犊或其他禽畜。

4. 乳腺炎病畜奶的处理　患乳房局部炎症或者乳畜全身疾病在乳房局部有症状表现的乳畜,其奶均不可食用,应消毒废弃。

5. 其他病畜奶的处理　乳畜患炭疽病、牛瘟、传染性黄疸、恶性水肿、沙门菌病等,其奶均严禁食用和工业用,应予消毒后废弃。

(三) 其他有害物质污染

对病乳畜应用抗生素、饲料中农药残留量高或受霉菌、霉菌毒素污染、其他有毒化学物质含量或放射性物质增高而引起奶的污染,应给予足够的重视。鲜奶中的掺假制假对人体健康产生的危害也受到广泛关注。

二、乳品生产、贮存、运输过程的卫生及管理

(一) 乳品生产的卫生要求

1. 乳品场、奶牛的卫生要求　乳品厂的厂房设计和设施的卫生应符合食品安全国家标准《乳制品良好生产规范》(GB 12693 - 2010)的要求。乳品厂必须建立在交通方便,水源充足,无有害气体、烟雾、灰沙及其他污染的地区;供水水质符合《生活饮用水卫生标准》;乳品厂应有健全配套的设施,包括供水设施、排水系统、清洁设施、个人卫生设施、通风设施、照明设施、仓储设施,并设有贮奶室、冷却室、消毒室等辅助场所。乳品加工过程中各生产工序必须连续,防止原料和半成品积压变质而导致致病菌、腐败菌的繁殖和交叉污染。乳牛场及乳品厂应建立化验室,对投产前的原料、辅料和加工后的产品进行卫生质量检查,乳制品必须做到检验合格后方可出厂。

企业应建立并执行从业人员健康管理制度,乳制品加工人员每年应进行健康检查,取得健康证明后方可参加工作。患有痢疾、伤寒、甲型病毒性肝炎、戊型病毒性肝炎等消化道传染病的人员,以及患有活动性肺结核、化脓性或者渗出性皮肤病等有碍食品安全疾病的人员,以及皮肤有未愈伤口的人员,企业应将其调整到其他不影响食品安全的工作岗位。乳品加工厂的工作人员应保持良好的个人卫生,遵守有关卫生制度。

2. 挤奶的卫生要求　挤奶的操作是否规范直接影响奶的卫生质量。近年来自动化挤奶设备的应用使挤奶过程污染问题得到了较好的控制。机器挤奶设施有管道式挤奶、挤奶台和桶式挤奶系统 3 种类型,其中管道式挤奶系统在规模的牧场采用最多,该系统在牛床上(或牛床下)安装管道系统,用真空泵直接把牛奶从吸奶杯送到贮奶室。这种设施从挤奶到冷藏进入乳罐,都是管道化密闭的不锈钢材,不与外界空气直接接触,可有效防止牛奶被杂物污染。这种设施配有自动化的洗涤设施,每次挤奶后整个挤奶系统可以自动清洗消毒。

但由于目前我国仍存在散在的养殖奶牛农户,手工挤奶状况仍然存在。手工挤奶前应作好充分准备工作,如挤奶前 1 h 停止喂干饲料并消毒乳房,保持乳畜清洁和挤奶环境的卫生,防止微生物的污染。挤奶的容器、用具应严格执行卫生要求,挤奶人员应穿戴好清洁的工作服,洗手

至肘部。挤奶时注意每次开始挤出的第一、二把奶应废弃，以防乳头部细菌污染乳汁。此外，产犊前 15 天内的胎乳、产犊后 7 天内的初乳、兽药休药期内的乳汁及患乳腺炎的乳汁等应废弃，不得食用。

（二）乳品贮存、运输过程的卫生要求

为防止微生物对奶的污染和奶的变质，奶的贮存和运输均应保持低温，贮奶容器应经清洗、消毒后才能使用。运送奶应有专用冷藏车辆。瓶装或袋装消毒奶夏天自冷库取出后应在 6 h 内送到用户，奶温不得高于 15℃以免奶的质量受到影响，牛奶在 4.4℃的低温下冷藏保存最佳。

（三）乳品的杀菌消毒

生奶禁止上市销售，对奶类进行杀菌消毒的目的是杀灭致病菌和多种繁殖型微生物，预防牛奶的腐败变质。牛奶的杀菌消毒方法有如下几种。

1. 巴氏消毒法（pasteurization）　又可分为低温长时间巴氏消毒法（牛奶加热至 62～65℃，维持 30 min）和高温短时间巴氏消毒法（75℃加热 15 s 或 80～85℃加热 10～15 s）。巴氏消毒奶较好地保存了牛奶的营养与天然风味，但巴氏消毒产品不是无菌的，即仍含有微生物，因此巴氏消毒奶应在 4℃左右的温度下保存。

2. 超高温瞬时杀菌　132℃保持 2 s。该法可完全破坏奶中可生长的微生物和芽孢。但是牛奶的一些不耐热营养成分如维生素等会遭到破坏。超高温灭菌奶可在常温下保藏 30 天以上。

3. 煮沸消毒法　将奶直接加热煮沸，保持 10 min。方法简单，但对奶的理化性质和营养成分有影响，且煮沸时泡沫部分温度低而影响消毒效果。

4. 蒸汽消毒法　将瓶装生奶放置蒸汽箱或蒸笼中加热至蒸汽上升后维持 10 min，牛奶的温度可达到 85℃，牛奶的营养价值损失小，适合于在无巴氏消毒设备的条件下使用。

一般在牛奶杀菌消毒温度的有效范围内，温度每升高 10℃，奶中细菌芽孢的破坏速度可增加约 10 倍，而奶褐变的反应速度仅增加约 2.5 倍，故常采用高温短时间巴氏消毒法，也可采取其他经主管部门认可的有效消毒法。

三、乳品的卫生要求

《食品安全法》正式实施以后，2010 年 3 月卫生部发布了《生乳》（GB 19301 - 2010）等 66 项食品安全国家标准，并于 2010 年 6 月 1 日正式实施。乳品安全标准将乳类分为生乳、巴氏杀菌乳、灭菌乳、调制乳、发酵乳、炼乳、乳粉、乳清粉和乳清蛋白粉、稀奶油、奶油和无水奶油、干酪及各段婴幼儿配方食品。

（一）常见乳品的卫生要求

巴氏杀菌乳（pasteurized milk）指仅以生牛（羊）乳为原料，经巴氏杀菌等工序制得的液体产品。灭菌乳又分为超高温灭菌乳（ultra high-temperature milk）和保持灭菌乳（retort sterilized milk）。前者定义为以生牛（羊）乳为原料，添加或不添加复原乳，在连续流动的状态下，加热到至少 132℃并保持很短时间的灭菌，再经无菌灌装等工序制成的液体产品。保持灭菌乳则为以生牛（羊）乳为原料，添加或不添加复原乳，无论是否经过预热处理，在灌装并密封之后经灭菌等工序制成的液体产品。调制乳（modified milk）指以不低于 80％的生牛（羊）乳或复原乳为主要原料，添加其他原料或食品添加剂或营养强化剂，采用适当的杀菌或灭菌等工艺制成的液体产品。这 3 种形式的产品是目前我国市场上流通的主要液态奶。上述几种乳品的卫生要求均应符合相应食品安全标准的规定。经巴氏消毒的牛奶应达到食品安全国家标准《巴氏杀菌乳》

(GB 19645－2010)的要求,超高温灭菌乳应达到食品安全国家标准《灭菌乳》(GB 25190－2010)的要求。

（二）常见奶制品的卫生要求

通常奶制品(milk products)是指以乳类为原料经浓缩、发酵等工艺制成的产品,如乳粉、酸奶、炼乳等。

1. 乳粉　乳粉是指以生牛(羊)乳为原料,经加工制成的粉状产品。另外以生牛(羊)乳或及其加工制品为主要原料,添加其他原料,添加或不添加食品添加剂和营养强化剂,经加工制成的乳固体含量不低于70%的粉状产品称为调制乳粉。乳粉的感官性状应为均匀一致的乳黄色,具有纯正的乳香味、干燥均匀的粉末,经搅拌可迅速溶于水中不结块。乳粉卫生质量应达到食品安全国家标准《乳粉》(GB 19644－2010)的要求。当有苦味、腐败味、霉味、化学药品和石油等气味时禁止食用并作废弃品处理。

2. 炼乳　按我国乳品安全标准,炼乳又分为淡炼乳(evaporated milk)、加糖炼乳(sweetened condensed milk)和调制炼乳(formulated condensed milk),淡炼乳指以生乳和(或)乳制品为原料,添加或不添加食品添加剂和营养强化剂,经加工制成的黏稠状产品;加糖炼乳指以生乳和(或)乳制品、食糖为原料,添加或不添加食品添加剂和营养强化剂,经加工制成的黏稠状产品;调制炼乳为以生乳和(或)乳制品为主料,添加或不添加食糖、食品添加剂和营养强化剂,添加辅料,经加工制成的黏稠状产品。炼乳感官性状应为均匀一致的乳白色或乳黄色,有光泽,具有乳的滋味和气味,加糖炼乳甜味纯正,调制炼乳具有辅料应有的色泽,三者均应组织细腻,质地均匀,黏度适中。其他卫生质量指标均应符合食品安全国家标准《炼乳》(GB 13102－2010)的要求。

3. 发酵乳(fermented milk)　指以生牛(羊)乳或乳粉为原料,经杀菌、发酵后制成的 pH 值降低的产品。其中以生牛(羊)乳或乳粉为原料,经杀菌、接种嗜热链球菌和保加利亚乳杆菌(德氏乳杆菌保加利亚亚种)发酵制成的产品称为酸乳(yoghurt)。风味发酵乳(flavored fermented milk)是指以80%以上生牛(羊)乳或乳粉为原料,添加其他原料,经杀菌、发酵后 pH 值降低,发酵前或后添加或不添加食品添加剂、营养强化剂、果蔬、谷物等制成的产品。其中,应用嗜热链球菌和保加利亚乳杆菌(德氏乳杆菌保加利亚亚种)生产的产品称为风味酸乳(flavored yoghurt)。发酵乳应均匀一致,呈乳白色或微黄色,具有发酵乳特有的滋味、气味,组织细腻、均匀,允许有少量乳清析出;风味发酵乳具有与添加成分相符的色泽、滋味和气味,具有添加成分特有的组织状态。发酵乳在出售前应贮存在 2～8℃的仓库或冰箱内,贮存时间不应超过 72 h。当酸乳表面生霉、有气泡和有大量乳清析出时不得出售和食用。

4. 奶油　食品安全国家标准《稀奶油、奶油和无水奶油》(GB 19646－2010)将奶油分为3种,即稀奶油(cream)、奶油(黄油 butter)和无水奶油(无水黄油 anhydrous milkfat)。稀奶油为以乳为原料分离出的含脂肪的部分,添加或不添加其他原料、食品添加剂和营养强化剂,经加工制成的脂肪含量为 10.0%～80.0%的产品。奶油为以乳和(或)稀奶油(经发酵或不发酵)为原料,添加或不添加其它原料、食品添加剂和营养强化剂,经加工制成的脂肪含量不小于 80.0%产品。无水奶油为以乳和(或)奶油或稀奶油(经发酵或不发酵)为原料,添加或不添加食品添加剂和营养强化剂,经加工制成的脂肪含量不小于 99.8%的产品。奶油的感官性状要求呈均匀一致的乳白色、乳黄色或相应辅料应有的色泽,具有稀奶油、奶油、无水奶油或相应辅料应有的滋味和气味,无异味,组织状态均匀一致,允许有相应辅料的沉淀物,目视无可见异物。

第四节 食用油脂的卫生与管理

食用油脂根据来源可以分为植物油和动物脂两大类。植物油来源于油料作物,在常温下一般呈液体状态,如豆油、花生油、菜籽油、棉籽油、茶油、芝麻油等;动物脂来源于动物的脂肪组织和奶油,在常温下通常呈固体状态,如猪油、牛油、羊油等。动物油脂的制油方法主要是熬炼,使油脂从脂肪组织中熔出。而植物油的制油方法较复杂,本节重点讲述植物油脂的加工和安全卫生要求。

一、植物食用油脂的加工及特点

(一) 毛油获取

1. 压榨法　压榨法是采用物理压榨方式,从油料中榨油的方法。压榨法分为热榨和冷榨两种。热榨的工艺流程为油料种子筛选、脱壳和去壳、破碎种子、湿润蒸胚或焙炒、机械压榨分离毛油。热榨法可以破坏种子内的酶类、抗营养因子及有毒物质,还有利于油脂与基质的分离,因而出油率高、杂质少。冷榨时原料不经加热而直接压榨分离毛油,通常出油率较低,杂质也较多,但是能较好地保持油饼中蛋白质原来的理化性质,有利于粕饼资源的开发利用。压榨法制油不能将油料中全部分离出来,约残留 2.5%。

2. 浸出法　也称溶剂萃取法,是利用食用级有机溶剂将植物组织中的油脂分离出来,然后脱去并回收溶剂成为毛油。浸出法又分为直接浸出法和预榨浸出法。直接浸出法是将原料经预处理后,直接加入浸出器提取毛油。预榨浸出法则是压榨法与浸出法的结合,在生产风味油脂(如浓香花生油、芝麻油等)时,为了使油脂具有一定的浓香味,就得采取压榨法(通过压榨前的高温蒸炒才能出香味),再用浸出法将压榨后的"油饼"内存留的油脂提取出来,这样既充分利用了原料,又减少了溶剂的用量,并且出油率较高、产品质量较纯,是目前国内外普遍采用的制油技术。我国使用浸出工艺的食用油产量约占食用油脂总产量的 80% 以上。

浸出法生产食用油,应该对溶剂有严格的要求,同时对食用油的溶剂残留量也必须作出明确的限量。我国《食用植物油卫生标准》(GB 2716－2005)中规定浸出油溶剂残留量≤50 mg/kg。

3. 水代法　水代法是用水将油料中的油脂取代出来。水代法通常仅用于小磨麻油的制取。其生产工艺流程为原料筛选、漂洗、炒料、扬烟、磨籽、兑浆搅油、震荡分油。生产用水需符合国家生活饮用水标准,成品应在滤去杂质后装瓶。

(二) 毛油精炼

毛油中含有一定量的杂质、磷脂、蛋白质、黏液质组分、异味物质等,不能直接食用,需要经过进一步精炼加工,去除杂质,才能成为可以食用的成品油。精炼工艺一般包括以下几项。

1. 脱胶　毛油中的非三酰甘油成分统称为杂质,包括磷脂、蛋白质、黏液质等胶溶性杂质。若不除去,不仅影响油脂的稳定性,而且影响油脂深加工的工艺效果。食用油脂最常用的方法是水化脱胶,即在搅拌下将一定量的热水或稀碱、食盐、磷酸等电解质水溶液,加入热的毛油中(加入量一般为 2%～3%),使其中胶溶性杂质水化形成油不溶性胶或黏性物质,去除沉淀,获得精炼油脂。

2. 脱酸　未经精炼的毛油中含有一定量的游离脂肪酸(0.5%～5%)。游离脂肪酸含量过高会产生刺激性气味而影响油脂的风味,并导致油脂的水解酸败。将毛油加热到 75～95℃,再将碱液(碳酸钠、氢氧化钠等)以微滴的形式喷淋到油中,与游离脂肪酸反应生成皂,最后通过沉淀或离心等方法将皂从油中除去。

3. 脱色　毛油中含有品种和数量不同的各种色素如胡萝卜素、叶绿素等,色素的存在影响油脂的外观,因此生产高级烹调油、色拉油等必须进行脱色处理。最常用的脱色方法是吸附脱色法,即利用白陶土、活性炭等在一定条件下吸附油脂中的色素及其他杂质,达到脱色的目的。此种方法也可以除去苯并(a)芘、残留农药、棉酚、黄曲霉毒素等有毒有害物质。

4. 脱臭　引起油脂臭味的主要组分是一些低级的酮、醛、游离脂肪酸及不饱和碳氢化合物等。油脂脱臭最常用的方法是低压蒸馏。将油温升至 230～270℃,在真空条件下吹入水蒸气,使毛油中有气味的物质随水蒸气一起逸出,可达到脱臭目的。经浸出法生产的毛油还需进一步进行真空脱臭处理,才能使成品油中溶剂的残留量符合安全标准。

5. 脱蜡　米糠油、棉籽油、芝麻油、玉米胚油及小麦胚油等油脂均含有一定量的蜡质,这些蜡质以结晶状微粒分散在油脂中,采用低温结晶的方法去除蜡质,提高油脂的透明度。

二、食用油脂的主要卫生问题

(一) 油脂酸败与自动氧化

油脂由于含有杂质或在不适宜的条件下久藏,在酯解酶和氧气的作用下,中性脂肪分解为甘油和脂肪酸,不饱和脂肪酸形成过氧化物,并依次降解为低级脂肪酸、醛类、酮类等物质,使得油脂感官性状恶化,营养价值降低,甚至可危害人体健康,这个过程称为油脂酸败(oil rancidity)。

1. 油脂酸败的原因　油脂酸败的原因包含生物学和化学两方面因素。由生物学因素引起的酸败是一种酶解的过程,来自动植物组织残渣和食品中微生物的酯解酶使三酰甘油水解成甘油和脂肪酸,随后高级脂肪酸碳链进一步氧化断裂,生成低级酮酸、甲醛和酮等,由此又将酶解酸败过程称作酮式酸败。油脂酸败的化学过程主要是水解和自动氧化,一般多发生在不饱和脂肪酸,特别是多不饱和脂肪酸甘油酯。不饱和脂肪酸在紫外线和氧的作用下,双键被打开形成过氧化物,进而分解为低分子脂肪酸及醛、酮、醇等物质。某些金属离子如铜、铁、锰等在油脂氧化过程中起催化作用。在油脂酸败过程中,生物学的酶解和化学性的自动氧化常同时发生,也可能主要表现为其中一种。脂肪的自动氧化是油脂和含脂高的食物酸败的主要原因。

2. 食用油脂常用的卫生学评价指标

(1) 酸价(acid value, AV):是指中和 1 g 油脂中的游离脂肪酸所需的 KOH 的毫克(mg)数。油脂酸败时游离脂肪酸增加,酸价也随之增高,用酸价来评价油脂酸败的程度。我国规定食用植物油 AV≤3 mg/g,猪油≤1.5 mg/g,牛油、羊油≤2.5 mg/g。《食用植物油煎炸过程中的卫生标准》(GB 7102.1 - 2003)规定食用植物油煎炸过程中的酸价应≤5 mg/g。

(2) 过氧化值(peoxide value, POV):指油脂中不饱和脂肪酸被氧化形成的过氧化物的量,一般以 100 g(或 1 kg)被测油脂使碘化钾析出碘的克(g)数表示。POV 是油脂酸败的早期指标。当 POV 上升到一定程度后,油脂感官性状才开始出现改变。值得注意的是,POV 并非随着酸败程度的加剧而持续升高,当油脂由哈喇味变辛辣、色泽变深、黏度增大时,POV 反而会降至较低水平。一般情况下,当 POV 超过 0.25 g/100 g 时,即表示酸败。我国规定食用植物油 POV 应≤0.25 g/100 g,食用动物油脂≤0.20 g/100 g。

(3) 羰基价 (carbonyl group value, CGV):是指油脂酸败时产生含醛基和酮基的脂肪酸或甘油酯及其聚合物的总量。羰基价通常是以被测油脂经处理后在 440 nm 下相当 1 g(或

100 mg)油样的吸光度表示,或以相当 1 kg 油样中的羰基毫克当量(mEq)数表示。大多数酸败油脂和加热劣化油的 CGV 超过 50 mEq/kg,有明显酸败味的食品可高达 70 mEq/kg。《食用植物油煎炸过程中的卫生标准》(GB 7102.1-2003)规定食用植物油煎炸过程中的 CGV 应≤50 mEq/kg。

(4) 丙二醛(malondialdehyde,MDA):是油脂氧化的最终产物,可以反映动物油脂酸败的程度。丙二醛与 POV 不同,其含量可随着氧化的进行而不断增加。我国《食用动物油脂卫生标准》(GB 10146-2005)规定食用动物油脂丙二醛≤0.25 mg/100 g。

3. **防止油脂酸败的措施**　油脂酸败除了引起感官性质的变化外,还会导致不饱和脂肪酸、脂溶性维生素的氧化破坏,降低了油脂的食用和营养价值,酸败产物可对人体健康造成不良影响,并可引发食物中毒。动物研究表明,酸败的油脂可导致动物的能量利用率降低、体重减轻、肝脏肿大及生长发育障碍。因此,应从多方面防止油脂酸败的发生。

(1) 确保油脂的纯度:不论采取何种制油方法生产的毛油均须经过精炼,去除动、植物残渣。水分可促进微生物繁殖和酶的活动,我国油脂质量标准规定含水量应在 0.2% 以下。

(2) 预防油脂自身氧化:自身氧化在油脂酸败中占主要地位,而氧、紫外线、金属离子在其中起着重要的催化作用。油脂自身氧化速度随空气中氧分压的增加而加快;紫外线则可引发酸败过程的链式反应,加速过氧化物的分解;Fe、Cu、Mn 等金属离子在整个氧化过程中起着催化剂的作用。因此,油脂的贮存应注意密封、断氧和遮光,同时在加工和贮存过程应避免金属离子污染。

(3) 抗氧化剂的应用:抗氧化剂通过清除油脂中的氧或捕获自由基来阻止油脂的自身氧化,是防止油脂酸败的重要措施。常用的人工合成抗氧化剂有丁基羟基茴香醚(BHA)、二丁基羟基甲苯(BHT)和没食子酸丙酯。不同抗氧化剂的混合或与柠檬酸混合使用均具有协同作用。柠檬酸虽然不被视为抗氧化剂,但它能与任何微量金属催化剂络合,减弱其在氧化酸败过程中的催化作用。维生素 E 是天然存在于植物油中的抗氧化剂。

(二) 油脂污染和天然存在的有害物质

1. **霉菌毒素**　当油料种子被霉菌及其毒素污染后,其毒素会转移到加工油脂中。最常见的霉菌毒素是黄曲霉毒素,尤其花生油最容易受到污染,其次为棉籽和油菜籽。碱炼法和吸附法均可有效去除油脂中的霉菌毒素。国家标准《食品中真菌毒素限量》(GB 2761-2011)规定花生油、玉米胚油中黄曲霉毒素 B_1≤20 μg/kg,其他油≤10 μg/kg。

2. **多环芳烃类化合物**　油脂在生产和使用过程中,可能受到多环芳烃类化合物的污染。其污染来源包括工业生产引起的大气污染导致油料作物的污染,油脂加工过程中使用的润滑油、溶剂油残留,以及油脂在高温下反复加热引起油脂的热聚反应产生多环芳烃类化合物。在生产过程中应避免机油污染,使用不含或少含 B(a)P 的机油,采用活性炭吸附、脱色等处理是去除 B(a)P 的有效方法。我国规定食用植物油 B(a)P 含量≤10 μg/kg。

3. **有机溶剂**　采用浸出法生产食用油时,会因溶剂沸点较高、生产过程蒸发设备或操作技术不良、真空脱臭工艺问题等而导致有机溶剂的残留,当残留过高时油脂会有异味,降低食用价值,而且其中含有的多环芳烃化合物对人体健康存在危害。《食用植物油卫生标准》(GB 2716-2005)中规定采用浸出法生产的植物油溶剂残留量应≤50 mg/kg。

4. **棉酚**　棉籽内含有多种毒性物质,如棉酚、棉酚紫和棉酚绿。棉酚又有游离型和结合型之分,其中游离型棉酚有毒。冷榨生产的棉籽油中游离型棉酚的含量很高,热榨时棉籽经蒸炒加热游离型棉酚与蛋白质作用形成结合棉酚型多数留在棉籽饼中,故热榨法生产的棉籽游离棉酚较低,通常仅为冷榨的 1/20～1/10。游离型棉酚属于原浆毒,可损害心、肝、肾等实质脏器,对生殖系统亦有明显的损害。一次大量食用冷榨法生产的毛棉籽油可引起急性中毒,长期少量食用可引起亚急性或慢性中毒。用带壳的棉籽冷榨制出的棉籽油游离型棉酚含量最高,经脱壳、蒸炒、碱炼均可降低棉籽油中游离棉酚含量。《食用植物油卫生标准》(GB 2716－2005)规定食用棉籽油中游离型棉酚含量≤0.02%。

5. 芥子油苷　芥子油苷(glucosinolate)普遍存在于十字花科植物中,油菜籽中含量较多。芥子油苷在植物组织中葡萄糖硫苷酶作用下可水解为硫氰酸酯、异硫氰酸盐和腈。腈的毒性很强,能抑制动物生长或致死。硫氰化物具有致甲状腺肿作用,其机制为阻断甲状腺对碘的吸收而使甲状腺代偿性肥大。但这些硫化合物在加热过程中大多可挥发去除。

6. 芥酸　芥酸(erucic acid)是一种二十二碳单不饱和脂肪酸。在菜籽油中含量为20%～55%。芥酸可使多种动物心肌中脂肪聚积,导致心肌单核细胞浸润和纤维化,还可导致动物生长发育障碍和生殖功能下降。但有关芥酸对人体的毒性作用还缺乏直接的证据。欧洲共同体规定食用油脂芥酸含量不得超过5%,美国允许菜籽油的芥酸含量在2%以下。

三、食用油脂的卫生管理

我国颁布的《食用植物油厂卫生规范》、《肉类加工厂卫生规范》及《食品企业通用卫生规范》是对食用油脂进行经常性卫生监督的重要依据。

(一) 原辅料的卫生要求

生产食用油脂的各种原辅材料和所用的溶剂必须符合国家的有关规定;食品添加剂使用剂量应符合《食品添加剂使用标准》(GB 2760－2011)的规定;生产用水必须符合《生活饮用水卫生标准》(GB 5749－2006)的规定。

(二) 生产过程、包装、贮存、运输及销售的卫生要求

生产、贮存、运输和销售食用油脂应有专用工具、容器和车辆,以防污染。用浸出法生产食用植物油的设备、管道必须密封良好,严防溶剂跑、冒、滴、漏。生产过程应防止润滑油和矿物油对食用油脂的污染。成品经严格检验,达到国家有关质量、卫生标准后才能进行包装。包装容器和材料应符合相应的卫生标准和有关的规定。食用油脂的销售包装和标识应符合国家有关的规定。产品应贮存在干燥、通风良好的场所,食用植物油储油容器的内壁和阀不得使用铜质材料,大容量的包装应尽可能充入氮气或二氧化碳气体,不得通入空气搅拌。贮存成品油的专用容器应定期清洗,保持清洁。为防止与非食用油相混,食用油桶应有明显的标记,并分区存放。贮存、运输、装卸时要避免日晒、雨淋,防止有毒有害物质的污染。

第五节　酒类的卫生与管理

酒与人类的社会、文化和生活密切相关,在一些国家与地区饮酒已成为一种独特的饮食文化。但在酒类生产过程中,从原料选择到加工工艺等都有可能产生或带入有毒物质,对消费者的健康造成危害。

一、酒类的生产工艺及分类

酒的品种很多,不同品种的酒加工工艺也不同。酒的主要成分是乙醇,基本生产原理是:将原料中的糖类在酶的催化作用下,首先发酵分解为寡糖和单糖,然后在一定温度下,由乙醇发酵

菌种作用转化为乙醇,这个过程称为酿造,不需氧也可以进行。发酵只能使酒精度数达到15%左右(啤酒仅为3%～5%),要提高酒精度数需要通过蒸馏。

酒类按其生产工艺一般可分为3类:发酵酒、蒸馏酒和配制酒。

(一)发酵酒

发酵酒(fermented wine)是以粮谷、水果、乳类等为原料,经酵母发酵等工艺而制成,酒精度小于24%(V/V)。酒中除含有乙醇外,还含有糖、氨基酸和多肽、有机酸、维生素、矿物质等。根据原料和具体工艺的不同,分为啤酒、葡萄酒、果酒和黄酒等。

1. **啤酒** 啤酒是以大麦和水为主要原料,大米或谷物、酒花为辅料,经麦芽制备、糖化、发酵等工艺加工而成的含有二氧化碳、低酒精度[2.5%～7.5%(V/V)]的发酵酒。根据酵母的品种、生产工艺、产品色泽、麦汁浓度、包装等的不同,啤酒有不同的类型,经巴氏灭菌的啤酒为熟啤酒;不经巴氏灭菌,采用其他方式除菌达到一定生物稳定性的啤酒称为生啤酒;不经巴氏灭菌的新鲜啤酒称为鲜啤酒。按生产啤酒的原麦汁浓度的不同分为高浓度啤酒(16%以上)、中浓度啤酒(8%～16%)和低浓度啤酒(低于8%);按色泽不同可分为淡色啤酒(淡黄或金黄色)、浓色啤酒(红褐色或红棕色)和黑色啤酒(红褐色乃至黑褐色)。

2. **葡萄酒** 葡萄酒的种类很多,按国家标准《葡萄酒》(GB 15037－2006)将葡萄酒大类上分为葡萄酒、特种葡萄酒、年份葡萄酒、品种葡萄酒和产地葡萄酒。葡萄酒是以新鲜葡萄或葡萄汁为原料,经全部或部分发酵酿制而成的、酒精度≥7%(V/V)的发酵酒。葡萄酒中除乙醇外尚含糖类、单宁、有机酸等。

3. **果酒** 是以新鲜水果或果汁为原料,经全部或部分发酵酿制而成的、酒精度在7%～18%(V/V)的发酵酒。

4. **黄酒** 是以稻米、黍米、黑米、小麦、玉米等为原料,加曲、酵母等糖化发酵剂发酵酿制而成的发酵酒。黄酒中含丰富的蛋白质和氨基酸、低聚糖、维生素和矿物质,具有一定的保健功效。

(二)蒸馏酒

蒸馏酒(distilled wines)是以粮谷、薯类、水果等为主要原料,经发酵、蒸馏、陈酿、勾兑而制成,酒精度在18%～60%(V/V)。因原料和具体生产工艺不同,蒸馏酒的种类繁多,风味各异,可分为中国白酒、白兰地(Brandy,以水果为原料制成的蒸馏酒)、威士忌(Wshiky,是用预处理过的谷物制造的蒸馏酒,通常是在经烤焦过的橡木桶中完成酿造过程)、伏特加(Vodka,不具有明显的特性、香气和味道)、朗姆酒(Rum,以甘蔗为原料的蒸馏酒)、锦酒(Gin,是一种加入香料的蒸馏酒)等。

我国白酒按不同的生产工艺可分固态法白酒、固液结合法白酒和液态法白酒3类。固态法白酒是采用固态糖化、固态发酵及固态蒸馏的传统工艺酿制而成的白酒,按所用酒曲和主要工艺分大曲酒、小曲酒、麸曲酒、混曲酒及其他糖化剂酒;半固态法白酒是采用固态培菌、糖化、加水后,于液态下发酵、蒸馏的传统工艺酿制而成的白酒;液态法白酒是采用液态糖化、液态发酵、液态蒸馏而制成的白酒。按工艺分为传统液态法白酒、串香白酒、固液勾兑白酒及调香白酒。

(三)配制酒

配制酒(mixed wines)又称露酒,是以发酵酒、蒸馏酒或食用乙醇为酒基,加入可食用的辅料或食品添加剂,进行调配、混合或再加工制成的已改变了原酒基风格的饮料酒。我国有许多著名的配制酒,如虎骨酒、参茸酒、竹叶青等。

二、酒类的主要卫生问题

（一）乙醇

乙醇(alcohol)是酒类的主要成分,除可提供能量(7 kcal/g)外,几乎无任何营养价值。血液中乙醇浓度一般在饮酒后 1～1.5 h 最高,但因其清除率较慢,过量饮酒后 24 h 也能测出。乙醇主要在肝脏代谢,因此,经常过量饮酒的人,肝脏功能很容易受到损害。

乙醇对人体健康的影响是多方面的,血液中乙醇浓度较低时,具有一定的兴奋作用,当血液中乙醇浓度较高时,则可发生急性酒精中毒。中毒体征与血中乙醇的浓度有关,如乙醇含量为 4.4～21.5 mmol/L 时,会出现肌肉运动不协调,感觉功能受损,情绪、人格与行为改变等;血中乙醇含量继续增高,可出现恶心、呕吐、复视、共济失调、体温降低、严重的发音困难,进入浅麻痹状态;当乙醇含量达到 87.0～152.2 mmol/L,可出现昏迷、呼吸衰竭,甚至死亡。研究表明,乙醇可能具有致畸作用,因此孕妇最好不要饮酒。乙醇的慢性毒效应主要损害肝脏,经常过量饮酒可引起肝功能异常,还有可能引起肝硬化。

（二）甲醇

甲醇(methanol)来自制酒原辅料(薯干、马铃薯、水果、糠麸等)中的果胶。在原料的蒸煮过程中,果胶的半乳糖醛酸甲酯中的甲氧基分解生成甲醇。黑曲霉的果胶酶活性较高,以黑曲霉作糖化发酵剂时酒中的甲醇含量较高。薯干中的果胶含量高,因此以薯干为原料酿造的酒中甲醇含量较高;葡萄中的果胶大部分集中在果皮中,所以带皮发酵的葡萄酒中甲醇的含量较高。此外,糖化发酵温度过高、时间过长也会使酒中甲醇含量增加。

甲醇属于剧烈的神经毒,主要侵害视神经,导致视网膜受损,视神经萎缩,视力减退和双目失明。甲醇中毒的个体差异很大,一次摄入 5 ml 可致严重中毒,30 ml 为人的最小致死剂量,饮用 40%甲醇 10 ml 可致失明。此外,甲醇在体内代谢可生成毒性更强的甲醛和甲酸。我国《蒸馏酒及配制酒卫生标准》(GB 2757－1981)规定,以谷物为原料者甲醇含量应≤0.04 g/100 ml,以薯干等代用品为原料者应≤0.12 g/100 ml(均以 60°蒸馏酒折算)。我国《葡萄酒》(GB 15037－2006)的卫生标准规定,白、桃红葡萄酒中甲醇含量≤250 mg/L,红葡萄酒中甲醇含量≤400 mg/L。

（三）杂醇油

杂醇油(fusel oil)是比乙醇碳链长的多种高级醇的统称,包括正丙醇、异丁醇、异戊醇等,以异戊醇为主,是酿酒过程中由原料和酵母中蛋白质、氨基酸及糖类分解和代谢而产生。高级醇的毒性和麻醉力与碳链的长短有关,碳链越长则毒性越强,故杂醇油中以异丁醇和异戊醇的毒性为大。杂醇油可使中枢神经系统充血,在体内代谢较慢。因此,饮用杂醇油含量高的酒类常使饮用者头痛及醉酒。我国规定蒸馏酒及配制酒中杂醇油的含量(以异丁醇和异戊醇计)≤0.20 g/100 ml(以 60°蒸馏酒折算)。

（四）醛类

醛类包括甲醛、乙醛、糠醛和丁醛等。酿酒过程中本身可以产生微量的甲醛,在蒸馏过程中采用低温排醛可去除大部分醛类。醛类的毒性大于醇类,如甲醛的毒性比甲醇大 30 倍。醛类中以甲醛的毒性最大,属于细胞原浆毒,可使蛋白质变性和酶失活,当浓度在 30 ml/100 ml 时即可产生黏膜刺激症状,出现灼烧感和呕吐等,一次摄入 10 g 甲醛可使人致死。我国关于蒸馏酒及配制酒卫生标准中对醛类未作限量规定。在啤酒生产中,甲醛可作为稳定剂用来消除沉淀物,但现在一些大的啤酒企业都已经采用了新的技术以替代甲醛。我国《发酵酒卫生标准》(GB

2758－2005)规定,啤酒中甲醛的含量应≤2.0 mg/L。

(五)氰化物

以木薯或果壳为原料制酒时,原料中的氰苷经水解后会产生氢氰酸(HCN)。氢氰酸经胃肠吸收后,氰离子可与细胞色素氧化酶中的铁结合,影响运氧能力,导致组织缺氧,使机体陷入窒息状态。同时,氢氰酸还能使呼吸中枢及血管运动中枢麻痹,导致死亡。由于氢氰酸分子量低,具有挥发性,因此能够在蒸馏工艺中随水蒸气一起进入酒中。我国《蒸馏酒与配制酒卫生标准》(GB 2757)中规定,以木薯为原料者氰化物含量(以 HCN 计)应≤5 mg/L,以代用品为原料者应≤2 mg/L(均以 60°蒸馏酒折算)。

(六)铅和锰

白酒中的铅主要来源于蒸馏器、冷凝导管和储酒容器中的铅经溶蚀迁移而来,因蒸馏酒在发酵过程中可产生少量的有机酸(如丙酸、丁酸、酒石酸和乳酸等),含有机酸的高温酒蒸气可使蒸馏器和冷凝管壁中的铅溶出,所以总酸含量高的酒铅含量也高。铅在人体内的蓄积性很强,由于长期饮用含铅高的白酒可致慢性中毒,所以应对酒中铅含量严加限制。我国规定蒸馏酒与配制酒中的铅含量(以 Pb 计)应≤1 mg/L(以 60°蒸馏酒折算),啤酒、黄酒应≤0.5 mg/L,葡萄酒、果酒应≤0.2 mg/L。白酒中的锰来自于酒加工过程中使用高锰酸钾-活性炭进行脱臭除杂处理(尤其采用非粮食原料如薯干、薯渣、糖蜜、椰枣等制酒时),若使用方法不当或不经过再次蒸馏,可使酒中残留较高量的锰。锰属于人体必需微量元素,但因其安全范围窄,长期过量摄入仍有可能引起慢性中毒。我国规定蒸馏酒及配制酒中锰含量(以 Mn 计)≤2 mg/L(以 60°蒸馏酒折算)。

(七)霉菌毒素

酒中可检出黄曲霉毒素和展青霉毒素,黄曲霉毒素主要来自酿酒用的原料如麦类、大米、玉米等的霉变,而展青霉毒素主要污染水果及其制品,在果酒(苹果酒、山楂酒)的生产过程中,若原料水果没有进行认真筛选剔除腐烂、生霉、变质、变味的果实,就容易使展青霉毒素转移到成品酒中。我国《发酵酒卫生标准》(GB 2758－2005)中规定,苹果酒和山楂酒中展青霉毒素的含量应≤50 μg/L。各种水果及制品中以苹果及其制品污染最为严重。

(八)二氧化硫

在果酒和葡萄酒生产过程中,加入适量的二氧化硫,不仅对酒的澄清、净化和发酵有良好作用,还起到促进色素类物质溶解以及防腐、杀菌、增酸、抗氧化和护色等作用。正常情况下,二氧化硫在发酵过程中会自动消失。但若使用量超标准或发酵时间过短,就会造成二氧化硫残留。我国《发酵酒卫生标准》(GB 2758－2005)中规定,葡萄酒和果酒中总二氧化硫(SO_2)应≤250 mg/L。

(九)微生物污染

发酵酒从原料到成品的整个生产过程中均可能受微生物污染。此外,发酵酒中含有营养成分、乙醇含量低,微生物容易生长繁殖。啤酒中常见的污染菌是野生酵母,不仅影响发酵,还改变口味,并导致啤酒混浊和出现沉淀物。乳酸菌、醋酸菌等污染啤酒、葡萄酒可导致酒的酸败,使其失去食用价值。我国《发酵酒卫生标准》(GB 2758－2005)中规定细菌总数(不包括鲜啤酒)应≤50 cfu/ml,大肠菌群应≤3 MPN/100 ml,肠道致病菌(沙门菌、志贺菌、金黄色葡萄球菌)不得检出。

(十)食品添加剂

生产酒类所使用的添加剂必须符合食品安全国家标准《食品添加剂使用标准》(GB 2760－2011)的要求,生产葡萄酒不得添加合成着色剂、甜味剂、香精和增稠剂。

三、酒类的卫生管理

我国相继发布了白酒厂、果酒厂、葡萄酒厂、啤酒厂及黄酒厂的卫生规范及《蒸馏酒及配制酒卫生标准》、《发酵酒卫生标准》、《葡萄酒卫生标准》、《黄酒卫生标准》等，为酒类的监督、监测工作以及酒类生产企业的自身管理提供了充分的依据。《食品安全法》实施后，卫生部将对酒类安全标准进行整合颁布，将会有更系统的标准作为酒类卫生监督的依据。

（一）原辅料

酿酒所用原料种类很多，如粮食类、水果类、薯类及其他代用原料等。所有的原辅料均应具有正常的色泽和良好的感官性状，无霉变、无异味、无腐烂。粮食类原料应符合国家《粮食卫生标准》（GB 2715 - 2005）的有关规定；各种辅料应符合相应的卫生标准；不准使用变异或不纯的菌种，酒花或酒花制品应气味正常，不变质，酒药、酒母的原料应符合食品卫生要求；食品添加剂的品种和使用剂量必须符合《食品添加剂使用标准》（GB 2760 - 2011）的规定；用于调兑果酒的酒精必须是经脱臭处理、符合酒精国家标准二级以上酒精指标的食用酒精。配制酒所用的酒基必须符合国家《蒸馏酒与配制酒卫生标准》（GB 2757 - 1981）以及《发酵酒卫生标准》（GB 2758 - 2005），严禁使用工业酒精和医用酒精作为配制酒的原料。生产用水水质必须符合《生活饮用水卫生标准》。

（二）生产过程

白酒加工中制曲、蒸煮、发酵、蒸馏等工艺是影响白酒质量的关键环节。各种酒曲的培养必须在特殊工艺技术条件下进行，并严格控制培养温度、湿度，以确保酿酒微生物生长繁殖。为防止菌种退化、变异和污染，应定期进行筛选和纯化。所有原辅料在投产前必须经过检验、筛选和清蒸除杂处理。清蒸是减少酒中甲醇含量的重要工艺过程，在以木薯、果壳为原料时，清蒸还可使氰苷类物质提前分解挥发。白酒在蒸馏过程中，可采用"截头去尾"的蒸馏工艺，以降低终产品中甲醇和杂醇油的含量（一般酒尾中甲醇含量较高，而杂醇油酒头含量高于酒尾）。对使用高锰酸钾处理的白酒，要复蒸后才能使用，以去除锰离子的影响。蒸馏设备和储酒容器应采用含锡99％以上的镀锡材料或无锡材料，以减少铅污染。用于发酵的设备、工具及管道应经常清理，去除残留物，保持发酵容器周围清洁卫生。

发酵酒与蒸馏酒的区别在于没有蒸馏环节，原料中的所有成分都可能出现在产品中，包括污染的黄曲霉毒素。此外，发酵酒乙醇浓度低，细菌容易繁殖。啤酒生产过程主要包括制备麦芽汁、前发酵、后发酵、过滤等工艺环节。啤酒、葡萄酒、果酒、黄酒生产应符合相应的卫生规范。为防止污染，生产发酵酒的工具、管道及酒池、槽车等需严格杀菌消毒。

（三）容器

酒容器的材料必须符合国家的相关规定，所用容器必须经检验合格后方可使用，严禁使用被有毒物质或异味污染过的回收旧瓶。生产、储存、运输、销售过程中与酒接触的容器、管道、蒸馏冷凝器、酒池等所用的材料和涂料必须无毒无害，符合卫生标准和要求。灌装前的容器必须彻底清洗、消毒，清洗后的容器不得呈碱性，无异味，无杂物，无油垢。容器的性能应能经受正常生产和贮运过程中的机械冲击和化学腐蚀。

第六节　冷饮食品的安全卫生及管理

冷饮食品是夏季消暑的食品，随着生活水平的提高，已逐渐成为四季皆食的食品，冷饮食品的销量不断增加。

一、冷饮食品的分类

冷饮食品通常包括冷冻饮品(freezing drinks)和饮料(beverage)。

1. 冷冻饮品　按照《冷冻饮品卫生标准》(GB 2759.1－2003)的定义,冷冻饮品是以饮用水、甜味料、乳品、果品、豆品、食用油等为主要原料,加入适量的香精、着色剂、稳定剂、乳化剂等食品添加剂,经配料、灭菌、凝冻而制成的冷冻固态饮品,包括冰激凌类、雪泥类、雪糕类、冰棍(棒冰)类、甜味冰类、食用冰类等。根据原料的不同可分为含乳蛋白冷饮品、含豆类冷饮品、含淀粉或果类冷饮品及食用冰块。

2. 饮料　饮料指经过定量包装的,供直接饮用或用水冲调饮用的,乙醇含量小于0.5％的制品,不包括饮用药品。按照我国《饮料通则》(GB 10789－2007)将饮料按原料或产品形状分为11类,即:①碳酸饮料(汽水)类;②果汁和蔬菜汁类;③蛋白饮料类;④饮用水类;⑤茶饮料类;⑥咖啡饮料类;⑦植物饮料类;⑧风味饮料类;⑨特殊用途饮料类;⑩固体饮料类,以及其他饮料类,各类别又分若干种。

二、冷饮食品加工过程的卫生要求

1. 冷冻饮品　因冷冻饮品原料中的乳、蛋和果品等常含有大量微生物,冷冻饮品加工过程中的主要卫生问题是微生物污染,原料配制后的杀菌与冷却是保证产品质量的关键。熬料时温度一般控制在68～73℃加热30 min或85℃加热15 min,能杀灭原辅料中几乎所有的繁殖型细菌,包括致病菌(混合料应该适当提高加热温度或延长加热时间)。杀菌后应在4 h内将温度降至20℃以下,以避免残存的或熬料后重复污染的微生物在冷却过程中有繁殖的机会。目前冰激凌原料在杀菌后常采用循环水和热交换器进行冷却。冰棍、雪糕普遍采用热料直接灌模,以冰水冷却后立即冷冻成型,这样可大大减少微生物的繁殖机会。

要确保生产过程中所使用设备、管道、模具内壁光滑无痕,便于拆卸和刷洗,其材质应符合国家有关的卫生标准;模具要求完整、无渗漏;在冷水熔冻脱膜时,应避免模边、模底上的冷冻液污染冰体;包装间应有净化措施,班前、班后应采用乳酸或紫外线对空气进行消毒;从事产品包装的操作人员应注意个人卫生,包装时手不应直接接触产品;成品出厂前应做到批批检验。

2. 饮料　饮料的种类繁多,生产工艺各不相同,但一般均有水处理、容器处理、原辅料处理和混料后的均质、杀菌、罐(包)装等工序。饮料生产企业厂房设施等必须遵循《饮料企业良好生产规范》(GB 12695－2003)的相关要求。

(1) 水处理:这是软饮料工艺最重要的工艺过程,水质好坏直接影响饮料的质量和风味。水处理的目的是除去水中固体物质、降低硬度和含盐量,杀灭微生物及排除所含的空气,去除水中杂质,包括悬浮物、胶体物质和溶解性杂质。采用混凝剂(明矾、硫酸铝、聚合氯化铝等)和过滤(一般采用活性炭和砂滤棒过滤),可去除水中悬浮物和胶体物质,通常作为饮料用水的初步净化手段。饮料用水含盐量高会直接影响产品的质量,常用电渗析法、反渗透法对水进行脱盐软化处理。

(2) 生产设备及容器:生产设备及容器与食品接触的表面应平滑、无凹陷或裂隙,耐腐蚀、无毒。蒸煮锅、调配桶、储存槽(桶)及其他类似的容器设备应无死角。所有悬空的传送带、电动机或齿轮箱均应安装滴油盘,并确保泵和搅拌器的密封结构能防止润滑剂、齿轮油或密封,防止水渗入或漏入食品及食品接触面。

饮料的包装形式有瓶(玻璃瓶、塑料瓶)、罐(二片罐和三片罐)、盒、袋等多种类型。包装材料应无毒无害,具有一定的稳定性(耐酸、耐碱、耐高温和耐老化),同时还应具有防潮、防晒、防震、耐压、防紫外线穿透和保香等性能。聚乙烯和聚氯乙烯软包装,因具有透气性,且强度低,不能充二氧化碳,在夏、秋季节细菌污染常较严重。

(3) 杀菌:杀菌工序是确保产品卫生质量符合国家相应安全标准要求的重要措施。杀菌应根据原辅料、工艺不同而采取不同的技术。常用的杀菌方法有巴氏消毒、超高温瞬间杀菌、加压蒸汽杀菌(适用于非碳酸型饮料)、紫外线杀菌(常用于原料用水的杀菌)等。

(4) 罐(包)装:如果灌装在暴露和半暴露条件下进行,其工艺是否符合卫生要求,对产品的卫生质量尤其是无终产品消毒的品种至关重要。空气净化是防止微生物污染的重要环节,应将罐装工序设在单独房间或用铝合金隔成独立的灌装间,与厂房其他工序隔开,避免空气交叉污染;采用紫外线照射对灌装间消毒(按 1 W/m³ 功率设置),也可采用过氧乙酸熏蒸消毒。目前最先进的方法是灌装间安装空气净化器。灌装间空气中杂菌数以 < 30 个/平皿为宜。灌装前的空瓶(罐)必须经过严格的清洗和消毒,抽检符合要求后方可使用。

第七节　其他食品的卫生及管理

一、罐头食品的卫生及管理

罐头食品(canned food)系指加工处理后装入金属罐、玻璃瓶或者软质材料容器中,经排气、密封、加热杀菌、冷却等工序达到商业无菌的食品。

1. 罐头食品的分类　罐头食品的种类很多,在《罐头食品分类》(GB/T 10784 - 2006)中先将罐头食品按原料分为畜肉类、禽类、水产动物类、水果类、蔬菜类、干果和坚果类、谷类和豆类及其他类八大类,各大类按加工或调味方法又分为若干类。

2. 罐头食品生产的卫生要求

(1) 容器材料:罐头容器的种类很多,主要有金属罐、玻璃罐和复合塑料薄膜袋等。为了保证罐头食品的质量和满足加工、贮存、运输及销售的需求,用于生产罐头食品容器的材料必须符合安全无毒、密封良好、抗腐蚀及机械性能良好等基本要求。金属罐内壁涂料应符合相关的国家卫生标准要求,如《食品罐头内壁环氧酚醛涂料卫生标准》(GB 4805 - 1994)、《食品罐头内壁脱模涂料卫生标准》(GB 9682 - 1988)。此外,涂膜要致密、遮盖性好,具有良好的耐腐蚀性,并且无毒、无害、无臭和无味,有良好的稳定性和附着性。金属罐按加工工艺有三片罐和二片罐(冲拔罐或易拉罐)之分,为了减少铅污染,三片罐的焊接应采用高频电焊和粘合剂焊接,焊缝应光滑均匀,不能外露,粘合剂须无毒无害;制盖所使用的密封填料除应具有良好的密封性和热稳定性外,还应对人体无害,符合相关的卫生要求。

金属罐和玻璃瓶须经 82℃ 以上的热水清洁、消毒,然后在清洁的台面上充分沥干后方可使用。清洗玻璃瓶时应仔细检查,彻底清除内部的玻璃碎屑等杂物。软质材料容器必须内外清洁。

(2) 原辅材料:罐头食品的原料主要包括肉禽类、水产类、蔬菜水果类等,辅料有糖、醋、盐、油、酱油、香辛料和食品添加剂等。所有罐头食品的原料均应符合国家相应的标准和有关规定。畜、禽肉类必须经严格检疫,不得使用病畜、病禽肉作为原料;使用冷冻水产品作为原料时,应缓慢解冻,以保持原料的新鲜度,避免营养成分的流失;果蔬类原料应无虫蛀、无霉烂、无锈斑和无机械损伤;果蔬原料须经分选、洗涤、去皮、修整、热烫和漂洗等处理;罐头食品食品添加剂应符合《食品添加剂使用标准》(GB 2760 - 2011)的规定;罐头加工用水应符合国家生活饮用水标准。

(3) 加工过程:装罐、排气、密封、杀菌、冷却是罐头生产的关键环节,直接影响罐头食品的品质和卫生质量。罐装固体物料时应有适当顶隙(6～8 mm),以免在杀菌或冷却过程中出现鼓盖、胀裂或罐体凹陷。装罐后应立即排气,造成罐内部分真空和乏氧,减少杀菌时罐内产生的压力,防止罐头变形损伤。

杀菌是决定罐头食品保存期的关键工序。罐头食品的杀菌也称商业灭菌,即加热到一定程度后,杀灭罐内存留的绝大部分微生物(包括腐败菌、致病菌、产毒霉菌等)并破坏食品中酶类,达到长期储存的目的。罐头杀菌首先要考虑杀灭食品中的肉毒梭菌,罐头杀菌工艺若能达到杀灭或抑制肉毒梭菌的效果,就能杀灭罐头中多数腐败菌及致病菌。

(4) 检验:成品检验是确保产品卫生质量的关键。一般包括外观、真空度和保温实验。保温实验是检查成品杀菌效果的重要手段,肉、禽、水产品罐头应在(37±2)℃下保温 7 天,水果罐头应在常温下放置 7 天。含糖50%以上的品种(果酱、糖浆水果罐头类)及干制品罐头类可不做保温实验。经保温实验后,外观正常者方可进行产品质量检验和卫生检验。

出厂前检验应按照国家规定的检验方法(标准)抽样,进行感官、理化和微生物等方面的检验。罐头的感官检查很重要,若见到罐头底盖一端或两端向外鼓起,称为胖听(swelling)。根据胖听形成的原因可分为物理性胖听(多由于装罐过满或罐内真空度过低引起,一般叩击呈实音,穿洞无气体逸出,可食用)、化学性胖听(是由于金属罐受酸性内容物腐蚀产生大量氢气所致,叩击呈鼓音,穿洞有气体逸出,但无腐蚀气味,一般不宜食用)和生物性胖听(是由于杀菌不彻底的残留微生物,或因罐头有裂缝,微生物从外界进入,在其中生长繁殖产气造成的)。生物性胖听常为两端凸起,叩击有明显鼓音,穿洞有腐败味气体逸出,此种罐头禁止食用。

平酸腐败(flat - sour spoilage)是罐头食品常见的一种腐败变质,表现为罐头内容物酸度增加,而外观完全正常。此种腐败变质由分解碳水化合物产酸不产气的平酸菌引起。低酸性罐头的典型平酸菌为嗜热脂肪芽孢杆菌,而酸性罐头则主要为嗜热凝结芽孢杆菌。平酸腐败的罐头应销毁并禁止食用。

3. 罐头食品的卫生管理　我国于 1988 年颁布了《罐头厂卫生规范》(GB 8950),包括对生产原料的采购、运输、贮藏、工厂设计与设施的卫生、工厂的卫生管理、个人卫生与健康要求、罐头加工过程中的卫生、运输的卫生及产品出厂前卫生与质量检验管理等做了具体要求,并相继颁布了《食品罐头内壁脱膜涂料卫生标准》(GB 9682 - 1988)、《水基改性环氧易拉罐内壁涂料卫生标准》(GB 11677 - 1989)、《食品罐头内壁环氧酚醛涂料卫生标准》(GB 4805 - 1994)以及肉类罐头(GB 13100 - 2005)、鱼类罐头(GB 14939 - 2005)、果蔬罐头(GB 11671 - 2003)、食用菌罐头(GB 7098 - 2003)等卫生标准,为相关行政部门的监督以及罐头生产企业的自身管理提供了依据。

二、调味品的卫生及管理

调味品(seasonings)是指能赋予食品咸、甜、酸、辛辣、鲜味等特殊味道或风味的一大类天然或加工制品,用于食品烹调加工或直接用于餐桌佐餐。

(一) 调味品的分类

调味品按其用途可分为咸味剂、甜味剂、酸味剂、鲜味剂、辛香剂等。

调味品按其生产来源可分为天然调味品和加工生产的调味品,其中加工调味品所占比重更大。天然调味品常见的有香辛料和蜂蜜,前者如辣椒、生姜、八角、茴香、葱、蒜等。加工类调味品根据加工工艺又分发酵类和非发酵类。

(二) 酱油类调味品的卫生及管理

酱油类调味品以咸、鲜为特点,是富含蛋白质的植物原料(大豆、豆粕饼)或动物原料(鱼、虾、蟹、牡蛎)通过天然或人工发酵,将蛋白质分解而获得含低分子含氮浸出物较丰富的半固体或液体调味品。如酱油、豆酱、虾酱、蟹酱、虾油、蟹油、鱼露、蚝油等。氨基酸态氮是主要呈鲜物质,所以品质越好的酱油,氨基酸态氮含量也越高。

1. **酱油类调味品种类** 包括酱油、酱和水产类调味品。

(1) 酱油(soy sauce):按生产工艺分为酿造酱油(也称发酵酱油)和配制酱油(即化学酱油),前者又进一步分为天然发酵和人工发酵酱油两种。①天然发酵酱油:利用微生物的酶分解大豆蛋白,经压榨和(或)淋出而获得液态呈鲜物基质,再添加适量食盐和色素制成。②人工发酵酱油:将原料在特定温度蒸煮后降温至 40℃时按 0.1% 比例接种曲菌,有控制地进行发酵获得呈鲜物质再加工制成。市售生抽和老抽酱油均为人工发酵酱油。③配制酱油:以酿造酱油为主体,加入盐酸水解大豆蛋白调味液、添加适量食盐、色素配制而成,风味通常较差。

(2) 酱(soybean paste):以大豆、豆粕、小麦、蚕豆和面粉为原料,经蒸煮、天然发酵,利用微生物分解原料中蛋白质而获得的黄豆酱、豆瓣酱、面酱等调味品。

(3) 水产类调味品(aquatic flavoring):以小虾、小鱼、小蟹为原料经盐腌(30% 左右)和较长时间(数月至 1 年)天然发酵后,经抽滤、提炼加工制成的液态调味品,如鱼露、虾油等。

2. **酱油类调味品卫生及管理** 酱油类调味品常作烹调和餐桌佐餐,因此,其加工生产或生产工艺中的卫生问题值得重视。酱油卫生质量主要依据《酱油卫生标准》(GB 2717 - 2003)进行鉴定,其卫生质量主要依据《酱卫生标准》(GB 2718 - 2003)。

(1) 原料的卫生:生产酱油的原料必须符合以下卫生要求:①植物类原料必须符合相应的卫生要求,不得使用腐败变质的动物原料加工制作酱油类调味品。②生产用水需符合《生活饮用水卫生标准》(GB 5749 - 2006)。③配制酱油生产过程中不得使用工业用盐酸。

(2) 添加剂的卫生:主要使用的添加剂有防腐剂和色素,需符合《食品添加剂使用标准》(GB 2760 - 2011)规定。

(3) 盐:添加的食盐必须符合《食用盐卫生标准》(GB 2721 - 2003)。根据酱油卫生标准,食盐浓度必须达到 15%(以氯化钠计)以上。

(4) 曲霉菌种管理:人工发酵酱油所使用的曲霉多为酶活性强、不产毒的黄曲霉 3 951,但需定期对菌种进行筛选、纯化和鉴定,防止杂菌污染、菌种退化或发生变异。选用新的菌种应按《新资源食品管理办法》进行审批。酱油类产品中黄曲霉毒素 B_1 根据酱油卫生标准不得超过 $5 \mu g/L$。

(5) 防腐消毒:酱油应实行机械化、密闭化生产,压榨或淋出的酱油应先加热杀菌再注入沉淀罐沉淀储存,取上清液灌装。多采用高温巴氏消毒法,灭菌后微生物指标须符合酱油卫生标准,不得检出致病菌。

(6) 总酸:酱油中有机酸来自发酵过程中糖的发酵,构成了酱油特殊风味。但酱油受微生物污染后可发酵产生较多有机酸,使其感官性状和营养价值降低。根据酱油卫生标准,总酸(以乳酸计)≤2.5 g/100 ml。

(7) 水产调味品:原料必须新鲜;应采用机械化、密闭化生产,成品应灭菌后装罐出售;开罐后未食用完时应冷藏。水产调味品卫生标准的鉴定参照《水产调味品卫生标准》(GB 10133 - 2005)。

（三）食醋的卫生及管理

1. 食醋生产工艺 食醋（vinegar）通常是以粮食（大米、高粱、麦芽、豆类等加上麸皮）、果实、酒类等含有淀粉、糖类和乙醇的原料，经微生物发酵而成的一种液体酸性调味品。单独或混合使用各种含有淀粉、糖的物料或乙醇，经微生物发酵而成的液体酸性调味品称为酿造食醋；以酿造食醋为主体，与食品级冰乙酸、食品添加剂等混合配制而成的调味食醋称为配制食醋。

2. 食醋卫生及管理 食醋生产应按照《食醋厂卫生规范》（GB 8954-1988）执行；食醋各项指标应达到《食醋卫生标准》（GB 2719-2003）要求。

（1）原料的卫生：生产原料必须符合相应的卫生要求；所使用的添加剂需符合《食品添加剂使用标准》（GB 2760-2011）的规定。

（2）菌种管理：所使用菌种要求蛋白酶活力强、不产毒、不易变异的品种，需定期对菌种进行筛选、纯化和鉴定，防止杂菌污染、菌种退化或发生变异。食醋中黄曲霉毒素 B_1 不得超过 $5\ \mu g/L$。

（3）容器和包装：因食醋含较多有机酸，具一定腐蚀性，故不可采用金属容器或普通塑料袋盛装食醋。

（四）食盐的卫生及管理

食盐（salt）以氯化钠为主要成分，按来源分为海盐、井盐和地下矿盐、湖盐；按加工工艺分为粗盐（原盐、大粒盐）、洗粉盐和精盐。

1. 井盐和矿盐 成分较复杂，是其主要卫生问题。需除去其中含有的能影响产品品质甚至对人体有害的成分。如矿盐含有较高硫酸钠，应通过脱硝工艺除去；矿盐和井盐都含重金属盐如钡盐，长期摄入可导致神经损害。

2. 添加剂 添加剂使用应符合《食品添加剂使用标准》（GB 2760-2011）规定；食盐中添加剂还包括营养强化剂，应依据《食品营养强化剂使用卫生标准》（GB 14880）进行营养强化剂的使用。目前食盐普遍强化碘制剂（碘酸钾），此外还有铁、锌、钙、硒强化食盐。2011 年卫生部颁布了食品安全国家标准《食用盐碘含量》（GB 26878-2011），已于 2012 年 3 月 15 日实施，规定在食用盐中加入碘强化剂后，食用盐产品（碘盐）中碘含量的平均水平（以碘元素计）为 20～30 mg/kg。

（五）食糖的卫生及管理

1. 食糖种类 食糖（sugars）是以甘蔗、甜菜为原料生产的一大类甜味剂，包括原糖、白砂糖、绵白糖、赤砂糖。

（1）原糖：用甘蔗汁经清净处理、煮炼、离心分蜜制成的含有糖蜜、不供作直接食用的蔗糖结晶，糖度不低于 97.0%。

（2）白砂糖：以甘蔗、甜菜或原糖为原料，经提取糖汁、再溶、清净处理和煮炼结晶等工序加工制成的蔗糖结晶，糖度不低于 99.5%。

（3）绵白糖：用甜菜、粗糖为原料生产的晶粒细小、颜色洁白、质地绵软的糖，糖度不低于 97.9%。

（4）赤砂糖：由糖膏分蜜而得的带蜜呈棕红色或黄色砂糖，糖度不低于 89.0%。

2. 食糖卫生及管理 依据 2005 年颁布的《食糖卫生标准》（GB 13104-2005）进行监督管理。制糖原料甘蔗、甜菜必须符合《食品中百草枯等 54 种农药最大残留限量》（GB 26130-2010）的规定。生产加工过程应符合《食品企业通用卫生规范》（GB 14881-1994）的规定，建议企业按良好生产规范（GMP）组织生产。产品应贮存在干燥、通风良好的场所，运输产品时应避免日晒、雨淋，不得与有毒、有害、有异味、易挥发、易腐蚀的物品同处贮存或混装运输。除原糖未要求微生物卫生标准外，其他食糖中微生物指标须符合《食糖卫生标准》(GB 13104 - 2005)要求。

(六) 蜂蜜的卫生及管理

1. 蜂蜜主要成分　蜂蜜(honey)是蜜蜂用从植物花蜜腺中采集的花蜜与自身唾液腺分泌的各种转化酶混合酿制产生。蜂蜜含葡萄糖和果糖65%～81%，蔗糖约8%，水16%～25%，此外还含有糊精、矿物质、有机酸、维生素、酶和花粉渣等。

2. 蜂蜜卫生及管理　蜂蜜应符合《食品安全国家标准蜂蜜》(GB 14963 - 2011)的要求。依蜜源不同，蜂蜜颜色从水白色(近无色)至深色(暗褐色)而不同；具有特有的滋味、气味，无异味；常温下呈黏稠流体状。

因工蜂采集到有毒植物花蜜而导致蜂蜜中含有毒性生物碱，称为"毒蜜"或"醉蜜"，有毒蜜源植物如昆明山海棠、雷公藤、博落回、闹羊花、曼陀罗等。根据《蜂蜜卫生管理办法》规定，放蜂地点必须远离有毒植物，以免蜜蜂采集到有毒花蜜。蜂蜜可能会因肉毒梭菌污染而引起婴儿肉毒中毒，肉毒梭菌芽孢检出率高的地区蜂蜜污染率也高，如新疆部分地区所产蜂蜜肉毒梭菌检出率达5%。

三、糕点、面包类食品的卫生及管理

糕点(pastry)是指以粮、油、糖、蛋为原料，添加适量辅料或食品添加剂，经调制、成型、熟制、包装等工序制成的食品。糕点通常分为中式和西式糕点两大类。中式糕点以生产工艺和最后熟制工序分类大致分为烘烤制品、油炸制品、蒸煮制品、熟粉制品和其他几大类；西式糕点分为面包、蛋糕和点心三大类。一般市售糕点均可直接食用，因此其卫生问题及管理工作显得尤为重要。其生产和卫生监督管理应遵循《糕点厂卫生规范》(GB 8957 - 1988)、《糕点、面包卫生标准》(GB 7099 - 2003)和我国卫生部颁布的《糕点卫生管理办法》进行。

(一) 原辅料

企业生产糕点所用的粮食、油脂、食糖、蛋及蛋制品、乳及乳制品以及食品添加剂必须符合国家标准和有关规定，如使用的原辅材料为实施生产许可证管理的产品，则必须选用获得生产许可证企业生产的产品。容易出现的关键问题是原料微生物指标不合格、油脂酸败(酸价、过氧化值超标等)以及食品添加剂超量、超范围使用。蛋类易污染沙门菌，因此，制作糕点用蛋需经仔细挑选，剔除变质蛋和碎壳蛋，再经清洗消毒方可使用；开封后的散装奶油、黄油、蛋白等易腐原料应在低温下保存。加工中使用的各类食品添加剂，其种类和使用量必须符合《食品添加剂使用标准》(GB 2760 - 2011)的规定。生产用水应符合生活饮用水卫生标准。

(二) 加工过程

加工时温度和时间是关键控制点，温度过高将影响产品质量，温度过低则达不到熟制目的，需保证中心温度达到85℃。直接包装糕点的纸、塑料薄膜、纸箱必须符合相应的国家标准。散装糕点必须放置于洁净木箱或塑料箱中贮存，箱内有垫纸。制作油炸类糕点时，煎炸油最高温度不得超过250℃，每次使用后的油应过滤除渣并补充新油后方可再用。

(三) 贮存、运输及销售

运输工具和贮存仓库应专用，禁止存放其他物品，避免污染。奶油裱花蛋糕须冷藏，散装糕点应用专用箱盖严存放。运输糕点的车辆要专用，并定期冲洗保持清洁，运输时须严密遮盖、防雨、防尘、防晒。销售场所须具有防蝇、防尘等设施；销售散装糕点的用具要保持清洁；销售人员不得用手直接接触糕点。

（四）出厂前的检验

糕点、面包在出厂前需进行卫生与质量的检验，包括感官、理化及微生物指标等。出厂前的糕点必须符合《糕点、面包卫生标准》(GB 7099 – 2003)的要求。

四、方便食品的卫生及管理

方便食品(instant food)是指不需或稍加烹调即可食用的、包装完好、便于携带的预制或冷冻食品，在国外称为快速食品或快餐食品(quick serve – meal)、备餐食品(ready to eat foods)。方便食品的出现，反映了人们在繁忙的社会活动后为了减轻家务劳动的一种新的生活需求。方便食品具有使用方便、简单快速、便于携带、营养卫生、价格便宜等特点，颇受消费者欢迎。

（一）分类与特点

方便食品种类繁多，其分类方法也很多。通常可以根据食用和供应方式、原料和用途、加工工艺及包装容器等不同来分类。

1. **按食用和供应方式分类**　分为即食食品和快餐食品。

（1）即食食品：指经过加工而部分或完全制作好的，只需稍加处理或不作处理即可食用的食品。即食食品通常主料较单一，未考虑合理膳食搭配。

（2）快餐食品：指商业网点出售的，由几种食品组合而成的可用作正餐的方便食品。通常由粮谷类、富含蛋白质类食物、蔬菜、饮料构成，营养搭配较为合理。

2. **按原料及用途分类**　包括方便主食、方便副食、方便调味品、方便小食品等。

（1）方便主食：包括方便面、方便米饭、方便米粉、包装速煮米、方便粥、脱水米饭、速溶粉类。

（2）方便副食：包括各种汤料和菜肴，如香肠、火腿肠、土豆片、海味等。

（3）方便调味品：粉状或液体状的调味品，如方便咖喱、粉末酱油、调味汁等。

（4）方便小食品：可作为零食或佐餐的各类小食品，如锅巴、各种膨化食品等。

（二）卫生管理

方便食品种类繁多，每一种方便食品要求原材料、生产过程、包装、标识、贮存运输、理化指标和微生物指标均应符合有关国家卫生标准。我国目前已制定的方便食品卫生标准有《方便面卫生标准》(GB 17400 – 2003)、《膨化食品卫生标准》(GB 17401 – 2003)等。以方便面为例，方便食品的卫生及管理应注意以下几个方面。

1. **原料卫生**　生产原料如粮食、油脂、调味品均须符合相应卫生标准要求；所使用的添加剂需符合《食品添加剂使用标准》(GB 2760 – 2011)的规定。

2. **生产加工过程卫生**　方便食品的生产从原料的采购运输和贮存、生产场所、工厂管理、从业人员个人卫生和健康要求、加工过程，到成品的贮存运输和检验等环节均应加以管理和监督。

3. **油炸面食的油脂酸败问题**　油炸方便面因在生产工艺中涉及使用油脂，对油炸方便面的脂肪酸败理化指标作出要求：酸价（以脂肪计）(KOH)$\leqslant$1.8 mg/g，过氧化物值（以脂肪计）$\leqslant$0.25 g/100 g，羰基价（以脂肪计）$\leqslant$20 meq/kg。

4. **微生物污染**　面块和调味料中菌落总数和大肠菌群数应符合《方便面卫生标准》(GB 17400- 2003)的规定。

五、新资源食品

（一）新资源食品的定义

2007 年 12 月 1 日实施的《新资源食品管理办法》中新资源食品包括 4 个方面：①在我国无

食用习惯的动物、植物和微生物；②从动物、植物、微生物中分离的在我国无食用习惯的食品原料；③在食品加工过程中使用的微生物新品种；④因采用新工艺生产导致原有成分或者结构发生改变的食品原料。为了适应《食品安全法》的相关规定，2011 年 9 月 13 日卫生部关于《新资源食品管理办法(修订征求意见稿)》中新资源食品定义为：新的食品原料，即我国无传统食用习惯，拟研制作为食品原料的物品，包括动物、植物和微生物、从动物、植物和微生物中分离的成分、食品成分的原有结构发生改变的和其他新研制的食品原料。

(二) 新资源食品的卫生管理

按照《食品安全法》第四十四条规定，申请利用新的食品原料从事食品生产或者从事食品添加剂新品种、食品相关产品新品种生产活动的单位或者个人，应当向国务院卫生行政部门提交相关产品的安全性评估材料。

《新资源食品管理办法(修订征求意见稿)》中规定新资源食品应具有食品原料的特性，富于营养或有益于人体健康，且无毒、无害，对人体健康不造成任何急性、亚急性、慢性或其他潜在性危害。新资源食品应当经过安全性审查和卫生部准予许可后，方可作为食品原料用于食品生产。卫生部负责新资源食品安全性审查和许可工作，制定和公布新资源食品安全性审查规程和技术规范。

(三) 新资源食品的申报

生产经营或者使用新资源食品的单位或者个人，在产品首次上市前应当报卫生部审核批准。申请新资源食品的，应当向卫生部提交下列材料：①新资源食品卫生行政许可申请表；②研制报告和安全性研究报告；③生产工艺简述和流程图；④执行的相关标准(包括安全要求、质量规格、检验方法等)；⑤国内外的研究利用情况和相关的安全性资料；⑥产品标签及说明书；⑦有助于评审的其他资料。另附未启封的产品样品 1 件或者原料 30 g。

申请进口新资源食品，还应当提交生产国(地区)相关部门或者机构出具的允许在本国(地区)生产(或者销售)的证明和该食品在生产国(地区)的传统食用历史证明资料。

审评机构应当在受理新资源食品申请后 60 日内，组织医学、农业、食品、药学等方面专家，采用食品安全风险评估和实质等同原则，对新资源食品的安全性进行技术审查，作出审查结论。

技术审查的内容包括：新资源食品的来源、传统食用历史、生产工艺、质量标准、主要成分及含量、推荐摄入量、用途、使用范围及毒理学材料。来源于微生物的，还应当审查菌株的生物学特征、遗传稳定性、致病性或者毒力等资料及其他科学数据。

六、转基因食品

(一) 转基因技术

利用基因重组技术，有针对性地对生物进行改造，使生物体表现出预期的生物学性状，以满足生产、生活的需要，这就是转基因技术(recombined DNA technology)。通过基因重组技术获得的含有外源基因的生物体就是转基因生物，又称受体生物，包括转基因动物、转基因植物和转基因微生物。因转基因植物占到 95% 以上，故通常所说的转基因生物主要是指转基因植物。1983 年世界上第一例转入抗虫基因的烟草在美国培植成功，标志着转基因技术的正式诞生。据美国农业部 2011 年 6 月 30 日发布的最新数据，按种植面积计算，美国种植的 90% 左右的玉米、90% 的棉花、94% 左右的大豆，都是转基因品种。我国的转基因技术研究始于 20 世纪 80 年代初期，目前已经形成了较为完整的研究开发体系。在 2000 年以前，我国至少有 90 家研究机构在从事转基因的研究和开发工作。因此，在国际上我国的生物技术、转基因方面水平较高，而且在某些方面达到了国际先进水平。2008年,我国启动了"转基因"重大专项,这有力地推进了中国转基因方面的研究及其商业化进程。随着我国加入WTO,世界贸易中转基因农产品对我国的冲击越来越大,尤其我国进口的大豆主要来自转基因大豆生产大国美国和阿根廷,进口的转基因大豆被加工成豆油,在中国市场上销售。由于转基因食品已进入千家万户,其安全性问题也受到越来越多的关注。

(二)转基因食品的定义和特征

1. **转基因食品的定义** 在2001年卫生部颁布的《转基因食品卫生管理办法》中,转基因食品(genetically modified food,GM food or GMF)系指利用基因工程技术改变基因组构成的动物、植物和微生物生产的食品和食品添加剂,包括:①转基因动植物、微生物产品;②转基因动植物、微生物直接加工品;③以转基因动植物、微生物或者其直接加工品为原料生产的食品和食品添加剂。

从植物源转基因食品来看,涉及的食品或食品原料包括:大豆、玉米、番茄、马铃薯、油菜、番木瓜、甜椒和西葫芦等。

2. **转基因食品的特征** 转基因食品具备如下特征:①具有食品或食品添加剂的特征;②产品的基因组构成发生了改变并存在外源DNA;③食品的成分中存在外源DNA的表达产物及其生物活性特征;④具有其本身的基因工程所设计的性状和功能。

(三)转基因食品的安全性评价和管理

转基因安全性评价主要包括环境和食品安全性两方面,环境安全性指转基因后引发植物致病的可能性,生存竞争性的改变,基因漂流至相关物种的可能性,演变成杂草的可能性,以及对非靶生物和生态环境的影响等;食品、饲料的安全性主要包括营养成分、抗营养因子、毒性和过敏等。通过安全性评价,可以为农业转基因生物的研究、实验、生产、加工、经营、进出口提供依据,同时也向公众证明安全性评价是建立在科学的基础上的。因此,对农业转基因生物实施安全性评价是安全管理的核心和基础。

1. **转基因食品安全性评价的基本原则**

(1)科学原则:科学原则是第一要遵循的原则。基于科学基础的食品安全性评价会对整个技术的进步和产业的发展起到关键的推动作用,长期的科学实践过程中积累起来的科学理论和技术已经为转基因食品的安全性评价打下了较好的基础。

(2)危险性评价原则:其内容同其他食品安全性评价的危险性分析,包括危害识别、危害特征描述、暴露评估和危险特征描述等。转基因食品的潜在危害包括:①可能引起人体过敏反应,因转基因食品中存在外源性基因表达的新蛋白质,可能会导致人体过敏;②抗生素标记基因可能使感染人类的细菌产生抗药性,人类食用了携带抗生素标记基因的转基因食物,食品在体内将抗药性传递给致病菌,使致病菌产生抗药性,使抗生素失效;③转基因食品改变营养成分,如抗除草剂转基因大豆中具有防癌作用的异黄酮含量较传统大豆减少了14%;④转基因食品的毒性作用。

(3)实质等同性原则:实质等同性(substantial equivalence)原则,即如果一种转基因食品与现存的传统同类食品相比较,其特性、化学成分、营养成分、所含毒素以及人和动物食用和饲用情况是类似的,那么它们就具有实质等同性。该原则由国际经济合作与发展组织(OECD)于1993年提出,得到了普遍认可。具体包括农艺学性状相同和食物成分相同两个方面。实质等同性概念是安全性评价过程中的关键步骤,但其本身并不是安全性评价,而是安全性评价框架的起点。运用实质等同性概念来形成一个多学科的体系进行安全性评价是目前的主流观点。

实质等同分为3种情况:第一种,传统食品及食品成分具有实质等同性,更多的安全和营养方面的考虑就没有意义;第二种,除了插入的性状外,该产品与传统食品及食品成分具有实质等同性,安全性的分析应集中在这些特定的差异上;第三种,与传统食品及食品成分无实质等同性,但并不意味其一定不安全,只是要求进行更广泛的安全性评价。

(4) 个案处理原则:对接受评价的每一个转基因食品个体,根据其生产原料、工艺、用途等方面的特点,借鉴现有的已经通过评价的相应案例,通过科学的分析,发现其可能发生的特殊效应,以确定其潜在的安全性问题,为安全性评价和验证工作提供目标和线索。由于转基因食品的研发是通过不同的技术路线、选择不同的供体、受体和转入不同的目的基因,在相同的供体和受体中也会采用不同来源的目的基因,因此,用个案原则分析和评价食品安全性可以最大限度地发现安全隐患,保障食品安全。

2. 转基因食品的管理　转基因食品的发展为解决世界食物资源不足提供了广阔前景,尤其我国人多地少的矛盾突出,转基因技术为我国实现现代农业的可持续发展提供了一种新策略。然而,其安全性问题仍然是人们担心的焦点问题,受到国际国内社会的广泛关注。

(1) 国际上对转基因食品的管理:目前对于国外转基因食品安全监管手段的研究主要集中在上市审批制度、转基因标识制度、产品追踪制度等方面。

就审批制度而言,美国经历了一个由自愿申请到强制申请的转变。2001年,美国确立了咨询程序,然而美国食品药品管理局实施转基因食品上市前自愿咨询的政策,弱化了转基因食品的管理。后来美国《转基因食品管理草案》对转基因食品上市流通的申请时间作了规定,它要求来源于植物且被用于人类或动物的转基因食品在进入市场之前至少120天时,该制造商必须向食品药品管理局提出申请,并提供这一食品的有关资料,以确认该食品与相应的传统产品具有一样的安全性。欧盟的转基因食品上市审批程序非常繁琐,一种转基因食品要想在欧盟上市销售,要经过成员国和欧盟两个层次的批准。申请者首先要向某成员国的主管机构提出申请,由该国主管机构对其进行风险评估。如果该成员国同意这种转基因食品上市,需要通过欧盟委员会通知其他成员国。在获得其他国家同意后,这种转基因食品可在全欧盟境内上市销售。如果有其他成员国反对,则需要经过一个“附加评估”程序,即欧盟委员会把申请提交欧盟“食品科学委员会”来审查,并根据该委员会的审查意见做出批准或不批准转基因食品上市的决定,然后再提交由各成员国代表组成的“食品常务委员会”投票表决。

关于转基因食品的标识,美国直到2001年3月份才出台一个转基因食品自愿标签的指南,分为转基因食品自愿标签和非转基因食品自愿标签。美国《转基因食品有权被知悉法案》规定了转基因食品的标识制度,即生产者对所有含转基因成分的食品以及由含转基因成分的产品所育成的食品都要作标识。该法案还规定了转基因食品的证明制度,即在转基因食品育成的全过程(从种子公司到农民,从制造商到零售商),只要是对食品有控管权的所有行为主体皆应制作一份保证书,以证实该食品的成分。欧盟新条例规定对所有转基因成分超过0.9%的产品都必须进行转基因标识。但如果产品中因偶然或技术上不可避免的因素而存在的转基因成分低于限量值,则该产品可免除转基因标识的要求。日本实行转基因食品强制标签和转基因食品自愿标签的混合,将转基因食品分为3类:①与传统农产品和加工品无实质等同性;②与传统农产品具有实质等同性,但外源基因或蛋白质在加工成食品后依然存在;③与传统食品具有实质等同性,加工品中不存在外源基因和蛋白质。3类产品的标记也不同。

在转基因食品的追踪方面,欧盟通过了有关转基因生物可追踪性的法规确立对转基因产品

"可追踪性"的监控机制。"可追踪性"可以被定义为:追踪产品从生产到流通的全过程的能力。新法规确立新的登记制度并在标识时注明唯一代码(作为身份识别),使转基因产品从生产到出售的所有环节都有据可查,并要求企业经营者保留5年的使用转基因产品的记录。

(2) 我国对转基因食品的管理:1993年12月国家科委正式颁布了《基因工程安全管理办法》;1996年7月农业部又颁布了《农业生物基因工程安全管理实施办法》,有关部门还据此制定了其他相应的规章制度,同时还积极参与了生物安全议定书的谈判和缔约工作。2002年3月《农业转基因生物安全管理条例》、《农业转基因生物安全评价管理办法》、《农业转基因生物标识管理办法》开始正式实施。2002年7月,卫生部实施了《转基因食品卫生管理办法》规定食品产品中(包括原料及其加工的食品)含有基因修饰有机体或产物的,要标注"转基因××食品"或"以转基因××食品为原料"。

七、无公害食品、绿色食品及有机食品的安全卫生及管理

随着农业生产技术的提高和新的农业生产资料的使用,人们为增加产量和收入,大量使用化肥、杀虫剂、除草剂、生长剂,造成我国很多地方的农产品及其加工产品中农药、兽药残留过高,直接影响人体健康。此外,工业"三废"对农业生产的环境影响也越来越大,2001年农业部启动了"无公害食品行动计划",2002年发布《无公害农产品管理办法》,全面加强农产品产地环境、生产过程、农业投入品和市场准入管理。大力发展无公害农产品、绿色食品和有机食品,形成无公害农产品、绿色食品和有机食品"三位一体、整体推进"的发展格局。

(一) 无公害食品

无公害食品(non-environmental pollution food)是指产地环境、生产过程和产品质量符合国家有关标准和规范的要求,经认证合格获得认证证书并允许使用人工合成的安全的化学农药、兽药、渔药、肥料、饲料添加剂等。无公害农产品必须达到以下要求:①产地环境符合无公害农产品产地环境的标准要求;②生产过程符合无公害农产品生产技术的标准要求;③产品必须对人体安全,符合相关的食品卫生标准;④必须取得无公害管理部门颁发的证书和标志(图10-7-1)。无公害食品的管理工作按照《无公害农产品管理办法》的规定执行。

图10-7-1　无公害农产品标志

(二) 绿色食品

1. 概念　绿色食品(green food)是遵循可持续发展原则,按照绿色食品标准生产,经过专门机关认定,许可使用绿色食品标志的无污染、安全、优质、营养类食品。绿色食品比一般食品更强调"无污染"或"无公害"的安全卫生特征,具备"安全"和"营养"的双重质量保证。绿色食品必须同时符合下列条件:①产品或产品原料的产地必须符合绿色食品的生态环境标准;②农作物种植、畜禽饲养、水产养殖及食品加工必须符合绿色食品的生产操作规程;③产品必须符合绿色食品的质量和卫生标准;④产品外包装必须符合国家食品标签通用标准,符合绿色食品特定的包装、装潢和标签规定。

2. 等级和标识　绿色食品分为AA级和A级两个技术等级。

(1) 等级:①AA级绿色食品:是指产地环境质量符合《绿色食品产地环境质量标准》(NY/T139)的要求,生产过程中不使用化学合成的农药、肥料、兽药、食品添加剂、饲料添加剂及其他有害于环境和人体健康的物质,按有机农业生产方式生产,产品质量符合绿色食品产品标准,经专门机构认定,许可使用AA级绿色食品标志的产品。②A级绿色食品:是指产地环境质量符

合《绿色食品产地环境质量标准》(NY/T391)的要求,生产过程中严格按照绿色食品生产资料使用准则和生产操作规程的要求,限量使用限定的化学合成生产资料,产品质量符合绿色食品产品标准,经专门机构认定,许可使用 A 级绿色食品标志的产品。

图 10-7-2　AA 级绿色食品和
A 级绿色食品标志

A 级绿色食品标志(左);
AA 级绿色食品标志(右)

(2) 标识:绿色食品的标志图形由 3 个部分组成,即上方太阳、下方的叶片和中心的蓓蕾。标志为圆形,意为保护、安全。AA 级绿色食品标志与标准字体为绿色,底色为白色。A 级绿色食品标志与标准字体为白色,底色为绿色(图 10-7-2)。绿色食品标志作为一种特定产品质量的证明商标,经国家工商行政管理局批准注册,其商标专用权受《商标法》保护。应严格执行《绿色食品标志管理办法》。

3. 加工要求　绿色食品的加工过程中,必须严格遵守绿色食品的生产加工操作规程,确保无污染、无公害。原料全部或 95%的农业原料应来自经认证的绿色食品产地,非农业原料(矿物质、维生素等)必须符合相应的卫生标准和有关的要求。食品添加剂应严格按《绿色食品食品添加剂使用准则》(NY/T392)的规定执行,生产 AA 级绿色食品只允许使用天然食品添加剂。生产企业应有良好的卫生设施、合理的生产工艺、完善的质量管理体系和卫生指定。

4. 产品的管理　按照《农业部"绿色食品"产品管理办法》的规定,对"绿色食品"产品实行 3 级质量管理,省、部两级管理机构行使监督检查职能。

(1) 生产企业在生产过程中严格按照"绿色食品"标准执行,在生态环境、生产操作规程、食品品质,卫生标准等方面进行全面质量管理。

(2) 省级绿色食品办公室对本辖区"绿色食品"企业进行质量监督检查。

(3) 农业部指定的部级环保及食品检测部门对"绿色食品"企业进行抽检和复检。

(三) 有机食品

有机食品(organic food)也称生态食品,即为来自于有机农业生产体系,根据国际有机农业生产要求和相应的标准生产加工的,并通过独立的有机食品认证机构认证的农副产品,包括粮食、蔬菜、水果、奶制品、禽畜产品、蜂蜜、水产品和调料等。有机农业(organic agriculture)要求在生产过程中不使用有机化学合成的肥料、农药、生长调节剂和畜禽饲料添加剂等物质,不采用基因工程技术获得的生物及其产物,而是遵循自然规律和生态学原理,采取一系列可持续发展的农业技术、协调种植业和畜牧业的关系、促进生态平衡、物种的多样性和资源的可持续利用。

有机食品生产加工中,要求原料来自有机农业生产体系,不得使用基因工程生物及产品;不得使用人工合成的食品添加剂,加工用水应符合《有机(天然)食品加工用水质量标准》;生产过程中严格按照《有机(天然)食品生产和加工技术规范》的要求操作,不得使用能改变原料成分分子结构或发生化学变化的处理方法;洗消剂应为无污染的天然物质;包装材料、仓储等必须符合有关的标准和规定。有机食品的标志见图 10-7-3。

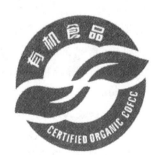

图 10-7-3　AA 级有机食品和 A 级有机食品标志

以上无公害农产品、绿色食品、有机食品都是经质量认证的安全农产品,无公害农产品是绿色食品和有机食品发展的基础,绿色食品和有机食品是在无公害农产品基础上的进一步提高。无公害农产品、绿色食品、有机食品都注重生产过程的管理,无公害农产品和绿色食品侧重对影响产品质量因素的控制,有机食品侧重对影响环境质量因素的控制。

(孙桂菊)

第八节 保健食品的卫生及管理

一、保健食品的概念及特征

我国《保健食品注册管理办法(试行)》和《保健食品监督管理条例(草案)》对保健食品(health food)作了以下描述:"保健食品,即声称具有特定保健功能的食品,是指适宜于特定人群食用,具有调节机体功能,不以治疗疾病为目的,对人体不产生急性、亚急性或者慢性危害的食品。"同时,还规定保健食品包括具有特定保健功能的食品和营养素补充剂。保健食品具有两大特征:一是安全性,对人体不产生任何急性、亚急性或慢性危害;二是功能性,对特定人群具有一定的调节作用,不能治疗疾病,不能取代药物对病人的治疗作用。

正确理解保健食品的关键在于区别保健食品与普通食品及药品的异同点。保健食品与普通食品相比,异同点在于:首先,保健食品必须是食品,符合食品所应当具有的无毒无害、具有一定营养价值、感官性状良好的要求。保健食品的形态既可以是传统的食品属性,也可以是胶囊、片剂等。大部分的保健食品不能像普通食品那样来满足多方面营养和饱腹的效果,但以普通食品作载体的保健食品是可以满足日常食用和饱腹需要的。其次,对保健食品与普通食品的不同点在于:①保健食品有特定的保健功能,而且功能的确定性和稳定性必须经过功能实验加以证实;②保健食品有特定的适用人群,这一特点是与其特定功能相对应的,例如,调节血脂的功能只能限定于高血脂人群,而不能适用于儿童;③保健食品有特定的功效成分或能产生功效的原料成分,功效成分也是与其保健功能相对应的,既可以是传统的营养素,也可以是通过科学研究新开发的符合新资源食品要求的其他原料。

保健食品与药品相比较不同点在于:第一,保健食品是针对亚健康人群设计的,因而不同特征的亚健康人群需要具有相应保健功能的保健食品来调整,这与药品有一定的一致性。第二,保健食品是以调节机体功能为主要目的,而不是以治疗为目的。所有保健食品均不能宣传具有代替药物的治疗作用。保健食品中禁止加入药物,这也是保健食品与药品的本质区别。

中国传统的中草药原料中有些具有较高的毒性,为了规范保健食品开发中的原料使用,卫生部发布了《既是食品又是药品的物品名单》、《可用于保健食品的物品名单》、《保健食品禁用物品名单》。

至 2003 年 5 月,卫生部同意审批并已经提出验证方法的保健功能共有 27 种,分别为:①增强免疫力功能;②辅助降低血脂功能;③辅助降血糖功能;④抗氧化功能;⑤辅助改善记忆功能;⑥缓解视疲劳功能;⑦促进排铅功能;⑧清咽功能;⑨辅助降血压功能;⑩改善睡眠功能;⑪促进泌乳功能;⑫缓解体力疲劳功能;⑬提高缺氧耐受力功能;⑭抗辐射危害有辅助保护功能;⑮减肥;⑯改善生长发育功能;⑰增加骨密度功能;⑱改善营养性贫血功能;⑲对化学性肝损伤有辅助保护功能;⑳祛痤疮功能;㉑祛黄褐斑功能;㉒改善皮肤水分功能;㉓改善皮肤油分功能;㉔调节肠道菌群功能;㉕促进消化功能;㉖通便功能;㉗对胃黏膜损伤有辅助保护功能。

　　为了贯彻落实《食品安全法》及其实施条例对保健食品实行严格监管的要求,国家食品药品监督管理局(SFDA)已对上述保健食品功能范围进行调整,现有的27项功能取消5项,涉及胃肠道功能的4项合并为1项,涉及改善面部皮肤代谢功能的2项合并为1项,予以保留,最后确定为18项功能。

二、保健食品的卫生监督与管理

　　为加强保健食品的监督管理,保证保健食品质量,我国于1996年颁布了《保健食品管理办法》,2005年SFDA又颁布了《保健食品注册管理办法(试行)》,明确了对保健食品的申请与审批、研发报告、原料与辅料的安全性、标签与说明书、实验与检验、再注册、复审、法律责任等的要求。为了对声称具有特定保健功能的食品(即保健食品)实行严格监管,保障公众身体健康和生命安全,根据《食品安全法》,SFDA又制定了《保健食品监督管理条例(草案)》,在经过多次公开征求意见后,该条例草案已趋完善,即将颁布实施。《保健食品监督管理条例(草案)》规定,"国家食品药品监督管理部门负责保健食品监督管理工作。国务院有关部门在各自的职责范围内负责与保健食品有关的监督管理工作。县级以上地方各级食品药品监督管理部门负责本行政区域的保健食品监督管理工作。县级以上地方各级人民政府有关部门在各自的职责范围内负责与保健食品有关的监督管理工作。"

(一) 保健食品品种管理

　　根据《保健食品注册管理办法(试行)》和《保健食品监督管理条例(草案)》,我国对保健食品实行注册管理;但对保健食品及其原料的安全性和功能可以通过通用指标进行评价的保健食品,实行备案管理。实行备案管理的保健食品目录由国家食品药品监督管理部门制定、调整并公布。实行注册管理的保健食品,其安全性和功能应当经食品药品监督管理部门审查批准并取得保健食品注册证;实行备案管理的保健食品,表明其安全性和功能的材料应当报食品药品监督管理部门备案并取得备案凭证。取得保健食品注册证或者备案凭证的保健食品,应当使用国家食品监督管理部门规定的保健食品标志。保健食品的注册申请人或者备案人应当是在中国境内依法登记的法人或者其他组织。注册申请人、备案人对其申报或者备案保健食品的安全性和声称的功能负责。

　　在申请注册保健食品之前,申请人应向所在地省、自治区、直辖市人民政府食品药品监督管理部门(以下称省级食品药品监督管理部门)申请注册检验。收到检验机构出具实验报告后,申请人方可申请保健食品注册。在申请注册保健食品时,申请人应当向所在地省级食品药品监督管理部门提出申请,提交保健食品的研发报告、配方、生产工艺、标签、说明书、安全性和功能评价材料等申请材料及样品,并提供相关证明文件。收到申请的食品药品监督管理部门应当自受理申请之日起30日内组织对申请材料的内容进行核实并将样品送检,提出意见后报国家食品药品监督管理部门。国家食品药品监督管理部门收到意见后应当组织对申请注册的保健食品的安全性和功能等进行技术审评,对说明书、标签进行审查,在20日内作出决定。符合要求的,准予注册,发给保健食品注册证;不符合要求的,不予注册,并书面说明理由。保健食品注册的技术审评,应当按照保健食品评价指南的规定开展。保健食品评价指南由国家食品药品监督管理部门制定并公布。允许声称的保健功能范围,由国家食品药品监督管理部门根据科学技术的发展水平制定、调整并公布。

　　申请保健食品备案的,备案人应当向所在地省级食品药品监督管理部门提交保健食品的配方、生产工艺、标签、说明书、安全性和功能评价材料等。备案材料齐全并符合规定形式的,应当当场予以备案,发给备案凭证;备案材料不齐全或者不符合规定形式的,不予备案,并说明理由。备案人应当确保备案材料的真实性和合法性,并承担相应法律责任。申请材料、备案材料不齐全或者不符合规定形式的,负责受理保健食品注册申请和备案的食品药品监督管理部门应当一次性告知需要补正的全部内容。

保健食品注册证有效期5年。有效期届满,需要继续生产或者进口的,应当在有效期届满3个月前申请延续注册。国家食品药品监督管理部门应当对上市后的保健食品组织实施安全性监测,收集、分析监测数据,并及时将有关情况通报国务院卫生行政部门。

有下列情形之一的,国家食品药品监督管理部门应当组织开展保健食品再评价:①对已注册的保健食品的安全性或者功能有认识上的改变;②安全性监测分析结果表明保健食品可能存在安全隐患的;③国家食品药品监督管理部门认为需要进行保健食品再评价的其他情形。

再评价结果表明已注册或者已备案的保健食品不安全或者不具有声称功能的,应当注销保健食品注册证或者备案凭证。再评价结果表明实行备案管理的保健食品的安全性和功能存在不确定性的,应当及时将其调整为实行注册管理。再评价结果以及采取的相关措施应当向社会公布。

申请注册进口保健食品的,应向国家食品药品监督管理部门提出申请,并提交《保健食品监督管理条例(草案)》规定的申请材料及样品。国家食品药品监督管理部门应当自受理申请之日起30日内组织对申请材料的内容进行核实并将样品送检,必要时组织开展现场核查。符合要求的,准予注册,发给保健食品注册证;不符合要求的,不予注册,并书面说明理由。进口保健食品备案,备案人应当向国家食品药品监督管理部门提交《保健食品监督管理条例(草案)》规定的材料,取得备案凭证。进口保健食品的注册申请人或者备案人应当是该保健食品的境外合法生产厂商。国家食品药品监督管理部门应当将准予注册和已经备案的进口保健食品的相关情况通报国家出入境检验检疫机构。

(二)保健食品生产经营管理

(1)开办保健食品生产企业,应当具有依法取得的拟生产保健食品的保健食品注册证或者备案凭证,并符合《食品安全法》规定的条件以及《保健食品良好生产规范》的有关要求。申请开办保健食品生产企业,应当向所在地省级食品药品监督管理部门提交申请材料。收到申请的食品药品监督管理部门应当依法审核相关材料、核查生产场所、检验相关保健食品;符合要求的,准予许可,发给保健食品生产许可证;不符合要求的,不予许可,并书面说明理由。保健食品生产企业凭保健食品生产许可证办理工商登记后,方可组织生产。生产保健食品,不需要取得质量监督管理部门发放的食品生产许可证。保健食品生产许可证应当标明生产的保健食品品种。保健食品生产许可证有效期5年。

(2)保健食品生产企业应当严格按照经食品药品监督管理部门批准或者备案的保健食品配方、生产工艺组织生产,保证保健食品质量安全。生产应当按照国家食品药品监督管理部门制定、公布《保健食品良好生产规范》进行。《保健食品良好生产规范》包含生产企业的机构、人员、厂房、设施、设备等要求,生产过程的卫生要求,内部管理制度等内容,并应当对原料采购及检验、生产工序、保健食品检验等关键事项作出具体规定。保健食品所使用的原料和辅料必须符合卫生要求和国家标准,如无国家标准,应当提供该原料或辅料的相关资料。保健食品所用的原料和辅料应当对人体健康安全无害。限制使用的物质不得超过国家规定的准许量。国家食品药品监督管理局和国家有关部门规定的不可用于保健食品的原料和辅料、禁止使用的物品不得作为保健食品的原料和辅料。普通食品、卫生行政部门公布的可以食用的原料和辅料以及国家食品药品监督管理局公布的可用于保健食品的原料和辅料可作为保健食品的原料和辅料。

（3）委托生产保健食品，应当符合下列条件，并经省级食品药品监督管理部门批准：①委托方有依法取得的保健食品注册证或者备案凭证；②受托方有依法取得的保健食品生产许可证；③受托方具有符合生产受托保健食品要求的生产条件。委托方对委托生产的保健食品的质量安全负责；受托方应当严格依照本条例的规定组织生产并承担相应法律责任。

（4）保健食品生产企业应当对其标签、说明书内容的真实性负责，其保健食品名称、标签和说明书的内容应当与批准的内容一致。保健食品的标签、说明书应当载明适宜人群、不适宜人群、功效成分或者标志性成分及其含量等，符合国家食品药品监督管理部门的规定，不得涉及疾病预防、治疗功能，并标明"本产品不能代替药品"字样。保健食品产品名称应当科学、规范，符合国家有关法律、法规、规章、标准及有关规定，由品牌名、通用名、属性名三部分组成。保健食品的通用名称不得与药品的通用名称重名。

（5）经营保健食品，应当依照食品《安全法及其实施条例》的规定取得食品流通许可证。县级以上工商行政管理部门应当将取得食品流通许可证的食品经营者名单通报所在地同级食品药品监督管理部门。禁止以举办健康讲座、会议等方式销售保健食品。除取得保健食品注册证和备案凭证的保健食品外，其他食品不得声称具有保健功能或者以保健食品名义进行宣传、销售。

（6）进口保健食品，应当取得进口保健食品注册证或者备案凭证。进口的保健食品应当经出入境检验检疫机构检验合格。海关凭出入境检验检疫机构签发的通关证明放行。进口保健食品的注册申请人或者备案人应当是该保健食品的境外合法生产厂商。国家食品药品监督管理部门应当将准予注册和已经备案的进口保健食品的相关情况通报国家出入境检验检疫机构。

（7）出口的保健食品由出入境检验检疫机构进行监督、抽检，海关凭出入境检验检疫机构签发的通关证明放行。出口保健食品生产企业应当向所在地省级食品药品监督管理部门备案。

（8）保健食品广告应当真实合法，不得含有虚假、夸大的内容，不得涉及疾病预防、治疗功能。保健食品广告应当经省级食品药品监督管理部门审查批准，并取得保健食品广告批准文件。省级食品药品监督管理部门应当公布并及时更新已经批准的保健食品广告目录以及内容。媒体发布保健食品广告前，应当审查广告的批准文件并确认其真实性；不得发布未取得批准文件、批准文件的真实性未经确认或者广告内容与批准文件不一致的保健食品广告。保健食品广告的审查办法，由国务院卫生行政部门、国家食品药品监督管理部门会同国务院工商行政管理部门制定。

三、保健食品注册检验与复核检验的监督管理

（一）注册检验与复核检验

保健食品检验项目分为注册检验和复核检验两个类别。保健食品注册检验是指申请人向食品药品监督管理部门提出保健食品注册申请前，按照有关规定，在保健食品注册检验机构（以下称注册检验机构）所进行的产品安全性毒理学试验、功能学试验、功效成分或标志性成分检测、卫生学试验和稳定性试验等。保健食品产品质量复核检验（以下称复核检验）是指食品药品监督管理部门受理保健食品注册申请后，注册检验机构按照申请人申报的产品质量标准对食品药品监督管理部门提供的样品所进行的全项目检验。

安全性毒理学试验，是指检验机构按照国家食品药品监督管理局公布的保健食品安全性毒理学评价程序和检验方法，对申请人送检的样品进行的以验证它的食用安全性为目的的动物实验，必要时可进行人体试食试验。

功能学试验，包括动物实验和人体试食试验。动物实验，是指检验机构按照国家食品药品监督管理局公布的或企业提供的保健食品功能学评价程序和检验方法，对申请人送检的样品的

保健功能进行的功能学动物验证实验。人体试食试验,是指检验机构按照国家食品药品监督管理局公布的或企业提供的保健食品人体试食试验评价程序和检验方法,对申请人送检的样品进行的人体试食试验和安全观察。

功效成分或标志性成分检测,是指检验机构按照国家食品药品监督管理局公布的或企业提供的保健食品功效成分或标志性成分检测方法,对申请人送检的样品的功效成分或标志性成分的含量及其在保质期内含量变化进行的检测。

卫生学试验,是指检验机构按照国家有关部门公布的或企业提供的检验方法,对申请人送检样品的卫生学及其与产品质量有关的指标(除功效成分或标志性成分外)进行的检测。

稳定性试验,是指检验机构按照国家有关部门公布的或企业提供的检验方法,对申请人送检样品的卫生学及其与产品质量有关的指标(除功效成分或标志性成分外)在保质期内的变化情况进行的检测。

注册检验机构应当依法经国家食品药品监督管理局遴选确定,并根据国家有关法律法规和标准规范的要求,开展注册检验、复核检验工作,提供准确可靠的保健食品注册检验、产品质量复核检验报告(以下均称检验报告)。注册检验机构和检验人对出具的检验报告负责,并承担相应的法律责任。注册检验机构及其检验人从事注册检验、复核检验工作,应当尊重科学、恪守职业道德,并保证出具的检验报告客观、公正和准确,不得出具虚假的检验报告。同一产品的复核检验不得由承担该产品注册检验工作的注册检验机构进行。省级食品药品监督管理部门进行抽样时,应当保证抽样的代表性,抽样过程不得影响所抽样品的质量。

(二) 注册检验与复核检验的监督管理

国家食品药品监督管理局组织对注册检验机构的注册检验、复核检验工作进行不定期监督检查和有因的现场核查,主要检查内容包括:①注册检验、复核检验场所是否符合相关要求;②仪器设备是否定期校验,性能是否完好;③检验人员是否定期参加培训,是否有不符合相关要求上岗的行为;④质量管理体系是否符合相关要求,是否保证其正常运行;⑤检验人员或管理人员是否有违法、违规或其他影响注册检验、复核检验质量的行为;⑥注册检验、复核检验工作的开展情况。

对未按照规定进行注册检验、复核检验或者在进行注册检验、复核检验过程中出现差错事故的注册检验机构,国家食品药品监督管理局视情节轻重给予警告,责令限期整改。对上述情节严重、逾期未整改或弄虚作假的,取消其注册检验机构资格。任何单位和个人对注册检验机构在注册检验、复核检验工作中的违法违规行为,有权向国家食品药品监督管理局举报。国家食品药品监督管理局应当及时调查处理,并为举报人保密。

(王 茵)

思考题

1. 粮豆类食物的主要卫生问题有哪些?

2. 酒的主要卫生问题有哪些?

3. 冷饮食品的主要卫生问题有哪些?

4. 如何对蔬菜水果进行卫生管理?

5. 如何对肉类极其制品进行卫生管理?

6. 防止油脂酸败的措施有哪些?

7. 试述保健食品的定义及其与普通食品和药品的区别。

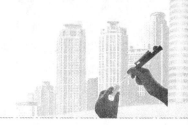

第十一章

食源性疾病及其预防

第一节　食源性疾病

一、食源性疾病的概述

(一) 定义

食源性疾病(foodborne diseases)是指由摄食进入人体内的各种致病因子引起的、通常具有感染性质或中毒性质的一类疾病。感染性是指污染食品的致病微生物(包括病毒、细菌)和寄生虫所引起的、经食物传播的疾病;中毒性是指有害化学物质污染食品所致的急、慢性中毒以及由动、植物毒素引起的中毒。因此,食源性疾病的致病因子可能是生物性的,也可能是化学性的。

广义的食源性疾病指与摄食有关的一切疾病(传染性和非传染性疾病),包括食物中毒、肠道传染病、食源性寄生虫病、食源性变态反应性疾病、食物中某些污染物引起的慢性中毒和食物营养不平衡所造成的慢性非传染性性疾病(糖尿病、心血管疾病等)。它是当今世界上分布最广泛、最常见的疾病之一,每年有数以万计的患者。无论在发达国家还是在发展中国家,食源性疾病都是一个重要的公共卫生问题。加强食品安全的监督管理,控制食品污染,倡导合理营养,提高食品卫生质量,可有效地预防食源性疾病的发生。

(二) 分类

食源性疾病的病原物按性质可分为生物性、化学性和物理性 3 类。

1. **生物性病原物**　生物性病原物包括细菌、真菌、病毒和寄生虫,是食源性疾病最常见的病原。

(1) 细菌及其毒素:细菌及其毒素导致的食源性疾病占第一位,可引起细菌性食物中毒、肠道传染病和人畜共患病。常见的有沙门菌属、蜡样芽胞杆菌、葡萄球菌肠毒素和肉毒梭菌毒素引起的食物中毒。近年来,肠出血性大肠杆菌 O157:H7 引起了广泛关注。

(2) 真菌:真菌毒素是指真菌在其污染的食品中产生的有毒代谢产物,是食物链中重要的污染物。目前已知的真菌毒素约有 200 余种,不同的真菌产毒能力不同,毒素的毒性作用也不同,按其化学性质可分为肝脏毒、肾脏毒、神经毒、细胞毒及类似性激素样作用等。与食品关系较为密切的真菌毒素有黄曲霉毒素、赭曲霉毒素、杂色曲霉毒素、展青霉毒素、单端孢霉素类、玉米赤霉烯酮等。

(3) 病毒:我国食品的病毒污染以肝炎病毒污染最为严重,其中甲型肝炎被认为通过肠道传播(粪-口途径),即通过被污染的食品感染。甲型肝炎食源性传播的原因:①食品生产经营人员处于无症状的甲型肝炎病毒感染或潜伏期,病毒污染食品造成传播。②病毒通过被污染的水产品,如毛蚶、牡蛎、泥螺、蟹等引起甲型肝炎暴发流行,特别是水生贝类,它是甲型肝炎暴发流行的主要传播媒介。近年来,口蹄疫、疯牛病和禽流感受到密切关注。

(4) 寄生虫及虫卵:主要指人畜共患的寄生虫病,如旋毛虫病、绦虫病、蛔虫病等。其中囊尾蚴、旋毛虫等常寄生于畜肉中,鱼贝类中常见的寄生虫有华支睾吸虫、阔节裂头绦虫等,而姜片虫则常寄生于水生植物的表面,未洗净的蔬菜瓜果可传播蛔虫病,生食鱼片易得肝吸虫病。

2. 化学性病原物　化学性病原物包括农药、重金属、多环芳烃类和 N-亚硝基化合物等,滥用食品添加剂、植物生长促进剂也是导致食品化学污染的重要因素。

3. 物理性病原物　包括放射性污染及金属碎屑等。放射性污染主要来源于放射性物质的开采、冶炼、核试验沉降物的污染,核电站和核工业废物的不合理排放以及意外泄漏事故。物理性病原物通过空气、水及土壤污染农作物、水产品及饲料,并可通过食物链转移,引起机体慢性损害及远期损伤效应。

(三)食源性疾病的现状与管理

食源性疾病分布广泛,全球每年发生食源性疾病达数十亿例。即使在发达国家,也至少有1/3 的人患食源性疾病,其发病率居各类疾病总发病率的前列,是当今世界备受人们关注的公共卫生问题。

全球食源性疾病不断增长,其原因如下:①自然选择造成微生物的变异,产生了新的病原体,对人类造成新的威胁。②知识水平的提高和新分析鉴定技术的建立,对原有的病原体有了新的认识或发现了新的病原体。③生活方式的转变,使饮食消费社会化;工业化产品的增长,增加了食物污染的机会;旅游业的发展使食源性危害快速传播。④贸易全球化使病原体能从一个国家或地区快速播散至另一个地区或国家,给食源性疾病的控制和预防带来新的挑战。

我国食品安全面临的形势仍然十分严峻,主要原因有我国食品生产经营企业规模化、集约化程度不高,自身管理水平偏低;防范犯罪分子利用食品进行犯罪的重要性越来越突出;食品安全监督管理的条件、手段和经费还不能完全适应实际工作的需要。

(四)食品安全与食源性疾病的预防

食物的种植、养殖、加工、包装、贮藏、运输、销售、消费等活动符合国家强制标准和要求,不存在可能损害人体健康、导致消费者病亡的有毒有害物质或危及消费者及其后代的隐患。

2000 年世界卫生大会通过了《食品安全决议》,制定了全球食品安全战略,将食品安全列为公共卫生的优先领域,并要求成员国制定相应的行动计划,最大限度地减少食源性疾病对公众健康的威胁。

目前,我国已启动食品市场准入制度,政府将对企业实行食品生产许可证制、强制检验制、合格食品加贴市场准入标志制等 3 项制度,以更全面地保障食品安全。大米、小麦粉、食用植物油、酱油、食醋被列入首批实施对象。保障食品安全是为了预防和控制食源性疾病发生和传播,避免人类健康受到食源性病原的威胁,甚至因全球贸易而扩大为国际化的食源性疾病流行。

食源性疾病的预防措施包括以下几方面。

(1) 充分认识食源性疾病对人类健康的危害,提高法制观念,全面贯彻落实《食品安全法》。

(2) 认真落实《食品良好生产规范规范》(GMP)。GMP 是国际上普遍采用的用于食品生产的先进管理系统,它要求食品生产企业应具备良好的生产设备、合理的生产流程、完善的质量管理和严格的检测系统,以确保终产品的质量符合标准。采用 HACCP 的方法对食品生产经营的危害关键控制点进行分析和加以控制，并同时监测控制效果，随时对控制方法进行校正和补充。

（3）减少食品污染，在生产经营过程中防止细菌、病毒、寄生虫、真菌及其毒素、有毒有害化学物和农药对食品的污染，控制食源性疾病。种植业选用高效、低毒、低残留的农药品种，积极推广使用无害的生物制剂农药。使用食品添加剂必须按食品添加剂使用卫生标准规定的品种、最大使用量，并在规定的使用范围内使用。

（4）防止因食品生产加工从业人员带菌而传播食源性疾病。

（5）向社会和消费者宣传卫生知识，不断提高公民的卫生意识，减少家庭传播食源性疾病的机会。

二、人畜共患传染病

人畜共患传染病是指人和脊椎动物由共同病原体引起的，且在流行病学上有关联的疾病，是人类和脊椎动物之间自然传播的疾病。人畜共患的传染病和寄生虫病主要有炭疽、鼻疽、口蹄疫、猪瘟、猪丹毒、猪出血性败血症、结核、囊虫病、旋毛虫病、蛔虫病、姜片虫病、猪弓形体病等。这些传染病会对人体造成极大的危害，严重者甚至会造成死亡。大多数人畜共患传染病通常是由动物传染给人，由人传染给动物的较少见。进食死亡的患病畜肉是人类患此类疾病的主要途径，接触病畜及其产品也是引起这些疾病传染的重要途径。因此，人畜共患病的预防措施主要包括：必须加强屠宰产品和市场上动物性食品的卫生监督与检验，畜肉须有兽医卫生检验合格印戳才允许销售；加强市场管理，防止贩卖病畜肉；在社区开展宣传教育，改变人们生食或半生食肉类的饮食习惯；烹调时防止交叉污染，加热要彻底；对于病畜肉，要根据情况进行销毁或无害化处理。

1. 炭疽　炭疽（anthrax）是由炭疽杆菌（bacillus anthracis）引起的烈性传染病。炭疽杆菌在未形成芽孢之前，55～58℃、10～15 min 即可被杀死。炭疽杆菌在空气中 6 h 形成芽孢，形成芽孢后具有强大的抵抗力，需 140℃、3 min 或 100℃、5 min 方能杀灭。炭疽杆菌能在土壤中存活 15 年。通常本病主要发生在牲畜之间，以牛、羊、马等食草动物最为多见，其次是猪和犬。炭疽潜伏期 1～5 天，呈急性炭疽（电击型）。牲畜突然发病，知觉丧失、倒卧、呼吸困难、脾肿大、天然孔流血，血液呈沥青样暗黑色且不易凝固。猪多患慢性局部炭疽，病变部位在颌下、咽喉与肠系膜淋巴结，病变淋巴结剖面成砖红色、肿胀、质硬。

人患本病多是由于接触病畜或染菌皮毛所致，其传染途径主要经过皮肤接触或空气吸入，因食用被污染食物引起的胃肠型炭疽较少见。临床上常依感染途径不同分为体表感染型、经口感染型和吸入感染型 3 种。病程中常并发败血症，最终可因毒素引起机体功能衰竭而死亡。炭疽分布广泛，各大洲均有炭疽发生或流行的报道。在中国，以西部地区炭疽的发病较多，其中贵州、云南、新疆、广西、湖南、西藏、四川、甘肃、内蒙古、青海等省（自治区）为高发地区，西部高发省（区）的人炭疽病例约占全国总病例数的 90% 以上。

2. 布氏杆菌病　布氏杆菌病（brucellosis）是由布氏杆菌引起的慢性接触性传播病，绵羊、山羊、牛及猪易感。布氏杆菌靠较强的内毒素致病，尤以羊布氏杆菌的内毒素毒力最强。布氏杆菌属分为 6 型：羊布氏杆菌、牛布氏杆菌、猪布氏杆菌、沙林鼠布氏杆菌、绵羊布氏杆菌和犬布氏杆菌。其中羊型对人的致病力最强，猪型次之，牛型较弱。

本病主要通过消化道感染，也可以经皮肤、黏膜和呼吸道感染。患畜症状轻微，个别表现为关节炎，雄畜多出现睾丸炎，雌畜表现为传染性流产、阴道炎、子宫炎等。有的几乎不表现症状，但能通过分泌物和排泄物不断向外排菌，成为最危险的传染源。人感染布氏杆菌时其病情较家畜严重,表现为全身乏力、软弱,一个或多个关节发生无红肿热的疼痛,肌肉酸痛,食欲不振,咳嗽,有白色痰,可听到肺部干啰音,发热多呈波浪热或不规则热,盗汗或大汗,睾丸肿大等。

3. 口蹄疫 口蹄疫(aphtae epizooticae)是由口蹄疫病毒引起的,在猪、牛、羊等偶蹄动物之间传播的一种传播速度最快、发病率最高、流行最猛烈的动物传染病之一,是高度接触性人畜共患传染病。口蹄疫病毒没有囊膜,对脂溶剂不敏感。对酸、碱较敏感,1%～2%的氢氧化钠溶液、4%碳酸钠溶液 1 min 可以灭活病毒;其耐热性差,60℃经 15 min、70℃经 10 min 或 80℃经 1 min可被灭杀;病畜的肉只要加热超过 100℃,也可将病毒全部杀死。

口蹄疫主要传播途径是消化道、呼吸道、皮肤、黏膜。病畜表现为体温升高,在口腔黏膜、牙龈、舌面和鼻翼边缘出现水疱或形成烂斑,口角线状流涎,蹄冠、蹄叉发生典型水泡。人一旦受到口蹄疫病毒感染,经过 2～18 天的潜伏期后突然发病,表现为发热,口腔干热,唇、齿龈、舌边、颊部、咽部潮红,出现水疱(手指尖、手掌、脚趾),同时伴有头痛、恶心、呕吐或腹泻。患者在数天后痊愈,预后良好,但有时可并发心肌炎。人与人之间基本无传染性,但可把病毒传染给牲畜,再度引起牲畜间口蹄疫流行。

4. 结核病 结核病(tuberculosis)是由结核杆菌引起的慢性传染病,牛、羊、猪和家禽均可感染,牛型和禽型结核可传染给人。结核分枝杆菌对外界的抵抗力较强。它的干燥状态可存活 2～3 个月,在腐败物和水中可存活 5 个月,在土壤中可存活 7 个月到 1 年。但该菌对湿热抵抗力较差,60℃、30 min 即失去活力。

结核病分布广泛,尤其在发展中国家流行较为严重。病畜表现为消瘦、贫血、咳嗽,呼吸音粗糙、有啰音,颌下、乳房及体表淋巴结肿大变硬。如为局部结核,有大小不一的结节,呈半透明或灰白色,也可呈干酪样钙化或化脓等。结核病主要通过咳嗽的飞沫及痰干后形成的灰尘传播,人还会通过喝含菌牛乳而被感染。

5. 禽流感 禽流感全名鸟禽类流行性感冒是由甲型流感病毒(avian influenza virus,AIV)引起的鸟禽类感染性疾病,极易在鸟禽中传播。甲型流感病毒还可以感染人、猪、马、海洋哺乳动物。感染人的禽流感病毒亚型主要为 H_5N_1、H_9N_2、H_7N_7,其中感染 H_5N_1 的患者病情重,病死率高。人患禽流感后的症状和其他流感的症状很相似,有发热、咳嗽、咽喉痛、肌肉酸痛、结膜炎等,严重者可出现呼吸问题和肺炎,可有生命危险。

禽流感病毒在粪便中可以存活 105 天,在羽毛中能存活 18 天,在水中可存活 1 个月,在 pH<4.1 条件下也具有存活能力。病毒对低温抵抗力较强,在有甘油保护的情况下可保持活力 1 年以上。对热较敏感,65℃、30 min 或 100℃、2 min 以上可灭活。在直射阳光下 40～48 h 可被灭活,如果用紫外线直接照射,可迅速破坏其传染性。禽流感病毒对乙醚、氯仿、丙酮等有机溶剂均敏感,常用消毒剂容易将其灭活,如氧化剂、稀酸、十二烷基硫酸钠、卤素化合物(如漂白粉和碘剂)等都能迅速破坏其传染性。

6. 疯牛病 疯牛病是牛海绵状脑病(bovine spongiform encephalopathy,BSE)的俗称,是由朊病毒引起的一种发生在牛身上的进行性中枢神经海绵状病变,表现为烦躁不安、易怒、身体平衡障碍、体重下降等症状。疯牛病属于"可传播性海绵状脑病"(transmissible spongiform encephalopathy,TSE)中的一种,病死率 100%。朊病毒又称朊蛋白,它不含有通常病毒所含有的核酸,也没有病毒的形态,它对现有灭杀一般病毒的物理与化学方法均有抵抗力,即现在的消毒方法对它都不起作用。食用被疯牛病病毒污染了的牛肉、牛脑髓的人,有可能感染新型(变异型)克-雅氏病(Variant Creutzfeldt-Jakob disease,VCJD)。

7. 猪链球菌病 猪链球菌(streptococcus)病是由多种致病性链球菌感染引起的急性传染

病,常见的有猪败血症和猪淋巴结脓肿两种类型。其主要特征是急性出血性败血症、化脓性淋巴结炎、脑膜炎以及关节炎。猪链球菌主要经呼吸道和消化道感染,也可以经损伤的皮肤、黏膜感染。病猪和带菌猪是该病的主要传染源,其排泄物和分泌物中均有病原菌。人感染后出现发热、神志不清和昏迷等症状;由于猪链球菌可能会侵袭听觉神经,可导致失聪;假如病菌进入血液,可出现败血症,引起皮下出血及急性器官衰竭。

猪链球菌 2 型在环境中的抵抗力较强,25℃时在灰尘和粪便中分别可存活 24 h 和 8 天,0℃时分别可以存活 1 个月和 3 个月;在 4℃的动物尸体中能存活 6 周,在 22～25℃可存活 12 天。加热 50℃、2 h,60℃、10 min 和 100℃可直接杀灭本菌。对一般消毒剂敏感,常用的消毒剂和清洁剂能在 1 min 内杀死该菌。

猪链球菌病在世界上广泛分布。20 世纪 50 年代至 60 年代,猪链球菌病在我国养猪场开始发生,80 年代后逐渐严重,特别是近 10 多年来,流行范围扩大,发病率不断升高。2005 年 6 月下旬,我国四川省发生了猪链球菌病疫情,死亡猪 647 头。截止 2005 年 8 月 20 日,累计报告人感染猪链球菌病例 204 例,其中死亡 38 例。

三、食物中毒与过敏

食物中毒是指摄入了含有生物性、化学性有毒有害物质的食品或把有毒有害物质当作食品摄入后所出现的非传染性(不属于传染病)的急性、亚急性疾病,是一类最典型、最常见的食源性疾病。食物中毒不包括暴饮暴食所引起的急性胃肠炎、食源性肠道传染病和寄生虫病,也不包括进食者本身有的胃肠道疾病或因过敏体质等摄入食物后发生的疾病,有毒食物导致的慢性毒性损害(如致癌、致畸、致突变)亦不属此范畴。

食物中毒的发病特点:①发病潜伏期短,呈暴发性。短时期内可能有多数人发病,发病曲线呈突然上升趋势。②中毒患者临床表现基本相似,以恶心、呕吐、腹痛、腹泻等胃肠炎症状为主。③发病与某种食物有关,患者有食用同样食物史,发病范围局限在食用该类食物的人群,不吃者不发病。④人与人之间无直接传染。

常见的食物中毒按病原物分为以下 4 类:细菌性食物中毒、真菌及其毒素食物中毒、有毒动植物食物中毒、化学性食物中毒。

食物过敏(food allergy)也称为食物变态反应,是指所摄入体内的食物中的某组成成分作为抗原诱导机体产生免疫应答而发生的一种变态反应性疾病。主要是由免疫球蛋白 E(IgE)介导的速发过敏反应。食物过敏的症状主要为摄入某些食物后引起一些不适症状,如皮肤瘙痒、荨麻疹、哮喘、胃肠功能紊乱等。

存在于食品中可以引发人体食品过敏的成分称为食物过敏原(food allergen)。几乎所有食物过敏原都是蛋白质,大多数为水溶性糖蛋白,食物过敏原存在以下特点。

1. 任何食物都可能是潜在的过敏原　牛奶、鸡蛋和大豆是幼儿常见的食物过敏原,坚果是幼儿和成人常见的过敏原,海产品是诱发成人过敏的主要食物。

2. 食物中仅部分成分具有致敏性　例如在蛋清中含有 23 种不同的糖蛋白,但只有卵清蛋白和卵黏蛋白为主要的过敏原。

3. 食物间存在交叉反应性　具有共同的抗原决定簇的过敏原有交叉反应性,如对牛奶过敏者对山羊奶也过敏,对鸡蛋过敏者可能也对其他鸟蛋过敏,对大豆过敏者也可能对豆科类的其他植物过敏。

4. 食物过敏原的可变性　一般情况下加热、增加酸度和消化酶的存在可减少食物的过敏性。

5. 随年龄的增长，主要的致敏食物发生变化　如儿童常见的致敏食物为牛奶、蛋类、小麦和坚果类，对于成人则为坚果类、黄豆、鱼及虾蟹类。

常见的致敏食品主要有 8 类：①牛乳及乳制品（干酪、酪蛋白、乳糖等）；②蛋及蛋制品；③花生及其制品；④大豆和其他豆类以及各种豆制品；⑤小麦、大麦、燕麦等谷物及其制品；⑥鱼类及其制品；⑦甲壳类及其制品；⑧坚果类（核桃、芝麻等）及其制品。

近年来，越来越多的转基因食品被人们食用，由于转基因食品中可能含有因基因重组而产生的新的蛋白质，这种蛋白质有可能对人体产生致敏性，因此，检查食物转基因食品的致敏性也应受到重视。

第二节　生物性食物中毒

一、概述

生物性食物中毒主要是指细菌性食物中毒，也包括霉菌性食物中毒。细菌性食物中毒是指因摄入被致病菌或其毒素污染的食品后所发生的急性或亚急性疾病，是食物中毒中最常见的。细菌性食物中毒全年皆可发生，但好发于夏秋季。这一方面是因为夏季气温高，适合微生物的生长繁殖；另一方面在这两个季节人体肠道的防御功能下降，易感性增强。引起细菌性食物中毒的食品主要为动物性食品，如肉、鱼、奶、蛋类等及其制品；其次为植物性食品，如剩饭、糯米凉糕等。

细菌性食物中毒发生的原因及机制：一是由于食品被致病性微生物污染，在适宜的温度、水、酸碱度和营养等条件下，微生物大量生长繁殖。被污染的食物未经烧熟或煮熟，或熟食又受到污染，大量活菌随食物进入人体，侵犯肠黏膜，引起胃肠炎症状，这称为感染型食物中毒。二是细菌污染食品并在食品上繁殖和产生有毒的代谢产物（外毒素），致病量的外毒素随食物进入人体，经肠道吸收而发病，这称为毒素型食物中毒。其发病与否在于食入的细菌毒素量多少，与活菌是否进入人体及进入量多少无关。

细菌性食物中毒发病率高，多呈集体突然暴发，抵抗力较弱的患者、老人、儿童临床症状较重，一般病死率较低（除肉毒中毒）。如能及时抢救，一般病程短，恢复快，预后好，病死率低。

二、沙门菌属食物中毒

沙门菌属（*Salmonella*）食物中毒在细菌性食物中毒中占有较大的比重，是食物中毒的预防重点之一。

1. 病原学特点　沙门菌属肠杆菌科，为具有鞭毛、能运动的革兰阴性杆菌。种类繁多，常见的有鼠伤寒沙门菌、猪霍乱沙门菌、肠炎沙门菌等。沙门菌在外界生命力较强，在水中可生存 2～3 周，在粪便和冰水中可生存 1～2 个月，在冰冻土壤中可过冬，在含盐 12%～19% 的咸肉中可存活 75 天。在 100℃时立即死亡，70℃经 5 min、60℃经 1 h 可被杀死。氯化消毒 5 min 可杀灭水中的沙门菌。应该注意的是沙门菌属不分解蛋白质，所以食品被污染后无感官性状的变化。

2. 流行特点　沙门菌属食物中毒全年皆可发生，多见于夏秋季。

3. 污染来源　引起食物中毒的食品主要是动物性食品。其污染来源有两个方面：一是生前感染，家畜生前已感染沙门菌（牛肠炎、猪霍乱），或动物宰前由于过度疲劳、饥饿或患有其他疾病，抵抗力降低，肠道内的沙门菌通过血液系统进入肌肉和内脏，使其含有大量活菌；二是宰后污染，家畜在宰杀后其肌肉、内脏接触粪便、污水、不洁容器或带菌者而被沙门菌污染。此外，蛋类可因家禽带菌而被污染,水产品可因水体污染而带菌,带菌的牛羊所产的奶中亦可有大量沙门菌,所以鲜奶和奶制品,如果消毒不彻底也可引起食物中毒。

4. 临床表现 沙门菌属活菌致病。其临床表现有不同的类型,多见的是急性胃肠炎型。潜伏期一般为12~36 h。患者突然恶心、呕吐、腹痛,腹泻黄绿色水样便,有时有恶臭,带脓血和黏液。体温可达38℃以上,重者有寒战、惊厥、抽搐和昏迷。病程3~7天,一般预后良好。但老人、儿童及病弱者,如没有及时急救处理,也可死亡。此外,还可见类霍乱型、类伤寒型、类感冒型和败血病型。

5. 诊断和治疗

(1) 诊断:按照《沙门菌食物中毒诊断标准及技术处理原则》(WS/T 13 - 1996)进行,根据流行病学特点、临床表现和实验室检验结果进行诊断。

1) 流行病学特点(或调查资料):符合细菌性食物中毒流行病学特点,如发病人群进食同一可疑食物,潜伏期短,发病呈暴发性,中毒表现相似。

2) 临床表现:出现如上所述的消化道症状和高热等全身症状。

3) 实验室检验:包括传统的细菌学诊断技术、血清学诊断技术和酶联免疫检测技术、特异的基因探针等快速的诊断方法。①细菌学检验:按《食品卫生微生物检验-沙门菌检验》(GB 4789.4 - 1994)进行,取可疑中毒食品、病人的呕吐物或粪便直接接种或增菌后进行细菌的分离培养、鉴定。检验结果阳性是确诊最有力的依据。②血清学鉴定:用细菌学检验分离出的沙门菌与已知 A~F 多价 O 血清及 H 因子进行玻片凝集试验,对沙门菌进行分型鉴定。③必要时用病人患病早期和恢复期血清分别与从可疑食物或患者呕吐物、粪便中分离出的沙门菌做凝集试验,恢复期的凝集效价明显升高,有助于病因诊断。

(2) 治疗:轻症者以补充水分和电解质等对症处理为主,对重症、患菌血症和有并发症的患者,需用抗生素治疗,并根据症状分别采用抗休克、镇静等治疗。

6. 预防措施 沙门菌属食物中毒的预防措施包括防止污染、控制细菌繁殖和杀灭病原菌等3个方面。

(1) 采取积极措施控制带菌的病畜肉流入市场,宰前严格检疫。凡属病死、毒死或死因不明的畜、禽、兽的肉及内脏,一律禁止出售和食用。家庭与餐饮业厨房中的刀具、砧板、盆、碗等要生熟分开,防止交叉污染。

(2) 低温储藏食品是预防食物中毒的一项重要措施。沙门菌繁殖的最适温度为37℃,但在20℃以上即能大量繁殖。因此,食品工业、集体食堂、食品销售网点均应有冷藏设备,低温储藏食品以控制细菌繁殖。

(3) 对污染沙门菌的食品进行彻底加热,是预防沙门菌食物中毒的关键措施。一般高温处理后可供食用的肉类,肉块应在 1 kg 以下,持续煮沸 3 h,或肉块深部温度至少达到 80℃,并持续 12 min。

三、副溶血性弧菌食物中毒

1. 病原学特点 副溶血性弧菌(V. Parahemolyticus)为革兰阴性杆菌,主要存在于近岸海水、鱼贝类海产品中,海港及鱼店附近的蝇类带菌率也很高。在含盐 3%~4% 的培养基中生长最为旺盛,无盐时不生长,但含盐达 12% 以上也不易繁殖。最适生长温度为 30~37℃。该菌不耐热,56℃保持 5 min,或 90℃保持 1 min 即可杀灭之。对醋酸敏感,用含醋酸浓度为 1% 的食醋处理 5 min 即可灭活。副溶血性弧菌嗜盐,在海水中可存活 47 天以上,在淡水中存活不超过

2 天。

2. 流行特点　副溶血性弧菌食物中毒多发生于沿海地区,高峰期为 7～9 月,以青壮年发病为多,病后免疫力不强,可重复感染。新来沿海地区的人如进食受副溶血性弧菌污染的食物,发病率通常高于本地居民。

3. 污染来源　副溶血性弧菌的来源主要是海产品,其次为受到该菌污染的肉类及咸菜,沿海居民带菌率较高,也可发生带菌者传播。受副溶血性弧菌污染的食物在较高温度下存放导致细菌大量繁殖,食用前不加热或加热不彻底,大量活菌随食物进入人体就可引起食物中毒。

4. 临床表现　副溶血性弧菌食物中毒的潜伏期为 11～18 h,多以剧烈腹痛开始,并有腹泻、呕吐、发热等症状。腹痛多在脐部附近,呈阵发性绞痛;腹泻多为水样、脓血便或黏液血便;体温为 38～40℃。重者出现脱水、虚脱、血压下降等。病程为 3～4 天,预后一般良好。

5. 诊断和治疗

(1) 诊断:按照《副溶血性弧菌食物中毒诊断标准及处理原则》(WS/T 81 - 1996)进行。根据流行病学特点与临床表现,再结合细菌学检验可做出诊断。

1) 流行病学特点:多发生在夏秋季,潜伏期短,引起中毒的食物主要为海产品。

2) 临床表现:发病急,上腹部阵发性绞痛,腹泻后出现恶心、呕吐。

3) 实验室诊断:①细菌学检验:按《食品卫生微生物学检验-副溶血性弧菌检验》(GB 4789.7 - 1994)操作。从可疑中毒食品、炊具、病人吐泻物中采集样品,经培养、分离以及形态、生化反应、嗜盐试验等检验确认是否为生物学特性或血清型一致的副溶血性弧菌。②血清学检验:在中毒初期的 1～2 天内,病人血清与细菌学检验分离的菌株或已知菌株的凝集价通常增高至 1∶40～1∶320,1 周后显著下降或消失。健康人的血清凝集价通常在 1∶20 以下。③动物实验:将细菌学检验分离的副溶血性弧菌菌株经增菌后注入小鼠的腹腔,观察毒性反应。④快速检测:采用 PCR 等快速诊断技术,24 h 内即可直接从可疑食物、呕吐物或腹泻物样品中确定是否存在副溶血性弧菌耐热毒素。

(2) 治疗:除重症患者外通常不用抗生素治疗,予以补充水分和纠正电解质紊乱等对症治疗为主。

6. 预防措施　预防副溶血性弧菌食物中毒要抓住防治污染、控制繁殖和杀灭病原菌等 3 个环节。低温储存各种食品;注意食品的烹调加工方法,海产品和其他肉类要烧熟煮透,蒸煮时需加热到 100℃并持续 30 min;对凉拌的海产品要置于食醋内浸泡或在沸水中漂烫以杀灭副溶血性弧菌;食品不宜在室温下放置过久,剩余食物食前需要彻底加热;防止生熟食品交叉污染;养成良好的饮食习惯,不生吃海产品或盐腌不当的贝壳类食物。

四、李斯特菌食物中毒

1. 病原学特点　李斯特菌(Listeria)是革兰阳性、短小的无芽孢的杆菌,引起食物中毒的主要是单核细胞增生性李斯特菌,这种细菌本身可致病,并可在血琼脂培养基上产生被称之为李斯特菌溶血素的 β-溶血素。李斯特菌在 -20℃ 可存活 1 年,在 5℃ 的低温条件下仍能生长是该菌的特征;该菌耐碱不耐酸,在 pH 9.6 的条件下仍能生长;在含 10% NaCl 的溶液中可生长,在 4℃ 的 20% NaCl 中可存活 8 周。该菌在 58～59℃、10 min 可被杀死。李斯特菌分布广泛,在土壤、健康带菌者和动物的粪便、江河水及肉和奶等多种食品中均可分离该菌。

2. 流行病学特点　四季均可发生,在夏、秋季发病率呈季节性增高。引起中毒的食物以在冰箱中保存时间过长的乳制品、肉制品最为多见。孕妇、婴儿、50 岁以上老人、因患其他疾病而身体虚弱者和免疫功能低下者为易感人群。

3. 污染来源及中毒发生的原因　食品中的李斯特菌主要来自粪便,如人粪便的带菌率为0.6%～6%,人群中短期带菌者占70%;消毒的牛乳的污染率也在20%左右;由于肉尸在屠宰过程易被污染,且在销售过程中食品从业人员的手也可造成污染,以致在生的和直接入口的肉制品中该菌的污染率高达30%。由于该菌在冷藏的条件下能生长繁殖,故用冰箱冷藏食品不能抑制它的繁殖。

4. 临床表现　临床表现有侵袭型和腹泻型两种类型。侵袭性的潜伏期在2～6周。病人开始常有胃肠炎的症状,最明显的表现是败血症、脑膜炎、脑脊膜炎、发热,有时可引起心内膜炎。孕妇可出现流产、死胎;幸存的胎儿则易患脑膜炎,导致智力缺陷或死亡;免疫系统有缺陷的人则易出现败血症、脑膜炎;少数轻症病人仅有流感样表现。病死率高达20%～50%。腹泻型病人的潜伏期一般为8～24 h,主要症状为腹泻、腹痛、发热。

5. 诊断和治疗

(1)诊断

1)流行病学特点:符合李斯特菌食物中毒的流行病学特点,且引起中毒的食物多为冰箱中长时间冷藏后而未彻底加热的食物。

2)临床表现:脑膜炎、败血症、流产或死胎等为侵袭型特有的临床表现,与常见的其他细菌性食物中毒有明显的差别。

3)细菌学检验:按《食品卫生微生物学检验-李斯特菌检验》(GB/T 4789.30-1994)操作。在病人的血液、脑脊液、粪便及可疑食品中分离出同一血清型李斯特菌。

(2)治疗:轻症者进行对症和支持治疗,重症者用抗生素治疗时一般首选药物为氨苄西林。

6. 预防措施　因李斯特菌在自然界广泛存在,且对杀菌剂有较强的抵抗力,在食品生产过程中应注意减少李斯特菌对食品的污染,必须按照严格的食品生产程序生产,并用HACCP原理进行监控。由于该菌在低温环境中仍可生长,因此冷藏较长时间的食品在食用前务必进行充分加热。

五、大肠埃希菌食物中毒

大肠埃希菌(*E. coli*)食物中毒是近年来较受关注的食源性疾病。自1982年美国首次发现因该致病菌引起的食物中毒以来,肠出血性大肠杆菌O157:H7疫情开始逐渐扩散和蔓延,相继在英国、加拿大、日本等多个国家引起暴发流行。

1. 病原学特点　埃希菌属(*Escherichia*)俗称大肠杆菌,是革兰阴性杆菌,能发酵乳糖及多种糖类,产酸、产气。该菌属生存力强,能在土壤、水中存活数月。大肠埃希菌为人和动物肠道中的正常菌群,一般不致病。当宿主免疫力下降或细菌侵入肠外组织和器官时,可引起肠外感染;少数致病性大肠埃希菌能直接引起肠道感染。

2. 流行特点　大肠埃希菌食物中毒主要由动物性食品引起,如畜肉类及其制品、禽肉、蛋类、奶类及其制品,好发于夏季和秋季。该菌可随粪便排出而污染水源和土壤,受污染的水源、土壤及带菌者的手均可直接污染食物或通过食品容器再污染食物。中毒可发生于各年龄组,但病情重者最常见于儿童和老年人组。

3. 临床表现　不同的致病性大肠埃希菌有不同的致病机制,在临床上的表现也不同。

(1)肠致病性大肠埃希菌是婴儿流行性腹泻的重要病原菌,可引起婴儿肠炎、夏季腹泻及婴儿霍乱。该菌具有很强传染性,可引起暴发流行,也可引起成人腹泻。

（2）产肠毒素性大肠埃希菌是许多发展中国家儿童及旅游者腹泻的常见病原菌，本菌可产生大量肠毒素，患者腹泻水样便，伴有恶心、腹痛、发热等急性胃肠炎症状。

（3）肠侵袭性大肠埃希菌导致急性菌痢型食物中毒，主要表现为泻血便、脓性黏液血便，有里急后重、发热等症状，与痢疾杆菌食物中毒相似，引起痢疾样腹泻。

（4）肠出血性大肠埃希菌可引起出血性结肠炎，主要表现为突发性剧烈腹痛、腹泻，大便先为水样便后为血便，甚至全为血水，重者出现溶血性尿毒症。病死率为 $3\% \sim 5\%$，大肠杆菌 O157：H7 为最常见的血清型。

4. 诊断和治疗

（1）诊断：按《病原性大肠埃希菌食物中毒诊断标准及处理原则》（WS/T8-1996）进行。

1）流行病学特点：符合本菌食物中毒的流行病学特点，引起中毒的常见食品为各类熟肉制品和冷荤菜，潜伏期为 4～48 h。

2）临床表现：因病原不同而不同，主要为急性胃肠炎症状，且腹痛明显。

3）实验室诊断：①细菌学检验：按《食品卫生微生物学检验-致泻大肠埃希菌检验》（GB 4789.6-1994）操作。从可疑食品和患者吐泻物中均检出生化及血清学型别相同的大肠埃希菌。②对产肠毒素大肠埃希菌应进行肠毒素测定，对侵袭性大肠埃希菌则应进行豚鼠角膜试验。③血清学鉴定：取经生化试验证实为大肠埃希菌的琼脂培养物，与致病性大肠埃希菌、侵袭性大肠埃希菌和产肠毒性大肠埃希菌多价 O 血清和出血性大肠埃希菌 O157 血清进行凝集试验，凝集价明显升高者，再进行血清分型鉴定。

（2）治疗：轻症者主要是对症治疗和支持治疗，对部分重症患者应尽早使用氯霉素等抗生素。

5. 预防措施　大肠埃希菌食物中毒的预防措施与沙门菌食物中毒的预防基本相同。

六、金黄色葡萄球菌食物中毒

1. 病原学特点　葡萄球菌为革兰阳性兼性厌氧菌，抵抗力较强，在干燥条件下可生存数月，耐热，加热到 80℃经 30 min 才能被杀死。本菌引起的食物中毒是毒素型食物中毒。产肠毒素的葡萄球菌有 2 种，即金黄色葡萄球菌（*Staphylococcus aureus*）和表皮葡萄球菌（*Staphylococcus epidermidis*）。在条件适宜（pH 6～7、温度为 31～37℃水分较多、含蛋白质及淀粉较丰富、通风不良、氧分压降低）时即易产生肠毒素（enterotoxin）。

2. 流行特点　葡萄球菌食物中毒全年皆可发生，多见于夏秋季。人体对该菌肠毒素的感受性高。引起中毒的原因主要是致病性葡萄球菌污染食品后，在适宜条件下迅速繁殖，产生大量肠毒素所致。

3. 污染来源　葡萄球菌是常见的化脓性球菌之一，上呼吸道感染者的鼻腔带菌率可高达 80%，人和动物的化脓部位接触食品后使食品污染，而摄食了被葡萄球菌污染的食品便有可能发生食物中毒。引起中毒的食品主要是乳类及乳制品、肉类和剩饭等。

4. 临床表现　葡萄球菌食物中毒潜伏期短，一般为 2～5 h。有恶心、呕吐，呕吐物中常有胆汁、黏液和血，同时伴有上腹部痉挛性疼痛及腹泻，腹泻物呈水样。以呕吐为主要特征，一般不发热。由于剧烈吐泻，常导致严重失水和休克。儿童对肠毒素比成年人敏感，故其发病率较高，病情也重，但病程短，一般 1～2 天，且预后良好。

5. 诊断和治疗

（1）诊断：按《金黄色葡萄球菌食物中毒诊断标准及处理原则》（WS/T 80-1996）进行。

1）流行病学特点：营养丰富、水分较多同时含有一定量淀粉的食品为常见引起中毒的食物，如乳及乳制品、剩饭和糕点等，其次为各类熟肉制品。

2）临床表现：发病急，潜伏期短，临床表现以剧烈呕吐为特征。

3）实验室诊断：细菌学检验意义不大，原因是：①即便分离培养出葡萄球菌也并不能确定肠毒素的存在；②葡萄球菌在食物中繁殖后因环境不适宜而死亡，但肠毒素依然存在，而且不易被加热破坏，所以有肠毒素存在而细菌学分离培养阴性时也不能否定诊断。因此，应进行肠毒素检测：①从中毒食品中直接检出肠毒素并确定其血清型；②按《食品卫生微生物学检验-金黄色葡萄球菌检验》(GB 4789.10‐1994)操作，从可疑食品、患者呕吐物或粪便中分离出金黄色葡萄球菌，且检出肠毒素，并证实为同一血清型；③从不同患者吐泻物中检测出金黄色葡萄球菌，且肠毒素为同一型别。凡符合上述 3 项中之一者即可诊断为金黄色葡萄球菌食物中毒。

（2）治疗：按照一般急救处理的原则，以对症治疗为主，一般不需用抗生素；对重症者或出现明显菌血症者，还应根据药物敏感性试验结果采用有效的抗生素，不可滥用广谱抗生素。

6. 预防措施　预防葡萄球菌食物中毒的关键是防止葡萄球菌对食品的污染和肠毒素的形成。首先要防止食品受到污染，特别是肉类等动物性食品、含奶糕点、冷饮食品及剩饭。应严格执行我国《食品安全法》，对患局部化脓性感染、上呼吸道感染的食品加工人员、饮食从业人员、保育员，均应暂时调换工作。其次为低温储藏食品，防止葡萄球菌繁殖和产生肠毒素，食用前还应彻底加热。

七、肉毒梭菌食物中毒

肉毒梭菌(*Clostridium botulinum*)食物中毒是由肉毒梭菌在食物中生长繁殖产生外毒素所引起的毒素型食物中毒，此类中毒发病急，病情重，病死率高，危害严重。

1. 病原学特点　肉毒梭菌是革兰阳性厌氧菌，具有芽孢，在缺氧条件下和含水分较多的中性或弱碱性的食品上容易生长，并产生外毒素（即肉毒毒素）。肉毒毒素是一种强烈的神经毒素，是目前已知的化学毒物和生物毒物中毒性最强的一种，毒性比氰化钾(KCN)强 1 万倍，对人的致死剂量约为 10^{-9} mg/(kg·体重)。肉毒毒素有 8 个类型，其中 A、B、E、F 等 4 型可引起人类中毒。肉毒梭菌的芽孢对热抵抗力强，干热 180℃、5～15 min，湿热 100℃、5 h 或高压蒸汽 121℃、30 min 才能将其杀死。肉毒毒素不耐热，在 100℃时 10～20 min 即可被完全破坏。

2. 流行特点　肉毒梭菌引起的食物中毒与人们的饮食习惯密切相关。引起中毒的食品在国外多为火腿、香肠、罐头食品，在我国牧区多为肉类，其他地区多为植物性食品，其中大部分是家庭自制的发酵食品，如豆豉、豆酱、臭豆腐等。制造豆酱等发酵食品时，其发酵过程通常在密闭容器内进行。如果这些食品及其原料污染了肉毒梭菌芽孢，而加热的温度及压力不够，未能将芽孢杀死，随后又在厌氧条件贮存，则芽孢极易生长繁殖并产生毒素。制造肉类罐头时，如使用被污染的原料，即使采取加热灭菌的措施，也可能由于芽孢耐热性强而未被杀灭，因而产生毒素。此外，上述食品在食前一般不加热，不能破坏毒素，故吃后容易发生食物中毒。因此，食物食用前不加热或加热不彻底是造成肉毒梭菌食物中毒的主要原因。

3. 临床表现　肉毒梭菌食物中毒潜伏期较长，一般为 12～48 h。肉毒毒素进入体内后被胰蛋白酶活化，释放出神经毒素，主要作用于中枢神经的颅脑神经核、神经肌肉接头处以及自主神经末梢，抑制乙酰胆碱释放，引起肌肉麻痹和神经功能不全。早期表现为全身疲倦无力、头晕，随即出现恶心、呕吐、腹泻等胃肠道症状，随着症状进展表现为对称性颅神经损害症状，如视力模糊、眼睑下垂、张目困难、复视、咽喉肌麻痹症状、咀嚼吞咽困难、颈无力、声音嘶哑等。继续发展可出现呼吸肌麻痹症状,胸部有压迫感,呼吸困难,最后引起呼吸功能衰竭而死亡。患者一般体温正常,意识清楚。若无抗肉毒毒素的治疗则病死率较高。

4. 诊断和治疗

(1) 诊断:按《肉毒梭菌食物中毒诊断标准及处理原则》(WS/T 83 - 1996)进行。为了及时救治,在食物中毒现场则主要根据流行病学调查和特有的临床表现进行诊断,不需等待毒素检测和菌株分离的结果。

1) 流行病学特点:冬春季多发;中毒食品因地区不同而异,多为家庭自制的发酵豆、谷类制品,其次为肉类和罐头食品;死亡率高。

2) 临床表现:特有的对称性脑神经受损症状,如眼症状、延髓麻痹和分泌障碍等。

3) 实验室诊断:按《食品卫生微生物学检验-肉毒梭菌及肉毒毒素检验》(GB 4789.12 - 1994)操作,从可疑食品、患者粪便或血液中检出肉毒毒素并确定其型别,是重要的诊断依据。

(2) 治疗:及时用催吐、洗胃等方法减少肉毒毒素吸收,早期使用多价抗肉毒毒素血清,并及时采用支持疗法及有效的护理,以预防呼吸肌麻痹和窒息。

5. 预防措施　预防肉毒梭菌食物中毒的主要措施是严格按照食品操作规程,减少原料在运输、贮存和加工过程中的污染。制作发酵食品的原料应充分蒸煮,制作罐头应严格执行灭菌方法。加工后的熟制品应低温保存,防止细菌繁殖和产生毒素。肉毒梭菌毒素不耐热,对可疑食品应作加热处理(100℃、10~20 min)使毒素破坏。

八、其他常见的细菌性食物中毒

详见表 11 - 2 - 1。

表 11 - 2 - 1　其他常见细菌性食物中毒

食物中毒细菌	病　原	中毒食品	临床表现	预防措施
空肠弯曲菌	大量活菌侵入肠道引起感染性食物中毒,也与热敏性肠毒素有关	动物性食品、牛奶和肉类制品	婴幼儿为易感人群,表现为急性胃肠炎,体温达 38~40℃	空肠弯曲菌不耐热,食用前要彻底加热
志贺菌	宋内志贺菌、福氏志贺菌及其肠毒素	冷盘、凉拌菜、肉、奶及其熟制品	剧烈腹痛,泻水样或血样便、黏液便,里急后重,高热	同沙门菌食物中毒,重点为食品从业人员的带菌检查
椰毒假单胞菌酵米面亚种	外毒素,为米酵菌酸和毒黄素	谷类发酵制品	胃肠炎、肝肾等脏器损害、神经症候群,预后不良,病死率为 30%~50%	不食用酵米面
产气荚膜梭菌	耐热肠毒素,在体内经胰蛋白酶作用后毒性增强	动物性食品	急性胃肠炎,多为稀便和水样便,少有恶心、呕吐	低温贮存食品,食前彻底加热
蜡样芽孢杆菌	腹泻毒素和呕吐毒素	乳及乳制品、肉类制品,特别是米饭、米粉	恶心、呕吐、腹痛	含淀粉多的食品如剩饭、粉肠应注意防止污染,食前加热至 100℃、保持 20~60 min

九、霉菌性食物中毒

真菌产生的有毒代谢产物称为真菌毒素(fungal toxin)。其特点是结构简单,分子量小,对热稳定,一般的加热温度下不会被破坏。人们通过食用被真菌毒素污染的粮食或其他食品而中毒,或进食被真菌毒素污染的饲料喂养的畜禽的肉、奶、蛋而致病。该疾病的发生有一定的季节性、地区性。

(一) 赤霉病麦食物中毒

1. 病原学特点 赤霉病麦是由于真菌中的镰刀菌感染了麦粒所致,其毒性成分为赤霉病麦毒素,包括雪腐镰刀菌烯醇、镰刀菌烯酮- X、T_2 等 40 多种毒素,均为真菌的代谢产物。赤霉病麦毒素对热稳定,一般烹调不能去毒;耐酸及干燥,用碱及高压蒸汽处理后,毒性可减弱,但不能完全破坏。

2. 流行特点 麦类赤霉病每年都有发生,我国每 3～4 年就有一次大流行。中毒原因主要是麦收后吃了受污染的新麦,也有的是因误食库存的赤霉病麦或霉变玉米所致。

3. 临床表现 赤霉病麦食物中毒的潜伏期为 0.5～2 h,主要症状为恶心、呕吐、腹痛、腹泻,还有头晕、头痛、手足发麻、四肢酸软、步态不稳、颜面潮红等症状,形似醉酒,故又称"醉谷病"。重者可出现呼吸、体温、血压的波动,一般 1 天左右可恢复正常。

4. 预防措施 预防赤霉病麦食物中毒的关键在于防止真菌浸染谷物和产毒,主要措施如下:①加强田间和贮藏期的防霉措施,选用抗霉品种,及时脱粒、晾晒,降低谷物水分含量至安全含量。②对已霉变的谷物,应采取去毒措施,如用碾磨去皮法除去毒素。③制定粮食中赤霉病麦毒素的限量标准,加强粮食卫生管理。

(二) 霉变甘蔗食物中毒

霉变甘蔗中毒是指食用了因保存不当而霉变的甘蔗引起的急性食物中毒。

1. 病原学特点 从霉变甘蔗中可分离出产毒真菌,为甘蔗节菱孢霉,产生的毒素为 3 -硝基丙酸,是一种嗜神经毒,主要损害中枢神经系统。

2. 流行特点 常发生于我国北方春季,多见于儿童,病情较严重者有生命危险。

3. 临床表现 潜伏期短,最短的仅十几分钟。发病初期有一时性消化道症状,出现恶心、呕吐、腹痛、腹泻等,随后出现神经系统症状,还可能有头晕、头痛和复视。重者可出现阵发性抽搐、眼球侧向凝视、抽搐、四肢强直、手呈鸡爪状、大小便失禁、牙关紧闭、瞳孔散大、发绀、口吐白沫等,呈去大脑强直状态。每日发作几次至数十次,随后进入昏迷状态,常死于呼吸衰竭。目前尚无特效治疗方法,只能对症处理。幸存者可留下严重的神经系统后遗症,严重影响患者的生活能力。

4. 预防措施 甘蔗在成熟后才可收割,贮存时应防止霉变,已变质的严禁售卖。加强宣传教育工作,不买、不吃霉变甘蔗。

第三节 有毒动植物食物中毒

有毒动植物中毒是指一些动植物本身含有某种天然有毒成分或由于储存条件不当形成某种有毒物质,被人食用后所引起的中毒。

食入有毒的动物性和植物性食品引起的食物中毒称为有毒动植物中毒,多由以下 3 种情况引起:①某些动植物在外形上与可食的食品相似,但含有天然毒素,如毒蕈(蘑菇)引起的食物中毒。②某些动植物食品由于加工处理不当,没有除去或破坏有毒成分,如苦杏仁、未煮熟的豆浆等引起的食物中毒。③保存不当产生毒素,如发芽马铃薯产生龙葵素引起的食物中毒。有毒动植物食物中毒一般发病快,无发热等感染症状,因中毒食品的性质不同而有较明显的特征性症状,通过患者进食史的调查和食物形态学的鉴定较易查明中毒原因。

一、河豚鱼中毒

1. 有毒成分　河豚鱼(globefish)是一种有剧毒的鱼类,在淡水、海水中均能生活,我国沿海及江河出海口均有发现,其有毒成分为河豚毒素(tetrodotoxin,TTX)。河豚毒素是一种非蛋白质神经毒素,0.5 mg 可致人死亡。河豚毒素为无色针状结晶,微溶于水,易溶于稀醋酸;对热稳定,需 220℃ 以上方可被分解;盐腌或日晒不能破坏,但 pH>7 时可被破坏。河豚毒素主要存在于河豚的内脏、血液及皮肤中,其中以卵巢的毒性最大,肝脏次之。每年春季为河豚鱼的生殖产卵期,此时其毒性最强,食之最易引起中毒。新鲜洗净的鱼肉一般不含毒素,但鱼死时间较长后,毒液及内脏的毒素可渗入肌肉组织中。有的河豚品种鱼肉也具毒性。

2. 中毒机制　河豚毒素对人体主要作用于神经系统,可使末梢神经和中枢神经发生麻痹。河豚毒素也可直接作用于胃肠道,引起局部刺激作用。中毒机制为阻碍细胞膜对钠离子的通透性,阻断了神经兴奋的传导。中毒者首先感觉神经麻痹,然后出现运动神经麻痹。该毒素还可导致外周血管扩张、动脉压急剧下降,最后出现呼吸中枢和血管运动中枢麻痹,导致急性呼吸衰竭,危及生命。

3. 临床表现与急救治疗　河豚鱼中毒的特点为发病急,潜伏期为 10 min～3 h。中毒早期有手指、舌、唇的刺痛感,然后出现恶心、发冷、口唇及肢端感觉麻痹,再发展至四肢肌肉麻痹、瘫痪,逐渐失去运动能力,以致瘫痪。此外,还可出现心律失常、血压下降等心血管系统的症状,患者最后因呼吸中枢和血管运动中枢麻痹而死亡,致死时间最快在食后 1.5 h。目前对河豚鱼中毒还没有特效解毒剂,一旦中毒,应尽快排出毒物,并给予对症处理。

4. 预防措施　开展宣传教育,使消费者认识河豚鱼,以防误食。加强对河豚鱼的监督管理,集中加工处理,禁止零售。处理新鲜河豚鱼时,应先去除头,充分放血,除去内脏、皮后,反复冲洗肌肉,再加入 2% 碳酸氢钠处理 24 h,制成干制品,并经鉴定合格后方准出售。不新鲜的河豚鱼不得食用,内脏、头、皮等专门处理后销毁,不得任意丢弃。

二、鱼类引起的组胺中毒

鱼类引起的组胺中毒是由于食用不新鲜或腐败的鱼类(含有较多的组胺),同时也与个人体质的过敏性有关,组胺中毒是一种过敏性食物中毒。

1. 有毒成分及中毒机制　鱼类引起的组胺中毒为过敏性食物中毒,与鱼的品种密切相关,以海产鱼中的青皮红肉鱼(如金枪鱼)较为常见。这类鱼体中含有较多的组氨酸,当鱼体不新鲜或腐败时,存在于鱼体的细菌如组胺无色杆菌、摩氏摩根菌所产生的脱羧酶使组氨酸脱羧形成组胺。组胺可导致支气管平滑肌强烈收缩,引起支气管痉挛;局部或全身的毛细血管扩张,出现低血压,心律失常,甚至心脏骤停。

2. 临床表现与急救治疗　鱼类引起的组胺中毒发病快,但症状轻,恢复快。潜伏期很短,一般为 0.5～1 h。表现为面部、胸部及其他部位的皮肤潮红,眼结膜充血,并伴有头痛、头晕、胸闷、心跳加快、血压下降等,有时可出现荨麻疹或哮喘。一般不发热,大多在 1～2 天内恢复健康。一般可采用抗组胺药物和对症治疗的方法。常用治疗方法为口服盐酸苯海拉明、氯苯那敏,静脉注射 10％葡萄糖酸钙,同时口服维生素 C。

3. 预防措施　防止鱼类腐败变质,在冷冻条件下运输和贮存鱼类,特别是容易产生组胺的品种。禁止出售腐败变质的鱼类。避免食用不新鲜或腐败变质的鱼类食品。此外,烹调时加醋可减少组胺含量。

制定鱼类食品中组胺最大容许含量标准,我国规定为低于 100 mg/100 g。

三、麻痹性贝类中毒

麻痹性贝类中毒(paralysis shell poisoning, PSP)是由贝类毒素引起的食物中毒。麻痹性贝类毒素是一种毒性极强的海洋毒素,几乎全球沿海地区都有过麻痹性贝类中毒的报道。

1. 有毒成分及中毒机制　贝类食入有毒的藻类(如双鞭甲藻、膝沟藻科的藻类等)或藻类共生可产生贝类毒素的微生物后,毒素即进入贝体内,但对贝类本身没有毒性,而当人食用这种贝类后,毒素可迅速从贝类中释放出来对人呈现毒性作用。目前已从贝类中分离、提取和纯化了几种毒素,其中石房蛤毒素被发现的最早,是一种白色、溶于水、耐热的非蛋白质毒素,很容易被胃肠道吸收。该毒素对酸、热稳定,一般的食品加工方法很难将其破坏。

石房蛤毒素为神经毒,能造成神经系统传导障碍而产生麻痹作用。该毒素毒性很强,对人的经口致死量约为 0.90 mg。

2. 流行病学特点及中毒症状　麻痹性贝类中毒有明显的地区性和季节性,以夏季沿海地区多见,因这一季节易发生赤潮,而且贝类也容易捕获。

潜伏期短,仅数分钟至 20 min。开始为唇、舌、指尖麻木,随后颈部、腿部麻痹,最后运动失调。可伴有头痛、头晕、恶心和呕吐,最后出现呼吸困难。膈肌对此毒素特别敏感,重症者常在 2～24 h 因呼吸麻痹而死亡,死亡率为 5％～18％。但是病程如超过 24 h 者,则预后良好。

3. 急救与治疗　麻痹性贝类毒素的毒性极强,目前对贝类中毒尚无效解毒剂。应尽早采取催吐、洗胃、导泻的方法,及时去除毒素,同时对症治疗。

4. 预防措施　应做好预防性监测工作,当发现贝类生长的海水中有大量海藻存在时,应及时测定捕捞的贝类所含的毒素量。美国 FDA 规定,新鲜、冷冻和生产罐头食品的贝类中,石房蛤毒素最高允许含量不超过 80 μg/100 g。

四、毒蕈中毒

蕈类通常称为蘑菇,属于真菌植物。可食用蕈超过 300 多种,其中少部分是毒蕈。目前已知的毒蕈(toxic mushroom)有 80 多种,其中剧毒的有 10 多种。常因误食而中毒,多散发在高温多雨季节。毒蕈引起的中毒症状复杂,如不及时抢救,病死率较高。

1. 有毒成分及中毒机制　毒蕈的有毒成分较复杂,常有一种毒素存在于几种毒蕈中,或一种毒蕈含有多种毒素同时存在的情况。毒蕈中毒主要是由其含有的毒素所致,其中毒肽主要为肝脏毒性,毒性强,作用快,1～2 h 即导致死亡;毒伞肽为肝、肾毒性,作用强而缓慢,15 h 内一般不出现死亡;毒蝇碱作用类似于乙酰胆碱,兴奋副交感神经系统,收缩气管平滑肌,导致呼吸困难;光盖伞素可引起幻觉和精神症状;鹿花毒素会导致红细胞破坏,出现急性溶血。

2. 临床表现与急救治疗　根据毒蕈毒素成分与中毒症状,毒蕈中毒可分为以下 4 型。

(1) 胃肠炎型:潜伏期 10 min～6 h。主要症状为剧烈恶心、呕吐、腹痛、腹泻等,以上腹部阵发性疼痛为主,体温不高,经过适当对症处理可迅速恢复,病程 2～3 天,预后好。引起此型中毒主要为黑伞蕈属和乳菇属的某些蕈种。

（2）神经精神型：中毒症状除有胃肠炎症状外，主要表现为副交感神经兴奋症状，可引起多汗、流涎、流泪、瞳孔缩小、缓脉等，重者有神经兴奋、精神错乱和精神抑制等。引起此型中毒的毒蕈主要为毒蝇伞蕈、丝盖伞属、光盖伞属等。此型中毒的病程短，1～2天可恢复，无后遗症。用阿托品类药物及时治疗，可迅速缓解症状。

（3）溶血型：潜伏期为6～12 h，除急性胃肠炎症状外，可有贫血、黄疸、血尿、肝脾肿大等溶血症状，严重者可致死亡。给予肾上腺皮质激素治疗，可很快控制病情。病程一般2～6天，死亡率较低。引起此型中毒的毒蕈主要为鹿花蕈。

（4）脏器损害型：依病情发展可分为潜伏期、胃肠炎期、假愈期、内脏损害期、精神症状期及恢复期。患者在发病后2～3天出现肝、肾、脑、心等内脏损害。以肝损害最严重，可出现肝大、黄疸、转氨酶升高，严重者出现肝坏死、肝性脑病。侵犯肾脏时可出现少尿、无尿或血尿，出现尿毒症、肾衰竭。该型中毒症状凶险，如不及时积极治疗，病死率很高。临床上可用二巯丁二酸钠或二巯基丙磺酸钠解毒，同时使用保肝疗法。引起此型中毒的主要为毒伞属蕈等。

3. 预防措施　加强宣传教育，提高鉴别毒蕈的能力，切勿采摘不认识的蘑菇食用，防止误食中毒。

五、含氰苷类食物中毒

含氰苷类食物中毒是指因食用苦杏仁、桃仁、枇杷仁和木薯等含氰苷类食物而引起的食物中毒。

1. 有毒成分及中毒机制　含氰苷类食物中毒以苦杏仁中毒较多见。其有毒成分氰苷在体内水解后可释放出氰离子（CN^-）。氰离子与体内多种酶结合，尤其是与细胞色素氧化酶结合，使其不能传递电子，组织呼吸不能正常进行，氧气不能被组织细胞利用，机体由于缺氧而陷入窒息状态。

2. 临床表现与急救治疗　含氰苷类食物中毒潜伏期一般为1～2 h，主要症状为口内苦涩、流涎、恶心、呕吐、心悸、头晕、头痛及四肢软弱无力。随着中枢和组织细胞缺氧的加重，患者表现出现呼吸困难，呼出的气体中有苦杏仁味。重者意识不清，全身阵发性痉挛，最后因呼吸肌麻痹或心跳停止而死亡。含氰苷类食物中毒临床症状凶险，可在短时间内死亡。中毒患者立即吸入亚硝酸异戊酯，并采取静脉注射亚硝酸钠和硫代硫酸钠等措施。

3. 预防措施　加强宣传教育，勿食苦杏仁等果仁，或采取去毒措施，加水煮沸以除去苦杏仁中的氰苷。木薯应去皮，切片后浸水晒干，或在蒸煮时打开锅盖使氢氰酸得以挥发。

（蔡美琴）

第四节　化学性食物中毒

一、有机磷农药中毒

（一）毒性及中毒机制

有机磷农药是目前我国使用量最大的一类农药，有机磷农药的中毒机制与胆碱酯酶有关。有机磷农药进入体内后可与胆碱酯酶迅速结合，形成磷酰化胆碱酯酶，致使胆碱酯酶活性受到抑制后失去水解乙酰胆碱的能力，导致乙酰胆碱在体内大量蓄积，促使以乙酰胆碱为传导介质的胆碱能神经处于过度兴奋状态,继而出现中毒症状。

(二) 引起中毒的原因

1. 自杀　是目前我国有机磷农药急性中毒致死的主要原因。

2. 误食　误将有机磷农药当作酱油或食用油,或者误食农药拌过的种子,或者误将盛过农药的容器用于盛放粮食,或者误食农药毒杀的家禽家畜。

3. 安全事故　喷洒农药后未经安全间隔期即采摘食用。

(三) 临床症状及流行特点

有机磷农药污染的食物以水果和蔬菜为主,南方比北方严重,夏秋季高于冬春季,农药使用量大,污染程度严重。

有机磷农药中毒的潜伏期一般在 2 h 以内,自杀者大量摄入可立即发病。根据中毒症状的轻重,以及胆碱酯酶活性通常将急性中毒分为 3 度,其症状分别表现如下。

1. 轻度中毒　血中胆碱酯酶活性减少 30%～50%。临床表现为头痛、头晕、恶心、呕吐、多汗、流涎、胸闷无力、视力模糊等,瞳孔可能缩小。

2. 中度中毒　血中胆碱酯酶活性减少 50%～70%。临床表现除轻度中毒外,可出现肌束震颤、轻度呼吸困难、瞳孔明显缩小、血压升高、意识轻度障碍。

3. 重度中毒　血中胆碱酯酶活性减少 70% 以上。临床表现为瞳孔缩小如针尖大,呼吸极度困难,出现青紫、肺水肿、抽搐、昏迷、呼吸衰竭、大小便失禁等,直至死亡,少数病人出现脑水肿。

除上述症状外,某些有机磷农药如美曲膦酯、马拉硫磷、对硫磷、甲基对硫磷、伊皮恩、乐果等,具有迟发性神经毒性,表现为在急性中毒后的第二周出现下肢软弱无力、运动失调及神经麻痹等症状。

(四) 急救与治疗

1. 排毒　必须反复、多次给予中毒者催吐、洗胃,直至洗出液中无有机磷农药特有的臭味为止。洗胃液一般用 2% 碳酸氢钠或清水,敌百虫由于遇碱可生成毒性更大的敌敌畏,故不能用碳酸氢钠等碱性溶液。也可用 1∶5 000 高锰酸钾溶液或 1% 氯化钠溶液作为洗胃液,但对硫磷、内吸磷、甲拌磷及乐果等农药不能用高锰酸钾溶液洗胃,以防止被氧化而增强毒性。

2. 采用特效解毒药　有机磷农药的特效解毒药为阿托品和胆碱酯酶复能剂(如解磷定、氯解磷定)。轻度中毒一般单独给予阿托品,以拮抗乙酰胆碱对副交感神经的作用,解除支气管痉挛,防止肺水肿和呼吸衰竭;中度或重度中毒则采用阿托品和胆碱酯酶复能剂合用,后者可迅速恢复胆碱酯酶活性,对解除肌束震颤,恢复意识疗效显著。

3. 对症治疗　如血压急剧升高给予降压治疗;肺水肿给予利尿剂、血管扩张剂和糖皮质激素等;呼吸衰竭采用气管插管防止猝死等。

(五) 预防措施

(1) 注意保管:农药及施用农药的工具应有专用的存放场所,不可混合存放食品,不可放置于儿童伸手可及的地方。

(2) 防止食品污染:配药和拌种等操作地点要远离畜圈、饮水源和瓜菜地,以防污染。

(3) 注意个人防护:喷洒农药时必须穿工作服、戴手套、口罩、帽子,并在上风向喷洒,喷药后必须置换工作服、手套、帽子、口罩,用肥皂洗净手、脸后方可吸烟、饮水和进食等。

(4) 遵守安全间隔期:施药后必须经过一定的安全间隔期,才能收获瓜果、蔬菜。

(5) 禁止食用因误食有机磷农药而致死的各种禽畜。

(6) 禁止孕妇、乳母参加施药工作。

二、亚硝酸盐中毒

(一) 毒性和中毒机制

常见的亚硝酸盐有亚硝酸钠和亚硝酸钾。亚硝酸盐毒性较强,摄入 $0.3\sim0.5\,g$ 可致使人中毒,$1\sim3\,g$ 可致人死亡。亚硝酸盐急性中毒机制是将正常血红蛋白中的 Fe^{2+} 氧化为 Fe^{3+},后者不具备携氧能力,从而导致组织缺氧。亚硝酸盐对周围血管也有麻痹作用。

(二) 引起中毒的原因

(1) 亚硝酸盐味咸,外形和食盐类似,因此易误将亚硝酸盐当作食盐食用而引发中毒。

(2) 硝酸盐和亚硝酸盐是目前合法使用的防腐剂和护色剂,且可使肉类具有独特风味,如过量使用,可能导致食物中毒。

(3) 刚腌制不久的蔬菜(一般腌制 10~20 天含量最高),或者腐烂的蔬菜容易产生大量亚硝酸盐。

(4) 某些农村地区日常生活采用井水,其硝酸盐含量较多(此类井通常称为"苦井")。当采用苦井水煮饭做菜时,如存放过久,硝酸盐在细菌的作用下可被还原成亚硝酸盐,导致中毒。

(5) 当胃酸过低、胃肠道功能紊乱,可使胃肠道硝酸盐还原菌大量繁殖,此时如摄入过多含有大量硝酸盐的蔬菜,可使肠道内亚硝酸盐大量形成导致中毒。

(三) 临床症状及流行特点

亚硝酸盐食物中毒,多数由于误将亚硝酸盐当作食盐食用而引起,潜伏期一般 1~3 h,短者 10 min,少数由于大量食用蔬菜而中毒者,潜伏期则可长达 20 h。中毒症状主要为口唇、指甲及全身皮肤的青紫性表现,称为"肠源性青紫",自觉症状多为缺氧表现,如头晕、头痛、乏力、胸闷、心率快、嗜睡或烦躁不安、呼吸急促等,可伴有恶心、呕吐、腹痛、腹泻等消化道症状,严重者最终昏迷、惊厥、大小便失禁,因呼吸衰竭导致死亡。

(四) 急救与治疗

症状较轻者不需治疗,重症患者需及时抢救和治疗:①催吐、洗胃和导泻,及时清除胃肠道内过量亚硝酸盐。②服用特效解毒药,亚硝酸盐的特效解毒剂为亚甲蓝,但要特别注意亚甲蓝用量一定要准确,不得过量。因为其为强氧化剂,在体内还原型辅酶Ⅱ的作用下成为还原剂,后者将高铁血红蛋白还原为亚铁血红蛋白,而还原型亚甲蓝恢复为氧化型亚甲蓝,并继续在体内还原型辅酶Ⅱ的作用下参与进一步的解毒。如果亚甲蓝使用过量,体内的还原型辅酶Ⅱ被耗竭,可使体内残留部分氧化型亚甲蓝,其强氧化性反而会加重中毒。③大量补充其他还原剂如维生素 C 也可起到辅助治疗的作用。

(五) 预防措施

(1) 加强集体食堂管理,防止误将亚硝酸盐作为食盐投入使用。

(2) 严格亚硝酸盐的管理,一方面加强监管,防止过量添加;另一方面加强工艺改革,寻找更安全的替代品。

(3) 勿食存放过久或变质腐烂的蔬菜,腌制蔬菜至少需腌制 20 天以上再食用。

(4) 了解自家井水中硝酸盐的含量,如为"苦井水",则尽量不使用。

三、瘦肉精中毒

(一) 毒性和中毒机制

瘦肉精中盐酸克伦特罗毒性最大,莱克多巴胺最小,西巴特罗和沙丁胺醇介于中间。

JECFA 建议盐酸克伦特罗的每日容许摄入限量值为 $0 \sim 0.004$ $\mu g/kg$ 体重,但莱克多巴胺为 $0 \sim 1.0$ $\mu g/kg$ 体重。瘦肉精引起急性中毒的机制是由于激动心脏和骨骼肌的 β_2 肾上腺素能受体所致。

(二) 引起中毒的原因

目前在国内外引起急性中毒的瘦肉精仅见于盐酸克伦特罗的报道,中毒原因主要是摄食非法添加盐酸克伦特罗的猪、牛、羊的肉制品或内脏制品,尤其是肝脏、肾脏和肺等内脏制品,具有一定的盐酸克伦特罗蓄积能力,因此通常含量较高。高温煮沸并不能降解盐酸克伦特罗,因此其肉制品煮熟后仍可导致中毒。

(三) 临床症状及流行特点

盐酸克伦特罗急性中毒由于摄食非法添加后的肉制品或内脏制品而引起,因此发病多且无季节性。急性中毒一般在食用含瘦肉精较高的动物组织后 15 min $\sim$ 6 h 内出现症状,持续 90 min $\sim$ 2天。中毒者的临床表现以心血管系统影响较为显著,中毒患者表现出血压升高、血管扩张、心跳加快、胸闷、心悸、呼吸加剧、体温升高等症状,同时还影响神经系统,出现面颈和四肢肌肉颤动、双手抖动、双脚甚至不能站立、头痛、头晕、恶心、呕吐、乏力,血生化改变包括低钾血症、血清心肌酶水平升高等。原有交感神经亢进的患者,如有高血压、冠心病、甲状腺功能亢进者产生的危害更大,心动过速、室性期前收缩、中毒性心肌炎、心肌梗死等情况更易发生;中毒严重并有先天性心脏病者则可能伴有急性呼吸衰竭。我国香港 2001 年的研究显示,肉品中较低的盐酸克伦特罗含量即能引起食用者发生中毒反应,中毒剂量范围是,猪肉中残留达 $20 \sim 460$ $\mu g/kg$,猪肝中达 $19 \sim 3060$ $\mu g/kg$。

(四) 急救与治疗

症状较轻者不需要治疗,而症状较重者首先要催吐、洗胃,然后主要是对症治疗,使用保护心脏药物和 β 受体阻滞剂等。

(五) 预防措施

(1) 控制源头:加强监管,禁止在相关饲料中添加瘦肉精。

(2) 加强猪、牛、羊等肉制品和内脏制品中瘦肉精的抽检。

四、其他

其他的急性化学性食物中毒有砷中毒、锌中毒等。

(一) 砷中毒

1. **毒性和中毒机制**　引起急性中毒的一般为无机砷化合物,As^{3+} 的毒性大于 As^{5+},约为后者的 $35 \sim 60$ 倍。As_2O_3(又称砒霜)的成人经口中毒剂量约为 $5 \sim 50$ mg,致死剂量为 $60 \sim 300$ mg。

As^{3+} 为原浆毒,能使细胞变性坏死,主要机制为:①直接腐蚀口腔、咽喉、食管和胃等消化道,造成急性炎症反应;②与细胞内的巯基结合而使其失去活性,从而导致细胞死亡;③麻痹血管运动中枢和直接作用于毛细血管,使血管扩张、充血、血压下降。

2. **引起中毒的原因**　引起砷中毒的原因主要是用砒霜自杀或下毒,或者误将砒霜当成碱、淀粉、糖、食盐等加入食品,抑或用盛放过含砷化合物的容器未经清洗直接盛放食物。其他如含砷农药的使用或者含砷食品原料、添加剂的使用等(见第八章第二节的有毒金属部分)。

3. **临床症状和流行特点**　砷中毒全年均有,夏秋季由于含砷农药使用略多见,多发生于农村。潜伏期仅十几分钟至数小时。由于对消化道的直接腐蚀作用,患者具有的典型症状是口腔和咽喉有烧灼感,米泔样水样便并混有血液。症状由轻到中分别依次为口腔和咽喉的烧灼感、口渴及吞咽困难,口中有金属味;继而出现恶心、呕吐、腹泻(初为稀便);症状加重后可呕吐黄绿色胆汁,呕血,腹泻,排米泔样水样便并混有血液;进一步加重后全身衰竭、脱水、体温下降、意识消失或者出现神经系统症状(如头痛、狂躁、抽搐、昏迷等),最后因呼吸中枢麻痹而致死。肝脏和肾脏受损害后也可出现黄疸、蛋白尿、少尿等症状。

4. 急救与治疗

(1) 尽快排出毒物:然后立即口服氢氧化铁,它可与三氧化二砷结合形成不溶性的砷酸盐,从而阻断砷对胃肠道的直接腐蚀作用

(2) 服用特效解毒药:通常首选二巯基丙磺酸钠,也可用二巯基丙醇等,药物中的巯基与砷有很强的结合力,能竞争组织中与酶结合的砷,从而释放巯基酶以达到解毒的目的,含巯基药物和砷结合后形成无毒化合物随尿液排出。

(3) 对症治疗:如防止腹泻造成的脱水和电解质紊乱等。

5. 预防措施

(1) 加强对含砷化合物的管理,加强工艺革新,以取代含砷农药、食品原料和添加剂。

(2) 盛放或者拌料含砷农药的容器不可用于盛放食物。

(3) 施用含砷农药时注意个人防护,施用者注意置换衣服、手套、口罩和帽子,并洗净脸和手后才能进食、吸烟等。

(4) 喷洒含砷农药的作物,要经半个月后才能采摘,以防残留过高。

(5) 严禁食用砷中毒死亡的家禽家畜。

(二) 锌中毒

1. 毒性和中毒机制 锌为人体必需微量元素,但锌的每日容许摄入量的范围非常狭窄,仅为 0.3~1 mg/kg。一次摄入 80~100 mg 以上的锌盐可引起急性中毒,氯化锌的致死量为 3~5 g,硫酸锌的致死量为 5~15 g。儿童对锌盐更敏感,易于发生中毒。

锌中毒的机制尚不清楚,一般认为高剂量的锌对消化道的黏膜细胞具有原浆毒作用,导致细胞变性坏死,但其毒性远小于砷的原浆毒作用。

2. 引起中毒的原因 目前锌中毒的主要原因为使用镀锌容器存放酸性食品或饮料所致,锌能在弱酸或果酸中溶解,也可在镀锌容器中释放出来进入食品。近年来也有关于补锌导致锌中毒的报道。

3. 临床症状和流行特点 锌中毒的潜伏期仅数分钟至 1 h。临床上主要表现为口腔和咽喉的烧灼感和麻辣感,胃肠道刺激症状如恶心、呕吐、上腹部绞痛、体温下降,重者呕吐、腹泻、脱水。病程通常较短,数小时至 1 天可痊愈。

4. 急救与治疗

(1) 尽快排出毒物:通常可用 1% 鞣酸液、5% 活性炭或 1∶2 000 高锰酸钾溶液洗胃,也可口服牛奶以沉淀锌盐。

(2) 特效解毒剂:必要时采用巯基解毒剂予以解毒。

(3) 对症治疗:必要时输液以纠正水和电解质紊乱。

5. 预防措施 主要是禁止使用镀锌容器盛放酸性食物、食醋及清凉饮料,以及加强营养与食品安全的科普宣传教育,纠正盲目补锌的错误做法。

(陈 波)

第五节　食物中毒的调查处理

食物中毒或者食源性疾病是重要的食品安全事件,一旦发生需要立即开展调查,对事件的性质、发生原因作出判定,依法向有关部门报告,以便采取有效控制措施,防止事态扩大,尽可能降低事件造成的影响,追究有关肇事者的法律责任。同时,也可从中吸取教训防止同类事件的再次发生。

一、食物中毒调查前准备

食物中毒调查前的准备直接关系到调查的结果,负责食物中毒调查的疾病预防控制机构应当根据食品安全事故应急预案的要求,做好食物中毒调查前的准备工作。

1. 人员的准备　负责食物中毒调查机构要有一名熟悉食物中毒调查处理程序的分管领导负责指挥各项调查工作,若干名精通食物中毒调查处理人员负责具体现场调查工作。

2. 车辆和通讯设备的准备　要配备足量的应急车辆和通讯设备,及时启动应急指挥系统,协调和指挥现场调查,与相关地区、部门的沟通,请求协查,查询日常监管数据信息。

3. 调查工具和文书的准备　要配备食物中毒应急处置专用箱,包括:①现场办公设备,笔记本电脑(可无线上网)、打印机等;②现场快速检测设备,如瘦肉精、亚硝酸盐、农药残留、桐油、重金属、氰化物、磷化物等毒物快速检测仪;③采样工具,如无菌采样罐(瓶)或一次性无菌采样袋、一次性环节涂抹采样管及棉签、镊子和采样刀、酒精棉球、记号笔、标贴纸等;④有关文书,现场检查笔录、询问笔录、产品样品采样记录、卫生行政控制决定书、封条、谈话通知书等。

二、食物中毒的调查处理

食物中毒的调查是判定是否发生食物中毒,如判定食物中毒的则是查明食物中毒原因、中毒食品、致病因子、危害程度和肇事者的重要依据。食物中毒的调查包括流行病学调查、卫生学调查和实验室检验等3个部分。

(一) 食物中毒的流行病学调查

食物中毒流行病学调查结果是判定食物中毒的主要依据。食物中毒流行病学调查是根据流行病学调查基本理论,在食物中毒调查中运用。通过描述性研究,揭示食物中毒的"三间"(地区、时间、人群)分布,从而提出食物中毒病因假设;通过分析性研究,检验这种假设是否存在以及其关联程度。

1. 描述性研究(descriptive study)　按不同地区、不同时间以及不同人群特征分组,研究食物中毒病人分布的不同,提出食物中毒病因假设,为分析性研究提供病因线索。

(1) 分析指标:描述性研究常用的指标为罹患率(attack rate),是指在一定的观察期内(最长潜伏期),特定人群中发生食物中毒新病例的频率。

$$罹患率 = \frac{观察期内的新病例}{同期的暴露人口} \times K$$

式中 $K = 100\%$ 或 $1\,000\%_0$。

(2) 研究方法:在描述性研究之前,要先对食物中毒事件的基本情况进行调查。调查内容包括:中毒发生单位情况、人员及分布情况、食品供应情况、饮用水供应情况等。调查目的是摸清疾病发生可能因素的基本信息,以利于在调查分析中逐个排除与确定。调查时应注意各类信息的完整性,一些非正餐供应的食品也要调查。

1) 内容:主要包括食物中毒的总罹患率、"三间"分布的分罹患率以及中毒者临床表现(症状、体征、潜伏期、临床检验)。调查目的是反映疾病严重程度(罹患率、临床表现),同时提供疾病基本流行病学特征,获得病因线索(分布),有助于形成假设,供进一步分析。

2) 方法:通过对不同时间、不同地区和不同人群特征分组,将食物中毒的分布情况真实地展示出来。通过对食物中毒的"三间"分布的分析,发现病例之间是否存在的某种关联,建立病因假设;时间分布能揭示涉及相似疾病的病人在数小时或数天内相互之间发病的关联情况,而且根据暴发曲线和高峰,可基本判断该起食物中毒的暴发类型(同源一次暴发、同源持续暴发、人间传播暴发);地区或人群分布能分析不同餐次,不同供餐单位(如各食堂),不同进餐者(如各班级)的发病差异,能揭示共同的暴露因子。

2. 分析性研究 分析性研究包括病例-对照研究(case-control study)和队列研究(cohort study)。

(1) 病例对照研究:探索疾病的危险因素,提出病因假设,在描述流行病学研究的基础上,初步形成病因假设;检验假设,用病例-对照研究来检验这个假设是否成立。食物中毒病例-对照研究采用选定食物中毒病例和未发生食物中毒的人群,分别调查其既往饮食史,以判定可疑中毒饮食史(某餐或某种食物)与食物中毒有无关联及其关联程度大小的一种观察(分析)研究方法。

1) 分析指标:计算卡方值(χ^2)和比值比(odd ratio, OR),分别分析可疑中毒食品与食物中毒有无关联及其关联程度(表 11-5-1)。计算公式分别为:

$$\chi^2 = (ad - bc)^2 \, n/(a+b)(c+d)(a+c)(b+d)$$
$$OR = ad/bc$$

表 11-5-1 病例-对照研究资料整理表

暴 露	疾 病		合 计
	病例组(+)	对照组(-)	
有(+)(吃)	a	b	$a+b$
无(-)(未吃)	c	d	$c+d$
合计	$a+c$	$b+d$	$a+b+c+d=n$

2) 研究方法:选择病例组(病人)和对照组(未发病),分别回顾其最短潜伏期之前(通常为发病前 72 h)暴露(进食)史。调查时要注意病人可能食用过多种共同食物,并注意收集未食用者(对照)的发病情况以及特殊个案的发病和饮食情况。有条件的可以采用配对病例对照,提高检验的效率。

3) 分析方法:针对各种形式的饮食史情况,要采取不同的分析方法。如对于单一的进食史,可进行单因素分析及普通卡方检验;对于多餐的或多品种的进食史,可进行多因素分析及分层卡方检验等。

计算 OR 及其 95% 或 99% 可信区间,以确定发病与某种食物(或某进食场所)是否存在关联性以及关联强度。OR 的 95% 可信区间下限值≥1 时,才有意义;OR 越大,说明某种食物(餐次)的危害越大。

（2）队列研究：选定暴露(食用某餐次食品或某种食品)和未暴露于某因素的两种人群(或不同暴露水平分成 N 个组群或队列)，回顾追踪其各自的发病结局，比较两者的差异，从而判定暴露因子与发病有无因果关联及关联程度的一种研究方法。

1）分析指标：计算食物中毒发病率和率差异的显著性检验(包括 u 检验、二项分布、Poisson 分布和卡方检验)以及相对危险度(RR)。资料整理表见表 11-5-2。

$$RR = \frac{I_e}{I_0} = \frac{a/n_1}{c/n_0}$$

表 11-5-2　队列研究资料整理表

暴　露	疾　病		合　计	罹患率
	有（＋）	无（一）		
有（＋）（吃）	a	b	$a+b=n1$	$Ie = a/n1$
无（一）（未吃）	c	d	$c+d=n0$	$I0 = c/n0$
合计	$a+c$	$b+d$	$a+b+c+d=n$	

2）研究方法：选择暴露组(食用了可疑中毒食品或者中毒餐)和非暴露组(未食用了可疑中毒食品或者中毒餐)人群，分别研究其从进食至最长潜伏期期间(通常为进食后 72 h)的发病情况。

选择非暴露组时应注意，人群除未暴露于所研究的因素(食物)外，其他各种因素的影响或人群特征(年龄、性别、职业、文化程度等)都尽可能地与暴露组相同。

3）分析方法：计算两组人群发病率(罹患率)，进行率差异的显著性检验(如 u 检验、二项分布或者 Poisson 分布检验)和暴露与发病关联指标(相对危险度)的计算。可以分析不同餐次的 RR 值和 χ^2 值；不同饮食史的 χ^2 值和 RR 值以及 95% 可信区间；不同饮食史的分层 RR 值和 χ^2 值以及总 RR 值和 χ^2 值。

（二）食物中毒的卫生学调查

食物中毒的现场卫生学调查对于查明中毒食品污染环节和中毒发生的具体原因都非常重要。常用的卫生学调查方法主要包括对可疑肇事单位、病人所在单位和救治病人医疗机构的卫生学调查。通过调查弄清中毒食品的生产经营情况、食品污染的原因、肇事责任、中毒食品的来源及流向等。

1. 可疑肇事单位的卫生学调查

（1）调查内容：重点调查可疑中毒食品生产加工过程，包括食品原料的来源及卫生状况；可疑中毒食品的配方及工艺；食品加工至食用前整个加工过程、现场环境，尤其应注意分装、储存的条件、时间及使用的工具和用具；可疑中毒食品的供应情况；接触可疑中毒食品从业人员的个人卫生及健康状况，近来有无罹患有碍食品卫生的疾病或者感冒、咳嗽、腹泻等。

（2）调查方法：调查应采用个别询问、制作询问笔录、收集相关证明材料等方式。

1）询问厨师等关键从业人员：对厨师、分餐人员、熟食间操作人员等关键岗位从业人员，应专门制作询问笔录。采取分别询问、相互印证的方法，详细调查可疑食品的加工、制作、分餐等过程。

2）询问单位负责人、采购人员以及销售人员：可疑食品及原料的来源、数量及采购时间、索证验收情况，可疑食品及原料的去向或使用情况，可疑食品的销售金额。

3) 其他:可疑中毒食品来自上游企业或流向下游企业的,还需要对上游企业或流向下游企业开展相应的卫生学调查。

2. 病人所在单位的卫生学调查

(1) 调查内容:重点调查病人所在单位的基本情况(总人员数、部门分布及人员数)、用餐和饮水情况(集体供餐、供水,外出活动)、用餐时间、可疑食品的来源及感官性状、首例和末例发病时间及集中发病时间、临床表现、就诊情况(包括平时就诊人数)等。

(2) 调查方法:分别询问单位负责人、供餐负责人和部分员工(学生),制作询问笔录,特别要调查人员和病人分布情况、饮用水情况、食品供应情况、其他同源情况。收集相关文字、图片、影像和实物材料,如签订的供餐合同、送货单等。

3. 救治病人医疗机构的卫生学调查

(1) 调查内容:重点调查收治的病人情况(收治时间、人数、病情等)、临床表现和体征、临床检验、初步诊断和治疗措施等。

(2) 调查方法:查看就诊登记本和病例卡,记录病人最早入院时间、集中入院时间、主要症状、临床检验结果、治疗措施、病情概况、就诊总人数、目前留院人员等。分别询问医疗机构负责人、主治医生、病人,制作询问笔录,收集病历卡、检验报告等相关文字、图片、影像和实物证据。

(三) 实验室检验

在开展食物中毒流行病学和卫生学调查的同时,根据初步判断有针对性地采集各种可疑样品进行实验室检验,辅助流行病学和卫生学调查查明相关事项,并确定具体致病因子。

1. 可疑样品的种类　食物中毒实验室检验主要围绕可疑中毒食品和病人及相关人员生物材料等两类样品的检验。

(1) 可疑中毒食品:供应中毒病人食用的剩余可疑中毒食品及其原料;接触可疑中毒食品的食品加工工具、用具及食品容器、餐饮具、操作人员双手等接触食品物品。

(2) 病人及食品从业人员生物材料:病人的粪便、肛拭、呕吐物、咽拭、血液等标本以食品从业人员肛拭、咽拭及疮疖脓液等。

2. 样品的采集和送检　根据病人临床表现、潜伏期特点、饮食情况以及现场卫生学调查情况,对致病因素作出初步判断,依照食物中毒病原检验项目的有关规定采集食物中毒典型性样品。

(1) 微生物检验样品的采集和送检:采用无菌采样器材和工具,按照无菌操作要求采集样品,放入无菌容器中,必要时放入专用培养液中。肛拭、咽拭、疮疖脓液以及食品加工工具、用具、食品容器、餐饮具、操作人员双手采样,采样棉签蘸有无菌生理盐水或者专用培养液后涂抹采样。采样后应冷藏条件下,2 h 内送实验室检验。

(2) 化学性检验样品的采集和送检:采用清洁采样器材和工具,采集样品后放入专用清洁容器中,尽可能在冷藏条件下,4 h 内送实验室检验。

3. 样品检验　采集的样品送具有食物中毒检验资质的检验机构,调查人员根据病人临床表现、潜伏期、可疑中毒食品以及现场卫生学调查情况,提出食物中毒病原检验项目。检验机构应当按照国家和卫生部规定的检验方法,开展检验并按时出具检验报告。

三、食物中毒的报告制度

食物中毒报告是《食品安全法》规定的一项法定制度。准确、及时、全面的报告对有效控制食物中毒事故造成的危害、查明原因、救治病人有着积极的作用。

（一）食物中毒的报告主体

食物中毒的法定报告单位包括发生食物中毒的单位、接收食物中毒病人治疗的医疗卫生机构、食品安全监管部门、卫生行政部门和人民政府。法定报告单位在获悉或接到食物中毒报告后应当依法向有关部门或机构报告。

1. 发生食物中毒的单位和接收治疗病人的医疗机构　食物中毒的肇事单位和病人所在的单位以及接收食物中毒病人治疗的医疗卫生机构获悉食物中毒事故或可疑食物中毒事故时，应当及时向事故发生地县级卫生行政部门报告。

2. 食品安全监管部门　农业行政、质量监督、工商行政管理和食品药品监管部门等食品安全监管部门在日常监督管理中发现食物中毒事故或接到相关接报的，应当立即向卫生行政部门通报。

3. 卫生行政部门和人民政府　发生重大食物中毒事故的或接到相关接报的，卫生行政部门应当向本级政府和上级卫生行政部门报告。任何单位和个人不得对食物中毒事故隐瞒、谎报、缓报。

（二）食物中毒的报告内容与形式

1. 食物中毒报告内容　根据不同食物中毒报告主体和报告形式，报告内容和要求也不尽相同。

（1）发生食物中毒的单位和接收治疗病人的医疗机构：主要报告发病时间、发病人数、就诊地点、主要症状、可疑食品、可疑肇事单位和发病单位及其详细地址和联系方式。

（2）食品安全监管部门和卫生行政部门：除报告上述内容外，还要随调查的进展，不断增加调查内容和处理结果。

2. 食物中毒报告形式　食物中毒报告可分为口头、书面和网络报告。

（1）口头报告：发生食物中毒的单位和接收治疗病人的医疗机构主要采用口头方式报告。负责食物中毒事故调查处理的部门应当在接到报告后进行初步调查核实后，在第一时间立即口头向上级机关报告。

（2）书面报告：负责食物中毒事故调查处理的部门在初步调查核实后 2 h 内填写《食物中毒、疑似食物中毒事故报告记录单》，报告上级机关。

（3）网络报告：由县级疾病预防控制机构根据调查情况进行专用网络直报上级卫生行政部门。

四、食物中毒诊断标准及技术处理总则

（一）食物中毒诊断标准

食物中毒诊断标准主要以流行病学调查资料、中毒病人的潜伏期和特有的临床表现为依据，实验室诊断用于确定中毒的病因。

1. 细菌性和真菌性食物中毒诊断标准　食入细菌性或真菌性中毒食品引起的食物中毒，即为细菌性食物中毒或真菌性食物中毒，其诊断标准总则主要依据：①流行病学调查资料；②病人的潜伏期和特有的中毒表现；③实验室诊断资料，对中毒食品或与中毒食品有关的物品或病人的标本进行检验的资料。

2. 动物性和植物性食物中毒诊断标准　食入动物性或植物性中毒食品引起的食物中毒，即为动物性或植物性食物中毒，其诊断标准总则主要依据：①流行病学调查资料；②病人的潜伏期和特有的中毒表现；③形态学鉴定资料；④必要时应有实验室诊断资料，对中毒食品进行检验的资料；⑤有条件时，可有简易动物毒性试验或急性毒性试验资料。

3. 化学性食物中毒诊断标准　食入化学性中毒食品引起的食物中毒,即为化学性食物中毒,其诊断标准总则主要依据包括:①流行病学调查资料;②病人的潜伏期和特有的中毒表现;③如需要时,可有病人的临床检验或辅助、特殊检查的资料;④实验室诊断资料,对中毒食品或与中毒食品有关的物品或病人的标本进行检验的资料。

4. 致病物质不明的食物中毒诊断标准　食入可疑中毒食品后引起的食物中毒,由于取不到样品或取到的样品已经无法查出致病物质或者在学术上中毒物质尚不明的食物中毒,其诊断标准总则主要依据包括:①流行病学调查资料;②病人的潜伏期和特有的中毒表现;③必要时由 3 名副主任医师以上的食品卫生专家进行评定。

食物中毒的确定应尽可能有实验室诊断资料,但由于采样不及时或已用药或其他技术、学术上的原因而未能取得实验室诊断资料时,可判定为原因不明食物中毒,必要时可由 3 名副主任医师以上的食品卫生专家进行评定。

(二) 食物中毒技术处理总则

食物中毒技术处理包括中毒病人的应急处理、中毒食品的控制处理和中毒现场的处理。

1. 中毒病人的应急处理

(1) 立即停止食用可疑中毒食品。

(2) 采取病人呕吐物、粪便等排泄物和生物标本,以备送检。

(3) 病人的急救治疗:①急救措施:主要采用催吐、洗胃、清肠等排毒和减少毒物或毒素吸收;②对症治疗:补液、纠正水和电解质失衡,抗菌或解毒处理,防止心、肝、肾、脑损害;③特殊治疗:特殊的解毒药物,如对有机磷农药中毒采用抗胆碱药(阿托品)和胆碱酯酶复能剂(氯解磷定);亚硝酸盐中毒采用亚甲蓝(美蓝)。

2. 中毒食品的控制处理　①封存中毒食品或疑似中毒食品;②追回已售出的中毒食品或疑似中毒食品;③中毒食品或疑似中毒食品进行致病因素检验;④对中毒食品进行无害化处理或销毁。

3. 中毒现场的处理

(1) 保护中毒现场,尽可能维持中毒现场的原状。

(2) 对中毒场所进行无害化处理。

五、食物中毒调查处理程序与方法

发生食物中毒事故后,食品安全监管部门和卫生行政部门应按照国务院和地方人民政府《食品安全事故应急预案》、卫生部《食物中毒事故处理办法》、国家食品安全标准《食物中毒诊断标准及技术处理总则》的要求,及时组织和开展对病人的紧急抢救、现场调查、可疑中毒食品和现场控制等处理,同时收集与食物中毒事故相关的违法证据,追究违法者的法律责任。

(一) 食物中毒调查

1. 食物中毒的分级　根据中毒人数,食物中毒事故一般分为:散发性(发病人数在 10 例以下,且无死亡病例的)和集体性事故(发病人数 10 例及以上的,或有死亡病例的)两类;根据性质、危害程度和涉及范围,集体性食物中毒事故又可分为:特别重大食品安全事故(Ⅰ级)、重大食品安全事故(Ⅱ级)、较大食品安全事故(Ⅲ级)和一般食品安全事故(Ⅳ级)4 级。

(1) 特大事故:符合下列情形之一的,为特别重大食品安全事故:①事故危害特别严重,对多个省市造成严重威胁,并有进一步扩散趋势的;②超出省级处置能力水平的;③发生跨境(香港、澳门、台湾)、跨国食品安全事故,造成特别严重社会影响的;④国务院认为需由国务院或国务院授权有关部门负责处理的。

（2）重大事故：符合下列情形之一的，为重大食品安全事故：①事故危害严重，影响范围涉及省市内几个地市的；②伤害人数 100 人以上，并出现死亡的；③造成 10 例以上死亡的；④省级政府认定的重大食品安全事故。

（3）较大事故：符合下列情形之一的，为较大食品安全事故：①事故影响在本市 1 个地市内的；②伤害人数 100 人以上，或者出现死亡病例的；③地市政府认定的较大食品安全事故。

（4）一般事故：符合下列情形之一的，为一般食品安全事故：①事故影响范围涉及 1 个区县内的；②造成伤害人数 10～99 人，未出现死亡病例的；③区县政府认定的一般食品安全事故。

2. 食物中毒调查程序　食物中毒调查程序包括报告登记、现场调查、采样检验、调查报告、事故处理。

（二）食物中毒调查处理方法

1. 食物中毒的判定

（1）食物中毒病例的确认：食物中毒病例的确认，由食品卫生监督员负责。根据发病事件的具体情况〔如发病人群、发病时间、主要症状、体征、实验室（包括临床）检验情况、致病物质、可疑中毒食品、进食数量等〕作出判断。对于以腹泻症状为主的细菌性食物中毒病例，可以参照《感染性腹泻的诊断标准及处理原则》（GB 17012－1997）进行确认。确定病例定义是国际通用的食物中毒基本调查步骤。病例定义是否完善取决于整个食物中毒流行病学调查的质量。

（2）确定食物中毒病例的原则：根据对国外公共卫生事件的剖析和在工作实践中的体会，认为确定食物中毒病例定义应大致遵循如下一些原则：①要综合分析流行病学资料、潜伏期和临床表现、现场卫生学调查情况和实验室检验结果；②要以客观临床体征和实验室检验指标为主，但要考虑实际情况；③要注意精神诱导因素和伪装"发病者"，不能轻信主观症状，及时予以排除；④对中毒或感染餐次不明或肇事单位不明的食物中毒事件，要确定最初病例定义和最终病例定义，在肯定无连续感染的前提下，排除确实未在最终确定的中毒或感染餐次或肇事单位进食的发病者；⑤要事先考虑、科学解释可能出现不符合工作假设和最终病例定义的发病者情况。

2. 食物中毒事故的确认

（1）食物中毒确认诊断标准：食物中毒应根据《食物中毒诊断标准及技术处理总则》（GB 14938）及其他食物中毒有关诊断标准进行，主要以流行病学调查资料及病人的潜伏期和中毒特有表现为依据，实验室诊断资料是确定中毒病因的依据之一。未能取得实验室诊断资料的，可判定为原因不明食物中毒，必要时可由 3 名副主任医师以上的食品卫生专家进行评定。

（2）食物中毒的特征：食物中毒的流行病学调查资料、病人的潜伏期和中毒特有表现应符合下列特点：①中毒病人在相近的时间内均食用过某种共同的中毒食品，未食用者不中毒，停止食用中毒食品后，发病很快停止；②潜伏期较短，发病急剧，病程亦较短；③所有中毒病人的临床表现基本相似；④一般无人与人之间的直接传染。

3. 食物中毒调查报告　不管事件最终如何定性，食物中毒调查都应该撰写一份详细、规范的终结调查报告。报告内容一般应包括下列内容。

（1）事故概况：发生时间、地点、中毒人数、主要中毒表现、大致过程以及报告等情况。

（2）调查对象与方法：调查人员的组成、调查（包括个案、现场、实验室）对象的确定与选择、调查的样本数、调查的内容、方法及数据统计处理方法等。

（3）事故调查结果：调查结果应包括以下内容：①事故发生单位基本情况；②病人中毒表现，包括症状、体征及潜伏期（中位数或几何均数）；③事故流行病学特点，如病例定义、罹患率、病人的发病时间、地点、人群分布；④卫生学调查，包括可疑中毒食品生产经营各个环节；⑤实验室检验。

（4）分析与讨论：事故特征；发病与进食餐次和食品是否存在关联，关联程度如何；中毒食品的污染环节（或可疑环节）；中毒的病因等。

（5）结论：事故性质（是否属食物中毒）；如属于食物中毒的，要说明肇事者、中毒人数、中毒餐次、中毒食品及中毒病因（后两项仅限于查明中毒食品及病因者）。

4. 食物中毒的应急处理

（1）协助救治：在开展食物中毒调查处理的同时，根据病人的症状体征、潜伏期特点、发病前共同饮食以及快速检测结果等情况，初步推断引起中毒的致病原，并提醒临床医生开展有针对性的临床诊断、检查和治疗。

怀疑为传染病时，应隔离治疗病人，疑似病例和密切接触者应进行医学观察，对易感人群可采取预防服药、应急接种等措施。

（2）现场临时控制措施：对可疑肇事单位应及时采取临时控制措施：①封存造成食物中毒或者可能导致食物中毒的食品及其原料；②封存被污染的食品用工具及用具，并责令进行清洗消毒；③封存被污染的与食物中毒事故相关的生产经营场所；④责令食品生产经营单位收回已售出的造成食物中毒的食品或者可能造成食物中毒的食品。

（3）解除临时控制措施：对被封存的食品、食品用工具和用具及有关生产经营场所，应当在封存之日起15日内完成检验或卫生学评价工作，并做出以下处理决定：①属于被污染或含有有毒有害物质的食品，依法予以销毁或监督自行销毁；②属于未污染且不含有有毒有害物质的食品，以及已消除污染的食品用工具和用具及有关生产经营场所，予以解封；③因特殊事由，需延长封存期限的，应做出延长控制期限的决定。

5. 追究法律责任　调查结束后，有关部门和受害者应当追究肇事者的法律责任，包括行政责任、民事责任和刑事责任。

（1）行政责任：负责肇事者食品安全监管的部门应当根据《食品安全法》及《食品安全法实施条例》等法律法规规定，对事故的肇事者实施行政处罚，包括罚款、没收违法所得、责令停业，甚至吊销其许可证。

（2）民事责任：造成人身、财产或其他损害的，食物中毒受害者有权要求肇事者承担民事赔偿责任。

（3）刑事责任：食物中毒触犯刑法的，有关公安机关和检察监管应当依法追究肇事者的刑事责任。

（顾振华）

思考题

1. 什么是食源性疾病？

2. 简述食源性疾病的分类。

3. 简述食物中毒的发病特点。

4. 简述常见的几类导致食物过敏的食物。

5. 简述引起亚硝酸盐食物中毒的原因是什么？

6. 简述细菌性食物中毒的诊断标准是什么？

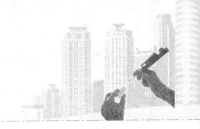

第十二章

食品安全及评价体系

第一节 食品安全概述

食品安全是公共卫生领域中的重大问题,直接关系到消费者的身体健康和社会稳定,甚至国家的政治稳定,已引起国际社会和各国政府的高度关注。我国政府历来高度重视,将它作为建设和谐社会和小康社会重要内容,是以人为本的具体体现。

一、食品安全的概念

(一) 食品安全的定义
食品安全有广义和狭义之分。广义的食品安全主要是指法律定义,狭义定义有3种。

1. **食品安全的法律定义** 《食品安全法》第九十九条规定,食品安全指食品无毒、无害,符合应当有的营养要求,对人体健康不造成任何急性、亚急性或者慢性危害。食品安全的法定定义规定了食品的质量安全和营养指标。

2. **食品安全的狭义定义** 狭义的食品安全定义有3个。

(1) 质量安全(food safety):世界卫生组织认为食品安全是指食品中的有毒有害物质对人体健康产生的公共卫生问题。这里强调了一是食品中存在的"有毒有害物质",这些物质是指生物性、化学性或者物理性的有毒有害物质,而不是一般的物质;二是这些"有毒有害物质"对人体健康所产生的"公共卫生"问题,而不是对个别人体产生的健康问题,所以这是食品的质量安全。

(2) 数量安全(food security):食品供给不足引起的人体健康与疾病。食品是正常人体获取营养的唯一来源,由于食品的供给不足,带来能量供给不足、营养素的缺失,因而不能满足人体的正常代谢、生长发育的需要,营养素缺乏疾病的产生。所以这是食品供给量的安全。

(3) 食品恐怖(food defense):利用食品发动恐怖活动。由于各种原因(包括恐怖活动),人为地在食品中添加有毒有害物质,使食用该物质的人群(目标人群)健康造成危害,甚至死亡。这与质量安全(food safety)不同,前者是主观故意,后者是非故意的行为。所以这是一种恐怖活动。

(二) 食品安全危害因素
食品安全危害因素(hazard)是指可能存在于某种或某些食品中能够引起健康不良结果的生物性、化学性或物理性因素。

1. **食品安全生物性危害因素** 食品中的生物性危害因素包括细菌、真菌及其毒素、寄生虫和病毒。这些生物性危害因素可能是食用性动物和植物生产过程中感染，或者食品生产经营过程污染所致。

（1）细菌：食品中的细菌有致病菌（包括条件性致病菌）和非致病菌（包括指示菌）。

1）致病菌：进入人体后可引起食源性疾病或食物中毒的细菌。常见食品中的致病菌有沙门菌、副溶血性弧菌、金黄色葡萄球菌、志贺菌、出血性大肠杆菌、李斯特菌等。

2）指示菌：指示食品卫生质量的细菌污染指标的细菌。常用的有菌落总数和大肠菌群。①菌落总数（aerobic plate count）：食品检样经过处理，在一定条件下（如培养基、培养温度和培养时间等）培养后，所得每克（g）或毫升（ml）检样中形成的微生物菌落总数。常用菌落形成单位（colony-forming units，CFU）表示。食品中菌落总数表明食品的清洁程度。②大肠菌群（coliforms）：在一定培养条件下能发酵乳糖、产酸产气的需氧和兼性厌氧革兰阴性无芽孢杆菌。常用每100 g或100 ml食品中最可能数（most probable number，MPN）表示。

（2）真菌及其毒素：真菌在自然界分布很广，种类繁多，约有25万余种，几乎无处不在。除少数医学病原真菌外，大部分真菌对人体均属非致病性真菌。

（3）寄生虫：常见污染食品的寄生虫有旋毛虫、绦虫、吸虫等。食用了被寄生虫及其虫卵污染的食品引起的食源性疾病称为食源性寄生虫病。近年来食用生的食品机会越来越多，尤其是生食水产品和蔬菜，感染食源性寄生虫病风险也随之增加。除了传统的旋毛虫病、绦虫病外，近年来华支睾吸虫、肝吸虫感染的报道增多。

（4）病毒：食品中的病毒主要来自于受感染的人和动物，包括鼠类和昆虫。食品受污染的原因可能直接取自于受感染的动物，或是因为受感染的人和动物之排泄物如粪、尿等的污染。

1）食品中常见的病毒。由于食品中病毒检验方法的限制，目前尚不清楚食品中究竟有多少种病毒。一般认为，食品中的病毒主要为肠道病毒，常见的有脊髓灰质炎病毒、柯萨基病毒、埃可病毒、诺瓦克样病毒（Norwalk-like viruses，NLVS）和肝炎病毒等。

2）食源性病毒疾病。近年报道的疾病有：1988年上海因食用不洁毛蚶引起的近30万人的甲型肝炎暴发；1992～1994年间，在英格兰和威尔士，27%的胃肠炎由诺瓦克样病毒引起，其中食源性的感染占60%；1996和1997年分别有6起和12起与贝类有关的胃肠炎暴发，其中有13起是由牡蛎引起，而其中5起的病因是诺瓦克样病毒。

2. 食品安全化学性危害因素 食品中化学性危害因素有农药、兽药、重金属、食品添加物。

（1）农药（pesticide）：是指用于预防、消灭或者控制危害农业、林业的病、虫、草和其他有害生物，以及有目的地调节植物、昆虫生长的化学合成或者来源于生物、其他天然物质的一种物质或者几种物质的混合物及其制剂。

（2）兽药（veterinary drugs）：是指用于预防、治疗、诊断动物疾病或者有目的地调节动物生理功能的物质（含药物饲料添加剂），主要包括血清制品、疫苗、诊断制品、微生态制品、中药材、中成药、化学药品、抗生素、生化药品、放射性药品及外用杀虫剂、消毒剂等。

1）兽药分类：兽药可分为7类：①抗生素类；②驱肠虫药类；③生长促进剂类；④抗原虫药类；⑤灭锥虫药类；⑥镇静剂类；⑦β-肾上腺素能受体阻断剂。

2）兽药残留（residues of veterinary drugs）：是"兽药在动物源食品中的残留"的简称，根据FAO/WHO食品中兽药残留法典委员会（Codex Committee on Residues of Veterinary Drugs in Foods，CCRVDF）的定义，兽药残留是指动物产品的任何可食部分所含兽药的母体化合物及（或）其代谢物，以及与兽药有关的杂质。所以，兽药残留既包括原药，也包括药物在动物体内的代谢产物和兽药生产中所伴生的杂质。

3) 兽药残留的危害

a. 毒性反应：长期食用兽药残留超标的食品后，当体内蓄积的药物浓度达到一定量时会对人体产生多种急慢性中毒。如食用含有盐酸克仑特罗（俗称瘦肉精）超标的猪肝、肺、肾和猪肉而发生急性中毒。氯霉素的超标可引起致命的"灰婴综合征"反应，严重时还会造成人的再生障碍性贫血。四环素类药物能够与骨骼中的钙结合，抑制骨骼和牙齿的发育。红霉素等大环内酯类可致急性肝毒性。氨基糖苷类的庆大霉素和卡那霉素能损害前庭和耳蜗神经，导致眩晕和听力减退。磺胺类药物能够破坏人体造血功能等。

b. 耐药菌株的产生：动物机体长期反复接触某种抗菌药物后，其体内敏感菌株受到选择性的抑制，从而使耐药菌株大量繁殖。此外，抗药性 R 质粒在菌株间横向转移，使很多细菌由单重耐药发展到多重耐药。耐药性细菌的产生使得一些常用药物的疗效下降，甚至失去疗效，如青霉素、氯霉素、庆大霉素、磺胺类等药物在畜禽中已大量产生抗药性，临床效果越来越差。

c. "三致"作用：研究发现许多药物具有致癌、致畸、致突变作用。如丁苯咪唑、阿苯达唑（丙硫咪唑）和苯硫苯氨酯具有致畸作用；雌激素、克球酚、砷制剂、喹恶啉类、硝基呋喃类等已被证明具有致癌作用；喹诺酮类药物的个别品种已在真核细胞内发现有致突变作用；磺胺二甲嘧啶等磺胺类药物在连续给药中能够诱发啮齿动物甲状腺增生，并具有致肿瘤倾向；链霉素具有潜在的致畸作用等。

d. 过敏反应：许多抗菌药物如青霉素、四环素类、磺胺类和氨基糖苷类等能使部分人群发生过敏反应，甚至休克，并在短时间内出现血压下降、皮疹、喉头水肿、呼吸困难等严重症状。

e. 肠道菌群失调：近年来国外许多研究表明，有抗菌药物残留的动物源食品可对人类胃肠的正常菌群产生不良的影响，使一些非致病菌被抑制或死亡，造成人体内菌群的平衡失调，从而导致长期的腹泻或引起维生素的缺乏等反应。菌群失调还容易造成病原菌的交替感染，使得具有选择性作用的抗生素及其他药物失去疗效。

f. 对生态环境质量的影响：动物用药后，一些性质稳定的药物随粪便、尿被排泄到环境中后仍能稳定存在，从而造成环境中的药物残留。高铜、高锌等添加剂的应用，有机砷的大量使用，可造成土壤、水源的污染。研究显示，砷对土壤固氮细菌、解磷细菌、纤维分解菌、真菌和放线菌均有抑制作用。

4) 兽药残留的控制：严格遵守国家有关兽药法律法规（如《兽药管理条例》），按照 GAP 的要求，合理使用兽药，不非法使用违禁或淘汰药物，遵守休药期规定，不滥用药物，按照 CCRVDF 制定食品中兽药残留的国际标准控制食品中兽药残留。

（3）重金属：原义是指比重大于 5 的金属，包括金、银、铜、铁、铅等，重金属在人体中累积达到一定程度会造成慢性中毒。

（4）食品添加剂：是指为改善食品品质和色、香、味，以及为防腐、保鲜和加工工艺的需要而加入食品中的人工合成或者天然物质。营养强化剂、食品用香料、胶基糖果中基础剂物质、食品工业用加工助剂也属于食品添加剂的范畴。

3. 食品安全物理性危害因素　食品中物理性危害因素来源复杂，种类繁多，且存在较多的偶然性，主要分为外来的杂质和放射性危害因素。

（1）物理性杂质：食品生产经营过程受到的杂质污染和掺假掺杂的污染。

1) 食品生产经营过程受到的杂质污染：食品在生产经营过程受到外来物理性杂质污染，可能来自于食品原料和添加剂的带入，生产经营环境、工具、设备、管道、容器、车辆和从业人员的意外污染，鼠类及昆虫的叮咬等。这类杂质虽然对食品安全的风险不大，但对食品的感官性状和品质影响较大。

2) 掺假掺杂污染的杂质:食品的掺假掺杂是人为故意行为,根据掺假掺杂的物质不同,污染食品的杂质不同,对食品安全的风险也不同。有时为了获取更大利润,掺入低价格的食品,虽然不存在食品安全的风险,但损害消费者的权益。如果掺入劣质食品甚至非食用物质,食品安全的风险极大。

(2) 放射性危害因素:食品中的放射性物质有来自地壳中的放射性物质(天然本底),也有来自核武器试验或和平利用放射能所产生的放射性物质,即人为的放射性污染。

1) 食品中放射性污染来源:①核爆炸试验;②核废物排放不当;③意外事故核泄漏。

2) 食品中放射性污染对人体的危害:主要是由于摄入污染食品后放射性物质对人体内各种组织、器官和细胞产生的低剂量长期内照射效应。主要表现为对免疫系统、生殖系统的损伤和致癌、致畸、致突变作用。由于生物体和其所处的外环境之间固有的物质交换过程,在绝大多数动植物性食品中不同程度的都含有天然放射性物质,亦即食品的放射性本底。天然放射性本底是指自然界本身固有的,未受人类活动影响的电离辐射水平。它主要来源于宇宙线和环境中的放射性核素。

(三) 食品安全风险分析

近年来,世界各地频繁发生的一系列大规模食品安全突发事件,引起国际组织和各国政府的广泛关注。为了保证食品的安全和质量,国际组织和各国政府都在积极寻找控制食品安全的措施和提高食品安全监管能力的对策。食品安全风险分析被公认为是科学、有效的措施之一。

风险分析(risk analysis)的概念首先出现在环境科学的危害控制中,20 世纪 80 年代末被应用到食品安全领域。FAO/ WHO 在 1995、1997、1998 年连续召开了"风险分析在食品标准中的应用"、"风险管理与食品安全"、"风险信息交流在食品标准和安全性问题中的应用"的 3 次专家咨询会议,提出了食品安全风险分析的定义、要素,食物中化学物、生物因素的风险评估、风险评估过程中的不确定性和变异性、风险管理的框架、总原则、风险信息交流的要点和指导原则等风险分析的理论,建立了一套完整的风险分析理论体系。

(四) 食品安全监督管理

食品安全监督管理涉及政府的监管、企业的自律、社会参与和消费者监督,食品安全监督管理是确保食品安全的重要保证。

1. 食品安全监督管理的基本原则

(1) 生命和健康优先的原则:人的生命只有一次,人的生存权和健康权是基本权益,必须得到尊重。生命和健康权益与其他权益发生冲突时,必须将其放在优先考虑的地位,体现以人为本,构建和谐社会的理念。

(2) 社会公共利益高于一切的原则:社会公共利益惠及整个社会,是维持社会稳定和发展,国泰平安的基础。社会公共利益与企业、个人利益发生矛盾时,社会公共利益高于一切。

(3) 分工负责、责任分担的原则:食品安全监督管理是一项社会管理系统,需要社会各方面的共同参与,采取政府监管、企业负责、社会参与、消费者监督(自我保护)相结合。

(4) 预防为主、风险管理的原则:预防为主是公共卫生工作基本原则,食品安全属于公共卫生的范畴,应当预防和控制食品安全事故的发生;风险管理是国际公认的科学管理措施,食品安全监管就要围绕风险,降低、消除和控制风险。

2. 食品安全管理的对策

(1) 政府监管:政府作为食品安全监管的整体,各级政府对食品安全负总责。具体体现在:

①完善法律与标准:制定国家和地方与食品安全相关的法律、法规和规章以及技术规范和标准,并且定期修订,使之适应社会发展的需要。②建立监管网络,明确监管体制:建立横向到边、纵向到底的监管网络和队伍,包括省级、地市、区县、乡镇(街道)、乡村(社区)的监管网络,明确各级监管队伍的监管职责,并定期评议考核。③强化监管,严格执法:各级各类监管部门要加强对企业培训和技术指导,依法运用各种监管措施,加强食品安全监管,及时发现、消除和控制存在的食品安全隐患和风险,严厉惩罚违法者,发挥法律的震慑力。④公布信息,开展风险交流:各级政府要运用各种形式开展宣传,提高社会防范食品安全事故能力,及时、准确、权威发布食品安全信息,发挥舆论的引导作用,指导企业和消费者科学、正确、理性消费。

(2) 食品生产经营企业:企业是食品安全的第一责任人,食品安全不是靠监管出来的,而是生产出来的。企业应当承担下列法律义务。

1) 建立管理体系:建立适合本企业特点的自身管理体系,包括建立管理机构,落实管理人员,完善管理制度,并使其良好运作。

2) 建立食品安全制度:依法建立覆盖食品生产经营全过程的食品安全制度,落实相关食品安全要求,包括食品安全许可制度、食品安全管理制度、从业人员健康检查和档案制度、食品采购查验记录制度、食品生产过程记录制度、食品出厂检验记录制度、食品批发销售记录制度、缺陷食品召回制度、食品添加剂管理制度、农产品生产和农业投入品使用管理制度;落实制定企业标准要求、验证要求、出厂检验要求、食品储存要求、销售散装食品要求、定型包装食品标签要求、新产品安全评估要求、食品添加剂使用要求、禁止加药要求、食品广告要求。

3) 对社会和公众负责:接受社会监督,承担社会责任。

(3) 社会参与:食品安全相关的社会组织包括行业协会、新闻媒体和社会第三方组织,社会组织应积极参与食品安全监管工作。①行业自律:各类食品行业协会应当加强行业自律,制定本行业规章制度,引导和规范企业行为,推动行业诚信建设,宣传、普及食品安全知识。②社会舆论监督:新闻媒体应开展食品安全法律法规、标准和知识的宣传,对违法行为进行舆论监督。③第三方组织:充分运用专业知识和能力,协助政府开展食品安全监管工作,积极服务食品企业,宣传食品安全知识,指导和帮助企业管理。

(4) 消费者自我保护:消费者面广量大,是食品食品安全管理的重要力量。

1) 增强自我保护意识:消费者要学习食品安全基本知识,掌握识别能力,养成良好的食品消费习惯,自觉抵制消费不合格食品,提高自我保护意识和能力。

2) 举报违法行为,正当维权:一旦发现违法行为,积极向有关部门举报;一旦食品安全的自身权益受到侵犯,应依法维护本人的正当维权。

3. 食品安全的战略目标　联合国粮食及农业组织(FAO)和世界卫生组织(WHO)在《保障食品的安全和质量:强化国家食品控制体系》中指出,国家食品安全控制体系的主要目标是:①通过减少食源性疾病的风险,保护公众健康;②保护消费者免受不卫生、有害健康、错误标识或掺假的食品之危害;③维持消费者对食品体系的信任,为国内及国际的食品贸易提供合理的法规基础,促进经济发展。

4. 食品安全管理体系　食品安全管理体系是食品安全的重要环节之一,包括卫生标准操作程序(SSOP)、良好生产规范(GMP)、危害分析与关键控制点(HACCP)和ISO9000质量管理和保证体系等。

(1) 卫生标准操作程序(sanitation standard operating procedure, SSOP):是在食品生产中实现良好生产规范为目标的操作规范,它描述了一套特殊的与食品卫生处理和加工厂环境清洁程度有关的目标,以及所从事的满足这些目标的活动。SSOP 强调食品生产车间、环境、人员及与食品接触的器具、设备中可能存在的危害的预防以及清洗(洁)的措施,是良好生产规范中最关键的基本卫生条件。SSOP 主要包括 10 个基本内容:水和冰的安全;食品接触表面的清洁和卫生;防止交叉污染;清洗手、手消毒和卫生间设施的维护;防止食品、食品包装材料、食品接触表面掺入其他有害物质;有毒化合物的标识、储存和使用;员工健康状况的控制;虫害控制;结构和布局;废物处理。

(2) 食品的良好生产规范(good manufacturing practice,GMP):是一种具有专业特性的品质保证或制造管理体系,是为保障食品质量安全而制定的贯穿食品生产全过程的一系列措施、方法和技术要求,是一种特别注重生产过程中产品品质与卫生安全的自主性管理制度,是一种具体的产品质量保证体系。食品的良好生产规范涉及生产企业厂房、设备、卫生设施等硬件条件,以及生产工艺、生产行为、管理组织、管理制度和记录、教育等软件要求。

(3) 危害分析与关键控制点(hazard analysis and critical control point,HACCP):是对食品生产、加工、经营过程中可能造成食品污染的各种危害进行系统和全面分析评估,确定能有效预防、减少或消除危害的生产经营环节(关键控制点),进而在关键控制点对危害因素进行控制,并对控制效果进行监控,将危害预防、消除或降低到消费者可接受水平,确保食品生产经营者能为消费者提供更安全的食品。HACCP 的控制系统着眼于预防而不是依靠终产品的检验来保证食品的安全。

二、国内外主要存在的食品安全问题

(一) 我国存在的食品安全问题

当前我国食品安全面临的形势仍然十分严峻:食源性疾病仍然是危害公众健康的最重要因素;食品中新的生物性和化学性污染物对健康的潜在威胁已经成为一个不容忽视的问题;同时,食品新技术、新资源(如转基因食品、酶制剂和新的食品包装材料)的应用给食品安全带来新的挑战;我国食品生产经营企业规模化、集约化程度不高,自身管理水平仍然偏低,食品安全监督管理的条件、手段等尚未完全适应实际工作的需要。

1. 食源性疾病对公众健康的危害　食源性疾病对公众健康的危害主要反映在微生物和化学性因素引起的食源性疾病。

2. 法制缺陷　尽管我国食品安全法律制订起步较早,新中国成立不久我国就着手制定食品卫生和食品安全法律法规,从 20 世纪 60 年代制定《中华人民共和国食品卫生管理条例》,80 年代制定《中华人民共和国食品卫生法》,2009 年制定《中华人民共和国食品安全法》。但法律缺陷仍然存在。

(1) 法律体系不齐全:食品安全涉及面广,光靠一部法律是不够的,应当建立涉及法律、法规、规章各个方面。我国法规涉及食品安全的内容相对缺失。

(2) 法律法规的修订不及时:上述法律基本上为 13 年才修订,期间没有任何修正案,与社会、经济的发展不相适应。

(3) 相关法律间交叉:目前我国立法属于"部门"立法,主要由执法部门承担法律的起草工作,必然会造成相关法律间交叉和职责不清,如《食品安全法》与《农产品质量安全法》、《产品质量法》等存在明显的交叉。

3. 监管体制不顺　目前我国食品安全监管采取"分段管理为主,产品管理为辅"的监管体制,即有农业行政部门负责农产品种养殖环节的监管,质量技术监督部门负责食品生产环节的监管,工商行政部门负责食品流通环节的监管,食品药品监管部门负责消费环节的监管,商务部门负责生猪屠宰监管,出入境检验检疫部门负责进出口食品的监管,食品药品监管部门负责保健食品的生产、经营过程监管,卫生部门负责食品安全综合协调。这种监管体制存在以下问题。

(1) 多部门监管的空隙与交叉:由于将从农田到餐桌全过程人为分割为农产品种养殖环节、生产环节、流通环节、消费环节等4个环节,必然会产生空隙,造成"监管空白";跨环节的食品生产经营企业又面临多部门交叉监管,部门监管要求的矛盾;新的食品生产经营业态将面临监管职责不清的局面。

(2) 综合协调效率低下:多部门的监管可能存在相互推诿,需要部门协调,既增加行政成本,又降低行政监管效率。

(3) 监管职责不清:社会出现新的食品生产经营业态,可能存在监管职责不清,一旦因监管缺位发生食品安全事故,其监管责任追究无法执行。

4. 标准缺陷

(1) 缺失和混淆并存:目前我国涉及食品安全标准有卫生标准、质量标准、行业标准,标准数量很多,但存在不同标准混淆和不一致,标准覆盖面太窄,又存在标准缺失。

(2) 制标的科学性不强:我国标准的制定尚未完全与国际接轨,尚未按照国际标准方法制订,使我国标准难以作为国际食品质量贸易争端的依据。

(3) 标龄过长:按照国际惯例,标准应当每5年修订。但我国大部分标准的标龄过长,有的长达10年或20年,使标准不能适应食品生产经营的需要,操作性较差。

5. 企业诚信缺失

(1) 源头污染:以分散、小农业生产为主的农业,滥用农业投入品,造成农药、兽药和环节污染食物情况严重,使源头难以得到控制。

(2) 食品生产污染:以小型加工企业为主的食品加工业,全国小企业(职工为10人以上)不到20%,手工作业为主,机械化、自动化水平低,企业急功近利,违法生产经营普遍,食品污染严重。

(3) 企业意识淡薄,管理水平低下:企业法律意识淡薄,食品安全知识缺失,自身管理机制不健全,管理水平低,诚信和自律缺失。

(二) 发达国家存在的食品安全问题

近年来欧美等发达国家也频繁爆出食品安全事件,但这些食品安全事件与我国不尽相同,主要为微生物引起的食源性疾病。

1. 美国存在的食品安全问题　美国作为发达的、成熟的市场经济社会,但在保证食品安全、保护消费者权益方面,政府仍是主导者,发挥着不可替代的作用。美国认为安全的食品不是监管出来的,而是生产出来的。解决食品安全问题,政府除了加强监管外,还必须注重引导企业加强管理,从而确保民众的身体健康。但近年来也不断暴发食品安全事件。

(1) 监管机构:美国食品安全监管体系也是多部门监管,美国农业部的食品安全检验局(FSIS)负责确保肉、禽和蛋制品安全、卫生和正确标识;动植物健康检验局(APHIS)负责防止植物和动物的有害生物和疾病;卫生部的食品药品监督管理局(FDA)负责保护消费者免受掺杂、不安全和虚假标贴的食品危害,以及除FSIS管辖范围之外的所有食品;环境保护机构(EPA)负责包括保护消费者免受农药带来的危害,改善有害生物管理的安全方式。这种多部门的监管体制暴露出诸多弊病。

1) 食品安全监管职能重叠:美国联邦政府部门监管食品安全的职能和管辖范围

(jurisdictions)是由法律和部门之间协议(agreements)确定的。美国农业部的食品安全监督局(FSIS)负责监管肉、禽及加工蛋制品(processed eggs)的食品安全,而美国人类卫生服务部的FDA负责监管肉、禽及加工蛋制品之外的所有食品的安全,约占美国消费食品的80%。由于肉、禽及蛋制品是许多食品的原料,所以难以真正划清食品安全监管界限,使得FSIS和FDA的监管范围发生较大的重叠。例如,对肉或禽肉馅三明治食品的检查就发生矛盾,暴露肉或禽肉馅的三明治(open-face meat or poultry sandwiches)由FSIS监管,而非暴露肉或禽肉馅的三明治(closed-face meat or poultry sandwiches)由FDA监管。鸡蛋的安全性在美国受到特别的关注,2000年美国制定鸡蛋安全行动计划(US Egg Safety Action Plan)。这是因为美国发生的沙门菌食源性疾病的暴发流行约82%是通过鸡蛋传播的。由于USDA和FDA职能重叠导致的监管不力,鸡蛋的安全性问题仍未得到较好解决。如鸡的饲养由USDA管,而鸡在农场的生蛋则由FDA管;壳蛋由FDA管,而加工蛋则由USDA管;壳蛋的运输由FDA和USDA共管,而蛋制品的运输则由FDA管;鸡蛋的批发由USDA和FDA共管,而鸡蛋的零售则由FDA管等。

2) 多个部门重复监督检查导致资源浪费:根据美国FDA 2004年2月的记录,约2 000多个食品生产加工单位接受了FSIS和FDA两个部门的重复检查,因这些单位使用了多种原料(multi-ingredient)。美国国家海洋气候管理局(NOAA)每年要对2 500个国外和国内的海产品公司(seafood firms)进行检查,同样与FDA实施的海产品监督检查重复。2002年美国发现疯牛病,至少有4个部门参与了调查,即美国海关和边防署、农业部的动植物监管局、农业部的食品安全监督局,以及卫生部的FDA。多个部门重复监督检查,致使监督资源浪费严重。

3) 食品安全监管权限不一致,造成执法效果不同:根据美国相关法律的规定,美国农业部的食品安全监督局(FSIS)有3项权力:①可以要求被监管的食品公司注册;②禁止使用可能造成潜在食品污染的加工设备;③临时扣留可疑的食品。相反,美国FDA却缺乏这些权力。

4) 进口食品监管权限不一致,导致进口食品监督的漏洞较大:美国进口食品占本国消费的比例很大,例如美国消费的海产品有3/4是进口的,来源于160多个国家的13 000个国外供货商。由于职权所限,2002年FDA只对13 000个外国公司的1/100进行了监督检查。然而,美国USDA负责监管肉、禽食品安全的权力要比FDA大得多,USDA有权要求出口国在出口肉禽产品到达美国之前,应按照USDA的要求进行认证,并接受USDA的现场检查。

5) 食品安全监督检查频次缺乏风险分析的科学性:根据美国相关法律的规定,USDA对所管辖的食品生产加工单位,每个加工日(operating day)至少要进行一次检查;而FDA没有法定的检查频次的要求。由于法律对USDA和FDA实施食品安全监督检查频次的要求不同,导致对危险性相同的食品实施了不同频次的监督检查。例如,对生产"暴露肉馅"三明治的企业,USDA每天实施监督检查;而对生产"非暴露肉馅"三明治的企业,FDA平均每5年进行一次监督检查。由此可见,无论USDA或是FDA实施检查的频次,都缺乏控制危险性的科学性。

(2) 食源性疾病仍然是一个重大的公共卫生问题:美国每年约发生7 600万食源性疾病感染病例,32万多人住院治疗,5 000多人死亡,造成70亿美元的损失。近年来多次暴发即食食品(蔬菜、牛肉、奶酪、花生酱和加工食品)受到沙门菌、大肠杆菌、弧菌、李斯特菌的污染。2011年9月,美国FDA和疾病控制预防中心先后报道因食用污染的生蚝,使人感染上了弧菌病;美国已有8个州72人因食用受李斯特菌污染的甜瓜而染病,其中至少13人死亡。这是美国自1998年以来致死人数最多的一次食源性疾病疫情。

2. 欧盟的食品安全问题

(1) 食品安全监管机构：欧洲各国食品安全监管原隶属不同政府主管部门，每个国家食品安全监管有多个部门。20 世纪 90 年代后期，欧洲发生了一连串的食品安全事件，先后发生比利时戴奥辛污染食用油事件和英国疯牛病、口蹄疫等事件。2000 年 1 月，欧盟健康与消费者保护部门发布了欧盟食品安全白皮书（White Paper on Food Safety），提出了成立欧洲食品安全局（European Food Safety Authority，EFSA）的建议，以协调欧盟各国，建立欧洲层面的新食品法规。欧洲食品安全局于 2002 年成立，其主要目的是提供独立整合的科学意见，让欧盟决策单位面对食物链直接与间接相关问题及潜在风险能做出适当的决定，为欧洲公民提供安全高品质的食物。EFSA 由 2003 年 5 月科学小组成立至今共提交 2 000 多份的科学意见报告，包括疯牛病（BSE）、阿斯巴甜、过敏性食物原料、转基因食品、农药、动物卫生（如禽流感）等议题。

(2) 食品安全信息通报：为加强食品安全信息互通，欧盟健康与消费者保护部门建立食品和饲料快速反应系统（The Rapid Alert System for Food and Feed，RASFF），欧盟或者任何成员国发现本国或者进口食品和饲料出现食品安全事件，应及时向欧盟健康与消费者保护部门通报，RASFF 就立即向成员国发出警报和预警，协调欧盟采取统一应对措施，如 2011 年 5 月德国出现食源性肠出血性大肠杆菌食品安全事件等。

（顾振华）

第二节　食品安全风险分析

近年来，众多的食品安全问题引起了世界各国的广泛关注，而解决食品安全问题必须采用先进、科学的方法，已成为全世界许多政府和专业部门的共识。食品安全的风险分析（risk analysis）方法是国际公认的食品安全评价与控制领域中最重要的技术系统。风险分析是指通过对影响食品安全质量的各种生物、物理和化学危害进行评估，定性或定量描述风险特征，并在参考了各种相关因素后提出和实施风险管理措施，并对有关情况进行交流的过程。目前，风险分析已被公认为是制定食品安全标准的基础。

风险分析（risk analysis）框架由风险评估（risk assessment）、风险管理（risk management）和风险信息交流（risk communication）3 个相互关联的部分组成。风险评估是指针对各种危害（化学的、生物的、物理的）对人体产生的已知的或潜在的不良健康作用的可能性所作的科学评估，是一个由科学家独立完成的纯科学技术过程，不受其他因素的影响。风险管理是根据专家的风险评估结果权衡可接受的、减少的或降低的风险，并选择和实施适当措施的管理过程，包括制定和实施国家法律、法规、标准以及相关监管措施。这属于政府立法或监督部门的工作，受各国的政治、文化、经济发展水平、生活习惯、贸易地位（进口或出口）的影响。无论是专家的风险评估结果，还是政府的风险管理决策，都应该通过媒体或政府渠道向所有与风险相关的集团和个人进行通报，而与风险相关的集团和个人也可以并应该向专家或政府部门提出他们所关心的食品安全问题和反馈意见，这个过程就是风险信息交流。交流的信息应该是科学的，而交流的方式应该是公开和透明的。交流的主要内容包括危害的性质、风险的大小、风险的可接受性以及应对措施。

在风险分析框架中解决一个具体食品安全问题时，风险评估、风险管理和风险信息交流三者之间具有非常密切的相互关系,是一个整体。其中,风险评估是科学核心,是风险管理和风险信息交流的基础。应该指出,在任何一项食品安全任务中,只有3个部分的工作都得到了开展,才能称之为运用了风险分析。

一、食品安全的风险评估

为了应对不断暴露的食品安全问题,国际社会共同采用了食品安全风险评估的方法,科学评估食品中有害因素可能对人体健康造成的风险,并被世界贸易组织(WTO)和国际食品法典委员会(CAC)应用作为制定食品安全控制措施的科学手段,也是各国政府制定食品安全法规、标准和政策的主要技术依据。我国《食品安全法实施条例》明确了开展食品安全风险评估的各种情形:①为制定或者修订食品安全国家标准提供科学依据;②为食品安全监督管理确定重点领域、重点品种;③发现新的可能危害食品安全的因素;④判断某一因素是否构成食品安全的隐患;⑤国务院卫生行政部门认为需要进行风险评估的其他情形。上述规定说明,食品安全风险评估在行政监管中应当发挥基础性和引导性作用。

(一)食品安全风险评估的组成

食品安全风险评估过程包含4个步骤,即危害识别(hazard identification)、危害特征描述(hazard characterization)、暴露评估(exposure assessment)和风险特征描述(risk characterization)组成的科学评估过程。风险评估的任务是获得各种危害对健康不良作用的性质以及最大安全暴露量。

1. **危害识别** 是对可能存在于某种或某些食品中能够引起健康不良结果的生物、化学或物理因素的识别。危害识别可以通过流行病学、临床研究和动物实验获得无明显损害水平(NOEL),也可以通过查阅文献资料获得相关数据。危害识别是风险评估的定性阶段,在食品安全风险评估中,这一阶段的主要任务是根据已知的毒理学资料确定某种食源性因素是否对健康有影响,该影响的性质和特点及其在何种条件下可能表现出来。可用于危害识别的资料主要有4类,即理论分析(如化学物的构效关系等)资料、体外试验资料、动物体内实验资料和人群流行病学资料。

2. **危害特征描述** 是对与危害相关的健康不良结果特征的定性和(或)定量评价。危害主要是指生物、化学及物理因素。危害特征描述是风险评估的定量阶段,在食品安全风险评估过程中,这一阶段是主要任务,是对食品中某种食源性因素对健康的影响进行剂量-反应和剂量-效应及其伴随的不确定性的研究。可用于风险评估的人类资料通常有限,常采用动物实验的资料。而风险评估最关心的是处于低剂量接触水平的人群,这一接触水平要低于动物实验观察的范围。因此需要有从高剂量向低剂量外推及从动物毒性资料向人的危险性外推的方法,这也构成了危害特征描述的主要方面。就食品中化学物的风险评估而言,根据化学物作用类型的不同,剂量-反应关系评定又可分为有阈值化学物的剂量-反应关系评定和无阈值化学物的剂量-反应关系评定。

3. **暴露评估** 是对可能通过食物摄入及其他相关来源暴露的生物、化学和物理因素进行定性和(或)定量评价。暴露评估可以通过膳食调查和风险监测计算。既要计算一般人群(如平均数或中位数)的暴露评估,也要计算高危人群,如易感人群的暴露水平。在食品安全风险评估过程中,这一阶段的主要任务是对人群暴露于食源性危害的量进行评估。根据危害在膳食中的水平和人群膳食消费量,初步估算危害的膳食总摄入量,同时考虑其他非膳食进入人体的途径,估算人体总摄入量,并与安全摄入量进行比较。

4. 风险特征描述 其定义是"在危害识别、危害特征描述和暴露评估的基础上,综合分析危害对人群健康产生不良作用的风险及其程度,同时应当描述和解释风险评估过程中的不确定性"。这一阶段的主要任务是将危害识别、危害特征描述和暴露评估中收集到的证据、理由和结论进行综合考虑,并估计假设某物质被特殊人群食用后发生不良作用的可能性和严重性,包括伴随的不确定性。

(二) 风险评估应遵循的原则

1. 坚持科学评估的原则 风险评估要以食品安全风险监测和监督管理信息以及其他国内外有关信息为基础,要系统掌握国际国内食品安全风险评估的先进技术和方法,及时完善有关工作制度、程序,规范风险评估方法,主动收集、分析和处理与食品安全风险评估相关的信息,依法开展风险评估。

2. 坚持独立评估的原则 进行风险评估活动要坚持科学精神,客观、公正地开展评估工作,不代表任何组织和单位,严格避免受利益相关方的影响。但并不等于风险管理者在整个风险评估中没有作用。在风险评估任务中,风险管理者既是任务的启动者,又是评估结果的使用者,并在整个过程中与风险评估者(科学家)密切合作。

3. 坚持公开透明的原则 在科学、独立的基础上,坚持公开透明,更有利于做到客观、公正。在提交风险评估结果时,同时要报告风险评估的过程和科学依据。

需要注意的是,无论是化学性或是微生物性危害评估,凡是已有国际风险评估结果的都可以参考,特别是危害识别和危害特征描述(如食品添加剂的 ADI、污染物的 PTWI),不需要重复进行,避免浪费资源。但每个国家必须用本国数据进行暴露评估,因为各国食物种类、饮食习惯、膳食结构都不相同。当然,风险评估是一个动态的过程,随着科学的发展和(或)评估工作的进展而出现新的信息有可能改变最初的评估结论。

(三) 食品安全风险评估的应用现状

1. 中国 中国食品安全领域的风险评估工作起步较晚,在相当长的时期内主要是卫生部下属个别单位自发地在一些食品安全事故处理中开展一些风险评估工作,而缺乏全国性的制度、体系、专业队伍和计划,技术水平也十分有限。自 2009 年实施《食品安全法》以来,这方面的情况发生了很大变化。《食品安全法》将食品安全风险评估作为提高国家食品安全管理水平的一项重要科学保障措施,规定"食品安全风险评估结果是制定、修订食品安全标准和对食品安全实施监督管理的科学依据",并规定国家要建立食品安全风险评估制度,成立由医学、农业、食品、营养等方面的专家组成的食品安全风险评估专家委员会,开展食品安全风险评估。2009 年 12 月,卫生部牵头正式成立了由医学、农业、食品、营养等方面的专家组成的国家食品安全风险评估专家委员会,负责开展食品安全风险评估。现已成立国家食品安全风险评估中心,作为食品安全风险评估专家委员会的执行机构。2010 年,为规范食品安全风险评估工作,卫生部又根据《食品安全法》和《食品安全法实施条例》的有关规定制定了《食品安全风险评估管理规定(试行)》。

国家食品安全风险评估专家委员会的职责包括:起草国家食品安全风险监测、评估规划和年度计划,拟定优先监测、评估项目;进行食品安全风险评估;负责解释食品安全风险评估结果;开展食品安全风险交流等。其目标是为食品安全标准及相关监管措施的制定和进行食品安全风险交流提供科学依据。

2011 年 10 月 13 日国家食品安全风险评估中心在京成立,作为负责食品安全风险评估的国家级技术机构,主要承担着国家食品安全风险评估、监测、预警、交流和食品安全标准等技术支持工作。国家食品安全风险评估中心将开展食品安全风险评估基础性工作;风险监测、评估和预警相关科学研究工作;研究分析食品安全风险趋势和规律,向有关部门提出风险预警建议。评估中心将向国家食品安全风险评估专家委员会提交风险评估分析结果,经其确认后形成评估报告上报卫生部,再由卫生部依法统一向社会发布。

2. 美国　美国是最早将风险分析引入到食品安全管理中的国家之一,1997 年发布的总统食品安全行动计划认识到风险评估在保证食品安全目标中的重要性,要求所有负有食品安全管理职责的联邦机构建立机构间的风险评估协会,负责推动生物性因素的风险评估工作。美国 FDA 和马里兰大学共同成立了食品安全与应用营养中心,负责食品中各类常见污染因素的数据收集和评估工作。

美国可以参与化学物风险评估的机构很多,其中最主要的有美国联邦卫生与人类服务部所属的 FDA、毒物及疾病注册局、美国国立卫生研究院(NIH)下属的环境卫生研究所(NIEHS)、美国疾病预防控制中心(CDC)下属的职业安全与健康研究所(NIOSH)、美国农业部(USDA)所属的食品安全检验局(FSIS)、动植物卫生检验局(APHIS)以及美国环保总署(US-EPA)等,这些机构都可在其负责的工作领域内独立开展风险评估工作。但对于涉及多个领域的较大范围的风险评估工作,各机构可以相互协作,通过交流和合作,共同开展食品领域的风险评估工作。各机构单独或联合完成一项风险评估工作后都需进行同行评议,从而保证评估结果的准确性。

3. 欧盟　根据 2000 年《食品安全白皮书》的要求,欧盟于 2002 年成立了食品安全局,内设 4 大部门 25 个处室,工作人员达 400 余人。欧洲食品安全局(EFSA)作为独立于欧盟其他部门之外的机构,在食品安全方面向欧盟委员会提供科学的建议。欧盟食品安全局的主要任务是开展风险评估,独立地对直接或间接与食品安全有关的事件(包括与动物健康、动物福利、植物健康、基本生产和动物饲料)提出科学建议,对已经存在或突发性风险进行全方位交流,宣传正确的食品安全知识,避免误解和误导。EFSA 自成立以来已经在支持政府决策、重塑消费者信心方面发挥了不可替代的作用。

4. 日本　日本在疯牛病事件后对政府的食品安全政策有了重新认识,强调食品安全管理应当建立在科学与充分危险性交流的基础上,日本于 2003 年专门成立了日本食品安全委员会(FSC),承担来自厚生劳动省和农林水产省等风险管理部门的风险评估任务。该委员会下设大约由 300 人组成的 14 个委员会以及另外 11 个专业评估组。该委员会以科学、独立和公平的方式进行食品安全风险评估,并依据风险评估的结果向相关部门提出建议,在消费者、食品相关企业经营者等利益共存者之间实施风险交流,并对食源性突发事件和紧急事件做出反应。委员会将风险评估的结果直接呈交给首相,通过首相向相关风险管理部门提出需要实施或完善的政策。

二、食品安全的风险管理

风险管理的首要目标是通过选择和实施适当的措施,尽可能有效地控制食品风险,从而保障公众健康。具体措施包括制定最高限量,制定食品标签标准,实施公众教育计划,通过使用其他物质或者改善农业或生产规范,以减少某些化学物质的使用等。对食品安全问题进行风险管理应当采用一个具有结构化的方法,要涵盖食品安全风险评价、风险管理选择评估、执行管理决定以及监控和审查。FAO/WHO 制定了风险管理的一般框架,主要由 4 个部分组成:①初步风险管理活动;②风险管理方案的确定与选取;③风险管理措施的实施;④监控与评估。食品安全风险管理一般框架可在两种情况下起作用：一种是战略性、长期性情况，例如时间充裕情况下制定国际与国内标准；另一种是国内食品安全机构的短期工作（如某一疾病暴发的快速反应）。

(一) 初步的风险管理活动

风险管理一般框架的第一阶段是"初步的风险管理活动"。当识别某一食品安全问题后，通过积累科学资料描述风险轮廓，以指导进一步的行动。风险管理者可以寻求利用风险评估、风险分级或者流行病学（如溯源分析）等分析方法，获得的关于风险评估的更多和更详尽的科学资料，利用风险因子的相关知识进行风险分级和制定风险控制措施的优先顺序。当然，也可以运用或不运用风险评估手段。流行病学包括对人体疾病的观察性研究（如病例-对照研究）、监测数据分析以及针对性的研究等。此阶段通常可综合利用上述的各种方法。

当需要进行风险评估时，可由负责人员委托任务，风险管理者与评估者经过反复讨论，决定风险评估的范围，并确定需要解决的问题。风险评估的结果在初步风险管理活动的最终阶段反馈给风险管理者，并在评估结果及其解释的基础上开展进一步的讨论。在此阶段，良好的风险交流非常重要。为充分识别食品安全问题，获得描述风险轮廓的充足的科学资料及阐明风险评估需要解决的问题，有必要与外部利益相关方进行交流。

(二) 风险管理方案的确定与选取

第二阶段是"风险管理方案的确定与选取"，主要包括识别与衡量各种可能有用的风险管理措施（例如控制、预防、减轻、消除或其他方式）。有效的交流也是该阶段成功执行的必备条件，利益相关方，特别是企业与消费者所提供的信息以及参与意见对决策过程很有价值。

权衡风险评估的结果，确定可以降低风险的措施，要涉及经济、法律、宗教、环境、社会与政治方面的因素，这是一项复杂的工作。在对可能的风险管理措施进行经济评估时，风险管理者要考虑管理成本，以及一项拟采取措施的健康影响和可行性的程度。权衡的过程要有较高的开放性和公众参与程度，这样有利于保证决策得到受影响群体的理解和广泛支持。

一般而言，在风险评估实施完成之前该步骤是不可能完全执行的，但实际上，在风险分析的初始时期这个阶段的工作就已经开始了，并且随着风险信息资料的逐步完善与量化而不断反复该步骤。在紧急的食品安全状况下，风险评估实施之前至少需要选择并运用一些初步的风险管理措施。

(三) 风险管理措施的实施

第三阶段是"风险管理措施的实施"。当确定了首选的风险管理措施后，必须由相应的利益相关方来实施。当今，许多国家的法规标准主要是由企业遵循的。但风险管理过程也可能选取一些非法规性措施，例如在农业耕作阶段的质量保证计划，或者教育消费者如何在家里制作食品等。

(四) 监控与评估

"监控与评估"是风险管理的最后阶段。在作出和实施决策时，风险管理并没有因此结束，风险管理者还应确认降低风险的措施是否达到预期的结果，是否产生与所采取措施有关的非预期后果，风险管理目标是否可以长期维持等。当获得新的科学数据或有新观点时，需要对风险管理决策进行定期的评估。同样，在监督与监测过程中收集到数据表明需要评估时开展评估。风险管理的这个阶段包括收集并分析有关人类健康的数据以及引起所关注风险的食源性危害的数据等，形成对食品安全及消费者健康的总体评价。如果监测结果表明没有达到预期的食品安全目标，则需要政府与企业重新设计新的食品安全控制措施，开始新一轮的风险管理过程。

三、食品安全的风险信息交流

(一) 风险信息交流的概念与意义

风险交流是指在风险分析全过程中,风险评估人员、风险管理人员、消费者、企业、学术界和其他利益相关方就某项风险、风险所涉及的因素和风险认知相互交换信息和意见的过程,内容包括风险评估结果的解释和风险管理决策的依据。从本质上讲,风险交流是一个双向过程。它涉及风险管理者与风险评估者之间,以及风险分析小组成员和外部的利益相关方之间的信息共享。根据风险信息交流的需要,参与交流的可以是国际组织(包括 CAC、FAO、WHO、WTO)、政府机构、企业、消费者和消费者组织、学术界和研究机构、大众传播媒介(媒体)等。

风险交流是风险分析中必需的组成部分,是风险管理框架中不可缺少的要素,成功的风险交流是有效的风险管理和风险评估的前提。风险交流有助于给风险分析团队的成员以及外部利益相关方提供及时的、相关的、准确的信息,同时也能从他们那里获得信息,进而能够进一步加强对某种食品安全风险的性质和影响的了解。

(二) 风险情况交流的要素

1. 风险的性质　包括危害的特征和重要性、风险的大小和严重程度、情况的紧迫性、风险的变化趋势、危害暴露的可能性、暴露的分布、能够构成显著风险的暴露量、风险人群的性质和规模、最高风险人群等。

2. 利益的性质　包括与每种风险有关的实际或者预期利益、受益者和受益方式、风险和利益的平衡点、利益的大小和重要性、所有受影响人群的全部利益。

3. 风险评估的不确定性　包括评估风险的方法、每种不确定性的重要性、所得资料的缺点或不准确度、估计所依据的假设、估计对假设变化的敏感度、有关风险管理决定的估计变化的效果。

4. 风险管理的选择　包括控制或管理风险的行动、可能减少个人风险的个人行动、选择一个特定风险管理选项的理由、特定选择的有效性和利益、风险管理的费用和来源、执行风险管理选择后仍然存在的风险等。

(三) 食品安全风险分析过程中的关键

在解决食品安全问题时,良好的风险交流在整个风险管理体系实施过程中固然非常重要,但对过程中几个关键点来说,有效交流尤其重要(图 12-2-1 中用下划线标出)。因此,风险管理者应制定合理的风险交流程序,以确保在需要时可进行符合要求的交流,并保证每一阶段都有合适的参与者参加。

在计划进行交流时,第一步的关键是确定交流的目的是什么? 在风险管理一般框架的各个步骤中,每一步的交流均有不同的侧重点。在计划风险交流活动时,应确定:①交流的目的与主题是什么,例如风险评估政策、理解风险评估结果、确定和选择风险管理措施;②哪些人员应该参与交流,如风险评估者、受影响的生产者,或者具体到某人;③在风险分析过程中,风险交流的时间安排与交流形式。需要强调的是,如果对交流所能达到的目标缺乏足够的认识,在风险交流时选择了不合适的风险交流目标,所做的交流工作常会适得其反。

四、食品安全综合评价指标体系的建立

如何确保食品的安全性是摆在当今政府部门、食品生产企业及食品科技工作者面前亟待解决的重要问题,也是中国乃至全球关注的焦点之一。为了与国际接轨,我国正在逐步建立和完

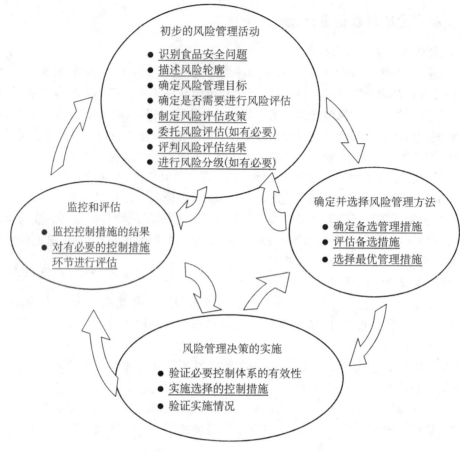

图 12-2-1　风险交流与一般风险管理框架

（加下划线的为需要进行有效风险交流的步骤）

善食品安全综合评价的指标体系。食品的安全性牵涉到食品原料的种植、养殖、收获、生产、加工、运输、销售及食用等全过程，应该从食品生产的源头开始进行全面的危害分析，了解整个食物链中各个环节的相关信息。一旦出现问题时，可以根据已有的信息追溯到问题发生的时间、地点、环节以及分析产生问题的可能原因等。

（一）食品安全评价指标

食品安全评价指标是建立食品安全综合评价体系的重要元素，是由一整套反映食品在各领域可持续发展的若干类指标构成的指标群，主要可分为以下几种。

1. 食品卫生指标　如食品卫生监测合格率、致病菌抽检合格率、化学污染物抽检合格率、真菌毒素类抽检合格率、海藻毒素类抽检合格率、食品质量安全标准达到国际标准的比例、某些植物毒素的抽检合格率、食品添加剂抽检合格率、化学农药残留抽检或普查合格率等。

2. 平衡膳食结构指标　如热能适宜摄入量；脂肪提供的热能应占总热能的比例、动物性食品提供的热能占总热能的比例、各种营养素的摄入量及其与膳食参考摄入量的比较等。

3. 营养相关疾病及食源性疾病指标　如儿童营养不良发生率、低体重儿出生率、缺铁性贫血患病率、身体健康体检指标、食物中毒和其他食源性疾病发病率等。

（二）我国食品安全综合评价指标体系的设计

从我国食品安全概念的内涵和目标出发，在遵循科学性、合理性、可行性等一般性原则的基础上,参照国际食品安全综合评价指标体系的设计要点,我国也在逐步建立和完善自己的食品安全综合评价指标体系。食品安全综合评价指标体系的设计不仅应将前述食品安全性指标综合,还应遵循完备性、系统性、动态性、可测性、重要性等食品安全评价指标设置的原则,筛选出能尽量准确评判中国食品安全现状的,包括食品生产、食品供给、食品消费、食品贸易等环节在内的综合评价指标。一个健全的食品安全综合评价指标体系应包括以下内容。

1. **总体层**　代表某一品种或某一国家、地区或家庭的食品安全总体水平,是衡量食品安全水平高低的综合指标。用 0～1 之间的数值表示,数值越接近 1,说明食品安全的综合水平越高,反之越低。它的数值由下一层指标计算确定。

2. **指数层**　是支持食品安全综合水平的指数。根据食品安全的内涵与所涉及的主要社会现实特征设立了 3 个指数,即食品数量安全指数、食品质量安全指数、食品可持续性安全指数。这些指标数值的高低表示食品安全不同组成部分的安全状况,也分别用 0～1 之间的数值表示,数值越接近 1,表示食品安全的水平越高,反之越低。这 3 个指标的高低分别受对应下一层(第三层)指标数值的影响。

3. **指标层**　由 16 个指标组成,主要包括前述的食品卫生、平衡膳食结构、营养相关疾病及食源性疾病指标等,这一层指标是本评价体系中的基础评价指标,将从本质上反映食品安全的各部分的状况。它具有可测性、可比性、可获得性的特点。

(三) 评价方法及中国食品安全现状

1. **评价方法**　由于食品安全状况涉及食品数量安全、食品质量安全、食品可持续性安全等综合指标,且它们之间没有明确的定量关系,而食品安全影响因素又具有明显的层次性,因此本评价体系采用层次分析法确定指标的权重,并运用模糊评判法进行归一化处理后,采用综合指数法将取得的数值进行累乘,然后相加,最后计算出食品安全的综合评价指数。食品安全评价综合指标数值如下。

(1) 食品数量安全评价指数:人均热能日摄入量、粮食总产量波动系数;食品自给率、粮食储备水平、年人均食品占有量、低收入阶层的食物保障水平。

(2) 食品质量安全评价指数:食品卫生监测总体合格率、农药残留抽检或普查合格率、兽药残留抽检或普查合格率、脂肪提供热能占总热能比重、优质蛋白质占蛋白质总量的比重、动物性食物提供热能比。

(3) 食品可持续性安全评价指数:人均耕地、人均水资源量、水土流失面积增加量、森林覆盖率。

由于各基础指标阈值和隶属函数的确定受到不同地区、不同时期甚至不同国家的食品安全评价方法和指标的制约,其阈值的确定比较困难。实际上在已有的研究中,对不同类的食品安全阈值的确定并不相同,即使用同一种食品安全阈值,确定结果也存在差异。参照世界各国(地区)评价指标的各项标准并结合中国食品安全的实际情况可确定不同层次的食品安全基础指标值,然后对照生产实践和理论数值给出一定变化幅度,确定出各自的食品安全标准。

2. **综合评价中国食品安全现状**

(1) 根据前面的评价隶属的约定,目前中国食品安全综合水平处于安全状态,食品安全综合指数为 0.551,表明中国食品安全的水平已经达到一个相对稳定的阶段,但仍是较低水平的安全。

(2) 从食品数量安全的角度分析,中国食品安全处于安全阶段。中国居民获得食品的能力已有相当的保障。从单指标看人均热能日摄入量、食品自给率已达到很安全的水平,除粮食储备率外,其余指标也达到安全线,这表明当前食品数量安全已不是制约中国食品安全问题的主要因素。

（3）食品质量安全的数据表明,中国食品安全处于基本安全阶段。中国居民的营养与食品卫生状况已有一定的提高,但水平仍较低。从单指标看,农药残留抽检合格率、兽药残留抽检合格率,以及动物性食品提供的热能比和优质蛋白质所占总蛋白质的比重都接近于基本安全的下线,这可能是国民健康的隐患,需进一步加大力度进行改善。

（4）食品可持续安全的角度看,中国的可持续安全处于基本安全阶段。

3. 未来食品安全的目标和重点　食品安全各组成部分指标的综合评价结果表明,未来食品安全的目标应在巩固深化中国食品数量安全的基础上,将食品安全的重点转向食品质量安全和食品可持续性安全问题的解决上,以最终确保食品安全整体目标的实现。

（王　茵）

思考题

1. 试述食品安全的定义是什么?
2. 试述食品安全管理的对策是什么?
3. 简述食品安全风险分析的定义及其构成。
4. 简述风险评估在风险分析构架中的作用。

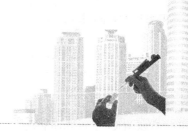

参 考 文 献

1. 蔡东联主编. 实用营养师手册. 北京：人民卫生出版社，2009
2. 蔡东联主编. 营养师必读. 第 2 版. 北京：人民军医出版社，2010
3. 蔡威，邵玉芬. 现代营养学. 上海：复旦大学出版社，2010
4. 陈君石. 风险评估在食品安全监管中的作用. 农业质量标准，2009，(3)：4～8
5. 陈君石. 食品安全风险评估概述. 中国食品卫生杂志，2011，23(1)：4～7
6. 丁晓雯，沈立荣主编. 食品安全导论. 北京：中国林业出版社，2008
7. 杜松明，马冠生. 儿童青少年肥胖评价标准的研究进展. 国外医学·卫生学分册，2006，33(5)：261～265
8. 樊永祥主译. 食品安全风险分析——国家食品安全管理机构应用指南. 北京：人民卫生出版社，2008
9. 郭红卫. 医学营养学. 第 2 版. 上海：复旦大学出版社，2009
10. 郭红卫主编. 营养与食品安全宝典. 上海：复旦大学出版社，2009
11. 史贤明主编. 食品安全与卫生学. 北京：中国农业出版社，2003
12. 孙长颢主编. 营养与食品卫生学. 第 6 版. 北京：人民卫生出版社，2007
13. 吴坤. 营养与食品卫生学. 第 6 版. 北京：人民卫生出版社，2007
14. 吴永宁主编. 现代食品安全科学. 北京：化学工业出版社，2003
15. 荫士安，汪之顼，王茵主译. 现代营养学. 第 9 版. 北京：人民卫生出版社，2008
16. 中国糖尿病防治指南. 中华医学会糖尿病学分会，2005
17. 中国糖尿病医学营养治疗指南(2010). 中华医学会糖尿病学分会，2010
18. 中国营养学会妇幼分会. 中国孕期、哺乳期妇女和 0～6 岁儿童膳食指南(2007). 北京：人民卫生出版社，2008
19. Al-Waili NS, Salom K, Butler G, et al. Honey and microbial infections: a review supporting the use of honey for microbial control. J Med Food, 2011, 14(10): 1079～1096
20. ASPEN Board of Directors and the clinical guidelines task force. Guidelines for the use of parenteral and enteral nutrition in adult and pediatric patients. JPEN, 2002, 26 (1 Suppl): 1SA～138SA
21. Cahill NE, Narasimhan S, Dhaliwal R, et al. Attitudes and beliefs related to the Canadian critical care nutrition practice guidelines: an international survey of critical care physicians and dietitians. JPEN, 2010, 34(6): 685～696
22. Cano NJ, Aparicio M, Brunori G, et al. ESPEN guidelines on parenteral nutrition: adult renal failure. Clin Nutr, 2009, 28(4): 401～414
23. Definition and diagnosis of diabetes mellitus and intermediate hyperglycaemia. Geneva, World Health Organization, 2006
24. Fukatsu K, Kudsk KA. Nutrition and gut immunity. Surg Clin North Am, 2011, 91(4): 755～770 Kochevar M, guenter P, Holcombe B, et al. ASPEN statement on parenteral nutrition standardization. JPEN, 2007, 31(5): 441～448
25. Messina M, Messina VL, Chan P. Soyfoods, hyperuricemia and gout: a review of the epidemiologic and

clinical data. Asia Pac J Clin Nutr, 2011,20(3):347~358

26. Oh H, Park J, Seo W. Development of a web-based gout self-management program. Orthop Nurs, 2011,30 (5):333~341

27. Preiser JC, Schneider SM. ESPEN disease-specific guideline framework. Clin Nutr, 2011,30(5):549~552

28. Use of glycated haemoglobin (HbA1c) in the diagnosis of diabetes mellitus. WHO, 2011

29. Zaknun D, Schroecksnadel S, Kurz K, et al. Potential role of antioxidant food supplements, preservatives and colorants in the pathogenesis of allergy and asthma. Int Arch Allergy Immunol, 2012,157(2):113~124

30. Zhu Y, Pandya BJ, Choi HK. Prevalence of gout and hyperuricemia in the US general population: the National Health and Nutrition Examination Survey 2007 - 2008. Arthritis Rheum, 2011,63(10):3136~3141

图书在版编目(CIP)数据

营养与食品卫生学/厉曙光主编. —上海：复旦大学出版社,2012.8(2021.12 重印)
(复旦博学·预防医学国家级教学团队教材)
ISBN 978-7-309-08894-6

Ⅰ. 营… Ⅱ. 厉… Ⅲ.①营养学-高等学校-教材②食品卫生学-高等学校-教材 Ⅳ. R15

中国版本图书馆 CIP 数据核字(2012)第 084424 号

营养与食品卫生学
厉曙光 主编
责任编辑/傅淑娟

复旦大学出版社有限公司出版发行
上海市国权路 579 号 邮编：200433
网址：fupnet@ fudanpress. com http://www.fudanpress.com
门市零售：86-21-65102580 团体订购：86-21-65104505
出版部电话：86-21-65642845
大丰市科星印刷有限责任公司

开本 787×1092 1/16 印张 18.5 字数 450 千
2021 年 12 月第 1 版第 6 次印刷

ISBN 978-7-309-08894-6/R·1260
定价：46.00 元

复旦大学出版社向使用本社《营养与食品卫生学》作为教材进行教学的教师免费赠送多媒体课件,该课件有许多教学案例,以及教学 PPT。欢迎完整填写下面表格来索取多媒体课件。

教师姓名:

任课课程名称:

任课课程学生人数:

联系电话:(O)　　　　　　　(H)　　　　　手机:

e-mail 地址:

所在学校名称:

邮政编码:

所在学校地址:

学校电话总机(带区号):

学校网址:

系名称:

系联系电话:

每位教师限赠多媒体课件一份。

邮寄多媒体课件地址:

邮政编码:

请将本页完整填写后,剪下邮寄到上海市国权路 579 号

复旦大学出版社傅淑娟收

邮政编码:200433

联系电话:(021)65654719

e-mail:shujuanfu@163.com

复旦大学出版社将免费邮寄赠送教师所需要的多媒体课件。